陕西出版资金资助项目

家庭护理丛书

社区护理

编著 张玉莲
主审 徐永刚

U0282697

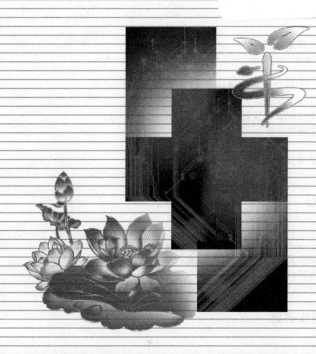

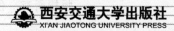

西安交通大学出版社
XI'AN JIAOTONG UNIVERSITY PRESS

图书在版编目(CIP)数据

社区护理/张玉莲编著. —西安:西安交通大学
出版社,2015.1
ISBN 978 - 7 - 5605 - 6988 - 8

Ⅰ.①社⋯ Ⅱ.①张⋯ Ⅲ.①社区-护理学
Ⅳ.①R473.2

中国版本图书馆 CIP 数据核字(2015)第 012158 号

书　　名	社区护理
编　　著	张玉莲
责任编辑	李　晶　张沛烨　郭泉泉
出版发行	西安交通大学出版社
	(西安市兴庆南路 10 号　邮政编码 710049)
网　　址	http://www.xjtupress.com
电　　话	(029)82668357　82667874(发行中心)
	(029)82668315(总编办)
传　　真	(029)82668280
印　　刷	陕西奇彩印务有限责任公司
开　　本	727mm×960mm　1/16　印张 33　字数 576 千字
版次印次	2015 年 4 月第 1 版　2015 年 12 月第 1 次印刷
书　　号	ISBN 978 - 7 - 5605 - 6988 - 8/R・726
定　　价	85.00 元

读者购书、书店添货,如发现印装质量问题,请与本社发行中心联系、调换。
订购热线:(029)82665248　(029)82665249
投稿热线:(029)82668805　(029)82668502
读者信箱:xjtumpress@163.com

编委会

当前，社区卫生服务已成为我国卫生工作的重要组成部分，国家卫生和计生委已将发展社区卫生服务列为近年来的十项重点工作之一。随着我国卫生改革的推进、三级医疗服务体系的完善，一方面关注病后康复。即患者在医疗机构中进行规范治疗后，其康复过程主要集中在社区完成，以满足民众病后社区延续护理服务的需要；另一方面，关注社区重点人群。要以妇女、儿童、老年人、慢性病人、残疾人等为重点，以解决社区主要卫生问题，满足基本卫生服务需求为目的。基于上述现实情况，这就给社区卫生工作者及其家庭成员提出了新的挑战，如何使他们正确运用专业理论知识和规范的社区护理技能，就要求能够全面讲解家庭护理知识和技能的系列图书。

新编《社区护理》这本书，基于社区卫生服务和人群健康之需求，源于公共卫生学、医学伦理学、人文学、急救医学等相关理论知识和护理学知识与技能之基础，立足于服务社区大众人群、提高其健康水平为目标，集预防、医疗、保健、康复、健康教育、计划生育技术服务以及突发事件处理等为一体的经济有效、便捷连续的社区护理服务指导用书。其先进的护理理念、详细规范的操作方法，再配以相关图片说明，便于学习者学习和理解，技术易于操作和掌握。

本书具有三个显著特点：一是先进性。文中吸纳了国内外最新的、先进的研究理论和成果，丰富了其内涵。二是广泛性。其内容涵盖疾病治疗后的社区康复以及妇儿、老年、慢病等社区预防保健和社区、家庭常见突发事件的急救处理等。三是实用性。其理论架构的全面性、内容的丰富性、语句的通俗易懂性，决定了本书在各类人群中的广泛实用性，既适用于社区卫生服务人员、家庭成员,也适用于医疗机构用于拓宽知识面、满足健康教育需要的护理服务工作者。因此,它将为培养高素质的社区护理专业人员,推动社区护理职业的发展,提高社区医疗护理水平和人群健康水平发挥积极的作用。

该书的编写是贯彻执行国务院有关文件精神,根据国家出版总署、陕西省出版总局的指导思想撰写而成。旨在把广大居民的常见健康问题解决在基层,并不断提高居民的健康水平,以满足我国当前形势下的卫生事业发展需求,弘扬社会主义核心价值观。

该书为系列丛书之一,是一个长期的探索过程,现在呈现给读者的是这一时期的阶段性成果,相信随着医学的不断进步和发展、社区卫生医疗机构的不断完善,在大家的共同努力下,社区护理类丛书内容将更加丰富和完善,为进一步推进我国家社区护理事业的发展发挥更大的作用。

陕西省人民医院院长　陈云文

2014 年 11 月

　　随着人口结构的变化，健康老龄化观念的提出，疾病谱的变化以及计划生育国策的实施等，社区保健需求、慢性病社区卫生服务需求、家庭结构改变致使养老负担过重的支持需求等日益凸显，这就需要"简便、快捷、低廉"的社区护理服务作为基本的卫生保健和卫生服务依托。

　　社区护理是以健康为中心，以社区人群为对象，以促进和维护社区人群健康为目标，将公共卫生学及护理学的知识与技能结合，对个人、家庭及社区提供相应的、必要的护理服务，促进人们对健康的理解、对保健知识的掌握、对健康行为的采纳以及对慢性疾病自我防控能力的提高，从而达到预防疾病、促进和维护社区人群的身心健康、提高生存质量、延长寿命的目的。故社区护理已成为公共卫生系统的重要组成部分。

　　本书包括社区护理相关理论和护理实践两大架构体系。前者包括社区概述、护理程序、健康促进及健康教育、家庭护理、社区档案管理、伦理与法律等；后者着重于社区护理的实践内容，包括常见症状护理、特殊人群护理、特殊疾病护理、慢病管理、突发卫生事件处理等。本书最大特点是内容贴近生活、通俗易懂、实用性强，主要面向社区家庭成员、家庭护理人员、社区卫生保健人员使用，同时也可供护理学专业人员、广大临床护理工作者使用和参考。

　　本书主编及参编人员是大型综合医院——陕西省人民医院经验丰富的护理管理专家、各专科临床护理专家、公共卫生专家和具有高层次学位的年轻护理骨干组成。编写过程中，查阅了国内外大量的文献资料，尤其是社区家庭护理常见知识、社区各类突发事件的紧急处理、不同年龄段人群相应的健康维护以及常见慢性病的社区护理等,吸纳了诸多新的研究进展。架构的合理性,内容的丰富性、系统性以及满足社区卫生服务不同群体的需求性是本书又一特点。同时也得到了西安交通大学、中南大学、中国医科大学、南华大学等高等院校老师的指导。

由于社区护理在我国尚处于发展阶段,在本书的编写过程中,难免会有一些不足和疏漏,恳请广大读者和护理同仁惠予雅正,以便今后改进。

Contents   # 目录

第一章
绪　论

　　随着现代科学技术的进步和发展，生物医学模式转变为"生物-心理-社会医学"模式。护理学范畴扩展到社会医学、心理学等广阔领域，服务对象从个体扩展到家庭、群体和社区，服务内容从疾病治疗和护理扩展到疾病预防和健康促进，服务地点从医院转向社区。社区是人类学习、工作、生活的基本环境，社区卫生服务是促进和维护人类健康的基本保障。社区护理服务是社区卫生服务的重要组成部分，是确保社区卫生服务有效、经济、方便、综合、连续的重要环节。

第一节 社区与社区健康

一、社区

（一）概念

社区（community）一词由拉丁文演化而来，原意是亲密的关系和共同的东西，其现在的含义是团体、共同、家庭等意思。20 世纪 30 年代，我国著名社会学家费孝通先生提出"社区"的概念，并根据我国的具体情况，将社区定义为"社区是若干社区群体（家族、氏族）或社会组织（机关、团体）聚集在某一区域里所形成的一个生活上相互关联的大集体"。1974 年，世界卫生组织集合社区卫生护理界的专家，共同界定适用于社区卫生作用的社区定义："社区是指一固定的地理区域范围内的社会团体，其成员有着共同的兴趣，彼此认识且相互来往，行使社会功能，创造社会规范，形成特有的价值体系和社会福利事业。每个成员均经由家庭、邻近、社区而融入更大的社区。"

社区的规模有大有小，世界卫生组织根据各国情况提出：一个有代表性的社区，其人口数量为 10 万～30 万，面积在 500～5000 平方千米。我国所说的社区一般指的是城市的街道、居委会或者农村的乡镇或自然村，一般城市社区人口 3 万～5 万，农村 2 万～3 万。

（二）构成要素

社区是构成社会的基本单位，也可以被视为宏观社会的一个缩影。尽管社区的诸多定义不尽相同，但是，任何一个社区都应具有以下五个要素。

1. 相对固定的人群

以一定的社会关系为基础组织起来共同生活的人群是构成社区的首要因素，人口的结构如性别、年龄、职业、文化水平、宗教信仰等反映社区内部的人群关系，如分布在各省市的少数民族常常居住在城市的某一区域或农村的某一村中，他们有自己的生活方式、文化习俗，形成了不同社区特有的社区文化。

2. 一定的地域范围

社区位于一定的地理位置中，社区范围的大小不定，可以按行政区域来划分界限或按其地理范围来划分。不同的社区拥有自己独特的自然环境和人文环境，如城市社区中的工业区、商业区、大学区等社区的自然和人文环境有较大差异。

3. **必要的社区设施**

社区是人们参与社会生活的基本场所。一个社区要有各种相应的设施,为人们提供各种便利,才能形成一个健康稳定的社区,如学校、医疗机构、商业网点、休闲场所、通讯等。这些必需的生活服务设施可以满足人群的物质需要和精神需要。

4. **共同的文化习俗、生活方式**

由于自然条件和社会、历史的原因,在一定区域的社区中,人们逐渐养成相似的生活方式、文化习俗,如道德、婚姻、饮食习惯等,这对于社区生活有较强的凝聚力。

5. **相应的管理机构**

每个社区都应该有自己相应的管理机构、行为规范和道德规范等,用来管理社区的公共事务,调节人际关系,维护本社区的共同利益。我国社区的基层组织为居委会和派出所,两者联合起来管理。

在这五个要素中,一定数量的人群和相对固定的地域是构成社区的最基本要素,是社区存在的基础。在此基础上,满足居民生活需要的服务设施、特有的文化背景及生活习惯或生活方式、一定的生活制度及管理机构是社区人群相互联系的纽带,是形成一个"生活上相互关联的大集体"的基础,是社区发展的保障。

(三)分类

社区的分类方法很多,一般按人群的共性可以分为以下三类。

1. **根据人群的共同地理位置划分的社区**

大部分社区是按地理界限划分的。例如,我国的社区一般分为城市社区和农村社区两类。在城市,一般将相邻的几个街道或居委会合称一个社区;在农村,则将几个相邻的村或乡镇合称一个社区。

2. **根据人群的某些共同兴趣或目标划分的社区**

有些社区是由具有某些共同兴趣或目标的人组成的。这些人群可以居住在不同的地区,但他们为了某些共同兴趣或目标,在特定的时间聚集在一起,如各种学会。

3. **根据人群的某些共同问题划分的社区**

一些社区是由具有某些共同的、急需的问题的人群组成在一起形成的。这些人群可能既不居住在同一地区,也不在一起学习和工作,但他们具有需要共同解决的问题,如造口患者协会。

(四)功能

在社区的诸多功能中,与社区卫生服务密切相关的功能主要包括以下几种。

1. 空间功能

没有社区这个空间,人们就无法生存,更无法发展。因此,空间功能是社区最基本、最主要的功能之一。

2. 连接功能

社区将不同文化背景、生活方式,甚至民族的个人、家庭、团体聚集在一起,提供了彼此沟通、交流的机会,从而将一定的人群连接起来,构成一个微缩的社会。

3. 社会功能

社区还能通过不断的社会化过程对人们产生相互影响,逐渐形成本社区共同的风土人情、人生观和价值观。

4. 传播功能

社区因为拥有密集的人口,从而为传播提供了条件,传播知识、文化、技术、信息等,各种信息在社区内迅速传播、扩散,为人们和社区的发展创造了基础。

5. 控制功能

社区通过各种行为规范、道德规范有效地维持社区的秩序,保障社区居民的健康安全。

6. 援助功能

社区对妇女、儿童、老人等特殊人群以及处于疾病中或经济困难中的弱势群体,能提供及时、必要的援助。

7. 福利功能

社区可根据自身的具体情况和居民的要求设立一些福利机构,如养老院、福利院、图书馆、卫生站、活动中心等,以满足社区居民生存、医疗、娱乐的需要。

二、社区健康

(一)健康

"健康"一词包含了很多的内容和含义。1948 年 WHO 提出健康的定义为"健康不仅仅是身体没有疾病或不虚弱,而是身体、精神健康和良好适应社会能力的总称。"1989 年 WHO 再次深化了健康的定义,即"健康不仅是没有疾病,而且包括躯体健康、心理健康、社会适应良好和道德健康"。从以下 3 个方面可以更完整地理解健康的概念。

1. 健康表示整体的状态

WHO 提出的"躯体健康、心理健康、社会适应良好和道德健康"的定义属于生物-心理-社会医学模式,具有适合现代社会多元思维的优势。健康包含了个人或社区的整体,即一个人或一个社区每天生活的一切影响因素。因此,健康既要有自我保健的责任感,又必须靠全社会共同创造。

2. 健康是相对的概念

积极的健康观是以相对的观念来看待健康,认为健康和疾病并存于一个连续统一体中。事实上,人的健康状态往往是波动于健康与疾病之间的过程中,即具有动态的特征。随着动态过程的位置不同,其程度也不同,即从最佳健康到病重死亡。

3. 健康由主观和客观两个方面

健康有主观和客观两方面。健康的主观方面指自我感觉,一个健康的人感觉自己处于良好的状态:充满生气、精力充沛、思维敏捷、情绪稳定。不同的健康人感觉自己的活力和感受幸福的程度是不同的,同一个健康人的主观感觉每天、每时都可以不断变化,这种感觉是主观上对健康的"指示剂"。健康的客观方面指功能状况或出现临床症状,是可以被观察到的。判断健康,必须把主观和客观两方面结合在一起全面衡量。

（二）社区健康

社区健康是在限定的地域内,以需求为导向,维持和促进群体和社区的健康,具有相对性和动态性,注重作为服务对象的个人、家庭、群体和社区的健康。家庭是社区的基本单位,而家庭是由个体组成的,个体健康直接影响家庭健康。除了个体外,文化、宗教等很多因素均影响家庭健康和家庭对健康的认识。作为护理服务对象的个体、家庭和社区之间相互影响,其所处的环境的变化直接影响着护理对象的健康活动,如一个家庭的优势、拥有的资源和潜在能力可促进家庭健康,而健康的社区环境是保障社区每一个家庭健康的基础。因此,有必要及时、持续实施社区健康评估,调动社区自身力量和社区居民对健康相关决策的积极参与,及时解决社区健康问题,促进社区的健康发展。社区健康已成为社区发展的一个重要目标和社会综合实力的重要标志。

（三）影响社区健康的因素

社区健康影响因素主要为四大类。

1. 生物学因素

主要由病原微生物引起的传染和感染性疾病,某些遗传或非遗传的人内在的缺陷、变异、衰老而导致的人体发育畸形、内分泌失调、代谢障碍和免疫功能紊乱等因素组成。在社区人群中,有特定的人群特征,如年龄、性别、民族、婚姻、对某些疾病的易感性、遗传危险性、慢性病等,这些都是影响该社区健康水平的生物学因素。

2. 环境因素

包括自然环境与社会环境,人类所有健康问题都与环境有关。环境污染、人口数量和贫困是当今世界面临的严重威胁人类健康的三大社会问题。社区的地理位置、生态环境、居住条件、基础卫生设施、就业、与邻居关系等都不同程度地影响着社区的健康。社会环境涉及到政治制度、行为规范、经济水平、文化教育、人口状况等诸多因素。良好的社会环境是社区居民健康的根本保证。

3. 卫生服务因素

卫生服务的范围、内容与质量直接关系到人的生、老、病、死及由此产生的一系列健康问题。

4. 行为与生活方式因素

行为与生活方式因素包括危害健康的行为和不良的生活方式。生活方式是指在一定环境条件下所形成的生活意识和生活行为习惯的统称，不良生活方式和危害健康的行为已成为当今威胁人们健康，导致疾病及死亡的主因。

第二节 社区卫生服务

一、概述

（一）发展历程

我国公共卫生护理教育起始于 1925 年，当时北京协和医院教授格兰特先生（Mr. Grant）在北京创办"第一所公共卫生事务所"，培养公共卫生护理专业人员。课程包括公共卫生概论、健康教育、心理卫生、地区及家庭访视及护理技术指导（包括孕期护理、家庭接生、婴幼儿喂养和护理、学龄前儿童保健、传染病隔离）、学校卫生护理、工厂卫生护理等。1996 年 5 月，中华护理学会在北京举办了"全国首届社区护理学术会议"，会议倡导要发展及完善我国的社区护理，重点是社区中的老年人护理、母婴护理、常见慢性病护理等，并提出全国从事社区护理人员将会有统一的认证资格考试。

1997 年，中共中央、国务院颁发的《关于卫生改革与发展的决定》中第一次提到积极发展社区卫生服务。之后，政府颁布了一系列文件，明确了城市卫生改革的方向，极大地改善了发展社区卫生服务的政策环境。2006 年 2 月，国务院《关于发展城市社区卫生服务的指导意见》中进一步规定了发展社区卫生服务的指导思想、基本原则、工作目标、体系建设及政策措施等，确定了到 2010 年，全国地级以上城市和有条件的县级市要建立比较完善的城市社区卫生服务体系。在我国的大中型城市，政府原则上按照 3 万～10 万居民或者按照街道办事处所管辖范围规划设置社区卫生服务中心，并且根据需要设置若干社区卫生服务站。社区卫生服务中心应该按每万名居民配备 2～3 名全科医师，1 名公共卫生医师，全科医师与护士的比例按 1∶1 的标准配备。2009 年 7 月,国家卫生部、财政部、国家人口和计划生育委员会下发了《关于促进基本公共卫生服务逐步均等化的意见》,同年 10 月,卫生部制订了《国家基本公共卫生服务规范(2009 年版)》,2011 年 5 月,卫生部又组织专家修订了《国家基本公共卫生服务规范(2011 年版)》。这些文件的下发,对完善社区卫生服务机构设置,健全服务功能,规范监督管理等,起到了积极地推动效果。各省相继制订并出台了发展社区卫生服务的政策性文件,各级各地政府也积极调整财政支出,逐步增加对社区卫生服务的投入,并且将符合条件的社区卫生服务机构纳入城镇职工基本医疗保险定点范围。

目前,我国社区卫生服务的组织形式、服务内容、工作管理等正逐步向城市化、人口老龄化、疾病谱改变、医学模式转化的变化及建立城镇职工基本医疗保险制度等相适应的方向完善。

(二)概念

社区卫生服务(community health services)又称社区健康服务,是城市卫生工作的重要组成部分,是达到人人享有初级卫生保健目标的一个基础环节。我国卫计委(原卫生部)等十部委在 1999 年 7 月发表了《关于发展城市社区卫生服务的若干意见》,其中明确指出:"社区卫生服务是社区建设的重要组成部分,是在政府领导、社区参与、上级卫生机构指导下,以基层卫生机构为主体,全科医生为骨干,合理使用社区资源和适宜技术,以人的健康为中心,家庭为单位,社区为范围,需求为导向,以妇女、儿童、老年人、慢性病患者、残疾人等为重点,以解决社区主要健康问题,满足基本卫生服务需求为目的,融预防、医疗、保健、康复、健康教育、计划生育技术服务等为一体,安全有效、经济、方便、综合、连续的基层卫生服务。"

(三)特点

1. 全面性

社区卫生服务的服务对象是本社区的全体居民,除了患者以外,健康人群、高危人群、老年人、妇女和儿童等,都是其服务对象。

2. 综合性

社区卫生服务是多位一体的服务,除了基本的医疗服务外,还包括预防、保健、康复、健康宣教、计划生育等。

3. 连续性

社区卫生服务开始于居民生命的准备阶段直至生命的结束,覆盖居民个体的全过程。

4. 主动性

大医院的医生是等患者上门,而社区卫生服务中心的医务工作者则是主动上门,为需要的家庭提供上门服务。

5. 可及性

社区卫生服务中心开在居民家门口,居民看病很方便,而且提供基本医疗服务,基本的药品,适宜的技术,可以接受的价格,从而使居民能够从中受益,真正达到促进和维护社区居民健康的目的。

(四)内容

社区卫生服务的工作内容是融预防、医疗、保健、康复、健康教育、计划生育技术指导等为一体的卫生服务,简称"六位一体"。

1. 社区预防

社区预防从个人、家庭和社会三个层次,根据他们的不同需求,提供全方位、有针对性的三级预防服务。

(1)传染病和多发病的预防。

(2)卫生监督和管理。

(3)慢性病的控制。

2. 社区医疗

目前,医疗是社区卫生服务工作量最多的部分,但不是社区卫生服务的重点。社区医疗一方面提供一般常见病、多发病和诊断明确的慢性病的医疗服务;另一方面提供家庭出诊、家庭护理、家庭病床等家庭医疗服务以及疑难病症的转诊、急危重症的现场急救及转诊。

3. 社区保健

重点是妇女、儿童、老年人的保健工作,包括提供妇女保健、社区儿童保健和社区精神卫生等保健指导服务。随着疾病谱和死因谱的转变,对慢性病的防治与管理已成为社区卫生服务的一项重要内容。

4. 社区康复

社区康复是指患者或残疾者经过一段时间的临床治疗后,为促进患者或残疾者的身心进一步的康复,由社区继续为其提供医疗保健服务。社区康复可以通过训练和提供辅助用品使帮助者生活自理,恢复正常的人际交往,使他们融入社会,平等地享受生活和就业机会。

(五)发展的必要性

1997年1月,中共中央、国务院颁发的《关于卫生改革与发展的决定》中第一次提到了发展社区卫生服务。此后,颁布一系列文件,明确了城市卫生改革的方向,极大地改善了发展社区卫生服务的政策环境。社区卫生服务的兴起,与我国人口老龄化、疾病谱和死因谱的改变、医学护理模式转变及医疗费用的过度增长等诸多因素有关。

1. **人口老龄化**

按照联合国的评判标准,我国已成为人口老龄化国家。相对于其他进入老龄化的国家或地区,中国所走的将是世界上前所未有的"在低收入阶段进入老龄化"的道路。因此,迫切需要通过社区卫生服务承担一部分老年人的医疗与照料需求,以减轻社会及家庭的负担。

2. **疾病谱和死因谱的改变**

随着科技和医药事业的发展以及营养状况的不断改善,疾病谱和死因谱由以各种传染病和营养不良症为主逐渐转变为以生活方式及行为密切相关的慢性退行性疾病为主的心脑血管疾病、恶性肿瘤、呼吸系统疾病等。中华医学会心血管病分会前主任委员高润霖院士介绍,在我国,每 15 秒就有一个人死于心、脑血管疾病,每 22 秒就有一个人因心、脑血管疾病致残。如果采取健康的生活方式,控制好血压、血糖和血脂,可以使 6 例心肌梗死中的 5 例被预防。因此,社区卫生服务的发展针对这方面的变迁应运而生。

3. **医学护理模式转变**

医学护理模式从 20 世纪 70 年代开始提出,从过去的生物医学模式转变为生物-心理-社会模式。它促使人们认识到人的健康与心理、行为、环境等各种因素有关,如果能趁早实施干预,便可以预防许多疾病的发生与发展。

4. **医疗费用过度增长与卫生资源分配不当**

据调查,我国医疗费用每年以约 30%的速度增长,高于国民生产总值和居民收入的增长速度。全国的医疗资源 80%在城市,医疗卫生领域的高新技术、先进设备和优秀人才基本集中在大医院。通过发展社区卫生服务,让全科医生和社区护士用较少的资源解决大量的医疗问题,从而控制医药费用的增长,减轻国家、家庭和个人的经济负担。

二、社区卫生服务机构

不同的国家及地区有不同的社区服务机构设置,但一般均包括基本医疗服务及公共卫生服务的内容。2006 年 6 月,卫生部、国家中医药管理局制订《城市社区卫生服务机构管理办法(试行)》,规定社区卫生服务机构提供公共卫生服务和基本医疗服务,具有公益性质,不以营利为目的。

社区卫生服务机构承担的基本医疗服务主要是"小病"、"常见病"、"多发病",对于限于技术和设备条件难以安全、有效诊治的疾病,应及时转诊到上级医疗机构。社区卫生服务机构应承担 12 项公共卫生服务任务,包括健康教育、传染病、慢性病防治、计划免疫、妇幼保健、老年保健、康复、计划生育技术指导等。这些公共卫生服务主要由政府财政提供资金,免费向居民提供。

设立社区卫生服务机构应符合当地的社区卫生服务机构设置规划和社区卫生

服务机构的基本设置标准,遵守社区卫生服务机构运行管理的有关规定。卫生部、国家中医药管理局2006年6月印发《城市社区卫生服务中心(站)基本标准》。在人员方面,要求每个社区卫生服务中心至少配备6名从事全科医学专业工作的执业医师、9名注册护士。在医师中,至少有1名副高级以上任职资格的临床类别执业医师、1名中级以上任职资格的中医类别执业医师、1名公共卫生类别执业医师。在护士方面,至少有1名中级以上任职资格的注册护士,每名执业医师至少配备1名注册护士。每个社区卫生服务站至少配备2名从事全科医学专业工作的执业医师。

在床位方面,不鼓励社区卫生服务中心设置住院病床,如确需设置,可设一定数量以护理康复为主要功能的病床,但不能超过50张;社区卫生服务站不设病床。业务用房方面,明确提出了满足最低限度需要的建筑面积要求,社区卫生服务中心建筑面积不低于1 000平方米,社区卫生服务站不低于150平方米。设备方面,提出了与社区卫生服务功能相适应的最低配备要求,突出了满足社区基本需要、装备轻型化的特点。

2009年3月17日,中国公布了万众瞩目的医药卫生体制改革方案《中共中央国务院关于深化医药卫生体制改革意见》,提出完善以社区卫生服务为基础的新型城市医疗卫生服务体系,加快建设以社区卫生服务中心为主体的城市社区卫生服务网络,完善服务功能,以维护社区居民健康为中心,提供疾病预防控制等公共卫生服务、一般常见病及多发病的初级诊疗服务、慢性病管理和康复服务;转变社区卫生服务模式,不断提高服务水平,坚持主动服务、上门服务,逐步承担起居民健康"守门人"的职责。政府将在未来3年内投入8 500亿元,扩展基层医疗服务网络,并将使得医疗保险能够深入覆盖全部城市和农村人口。在大城市,政府将加强建立社区卫生服务中心网络,以缓解大医院的压力并扩大医疗保险范围。在农村地区,将加强建设乡镇卫生院和村卫生室。

第三节 | 社区护理

一、概念及功能

(一)社区护理的概念

社区护理(community health nursing)一词源于英文,也可以称为社区卫生护理或者社区保健护理。1970年由美国护士露丝·依思曼首先提出"社区护理"一词,其目的是区别公共卫生护理和由其他学者提出的护理服务。她认为,公共卫生护理主要体现在"公共"二字,是由政府组织提供的、免费的服务,主要的服务对象是贫困的患者;而社区护理则是由各种不同形式的卫生机构提供的各种护理,社区是其服务的重点,社区居民是其主要的服务对象,其目的是促进整个社区居民的健康。但在实际生活中,因为两者的服务场所都是居民生活的社区,而并非医院,所以很难把两者完全区分开来。

根据我国的国情,我国的学者认为:"社区护理是借助有组织的社会力量,运用公共卫生学及护理学的理论和技术,以社区人群为服务对象,为个人、家庭及社区提供促进健康、保护健康、预防疾病及残障服务,提高社区人群的健康水平的一种护理服务形式"。

综上所述,我们把社区护理定义为:以健康为中心、家庭为单位、社区为范畴、需求为导向、特殊人群为重点,提供"预防、保健、基本医疗服务、健康教育、计划生育、康复"这"六位一体"的护理。

（二）社区护理的特点

1. 预防保健为主

社区护理的服务宗旨是提高社区人群的健康水平,以预防疾病,促进健康为主要工作目标。通过一级预防途径,如卫生防疫、传染病管制、意外事故防范、健康教育等,达到促进健康、维持健康的目的。相对医院护理工作而言,社区护理服务更侧重于积极主动的预防,通过运用公共卫生及护理的专业理论、技术和方法,促进社区健康,减少社区人群的发病率。

2. 强调群体健康

社区护理是以社区整体人群为服务对象,以家庭及社区为基本的服务单位。社区护理的工作就是收集和分析社区人群的健康状况,运用护理程序的工作方法,解决社区存在的健康问题,而不是单纯只照顾一个人或一个家庭。社区人群包括健康与疾病、残障或临终的人、家庭、团体、各年龄段和社会阶层的人群。社区卫生护理对象包括:个人、家庭、团体、人口群体、社区五个层次。

3. 社区护理工作范围的分散性及服务的长期性

社区护理的服务对象居住相对比较分散,使得社区护士的工作范围更广,对交通的便利性提出了一定要求;另外,社区中的慢性患者、残疾人、老年人等特定服务对象对护理的需求具有长期性。

4. 综合性服务

由于影响人群健康的因素是多方面的,要求社区护士的服务除了预防疾病、促进健康、维护健康等基本内容外,还要从整体全面的观点出发,从卫生管理、社会支持、家庭和个人保护、咨询等方面对社区人群、家庭、个人进行综合服务。这种服务涉及到各个年龄阶段、各种疾病类型;服务范畴"六位一体"、体现生理、心理、社会整体。由此可见,社区护理的面很广、有一定难度,需要护理人员有高水平、全面的知识和技能。

5. 可及性护理服务

社区护理属于初级卫生保健范畴,其基本要求所提供的服务应是所有社区人群在需要时能得到相应的服务。这就要求护理服务具有就近性、方便性、主动性,以满足社区人群的健康需求。从当前的社区卫生服务管理要求看,要求服务范围为2公里或行走15～20分钟即可到达的服务。

6. 具有较高的自主性与独立性

社区护士的工作范围广,而且要运用流行病学的方法来预测和发现人群中容易出现健康问题的高危人群。在许多情况下,社区护士需要单独解决面临的健康问题,因此,社区护士较医院护士有较高的独立性,需要具有一定的认识问题、分析问题和解决问题的能力。

7. 多学科协作性

社区护理是团队工作。为了实现健康社区的目标,社区护士除了需与医疗、保健人员密切配合外,还要与社区的行政、福利、教育、厂矿、机关等各种机构的人员合作,才能完成工作。同时也需要利用社区的各种组织力量,如家政学习班、社区事业促进委员会、准父母学习班等,加上公众的参与来开展工作。

(三)社区护理的功能

1. 提供社区健康护理

通过收集整理和统计分析社区内群体的健康资料,评估社区群体的健康状态和分布情况,发现社区群体的健康问题和影响因素,参与检测影响群体健康的不良因素,参与处理和预防紧急意外事件的处理以及传染病的消毒和隔离等。

2. 提供个人及其家庭健康护理

通过家庭访视和居家护理等方式对家庭中存在健康问题的个体进行护理和保健指导,了解和发现家庭健康问题,对个体及其家庭整体提供健康护理。

3. 提供社区保健服务

为社区不同年龄阶段人群提供预防保健服务,以妇女、儿童、老年人为重点人群。

4. 开展社区健康教育

健康教育的对象可以是社区内具有不同健康需求的个人、家庭和群体。教育内容主要围绕疾病预防、不同年龄阶段的预防保健、健康促进等,如妇幼保健知识、儿童保健知识、疾病及一般保健知识、老年保健知识、影响人群健康的主要危险因素等,提高居民预防疾病、维持和促进健康的意识,纠正不良生活行为习惯,促进健康行为,提高社区群体的健康水平。

5. 开展计划免疫与预防接种

参与完成社区儿童的计划免疫任务,进行免疫接种的实施和管理。

6. **进行定期健康检查**

与全科医师共同进行定期的健康普查的组织、管理、并建立居民健康档案。

7. **实施社区慢性疾病患者与其他疾病患者的管理**

为社区的高血压、糖尿病等慢性疾病患者和传染病患者以及精神障碍患者提供他们所需要的护理管理服务。

8. **提供社区急重症患者的转诊服务**

对在社区无法进行妥善抢救和管理的急重症患者,做到安全转诊到相关的医疗机构,使他们得到及时、必要的救治。

9. **提供社区临终护理服务**

帮助临终患者减少痛苦、安详地走完人生最后一段,同时尽量减少对其家庭成员带来的影响,为社区临终患者及其家属提供所需要的综合护理服务。

10. **参与社区监督管理工作**

（四）社区护理的意义

社区护理是综合应用护理学和公共卫生学的理论与技术,以社区为基础,以人群为对象,以服务为中心,将医疗、预防、保健、康复、健康教育、计划生育等融于护理学中,并以促进和维护人群健康为最终目的,提供连续性的、动态性的和综合的护理服务。

二、社区护理的对象及方式

【对象】

1. **健康人群**

健康人群是社区卫生服务的主要对象之一。

2. **亚健康人群**

亚健康是介于健康和疾病之间的中间状态。所谓的亚健康人群是指那些没有任何疾病或明显的疾病,但呈现出机体活力、反应能力及适应能力下降的人群。据有关调查表明:亚健康人群约占总人口的 60％,故亚健康人群应成为社区卫生服务的重点对象。

3. **高危人群**

高危人群是指明显存在某些有害健康因素的人群,其疾病发生的概率明显高于其他人群。高危人群包括高危家庭的成员和存在明显危险因素的人群。

4. **重点保健人群**

重点保健人群是指由各种原因需要得到特殊保健的人群,如妇女、儿童、老年人等。

5. **患者群**

社区患者群主要由居家的各种疾病患者组成,包括常见病患者、慢性病患者等。

6. 残疾人群

社区残疾人群主要包括居家的、因损伤和疾病导致的功能障碍者或先天发育不良者。

【护理方式】

（一）综合性的社区护理方式

1. 方法

由地段或社区护理人员负责该地段与健康有关的一切问题。包括应用护理程序对社区进行护理需要或潜在和现存的健康问题的评估、并在此基础上实行诊断、计划、实施及评价。其服务对象包括各年龄阶层及各社会阶层的人口群体。

2. 优点

护理人员容易与家庭建立专业性的人际关系，并取得各个家庭成员的信任；由于对该地段或社区有较深入的了解，因此，能较好的发现社区居民所存在的问题，而所提供的服务也能满足民众的健康需求；可减少对社区及家庭的干扰；可减少护理人力资源的浪费；地段或社区的护理人员一般能以家庭或社区为中心来考虑健康问题。

3. 局限性

护理人员不可能样样精通，因此，当遇到无法解决的问题时，必须寻求其他社会或专业资源的帮助，并进行有关的转介。

（二）专科社区护理方式

1. 方法

以护理工作的特性来分配工作，每个社区护理人员均担任相关科室的护理服务工作，如妇儿护理、计划生育及结核病防治等。

2. 优点

护理人员能在某一方面提供详细而周到的专业护理，同时护理人员容易对所负责的业务精通而成为专家。

3. 局限性

难以提供完全综合的社区护理。

三、社区护理的主要工作

（一）社区护理的主要工作方法

1. 概念

社区护理工作方法是社区护士对社区中的个人、家庭和社区提供健康护理服务使使用的方法。

2. 常用方法

护理程序、家庭访视、居家护理、社区流行病学调查、健康教育、健康普查、保健指导以及组织社区活动等。

（二）常用的护理技术

1. 一般护理技术

一般护理技术包括四大生命体征的观察、测量和记录、静脉输液、各种注射法、口腔护理、皮肤护理、物理降温、饮食指导、雾化吸入、导尿、鼻饲、灌肠等基础护理操作。

2. 专科护理技术

专科护理技术包括冠心病等患有心血管疾病患者的家庭护理、糖尿病等患有内分泌疾病患者的家庭护理、呼吸系统疾病患者的家庭护理、神经系统疾病患者的家庭护理、泌尿系统疾病患者的家庭护理、消化系统疾病患者的家庭护理以及围生期妇女、儿科疾病患者的家庭护理、长期卧床患者的护理与功能锻炼、居家患者临终关怀的护理等。

3. 家庭护理技术

家庭护理技术可参见表1-1。

表1-1 家庭护理技术

方法与技术	对象	特点
社区健康护理程序	生活在社区中的个人、家庭和社区	应用护理程序对生活在社区中的存在或潜在健康问题的个人、危机家庭以及社区群体和组织进行健康护理
社区健康教育	社区中具有不同健康需求的个人、家庭和群体	以健康教育理论为框架,有目的、有计划地开展教育
家庭访视	存在或潜在的健康问题的个人或家庭,如有孕产妇的家庭和存在或潜在健康问题的家庭	在家庭访视中社区护士的主要作用是协调、计划和指导家庭健康管理
居家护理	需要生活照顾的老年人、慢性病患者以及需要特殊护理的患者等	生活护理和护理技术操作及护理指导为主

（三）社区护理工作的具体任务

根据2002年1月的卫生部通知,社区护理工作任务为:社区护理工作应以维护人的健康为中心,家庭为单位,社区为范围,社区护理需求为导向,以妇女、儿童、老年患者、慢性患者、残疾人为重点,在开展社区"预防、保健、健康教育、计划生育和常见病、多发病、诊断明确的慢性病的治疗和康复"工作中,提供相关的护理服务。

1. 健康教育

以社区居民为教育对象,以维护居民健康为目的,有组织、有计划、有评价地展开健康教育活动,引导社区居民树立健康意识,养成健康的生活方式,提高群体的健康水平。

2. 健康促进

针对社区的婴幼儿、青少年、妇女、老年人等群体,根据其各年龄段居民发展的特点和健康问题,提供身心保健服务。

3. 身心护理

针对社区内常见病、慢性病、传染病、精神心理疾病的患者,依据整体护理的理念,提供相应的护理技术和照顾服务。包括社区护士应对本社区中慢性精神病患者及其家属实施健康指导和心理咨询等保健服务。

4. 健康服务

利用社区和家庭的资源,向社区的特殊人群,包括有特殊生理或遗传特征的人,如老人、儿童、妇女、残疾人以及疾病的高危人群提供包括社区计划免疫、合理营养、计划生育、健康教育、康复锻炼、普及生活卫生知识等服务,以帮助他们改善健康状况,恢复功能,重返家庭和社会。

5. 紧急救护

紧急救护包括院前急救护理和灾害护理。目前国际上提倡第一目击人实行救治处理,这就要求社区医护人员对社区意外事故潜在的危险性有所认识,掌握具体的意外事故防范和处理措施,有效地实施院前急救,并且在社区广泛的开展急救护理教育,提高居民防范伤害、自救和互救的能力。

社区灾害护理是近年来新兴的社区护理内容,社区护士应该全面了解社区灾害的发生情况,积极开展有关灾害的教育,灾害发生时应根据不同时期主动开展有针对性的服务,帮助社区居民恢复身心健康,促进生活重建。

6. 建立安全、健康的社区环境

社区护理工作应充分考虑环境因素对人的影响,积极开展环境保护教育,培养公众的环境保护意识,推动本社区的环境卫生工作,从而保护社区居民健康。另外,社区护士还应在促进本社区居民友好、和谐的人际关系方面做出努力,致力于建立一个安全、健康、和谐的社区环境。

四、社区护士

（一）社区护士的定义

社区护士是指在社区卫生服务机构及其他有关医疗机构从事社区护理工作的护理专业人员。

（二）社区护士的角色

社区护士在不同场合、不同时间及不同情况下扮演着不同的角色，如护理服务、咨询、教育、代言、组织、管理、协作、合作、观察、研究等。因此，需要社区护士必须灵活进入角色，完成各种角色所赋予的义务及责任。

1. **健康意识的维护者**

社区护士有责任唤醒社区人群的健康意识，促使人们积极主动的寻求医疗保健，改变不良的生活及健康观念，注重生活质量，从而使社区居民避免有害健康的因素，预防疾病，维持和促进健康。

2. **护理服务者**

社区护士的基本角色是为那些需要护理服务而自己无法满足的人群提供护理服务。据来自于北京西城区社区护理的调查，站内护理主要是健康体检、健康教育、输液、肌注、换药、缝合；家庭护理主要护理有：输液、肌注、换药、导尿、灌肠、善终护理。总体上，健康教育、输液和肌注占了很大的比重。

3. **初级卫生保健者**

社区护理的中心是健康而不是疾病。护理的首要任务是帮助人们避免有害因素，预防疾病，维持及提高人们的健康水平。社区护士工作在最基层的卫生保健单位做着最基层的卫生工作，且常进行家庭访视，与社区居民的接触最多，是实施初级卫生保健的主要执行者，在实现"人人享有卫生保健"这一战略目标中有着不可替代的作用。

4. **社区卫生代言人**

社区护士需了解国际及国内有关的卫生政策及法律，并对威胁到社区居民健康的环境等问题（如噪音、空气污染、水质污染等），采取积极措施予以解决，或上报有关部门，以保护社区居民的健康。

5. **健康咨询者与教育者**

健康咨询者是社区护士的一个重要角色。因为社区的护理服务对象一般不像医院等健康机构的服务对象那样病情较重，因此具有较好的接受健康教育的能力。社区护士应充分利用社区资源，根据社区的健康需求，开展多种形式的健康教育，接受居民的健康知识咨询。比如专题讲座、板报、宣传栏、宣传册、小组讨论，个案学习等,帮助社区居民树立正确的健康观念,提高居民的保健意识和保健技能。

6. 协调者与合作者

社区卫生服务是一种团队合作的工作,在这个团队中,有医生、护士、康复治疗师、心理医生、药剂、防保人员、社区护理员等。在社区中的患者往往从各种不同的社会及卫生机构中得到服务,但社区护士与社区人群接触最多,最了解社区居民的社会文化背景、身体及心理状态,因此,社区护士应在各种社区卫生保健工作中起协调作用。社区护士同时也需与医生、其他的卫生保健人民行政管理部门、民警、居委会等合作,做好社区的卫生保健工作。

7. 组织者与管理者

社区护士需要对人员、物资及各种活动进行安排,有时还需组织社区不同人群参加健康学习,不仅对活动内容、形式进行组织管理,同时也对其质量进行监控和管理。

8. 观察者与研究者

社区护士需要具有敏锐的观察能力,才能及早发现社区的各种健康问题。如不同疾病的早期症状、儿童的生长发育问题、患者对药物的反应、社区中的环境问题,威胁健康的因素等。同时社区护士还应参与调查或主持有关研究,以了解各种健康问题、健康行为及疾病的致病因素等。在科学研究的基础上进行护理干预。

总之,社区护士的角色具有多样化,要求社区护士必须掌握基础及临床医学、护理学、流行病学、老年护理学、灾害护理学等有关知识与方法,并要善于观察、分析,具有良好人际交往及与人合作共事的能力和技巧,才能做好社区护理工作。

（三）社区护士的任职资格

(1)具有国家护士执业资格并经注册。

(2)通过地(市)以上卫生行政部门规定的社区护士岗位培训。

(3)独立从事家庭访视护理工作的社区护士,应具有在医疗机构从事临床护理工作5年以上的工作经历。

（四）社区护士的素质要求

1. 人际交往和沟通能力

社区护理工作既需要其合作者的支持和协调,又需要护理对象的理解和配合。社区护士需要与具有不同的年龄、家庭、文化及社会背景的社区居民、社区管理者及其他卫生工作人员密切合作。因而必须具有社会学、心理学知识和人际沟通技巧方面的能力,以便更好地开展工作。

2. 综合护理能力

根据社区护理概念及社区护士的主要职责,社区护士必须具备专科护理技能及中西医结合的护理技能,才能满足社区人群需求。

3. 独立判断、解决问题能力

社区护士在很多情况下需要独立进行各种护理操作、运用护理程序、开展健康教育、进行咨询或指导。因此,慎独、解决问题或应变能力对于社区护理人员非常重要。

4. 预见能力

预见能力主要应用于预防性的服务,而预防性服务是社区护士的主要工作之一。社区护士有责任在问题发生之前,找出其潜在因素,从而提前开展各种形式的健康促进活动。

5. 收集信息和处理信息的基本能力

如掌握基本的统计学知识,具备处理和分析资料的能力、协助社区进行健康相关研究的能力。

6. 基本的组织、管理能力

组织、管理能力是社区护士必备能力之一。社区护士在向社区居民提供直接护理服务的同时还要调动社区的一切积极因素,组织开展各种形式的健康促进活动。

7. 应对社区急性事件的基本能力

8. 培养促进自身与专业发展的能力

不断获取与本专业发展有关的新知识,培养促进自身与专业发展的能力。

9. 自我防护能力

社区护士的自我防护能力主要包括两个方面,即法律的自我防护及人身的自我防护。

第四节 社区护理现状及发展趋势

一、社区护理的现状

1. 人员短缺

发达国家社区卫生服务医护之比是 1∶6,而我国是 6∶1,正好是一个倒置。按照我国社区卫生组织提出 2010 年社区护士的配置达到 3~4 名/万居民要求,根据我国目前的配置还未达到 1 名/万居民,因此我国社区护士人员短缺还比较严重。

2. 学历偏低

目前我国在城市从事社区护理的公共人员中,还要在很大程度上进行学历层次上的调整与提高。据统计,目前我国城市里面的社区护士50%以上是大专毕业,30%以上是中专毕业,本科和研究生只占社区护士的1%左右,这就说明社区护理人员大多数没有受过专门的教育及培养,他们虽然有良好的工作热情,但对社区护理的知识、技能,社区护理的特点及工作方法掌握不足。随着社会的不断进步,社区护理的重要性得到越来越多人的承认,不少国家对于社区护士教育有相当的配套措施,并不断对社区护士的教育模式进行改革,从事社区护理的护士学历水平已达到本科、硕士。而在中国,由于政府对社区护理工作不够重视,因此缺乏有关培养社区护士的规定及指导,发展社区护理的意向不明确,影响了有关单位对社区护理人才的培养,尤其是各医学院校的高等护理专业,表现的更为突出。全国20多个高护专业开设有社区护理课程的寥寥无几,而且即使开设有社区护理课程,也没有一本统编教材,各学校各地区按照自己对社区护理的理解自己编写教材,因而难免出现对社区护理的理解偏差。其次,护理人员本身观念仍未转变,还停留在"以疾病为中心"的院内服务,而不是"以患者为中心"的社区家庭护理,护理专业价值和信念的认识还存在一定的差距,因而缺乏自觉性、责任心和紧迫感。加之开展社区护理工作辛苦、待遇低,甚至工资都难以保证,易挫伤护士的工作积极性。

3. 部分社区居民健康保健意识欠缺

根据社区人口、文化、宗教等的不同,其保健意识差异较大,还有很大部分社区居民的防病及保健意识淡漠,卫生习惯差,"能吃、能睡、能工作即是健康"的观点依然存在。在社区,尽管老年病、慢性病及伤残者越来越多,但由于种种原因,也难得到急时有效的医疗保健。

4. 社区保健项目不健全,标准不统一,新政策未落实

由于我国的社区护理尚处于起步阶段,各地的发展也极不平衡,大部分地区保健项目开展不健全,社区护理的服务标准及质量控制标准尚不完善,也没有正规的法律条文来保障社区服务对象及护士双方的利益。

5. 缺乏适应我国国情的社区护理模式

在我国目前地区与地区、社区与社区之间的差异还很大,因此在全国范围内还没有一个非常完整、规范、统一的护理模式。

6. 医疗保健制度有待健全

目前,我国社区护理的组织及管理工作基本上是由各个医院或当地地段的卫生所承担,国家卫生部门对此没有统一的规划,也没有一个明确的组织及管理机

构,且各服务机构之间的联系与协调较差,所服务的人群主要是社区的老年人及慢性病患者,受益的人群非常有限。

二、社区护理的发展趋势

1. 社区护理不断推广、完善及发展

社区护理作为新兴事业,加强卫生保健,提高人们生活质量、人口素质成为社区护理的重要工作内容。社区护理的研究将不再局限于对疾病的防治,也开始注重对健康的促进和生活质量的提高,特别是精神、心理和行为因素更应得到重视。随着区域卫生规划的实施,各级医疗预防保健机构的功能将逐步得以调整,各部门、各地区之间的合作得以加强,快速有效应对各种突发的公共卫生事件能力得到了提高。

2. 政府宏观调控及组织管理

在理顺社区护理管理体制的同时,卫生行政部门内部应加强部门协调,明确社区护理管理职责,社区卫生将会纳入整个社区统筹计划中,政府将对社区卫生进行统一的规划、组织及管理。并制订相应的政策、法规及制度,并给予一定的政策及财政支持。

3. 社区护理管理科学化、规范化、标准化及计算机网络化

社区护理的管理将逐步走上正轨,相应的政策、法规及管理制度将逐步形成及完善。社区护理服务职责、质量监督及控制将会采取统一的标准,社区服务考核及评价制度也会进一步制订,推进社区护理服务信息管理的系统建设,逐步实现社区护理工作网络化发展。社区护理管理的资料将通过计算机联网,组成社区卫生服务网络,以便为社区卫生服务提供及时、准确、完整的信息,并有利于社区健康资料的及时传递、交流、分析及评价,逐步实现社区护理服务网络化,实现家庭—社区—医院—社区—家庭的无缝式社区护理管理,使社区护理工作更加有效。

4. 完善社区护理教育体制

社区护理人员的培训及教育将采取多渠道、多形式、多层次的方式。一方面将对目前的社区护理人员进行相应的系统培训,如规范转岗培训:重点在于帮助护士转变观念,了解社区卫生相关政策,补充社区实用知识与技能,以适应目前社区护理发展的需要;另一方面各护理院校系在专业设置中将增加社区护理专业,以系统的培养社区护理人员,专业设置中将注意硕士、本科及专科社区护理人员的比例问题,以培养社区所需要的不同层次的护理人员。全国从事社区护理的人员将会有统一的认证资格考试。

5.多层次社区卫生保健体制的建立

社区保健服务中心将由护理、医疗、心理、营养、理疗等方面的专家、社区的社会工作者、地方性的社团及组织，以及社区居民的参与共同完成。并且能够根据社区居民的年龄和保健需要，建立健康促进、疾病预防、治疗及促进康复等不同层次的卫生保健服务。

第二章
社区护理程序

社区护理是以社区为基础的护理保健服务，宗旨是预防疾病、促进健康、保护健康、维持健康。社区护理工作不仅是疾病护理，还强调整个社区的综合健康，因此，要求护理工作方法更加科学化、系统化。有效的社区护理服务是以社区健康评估和社区健康需要分析为依据，以社区整体为对象，发现社区人群的健康问题，确定护理诊断，形成护理计划，进行计划的实施，并评价实施效果，即社区护理程序。社区护理程序是社区护理人员从事社区护理工作时必需的工作手段。

第一节 社区护理程序概述

概念

社区护理程序是以社区整体为护理对象,为增进和恢复社区健康运用护理程序而进行的一系列有目的、有计划的护理活动,包括社区健康护理评估、社区健康护理诊断、社区健康护理计划、社区健康护理计划的实施和社区健康护理评价 5 个步骤。

二、对象

社区护理对象涵盖个人、家庭、群体和社区整体,所以不同的护理对象在评估、确定护理诊断/问题、制订护理计划、实施及评价上都各有其特殊性,本章重点介绍社区整体的健康护理。

三、模式

目前,国内最常用的社区护理模式为安德逊(Anderson)的"社区作为工作对象"的模式。根据该模式:第一阶段,应评估社区人群、社区地理环境和社会系统;第二个阶段,找出社区压力源和压力反应,从而确定护理诊断;第三个阶段,在制订护理计划时应遵循三级预防护理措施;第四个阶段,在执行时,需社区、被护理者主动参与;第五个阶段,进行社区护理的评价。

第二节 社区护理评估

社区护理评估是系统的收集和分析社区健康状况的信息,发现社区中现存的和潜在的问题的过程,以便为下一步护理计划的制订奠定基础。社区护理评估的目的是护理计划能真正反映社区的需要,提高预防性社区健康护理计划的质量。

一、社区护理评估概述

(一)社区护理评估的概念

社区护理评估(community nursing assessment)是社区护理程序的第一步,是收集社区实际存在的和潜在的健康问题及与之有关的资料,并对资料进行整理和分析的过程。其目的是发现社区健康问题,帮助社区护士做出正确的诊断,并找出导致这些问题的相关因素,并确定其优先顺序,为社区护理诊断和计划提供依据。

(二)社区护理评估的内容

社区护理评估内容主要包括个体评估、家庭评估及社区评估。

1. 个体评估

一般根据个体年龄和健康状况的差异如生理、精神、心理健康状况评估及有关特殊健康问题的重点评估,具体内容与临床患者评估相似。

2. 家庭评估

家庭是由婚姻、血缘或收养关系所组成的社会组织的基本单位,是人们生活的最基本环境,是构成社区的基本单位。家庭的结构、环境及功能均将影响社区和个体的健康状况。因此,家庭评估是社区护理评估的重要内容之一。家庭评估时主要收集有关家庭基本情况、结构、功能、发展周期及环境的资料。

3. 社区评估

社区的自然环境和社会环境将直接或间接地影响社区护理对象的健康状况。因此,社区评估是社区护理评估的最基本内容。社区护士在进行社区护理评估时,应注意收集以下资料:社区环境状况、社区人口状况、社区健康资源状况。

【评估范围及具体内容】

(一)社区地理环境

社区地理环境包括社区的地理位置(如周围环境、是否靠近河川或山脉、气候、周围植物与动物等生态环境的分布情况)、自然或人为环境(如居民房、厂房、桥梁建设、垃圾处理等情况)及社区资源的多少会影响社区的健康。因此,在评估时,不仅要收集与地理环境特征相关的资料,还要收集与之相关的社区活动。社区护理人员必须了解地理环境特性对居民生活方式及健康状况所产生的影响,同时还需了解社区居民是否已认识到环境中的健康危险因素,是否已采取相应的措施并能充分利用社区的资源。

1. 社区的基本情况

社区所处地理位置、东南西北界限、面积大小、与整个大环境的关系及社区自然环境等,是社区护理人员要了解一个社区时需掌握的最基本的资料。社区的自然环境影响社区的健康,评估时需注意有无特殊的自然环境,例如是否有河流、山川,这些自然环境是否引起洪水、泥石流,对健康或生命有无威胁,社区居民是否很好利用这些自然资源。

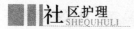
2. 气候

无常的气候变化会影响居民的生活和工作,进而影响居民健康,特别是对于社区重点服务对象。因此,应评估社区的常年气候特征,特别是温度、湿度的骤然变化,社区居民有无应对气候骤变的能力,气候的变化是否影响到居民的健康。

3. 动植物分布情况

了解社区内有无有毒、有害的动植物,有无外来物种,宠物有无接种疫苗,社区绿地的情况;社区居民对动植物存在的利与弊的理解,居民是否知道如何防范等。

4. 人为环境

评估社区的人为环境对社区自然环境的影响,如工厂排放的废水、废气对空气、水资源的污染;加油站、化工厂存在的安全隐患;生活设施及社区内医疗保健服务设施的分布和便利情况。了解居民居住条件,如房子面积、朝向,是否通风,供水、取暖、照明设备是否齐全以及周边绿化情况。

（二）社区人群

社区的核心是人,社区的存在必须以人群为基础,不同的人群有不同的健康需求,社区评估的第一步就是了解社区的人群,通过了解社区不同人群的健康需求,从而为其提供所需的、合适的服务是确定社区护理诊断、护理计划的基础。

1. 社区人群的组成

社区人群的组成包括社区人群的性别、年龄、婚姻、职业、文化程度、籍贯、分娩及计划生育、教育程度等基本特征的构成情况。这些因素本身不一定会使人生病,但是这些因素会影响疾病发生率的差异,而社区护理的实施也应有所侧重。人口分布和构成与社区医疗保健需求、社区卫生服务机构的设置以及服务方式有密切关系,如根据人群的年龄构成可以确定社区主要健康需求;通过婚姻状况可了解社区的主要家庭类型及判断有无潜在的影响家庭健康的因素存在;职业构成可间接了解社区居民的收入水平和判断职业是否会对健康产生危害;通过文化程度构成可了解社区居民介绍健康信息的能力以及遵循卫生人员劝导养成良好行为和生活习惯的能力,可供制订健康教育方案时参考。

2. 人口增长和流动情况

人口增长和流动情况包括人口出生率、流动人口数量、人口改变的情况等。社区人口的大量增长会增加社区对医疗保健的需求;相反,社区人口的大量流失又会影响社区的生存和竞争力。随着城市化的趋势不断增加,社区人口可在短期内出现大量增长或流失,但实际社区卫生服务往往忽略流动人口的健康需求。因此,在对社区进行评估时,不仅要注意评估相对固定的人口,同时应注意社区人口流动状况。

3. 人口的健康水平

人口的健康水平包括居民的平均寿命、主要健康问题、患病率、死亡率与死亡原因、残障率、离婚率、结婚率、犯罪率等都反映出社区居民身体素质及整体健康水平。了解社区居民的主要死亡原因、死亡年龄、各种死亡率、出生率、急慢性疾病患病率、主要疾病谱,疾病的地理分布、时间分布、高危人群数,如未婚母亲、乙醇中毒者等情况。

4. 健康行为

健康行为是指居民客观上有益于个体与群体健康的一组行为。收集资料应包括疾病健康行为。预警行为、保健行为、避开环境危害和戒除不良嗜好的行为、意外事故发生后的自救、定期体检、避免接触有害环境、戒烟、不酗酒等行为。

(三) 社会系统

人在一定的区域生活,在人们互动的过程中形成了不同的社会系统,护士在对社区进行护理评估时,要注意对社会系统进行逐一评估,一个完善的社区系统由以下9个部分组成:卫生保健、经济、交通和安全、通讯、宗教、社会服务及福利、娱乐、教育和政治。评估各系统健全与否、功能是否正常、能否满足居民的需求。

1. 卫生保健系统

社区中的保健服务机构可以满足居民基本的保健服务需要。社区护士需要评估社区内提供健康服务的机构种类、功能、地理位置,所能提供的服务范围、服务时间、卫生经费来源、收费情况、技术水平、就诊人员特征等,以及卫生服务资源的利用率及居民的接受度和满意度。社区护士还要判断这些保健机构能否为社区中所有居民包括患病者、高危人群、健康者和特殊人群提供全面连续的健康服务。同时,评估社区的转诊程序,以及保健机构与其他的机构配合情况。社区卫生人力资源如医护人员的数量、素质、提供保健服务的能力、设备与人口比例。卫生经费是否充足也会影响居民的健康水平。

2. 经济系统

经济能力不仅会影响居民的生活质量,也会影响医疗照顾的能力。社区经济状况决定了可能投入到社区卫生服务福利事业中的经费和资源;社区居民的经济水平直接影响其利用医疗资源的健康行为和健康需求。应根据社区的实际经济状况开发适合居民的社区卫生服务。同时要评估社区居民的经济收入、从事的职业以及无业人员、退休人员和贫困户的比例等。

3. 交通与安全系统

交通与安全系统包括消防队、灭火器、消防栓、警察局、环保单位的数量及利用率;社区居民主要的出行方式,交通运输是否便利、路况优劣、费用高低,能否为居民提供便利等。评估居民生活中的交通便利情况,尤其要评估去医疗保荐机构是否方便,有无道路标识不清、交通混乱、人车混杂的情况,社区的治安现状、居民的安全感、社区内的消防设备,如消防通道、灭火器等。附近有无消防队、警察局、环保所等,社区是否为残障者创造了无障碍通道等。

4. 通讯系统

社区的通讯功能是否完善直接影响到能否顺利向社区大部分居民提供健康相关知识。评估时,主要了解社区居民平常获取信息的途径,如电视、报纸、网络、杂志、电话、公务栏、收音机、信件等,为将来制订计划时选择合适的沟通途径提供依据。

5. 社会服务及福利系统

社会服务机构包括商店、饭店、旅馆以及满足特殊需要的机构,如托儿所、家政服务公司等,这些机构的存在可以让居民生活便利。福利政策的覆盖率及群众的接受度、满意度等。

6. 娱乐系统

社区内娱乐设施的种类、数量及可利用的程度会影响社区居民的生活。护士在评估时,应了解社区是否具备公共休闲设施,成熟社区应该提供娱乐和休闲的活动场所,如儿童娱乐场所、居民健身场所、社区内体育运动场所、公园等,以提高居民的生活质量。评估时注意目前娱乐系统设施的类型、数量、分布及利用度、居民的满意度等情况,如要评估有无居民健身场所、公园、儿童活动场所及这些场所对大众的开放程度、费用、管理机构,还要注意评估社区中有无对健康有潜在威胁的娱乐场所,如KTV、棋牌室和网吧等,及其对社区居民生活的影响。

7. 教育系统

需要评估社区中居民的教育程度,包括文盲、小学、中学、大学人员占社区人口比例;社区中正式与非正式的教育机构,这些机构的类型、数量、地理分布、师资、教育经费的投入、学校健康保健系统及利用情况,居民的接受度和满意度;适龄人口上学率,如社区中的家庭是否都有能力供孩子上学,社区内学龄儿童是否都能完成义务教育。

8. 政治系统

政治系统的安定和支持与否关系到社区的发展和卫生计划可执行性。还需要评估社区人群的健康保健相关政策、政府官员对大众健康的关心程度以及用于卫生服务的经费等,还需了解社区的主要管理机构(如居委会、民政局)的分布情况、工作时间和社区中各领导人的联系方式,以便在计划实施时能够得到他们的帮助和支持。

9. 宗教系统

宗教信仰可影响到社区居民的生活方式、价值观和健康行为。社区护士要评估社区中有无宗教组织、宗教类型、信徒人数,有无领导人,有无活动场地,以及对居民健康的影响等情况。

为提高评估的效果和效率,社区护理人员在评估前可根据实际情况和社区的具体需求把以上建议评估的内容加以取舍,制订评估简表如表2-1,评估时对照表上列出的内容,以免遗漏重要的信息。

表 2-1 社区评估范围及内容

评估项目	收集资料内容	实际资料描述
地理环境	社区基本情况	社区的名称、地理位置、界限、面积
	自然环境	特殊环境,是否会引起洪水、传染病流行等
	气候	绿化面积、特殊动植物、对居民生活的影响
	动植物分布	温差、湿度、应对能力
	人为环境	工厂、对空气和水的影响、居住环境
社区人群	人口数量、密度	社区人群、密度
	人口构成	年龄、性别、职业、婚姻、文化程度的构成比
	变化趋势和流动	社区人口短期内大量增长、大量流失
	人群健康状况	疾病谱、死亡原因、健康相关行为
社会系统	卫生保健	数量和分布是否合理、服务质量
	经济	人均收入、家庭年均收入、就业情况
	交通安全	社区内消防应急系统、交通便利性
	通讯	主要的信息获取途径
	社会服务及福利	服务、福利机构质量、数量,能否满足居民需要
	娱乐	娱乐场所、有无不良因素
	教育	儿童受教育情况、学校的分布,能否满足需要
	政府	卫生经费的投入、相关政策、主要领导人
	宗教	宗教组织、类型、人数、领导人、对居民健康的影响

二、社区护理评估方法

通常将社区评估的资料分为两类,一类是可量化的资料,如社区居民的年龄、性别构成、职业、教育程度、患病率、死亡率等;另一类是不宜量化的资料,如社区居民的生活习惯、风俗、信仰、价值观以及社区居民的互动等,这些资料需要通过护士敏锐的观察和应用科学的资料收集方法才能获得。评估者收集资料是为正确做出护理诊断(或提出护理问题)提供依据。

1. **资料类型**

资料的类型包括服务对象的主观和客观资料。

(1)主观资料:主观资料是护理对象的主观感受,可以自述出来,也可由家属代讲出来。例如:"我觉得很痛。"

(2)客观资料:客观资料是指护士通过检查或调查获得的资料。如身高、体重以及各种化验结果等。

2.评估方法

评估者可以根据不同的目的,不同的对象选择不同的评估方法。

(1)查阅文献:通过地方性的调查、其他机构的卫生统计报告,判断社区整体状况。也可以通过了解社区组织机构种类、数量,家(居)委会数量、社区人口特征、人员流动等情况,收集社区有关资料。其最大优点是花费较少时间可获得巨大的信息量,其缺点主要包括:①各地区资料的准确性和完整性不一;②所得资料相当有限,一般能够得到的为比较容易获得的资料;③大部分统计资料都是根据区域的不同而进行的统计,缺乏代表性,需要消除地方因素对疾病分布的影响。

(2)实地考察:社区护士全方位地深入社区运用自己的感官获取相关资料,实地考察是收集社区资料的一个重要方法,主要是运用个人的观察能力,收集社区人员的活动方式,对社区进行实地调查,观察社区中人们的生活形态、互动方式,了解不同地区地理、人文、社会、环境、经济发展等情况。比如通过实地考察可获得社区居民的住房条件、社区的绿化情况、交通及道路情况、诊所及医院分布情况以及有无噪声环境污染的资料。常采用记录、录音、照相或摄影等手段收集资料,所以要求社区护士敏锐、细致的观察力,具有一定的判断能力和渊博的知识与经验。

(3)人物访谈:访谈的对象必须是非常了解社区的人,在交谈时要先说明调查者的身份和来意,消除被访者的戒备、疑虑和恐惧心理,以取得被访者的合作。社区护士通过与社区居民交谈,可获得有关社区的信息,了解社区居民的健康状况和健康保健需求、自我保护意识、健康保健资源的利用情况以及卫生保健部分是否满意等。调查其对社区的看法及对健康、保健的期望。

(4)参与式观察:直接参与社区活动,此时的社区护士以社区成员的角色出现,通过直接或间接的观察,收集社区居民目前健康状况资料,了解社区活动安排及居民参与的情况。

(5)社区讨论:社区护士把社区居民召集起来共同讨论,给社区居民提供发表意见和建议的机会,了解居民对社区健康问题的看法和态度。共同商讨并确定解决社区问题的方法和态度,社区最主要的健康需求,最终以投票方式达成共识。

三、社区健康资料分析

社区护理评估的一个重要环节是对收集到的资料进行整理和分析。社区护士在分析过程中进一步确认需要补充的资料,并且根据分析的结果发现社区护理需要。资料的完整、全面、有预见性是准确判断社区护理诊断的关键。资料整理与分析包括以下几方面。

【核实资料】

核实资料十分重要,由于社区评估涉及面广,评估内容多,收集的资料广泛,难免出现资料遗漏、数据不确切或者是记录的资料与实际情况有差异等现象,甚至有相互冲突的现象发生,社区护士应采取相应的措施,进行确认和核实,以确保资料的可靠性和准确性。

【资料分类】

社区护理人员将收集到的资料分类,目前,分类方式有很多:按身体、心理、社会等方面来分类;按马斯洛(Maslow)的基本需要层次论分类;按高登(Gardon)的功能性健康形态分类;还可以从流行病学方面分类,它包括人的生物、环境、生活形态与卫生保健系统四大部分。

【资料整理】

资料的整理常采用文字描述法、表格法、图形法等形式。

1. 社区人口年龄、性别构成

社区人口年龄、性别构成的整理可以表格形式展开(表2-2)。

表2-2 社区人口年龄、性别构成表

年龄组	女性人数(%)	男性人数(%)	合计人数(%)
0～5			
6～14			
15～24			
25～			
……			
合计			

2. 社区家庭构成情况

社区家庭构成情况可以表2-3形式进行整理。

表2-3 社区家庭构成情况表

家庭类型	户数(%)	平均人口数(%)
核心家庭		
主干家庭		
联合家庭		
单亲家庭		
其他		
合计		

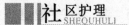
【资料分析】

分析资料是对已归纳和分类整理出来的资料和数据进行解释、确认和比较,分析社区存在的健康问题和影响因素,为确定社区健康诊断奠定基础的过程。分析资料应遵循以下原则。

1. 资料分析

原始数据资料要经过统计学处理,文字资料要进行含义的解释与分析。资料可分定量资料和定性资料。对定性资料,如发病和死亡等指标通常按年龄、性别、年代及其他有关的死亡的变量分组后进行分析,计算标化率,并与相类似社区、省市和全国资料进行比较。对变量资料,按内容进行分类,按问题提出的频率确定问题的严重程度。

2. 去粗取精,去伪存真

在收集的资料中,可能存在影响资料的准确性和完整性的各种各样的混杂因素,这时就需要通过分析消除混杂因素,找出本质问题。

3. 注意进行不同区域的横向比较

尤其是当疾病的分布有地域性时,需要第一该地区居民所具有的特征或该地区的生物、化学、物理、社会环境进行进一步的分析和解释,并与其他地区进行横向比较。

4. 立足于社区健康护理

确定的问题和诊断应是社区整体的健康问题,以社区环境和群体环境问题为主,而不是仅仅局限于个人或者家庭的健康问题。

【报告评估结果】

向社区评估小组的成员及领导、社区居民等报告评估结果,并寻求反馈。

第三节 社区护理诊断

一、社区护理诊断的形成

社区护理诊断是护理程序的第二步,是对个人、家庭或社会出现的现存的或潜在的健康问题的判断,也是社区护士在完成资料收集后,运用评判思维对资料进行系统分析,并做出相应的诊断。社区护理诊断能反映出整个社区居民感受到的健康问题和健康状况。

（一）概念

社区护理诊断(community nursing diagnosis)是对收集的社区资料进行分析,

推断社区现存的或潜在的健康问题的过程,社区护理诊断的特点是把重点放在社区整体的健康上。

（二）社区护理诊断的标准

社区护理诊断的确定,需根据以下标准来判断:

(1)社区护理诊断应以现在获得的各项资料为依据。

(2)社区护理诊断能反映出社区目前的健康状况。

(3)社区护理诊断应包括社区健康需要的相关因素。

(4)社区护理诊断应符合本社区护理逻辑并且准确。

（三）社区护理诊断的形成

北美护理诊断协会(NANDA)公布的护理诊断名称多以人患病时的问题为主,面对社区和人群的护理诊断则较少;从社区角度看,现规定的护理诊断名称缺乏社会性的、经济的和环境的问题。以 Martin 为首的内布拉斯加(Nebraska)州奥马哈(Omaha)访视护士协会于 20 世纪 70 年代中期开始发展适用于社区卫生服务的 Omaha 系统。

（四）社区护理诊断的陈述

社区护理诊断的陈述需包含护理诊断的三要素,即采用 PES 公式,即健康问题(problem,P)、原因(etiology,E)、症状体征或有关特征(sign & symptoms,define characteristics,S)。陈述方式可用三部分陈述法:由于相关因素所造成的社区健康问题可由特殊性表现看出,或是由特殊性表现可知,社区健康问题可能与相关因素有关。比如:对某一社区进行健康评估时发现该社区小学生的安全知识测试成绩不理想(S)。经过调查,确认学生没有得到任何安全相关的信息,家长也未能意识到教给孩子安全知识的重要性。因此,其社区护理诊断可表示为:学生安全知识缺乏(P):与学校未提供安全的信息/家长对安全教育重视不够有关(E)。

二、优先顺序的确定

当社区护理诊断在一个以上时,护理人员需要判断哪个问题是最要紧、最需要优先予以处理。排列顺序就是将所列出的多个护理诊断按其重要性和紧迫性排出主次,一般把对患者威胁最大的问题放在首位,其他的依次排序。

【分类】

按优先顺序将护理诊断分为以下几类:

(1)首优问题:指会威胁生命,需立即行动解决的问题。

(2)中优问题:指虽不直接威胁生命,但对患者身体或心理上的健康构成威胁的问题。

(3)次优问题:指人们在应对生活中变化时所产生的问题。

【注意事项】

确定护理问题优先顺序时的注意事项:

(1)护理诊断的排序,并不只有前一个诊断完全解决后,才开始解决下一个问题,而是同时解决几个问题,但着重解决首优问题。

(2)护理诊断的前后顺序不是固定不变的,而是随患者的病情、治疗及患者的反应而变化的。

(3)一般现存的问题应优先解决,但有时"有……危险"的护理诊断和潜在的并发症也需首先考虑,列为首优问题。

【常用方法】

（一）Muecke 法

1. 准则

(1)社区对问题的了解。

(2)社区对解决问题的动机。

(3)问题的严重性。

(4)可利用的资源。

(5)预防的效果。

(6)社区护士解决问题的能力。

(7)健康政策与目标。

(8)解决问题的迅速性与持续的效果等。

每个社区护理诊断按 Muecke 的 0~2 分的标准(0 表示不太重要,不需优先处理;1 表示有些重要,可以处理;2 表示非常重要,必须优先处理)。

2. 步骤

(1)列出所有社区护理诊断。

(2)选择排定优先顺序的准则(8 项)。

(3)决定诊断重要性的比重(比重由社区护理人员调整,比重越高,表示越优先处理)。

(4)评估者自我评估每个诊断的重要性;总和每个诊断所有评估准则的得分,分数越高,意味着越需优先处理。

（二）Stanhope & Lancaster 法

1. 准则

对每个项目给予 1~10 分的分数,评定各自的比重,得分越高,表示越是急需解决的问题。

2.步骤

列出所有的社区诊断;选择排定优先顺序的准则;决定诊断重要性的比重(1～10分);评估者自我评估每个诊断的重要性;评估者再就每个诊断的每个准则,依社区具有资源的多少给1～10分;将每个诊断每项准则所得的重要性得分与资源得分相乘;总和每个诊断所有评估准则的得分,分数越高代表越需优先处理。

三、Omaha 社区护理诊断系统

(一) Omaha 社区护理诊断系统的概念

Omaha 护理诊断分类系统是专门用于社区护理实践的分类系统。它由护理诊断分类系统、护理干预系统和护理结果评量系统三部分构成。

(二) 内容及方法

Omaha 护理诊断系统可分为四个领域,即环境、精神社会、生理及与健康有关的行为,每个领域中还有具体的健康问题分类,每个健康问题的类型都有具体的健康问题和特征性表现(表2-4)。因在我国使用尚不多,应用的过程中要考虑文化的差异。

表 2-4 Omaha 护理诊断分类系统

领域	护理诊断分类
环境	收入、卫生、住宅、邻居/工作场所的安全、其他心理
心理社会	与社区资源的联系、社会接触、角色改变、人际关系、精神压力、哀伤、情绪不稳定性、照顾、忽略儿童/成人、虐待儿童/成人、生长和发育、其他
生理	听觉、视觉、说话与语音、咀嚼、认知、疼痛、意识、皮肤、神经运动(肌肉、骨骼)系统与功能、呼吸、循环、消化、排便功能、生理泌尿功能、产前产后、其他
健康相关行为	营养、睡眠与休息形态、身体活动、个人卫生、物质滥用(乙醇或药品)、家庭计划、健康指导、处方用药、特殊护理技术、其他

Omaha 护理干预分类系统是护理活动的目录,包括健康教育、指导和咨询,治疗和程序,个案管理和监测4个范畴的护理干预。

1.健康教育、指导和咨询

健康教育、指导和咨询所包括的护理活动有提供信息和资料,预测患者问题,鼓励患者自我照顾,作出行为的调整适应,协助个人、家庭或社区作出决策和解决问题。

2. 治疗和程序

治疗是为个人、家庭和社区预防疾病或缓解症状和体征而实施的护理活动。内容有技术性的护理活动,如伤口护理、标本采集、药物治疗、症状和体征的预防、减少或缓解症状和体征等。

3. 个案管理

个案管理护理活动有协调、倡导和转诊,提供方便的服务,代表患者与健康服务提供者进行沟通,帮助患者建立自信、促进沟通,指导个人、家庭和社区合理利用资源。

4. 监测

以确定个人、家庭和社区与特定情景或现象的相关情况为目的,包括护理活动有追踪随访、测量评价、判断分析和监测患者的状况,确认危险因素和早期的症状和体征(表2-5,表2-6)。

表 2 - 5　Omaha 护理干预分类系统

项目	内　　容
类别	健康教育、指导和咨询、治疗和程序,个案管理,监测
	解剖/生理、行为修正、膀胱功能护理、照顾/为人父母、长期卧床护理、沟通、应对技巧、日间护理、管教、伤口护理、医疗设备、教育、职业、环境、运动、家庭计划、喂养方法、财务、食物、行走训练与康复、生长/发育、家务管理/居住环境、人际关系、检验结果、相关法规、医疗照顾、药物作用及不良反应、用药管理、协助用药安排、身体活动、辅助性护理活动、营养、营养咨询、造瘘口的护理、其他社区资源、个人照护、体位、康复、放松/呼吸技巧、休息/睡眠、安全、筛选、受伤护理、精神及情绪的症状、体征、皮肤护理、社会福利与咨询、化验标本收集、精神护理、促进身心发展的活动、压力管理、物质滥用、医疗器械、支持团体、交通运送、促进健康、其他

表 2 - 6　Omaha 护理结果评价系统

概念	含义	1分	2分	3分	4分	5分
知识	个案记忆与解释信息的能力	完全没有	具有一点知识	具有基本的知识	认识程度适当	认知良好
行为	个案表现出的可被观察的反应或行为	完全不适当	有一些适当的行为	不是非常一致的行为	通常是合适的行为	一致且合适的行为
症状、体征	个案表现的主、客观症状、体征	非常严重	严重	普通	很少	没有

（三）Omaha 社区护理诊断系统的步骤

Omaha 社区护理系统的基本步骤包括以下几步：

(1)建立个人资料记录。

(2)以问题分类表作为分析资料及评估指南，并输入数据库。

(3)根据资料作出问题表。

(4)以结果评定表排出优先次序。

(5)综合出一份以问题为导向的护理计划，采用干预措施表提供的建议，执行护理措施，并随时修正计划。

(6)根据计划为个案提供护理。

第四节 社区护理计划

一、社区护理计划的概述

社区护理计划（community nursing planning）是社区护士在提出护理诊断后，根据一定的原则，对其进行排序，确定护理重点，制订预期目标，并选择将要实施的护理措施的过程。社区护士在制订护理计划时，需与服务对象商讨制订合适社区特色的护理计划，以触发其自觉性和责任感、充分发挥其健康潜能为原则，满足社区所有人群的健康需要。

其目的是明确护理目标、确定护理要点、提供评价标准、设计实施方案。社区护理计划是一种合作性的、有顺序的、循环的程序，以达到预期的目标。

二、制订社区护理目标

（一）预期目标的概念

预期目标是期望服务对象在接受护理干预后所能达到的结果，包括功能、认知、情感行为等方面的改变，目标的制订应做到 SMART（specific measurable、attainable、relevant、timely），即特定的、可测量的、可达到的、相关的、有时间期限的，以便于护理计划的落实和护理评价的实施。

（二）社区护理目标的分类

护理目标可分为长期目标和短期目标。短期目标是指在相对较短的时间内要达到的目标；长期目标是指需要相对较长的时间才能实现的目标。这需要根据具体社区健康护理计划完成时间来确定短期、长期的时间。长期目标中期望的结果往往需要一系列短期的目标才能更好地实现。一系列短期的目标不仅可以使社区护理人员分清各阶段的工作任务,也可以因短期目标的逐步实现而增加患者达到长期目标的信心。

【注意事项】

(1)目标的陈述应针对提出的护理诊断问题,简单明了,使用可测量或可观察得到的词汇,可以使用长期与短期目标相结合的方法,实施起来更有针对性。

(2)一个护理诊断可制订多个目标,但是一个目标只针对一个护理诊断。

(3)目标陈述中要包括具体的评价日期和时间。例如,短期护理目标:①1 年内社区 70% 的高血压者能说出不良生活习惯与产生高血压和并发症的关系;②2~3 年社区 70% 的高血压者的生活方式向有利于健康的方向发展。长期护理目标:5 年内社区高血压患病率下降 7%。

二、制订社区护理计划

(一)实施计划

社区护理实施计划是社区护士帮助护理对象达到预定目标所采取的具体方法。在实施的过程中,护理人员不是计划的唯一执行者,需要将有关人员调动起来,加入到计划的实施中,如其他健康保健人员、社区负责人、社区居民等。只有多方面的人员的参与,才能保证护理计划在社区中的真正实施。其步骤包括以下几点。

1. 选择合适的社区护理措施

目标确定后,社区护理人员要与社区护理对象进行充分协商,共同选取适当措施,以使护理对象能积极参与、为自己的健康负责。制订的措施可以是一级预防、二级预防和三级预防或综合性的措施,以达到预防和治疗并重,真正实现群体健康水平的提高。

2. 为社区健康措施排序

可以参照社区护理诊断的排序标准或马斯洛的需要层次论来对社区护理措施进行排序。通过排序可以及早执行有效的措施,尽早控制社区健康问题。

3. 确定所需的资源及其来源

针对每项社区护理措施都要确定实施者及合作者(如防疫站、疾病控制中心、当地红十字会、肿瘤协会等)、需要的器械、场所、经费,以及分析相关资源的可能来源与获取途径。

4. 记录社区护理计划

记录成书面形式后,要和护理对象进行共同探讨,及时发现问题并修改,使实施更顺利(表2-7)。

表2-7　社区护理实施计划表

社区护理诊断			
相关因素	具体目标	实施计划	
		实施内容	执行者 时间 场所

（二）评价计划

拟定社区护理计划时,可参照4W1H原则和RUMBA准则。

(1)4W1H指社区护理计划应明确参与者(who)、参与者的任务(what)、执行时间(when)、地点(where)及执行的方法(how)。

(2)RUMBA指真是的(realistic)、可理解的(understand)、可测量的(measureable)、行为目标(behavioral)、可实现的(achievable)。

三、计划的实施

在社区,护士通过督导计划,管理预算、安排仪器设备、保持计划的记录和确保措施完成来管理计划。社区护士常常进行健康教育,宣传计划并提供基本的护理。社区护士对社区的健康干预常见的有健康教育、危险因素的发现、设置和运行健康服务设施、建立支持体系等。实施社区健康护理计划成功与否,除了完整的评估资源外,还需要考虑几项因素,即沟通、领导和决策形态。计划实施的步骤如下。

（一）实施前的准备工作

在实施计划前要再次确认参与者对于计划实施的时间、地点是否明确,计划实施者对于服务的方法、服务所需的知识和技能、所需承担的责任等是否知晓,并要根据团队成员的能力及计划的实施内容进行合理分配和授权,如在执行家庭访视可以由经验丰富的访视护士完成,在进行社区康复训练时由康复师或有康复训练经验的护士完成,做到合理有效地利用人力资源。

（二）实施计划

为了提高实施效果,实施者要为护理对象营造一种安全舒适的氛围,计划实施地点、环境、室温、设备等均应考虑在内。实施过程中,要及时发现和处理出现的各种问题或困难,如由于意外情况未能参加计划的对象,实施者可以选择另外合适的时间就同样的内容完成实施计划。此外,在实施过程中,要对每天的活动详细了解,如确定人力、时间、环境安排是否合理,针对干扰因素要重新评估,随时进行监测、调整、监督。

(三)完成护理计划

加强计划实施者之间、计划实施者与参与对象之间的沟通,建立良好的合作关系,与居委会、民政局、疾病控制中心等部门人员分工协作,按照制订的安排,共同完成护理计划。

(四)计划实施的质量控制

质量控制是指利用一系列的方法和策略保证计划执行过程中的质量。质量控制说明的是计划实施的动态发展过程,而不是计划效果的行为效应。质量控制体系通常包括计划是否按时间表执行,实施的内容是否与计划相符,实施者的知识、技能是否满足计划需求等。

(五)记录护理实施情况

社区护士要及时、如实、准确地记录护理计划实施情况、参与对象的反应情况及产生的新需求等,体现护理的动态性和连续性。记录格式常采用 PIO 格式,即"问题+护理措施+结果"的书写格式。

四、实施效果评价

(一)社区护理评价的概念

社区护理评价(community nursing evaluation)是社区护理程序的最后一步,主要是测量和判断目标实现的程度和措施的有效性。评价也是总结经验、吸取教训、改进工作的系统化措施。若目标达到,说明通过护理措施,解决了原来的护理问题;若目标未达到,则要对其原因进行分析,并重新进行评估、诊断、制订计划和实施新的措施。常用的社区护理评价有结构-过程评价和结果评价。

(二)社区护理评价的分类

社区护理评价通常可以分为结构-过程评价、结果评价两种类型。

1. 结构-过程评价

结构是指在医疗服务环境中难以控制的工具和资源,如机构的物理环境、人员组织机构及社区资源等。过程是指开展社区护理的工作内容和流程。结构-过程评价的标准是所有专业人员职业上岗并具有相应的证书,设施符合当地卫生部门的标准要求,社区拥有足够可利用的资源以满足社区居民的卫生服务需求。结构-过程评价贯穿于社区护理的全过程,在计划正式实施前及护理实施早期阶段要对计划的合理性、可行性及可接受性等进行评价;在计划实施过程中要监测计划的执行情况和护理目标完成情况,评价干预活动是否按照计划及操作标准开展、社区居民的接受及参与情况如何、计划方案是否需要修正等。

2. 结果评价

结果评价是在计划完成后,主要评价社区护理活动的效果是否与预期目标相一致,效果和措施之间是否存在确定的因果联系。结果评价为近期结果评价、中期结果评价和远期结果评价。近期结果评价主要包括护理对象的知识、态度改变情况,部分生理指标如体重、血压、血糖等控制情况。中期结果评价主要包括行为和环境的改变情况,如是否调整饮食、是否戒烟。远期结果评价也称结局评价,主要包括护理对象的疾病及其危险因素的变化情况、效益评价和成本-效果评价等。

(三)社区护理评价的方法

1. 医疗文书评价法

利用社区居民健康档案、病历、辅助检查、家庭诊疗护理文书等,可按月份、季度、年份对社区居民的患病情况、发病情况、死亡情况等进行评价。

2. 统计指标评价法

利用医学统计学的方法,通过对医疗文书、问卷调查、行为观察等收集到的资料进行分析,对政策和社区环境因素的改变、社区居民危险因素等进行评价。

3. 护理服务项目评价法

利用项目评价的方法,对所开展的新的护理服务项目进行评价。

4. 满意度评价法

满意度评价应该集中在社区护理服务规范及服务提供过程满足社区居民需要的范围内。

(四)社区护理评价的内容

1. 健康目标达标程度

将社区护理结果与预期目标进行比较,以明确健康目标达标程度。在健康目标未达标之前,要对资料收集方法、计划可行性、社区变化、社区居民参与度等因素进行分析,找出健康目标未完成的原因及改进办法。

2. 护理活动的效果

效果评价通常在社区护理干预完成后进行,可看做是社区护理干预的终末评价,要针对社区护理干预的目的,分析护理活动对社区居民健康状况、维持健康、预防疾病的时间效果。

3. 护理活动的效率

护理活动的效率就是通过比较时尚结果与目标的差异,判断实施结果的价值程度,分析护理活动的投入与产生是否值得期待,并对影响护理活动效率的因素进行分析。

4. 护理活动的影响力

评价护理活动为社区居民所带来的社会效益,分析护理活动效益的持久性、影响程度及收益人群的广泛性。

(五)社区护理评价的指标

1. 社区卫生服务数量和质量的评价指标

社区卫生服务包括医疗服务、预防服务、保健服务,康复服务、健康教育服务和计划生育技术指导服务,具体评价指标有以下几个。

(1)医疗服务指标:主要包括社区居民2周就诊率(未就诊率)、医疗服务当日及时率、慢性病管理率等。

(2)预防服务指标:主要包括预防接种情况及传染病防疫情况,常用的指标有"四苗"覆盖率、单种疫苗接种率、传染病消毒率、疫点及时处理率等。

(3)保健服务指标:主要包括对老年人、孕产妇、儿童、慢性病患者等重点人群的保健服务情况,常用的指标有老年人定期健康检查率、高危孕产妇系统管理覆盖率、0~6岁儿童系统管理覆盖率、已管理高血压患者血压控制率等。

(4)康复服务指标:主要包括转诊患者、残疾人、院外精神病患者的康复情况,常用的指标有转诊患者康复指导率、残疾人社区康复覆盖率、院外精神病病患者家庭访视率等。

(5)健康教育服务指标:常用的指标包括社区居民健康知识知晓率、健康行为形成率等。

(6)计划生育技术指导服务指标:常用的指标包括人工流产率、节育率等。

2. 社区卫生资源投入评价指标

社区卫生资源包括人力、物力、财力、技术、信息等方面。常用的社区卫生服务资源投入评价指标包括每万人口医师数、每万人口护士数、每千万人口床位数、人均社区卫生服务经费、社区卫生服务专项经费等。

3. 服务满意度评价指标

服务满意度评价包括社区居民对社区护理服务技术的满意度、服务态度的满意度及对社区护理服务价格的满意度等,同时也包括社区护士对本人工作的满意度、对本人业务能力的满意度等。

4. 服务费用及效益评价指标

服务费用常用的指标包括药费占总费用百分比、年家庭保健合同费用等。效益评价常用方法有费用与效益分析、费用与效果分析等。

5. 社区卫生服务影响力评价指标

社区卫生服务影响力是反映社区卫生健康护理服务对社区居民健康水平和居民健康质量所起的作用,以及对经济和社区文明的贡献,常用的评价指标包括质量调整生命年等。

6. 生活消费模式评价指标

生活消费模式指社区居民消费量及各种消费所占比例,常用与政府统计数据比较分析。生活消费模式评价指标包括年纯收入、消费构成和居民消费水平等。

（六）社区护理评价的影响因素

1. 社区护士的能力

社区护理评价过程中会用到统计指标评价法、护理服务项目评价法等工作方法,社区护士的能力直接影响到社区护理评价的质量,这就要求社区护士能够结合社区卫生服务工作内容确定准确的评价目标,并且要具备扎实的统计能力,掌握项目评价及满意度评价的常用方法,应用评判性思维完成社区护理评价。

2. 社区护理评价方法

不同的社区护理评价方法具有各自的优缺点,社区护理评价方法会对社区护理质量产生影响。如行为观察法适用于院外精神病患者的护理评价,但同时要求社区护士(观察者)能够掌握观察者与被观察者的互动关系,避免本身的价值观和观察过程中的情感可能带来的信息偏倚。

第三章
社区健康促进及健康教育

　　世界卫生组织在《世界卫生报告》（2002 年）中将改善人们的行为作为当前减少疾病风险的最主要策略，而改善人们健康相关行为的任务主要由健康教育来承担。健康促进是把健康教育和有关组织、政治和经济干预结合起来促进行为和环境改变来改善和保护人们的健康的一种综合策略。社区健康促进及健康教育对社区卫生的发展有非常重要的作用，是社区疾病预防控制干预的需要，是社区居民健康是指提高的需要，是社区卫生服务的需要，是社区精神文明建设的需要。

第一节 社区健康促进

一、社区健康促进概述

（一）健康促进概念

健康促进是指一切能促使行为和生活条件向有益于健康改变的教育与环境支持的综合体。其中,教育是指健康教育,环境包括对健康教育能产生有效支持的自然环境、社会环境和自然政治环境的总和,而支持包括政府的承诺、政策、立法、财政、组织以及群众等各个系统。健康与环境的整合需要通过跨部门合作来完成。在健康促进规划中特别强调创造支持性环境。

（二）社区健康促进概念

社区健康促进是指通过健康教育和环境支持改变个体和群体行为、生活方式与社会影响,降低本地区发病率和死亡率,为提高社区居民生活质量和文明素质而进行的活动。社区健康促进的构成要素包括健康教育以及一切能够促使行为、环境有益于健康改变的政策、组织、经济等支持系统。

（三）健康促进的五大任务

1986 年,WHO 在加拿大渥太华召开的首届国际健康促进大会上通过的《渥太华宣言》中,提出了健康促进的五大任务,也成五个主要活动领域,他们是健康促进的核心。

1. **制订健康公共政策**

因为健康促进的含义已经超出卫生保健的范畴,所以各级政府、各个部门要把健康问题提到议事日程上来,卫生部门制订实施健康促进政策(包括政策、财政、法规、税收以及组织保障等),其目的就是要使人们更容易做出更有利于健康的选择。制订健康的公共政策,需要国家、地区和地方的各级政府共同采取行动。

2. **创造支持性环境**

健康促进必须营造一个安全、舒适、满意和愉快的生活环境和工作条件,系统地评估快速变化的环境对健康的影响,以保证社会的自然环境有利于健康的方向发展;同时必须提出改善社会生活环境,改善政治生活环境,促进经济保障和发挥妇女的作用。

3. **强化社区行动**

健康促进的重点是社区,通过具体和有效的社区行动,充分发动社区的整体力量,使社区居民积极有效地参与社区卫生保健计划的制订和执行,进一步挖掘社区资源,帮助社区居民认识自己的健康问题,学会解决问题的办法,提高社区居民的生活质量和健康水平。

4. 发展个人技能

通过提供健康信息、健康教育,增强健康意识,帮助提高健康选择的技能,从而支持个人和社会的发展。使人们能够更好地控制自己的健康和环境,从生活中不断学习健康知识,有准备的应对人生各个年龄阶段可能出现的健康问题,并做出有利于健康的选择。健康促进的基本内涵包含了通过健康教育传播健康相关的知识促使个人行为改变,在这个过程中要重视发挥个人、家庭、社会的最大健康潜能。社会环境改变也包括服务功能的健全和技术的提高。

5. 调整卫生服务方向

健康促进的卫生服务责任由个人、社会团体、卫生专业人员、卫生部门、工商机构和政府共同分担,通过共同努力,建立一个完善的、有助于健康的卫生保健系统,以提高人们的健康水平。

（四）社区健康促进的活动领域

1. 制订促进健康的公共政策

WHO明确指出"健康问题已超出了单一的卫生保健范畴,必须提到各个部门、各级领导的议事日程上,要他们了解他们的决策对健康产生的后果负有责任"。健康促进的政策是由多方面的因素组成,包括政策、法规、财政、税收和组织改变等,而政策是针对所有部门。健康促进明确要求非卫生部门实行健康促进政策,其目的就是要使社区居民容易作出更有利于健康的选择。政策是一项健康投资和确保人类和社会可持续发展的机制,也是确保平等获得健康条件的机制。因此,需要考虑在非卫生部门中实施可能遇到的障碍及克服的方法,要把健康公共政策转化为具有普遍性、权威性、稳定性和强制性的法律,以保障各种健康促进方法的顺利实施。世界卫生组织还指出,"书面的政策"和慷慨激昂的表态所产生的效果是微不足道的,除非能得到组织、政策和资金等实质性支持产生实质性效果。

2. 创造支持性环境

创造支持性环境与健康相互依存,密不可分。健康促进必须创设一种对健康更加支持的环境,必须是安全的、满意的和愉快的工作条件,能有助于健康而不是损害健康。同时,应注重系统地评估环境对健康及健康相关行为的影响,通过政策倡导社会多部门和社区群体提出有针对性的策略,保证自然环境和社会环境的健康发展,为健康行为提供支持性环境,合理开发并充分利用社区资源。

3. 强化社区行动

社区的特点是具有一定的组织形式、资源,有一定规模、特点相近的人群,以及有共同的生产、生活环境和政策。因此,社区参与行动,是健康促进的重要活动领域。健康促进工作通过具体有效的社区行动,发现社区现存的和潜在的健康问题、明确社区的健康目标并确定优先项目,进而做出决策,发动社区力量,挖掘社区资源,积极有效的提升社区群众参与卫生保健计划制订和实施的积极性和责任感,让他们共同解决社区健康问题,实现社区健康与发展目标。在整个过程中,核心问题是权力下放,激发社区领导和居民的主人翁意识,让他们自行决定要做什么、怎么做,并对产生的效果做出评价。这就是 WHO 所倡导的给社区和个人赋权,即赋予社区和个人权力来解决自己的健康问题。

4. 发展个人技能

健康促进通过提供信息、健康教育和提高社区居民生活技能以支持个人的发展。个人的技能是多方面的,它包括基本的健康知识、疾病预防、自我保健技能、自我健康维护和家庭健康管理能力、保护环境与节约资源的意识,维护公众健康与安全的意识和能力等。不仅要鼓励个体不断学习、完善健康知识和技能,积极应对人生各阶段的健康问题,更要呼吁与协调学校、家庭、单位等功能社区和居民社区来帮助人们发展个人技能,从而实现个体有效地维护自身的健康和他们的生存环境,预防疾病和增进健康。

5. 调整卫生服务方向

长期以来,世界范围内都是将疾病的治疗作为卫生服务的主体,疑难、危重疾病的治疗占据了大量的卫生资源,而以商业化、市场化为导向的医疗卫生体系必然导致医疗服务消费支出的上涨,成为造成百姓"看病难、看病贵"的主要原因。世界卫生组织指出:"卫生部门的作用不仅是提供临床与治疗服务,而必须坚持健康促进的方向。卫生系统的发展必须由初级卫生保健原则和有关政策推动,使其朝着改善人群健康的目标前进。卫生部门更广泛地与社会、政治、经济和物质环境部门合作,共同承担卫生服务的责任,并立足于把完整的人的总体需求作为卫生服务内容。"调整卫生服务方向是极为重要的,将健康促进和疾病的预防作为卫生服务模式的一部分,能够缩短卫生投入及资源配置与人群健康需求之间的差距,是适应人类健康发展和社会平稳进步的根本保障。

（五）社区健康促进主要战略

1. 政策倡导

倡导卫生部门与非卫生部门为满足人们健康需求,对开展有利于健康的行动制订政策;倡导激发社区群体对健康的重视,促进卫生资源的合理分配,将健康作为政策和经济发展的重要部分;倡导卫生部门协同相关部门满足社区群体的健康需求;倡导为健康促进活动建立支持性环境。

2. 倡导发展强大的联盟和社会支持系统

保证更全面、更平等地实现健康目标,促进健康生活方式,并将其作为社会的规范,鼓励个人和群体积极开展有利于健康的行动。

3. 普及社区群体的卫生知识,改善其态度和技能

目的是促使社区群体能采取明智的行动和有效的预防措施,以解决个体和群体的健康问题。促使社区群体作出更健康、更容易的选择。

二、健康促进相关理论

(一)评估-分析-行动模式

评估-分析-行动模式即"三 A"模式,指通过评估、分析和行动,确定监测与评估的指标,定期进行评审。

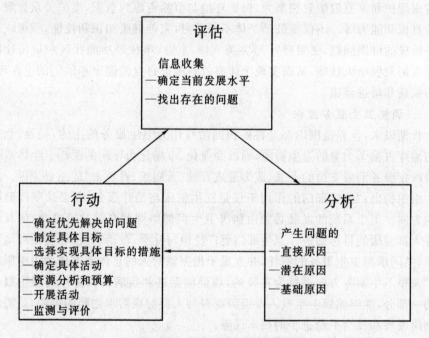

图 3-1 评估-分析-行动模式

1. 评估

评估指通过科学、完整的资料进行社区需求评估。

2. 分析

根据收集的信息,深入分析问题的原因。

(1)直接原因:不知道吸烟的危害、戒烟的益处。

(2)潜在原因:领导没有认识到戒烟的重要性,无主管和技术人员。

(3)基础原因:贫困、无知、素质差等。

3．行动

指导制订行动规划。

(1)确定优先解决的问题。

(2)制订具体目标。

(3)确定实现具体目标的措施。

(4)确定具体行动。

(5)进行资源分析和作预算。

(6)开展活动。

(7)确定对具体活动进行监测与评估的指标。

（二）归元-赋权-控制模式

归元:将健康促进的各项工作归元分解到相关单位,分工明确,各司其职。

赋权:指在规划目标的指导下,各有关部门自主实施。

控制:指对健康促进实施单极化管理。

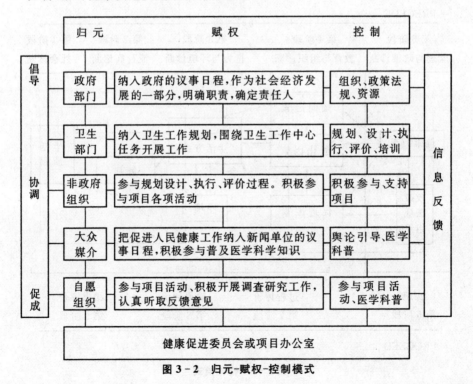

图 3-2　归元-赋权-控制模式

（三）格林模式

格林模式，又称健康诊断与评价模式。格林模式将健康促进计划设计为两个阶段，9个步骤。

1. 第一阶段

PRECEDE，即评估阶段，是指在环境的评价中应用倾向因素、促成因素和强化因素英文首字母排列而成，包括社会诊断、流行病学诊断、行为与环境诊断、教育与组织诊断和管理与政策诊断前5个步骤。

2. 第二阶段

PROCEED 的含义是继续进行，即执行与评价阶段。是指在环境干预中应用的政策、法规和组织手段的英文首字母组成，是计划实施和评价的阶段。其中第6个步骤为健康促进计划的实施，第7～9个步骤分别为过程评价、效果评价和结果评价。

格林模式不仅解释了个体的行为改变，还考虑纳入周围环境，有个体健康扩展到群体健康。它强调健康促进的社区参与，并将社会环境与人群健康紧密联系在一起。格林模式注重第4步的教育与组织诊断，强调倾向因素、促成因素和强化因素这3个影响健康行为的因素，并强调促进的最终目标是提高整体人群的生活质量（图3-3）。

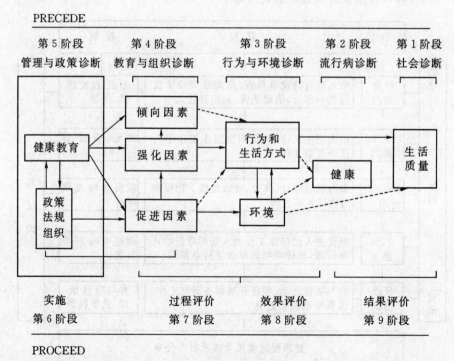

图3-3 格林模式

格林模式 9 个步骤的具体内容如下。

(1)社会诊断:包括生活质量和社会环境评价两方面。生活质量受社会政策、社会服务、卫生政策和社会经济水平的影响。社会环境评价包括对社会政策环境、社会经济环境、社会文化环境、卫生服务系统健康教育工作完善性、社会资源利用状况和健康投入情况的评价。

(2)流行病学诊断:包括威胁社区人群生命与健康的主要问题及其危险因素;健康问题的易感人群及其分布特征;疾病或健康问题在地域、季节、持续时间上的分布规律;哪些干预措施最为敏感;可能获得的预期效果等,为确定干预重点和目标人群提供依据。

(3)行为与环境诊断:找出导致健康问题的行为和环境因素,通过分析各因素的重要性和可变性,确定与健康问题相关的、能够确定为干预目标的行为。

(4)教育与组织诊断:明确特定的健康行为后,分析其影响因素,并根据各因素的重要程度以及资源情况确定优先目标,明确健康促进干预的重点,依据影响健康行为的倾向因素、促成因素和强化因素,进行教育与组织诊断。这 3 个因素常共同作用影响人们的健康行为,其中倾向因素是内在动力,促成因素和强化因素是外在条件。

(5)管理与政策诊断:包括制订和执行计划的组织与管理能力,支持健康促进计划的资源以及条件(如人力、时间等),有无进行健康促进的机构及其对健康促进的重视程度,政策和规章制度对健康促进项目开展的支持性或抵触性等。

(6)健康促进计划的实施:实施计划,即按照已制订的计划执行、实施健康促进。

(7)过程评价:在实施健康促进的过程中,不断进行评价,找出存在的问题并及时对计划进行调整,使计划可行性更大。

(8)效果评价:对健康促进所产生的影响及短期效应进行及时的评价。主要评价指标有干预对象的认识、态度、信念等的转变。

(9)结果评价:当健康促进活动结束时,按照计划检查是否达到长、短期目标,重点是长期目标。评价健康促进是否促进了身心健康、提高了生活质量。常用评价指标有发病率、伤残率和死亡率等。

三、健康促进工作内容

社区健康促进的工作主体不仅仅是社区卫生服务机构及其他卫生部门,而应是政府各部门的核心义务和职责。

社区健康促进涉及整体人群健康和生活的各个方面,而非限于疾病的预防。它直接作用于影响社区居民健康的因素,包括生物遗传因素、环境、行为与生活方式以及卫生服务政策和资源等,是跨学科、跨部门,综合运用多种手段来增进社区群众的健康。方法包括传播、教育、立法、财政、组织改变、社区开发,以及社区群众自发地维护自己健康的活动。社区健康促进强调社区群众积极地参与健康促进活动的全过程。

(一)健康促进的程序

综合国外成功模式,参考我国健康促进工作实际情况,健康促进计划涉及的程序可以总结归纳为 7 个步骤。

(1)评估社区需求。

(2)确定优先项目。

(3)制订目标和具体评价指标。

(4)确定干预策略。

(5)安排活动日程。

(6)制订监测与评价方案。

(7)项目经费预算。

(二)健康促进的方法

1. 发展社区卫生服务中的健康教育

积极发展社区卫生服务是面向 21 世纪,改革我国城市卫生服务体系的重大决策。全科医生是社区卫生服务的提供者,也是社区健康教育最直接最有效的实施者。社区卫生服务中的健康教育主要通过如下途径:

(1)建立完整的个人、家庭健康档案,包括医疗保健记录、双向转诊记录、健康教育培训记录等。

(2)进行社区主要疾病高危人群监测及健康教育。

(3)建立驻社区单位(学校、工厂、机关等)定向健康教育服务。

(4)开展家庭病床健康教育。

2. 结合城市爱国卫生运动和创建国家卫生城市,开展健康教育与健康促进

开展城市爱国卫生运动和近年来创建国家卫生城市活动是具有中国特色的城市管理和城市文明建设的重要内容,而城市居民健康教育的普及率。自我保健水平和公共卫生道德水平的提高,又是衡量城市爱国卫生工作和创建国家卫生城市的重要指标。在部署、检查、总结、评比爱国卫生和环卫工作时,同时部署、检查、总结、评比社区健康教育工作;在开展社区健康教育工作时,根据城市爱国卫生和环卫工作的任务和重点,调整、部署、健康教育的内容,使二者有机的结合一起,互相促进,以充分发挥其在促进城市卫生文明建设、增进社区居民健康方面的协同作用。

3. 利用各种传播渠道，普及医学科学知识

由于城市社区的居住和活动范围相对集中，经济、文化、娱乐条件较好，社区居民文化水平较高，适合城市社区的健康教育途径和方法多种多样。

(1)积极争取当地报社、电台、电视台等新闻单位的支持和配合，充分利用报纸、广播、电视及闭路电视等开辟健康教育专栏节目和公益广告，向群众普及医学科学知识。

(2)建立固定的宣传阵地，如卫生宣传橱窗、卫生宣传栏，结合社区中心卫生工作和季节性疾病防治，定期更换宣传内容。制作活动的卫生宣传展牌，到各街道和居民小区流动展出，方便灵活，经济可行。

(3)组织文化，教育部门开展健康教育和全民健身运动，如组织中小学生开展周末街头宣传活动；组织电影院、文化宫、俱乐部等文化娱乐场所放映卫生科普电影或录像片；组织文艺团体编排卫生宣传节目；组织居民积极参加各种文体和健身活动。

(4)利用街道老年活动室、文化活动站开展健康教育活动与培训。

4. 开展"卫生科普一条街"活动

组织发动城市商业区的各行各业，根据行业特点，开展健康教育活动。例如，创建无烟商场，布置卫生宣传橱窗，结合商品介绍宣传卫生保健知识。实践证明，这种方法不仅群众喜闻乐见，而且有利于长期坚持，是对城市居民进行健康教育的一种简便有效的形式。

5. 建立健康教育示范小区

抓好典型，以点带面是普遍应用的一种有效的工作方法。在突破传统的卫生宣教模式，开创社区健康教育与健康促进新格局的过程中，建立健康教育示范小区具有典型示范，指导全局的重要作用和意义。健康教育示范小区的组织实施如下。

(1)建立社区健康教育领导小组或社区健康促进委员会，将健康教育考评纳入目标管理。

(2)建立健全社区健康教育网络，培训骨干人员，宣传与动员群众。

(3)创建文明卫生的社区环境，提供健康教育设施、场所、健康教育材料，营造健康教育氛围。

(4)完善社区健康教育管理制度，以行政、组织、社区规范、评比奖惩等措施保证社区健康教育工作的落实。

(5)提供相应的社区卫生服务，包括建立家庭健康档案、重点人群监测、社区常见病普查普治、社区健康咨询等。

(6)评估社区需求，制订与实施社区健康教育与健康促进计划，评价健康教育效果。

（三）健康促进的影响因素

影响健康促进的主要因素包括以下几方面。

1. 组织与动员社区参与，开发领导是首要策略

社区组织动员的层次包括领导层，如社区人群、宗教团体、专业技术群体、家庭及个人参与的动员。要发动全社会共同参与，开发各级政府和有关部门，协调社区各部门及社会组织支持和参与，并形成支持性网络，共同对社区的健康承担责任，创造有益的健康促进环境。

2. 干预与支持是中心环节

健康促进从整体上对群众的健康相关行为和生活方式进行干预。其内容涉及个体、家庭、社区的疾病预防、生态和社会环境的改善等，贯穿于医疗保健服务的各个方面。既可促进群众对医疗保健资源的利用，又可督促医疗保健服务质量的提高，为群众创造健康的社区环境。

3. 加强信息传播是重要手段

充分利用社区的传播渠道，采用多种传播手段相结合的方式，扩大健康信息的传播。

4. 开发利用社区资源加大资金投入是保证

5. 加强人员培训是基础

人才队伍建设是健康促进的重要环节之一，健康促进人员的专业水平高低直接影响着健康促进工作的开展质量。

6. 注重计划设计和评价是关键

为避免健康促进工作的盲目性与减少社区资源浪费，使工作有条不紊地进行，健康促进应以健康需求评估为基础，应具有明确的目标、任务、方法、所需资源、实施步骤和进度等，行程计划并加以实施。

（四）健康促进的现状

健康促进作为当代卫生政策的核心功能，社区健康促进已经成为新时期卫生体制改革的主题之一。当前全国在开展社区健康促进（包括健康城市）方面已取得很大的发展和经验，但总体来说发展还不平衡，也存在一些不足之处。

1. 关于领导体制问题

政府对人民的健康负有责任，只有通过社会措施和保健措施才能履行其职责。《渥太华宪章》中指出："健康促进超越了保健范畴，它把健康问题提到了各个部门、各级领导的议事日程上，使他们了解他们的决策对健康后果的影响并承担健康的责任。"健康是政府的行为，搞好社区健康促进的关键就是要把健康促进纳入社区政府的议事日程，因为只有政府的领导，才能有利于加强政府对卫生事业的领导；

有利于协调社区各部门的合作;有利于开拓社区资源;有利于有效地动员群众的积极参与;有利于推动卫生体制的改革;有利于将卫生发展纳入社会经济发展规划;有利于促进社区精神文明建设。当前由于种种原因,领导体制还不顺,这是开展社区健康促进的主要障碍。目前,开展"社区健康促进"工作主要有三种模式:一种是以卫生部门为主体,在社区开展某项目规划,其支撑点是项目经费,一旦项目结束,很难继续开展工作;另一种是争取社区领导的支持,但具体实施仍以卫生部门为主体,领导处于消极、被动的地位,这种模式缺乏长远目标,属于短期行为;第三种模式是以社区领导为主体,把健康问题纳入政府的议事日程,形成"政府搭台,多方唱戏"的局面。实践已经充分证明,后者是社区健康促进获得成功的重要保证。初级卫生保健和健康促进都特别强调公正、平等地享有健康和卫生资源,多部门合作和群众参与,所有这些都需要有政府的组织才能实现。如果我们要对这些发展做出有效的反应,理顺领导体制是必要的。简单地重新组合或仅仅对个别部门进行调整未必就会产生持久的影响,建议从市、区、街道成立相应的健康促进委员会或初保委员会是可取的。理想的做法是通过立法程序,把健康促进工作纳入社区政府的议事日程,把健康的社区、健康的环境、健康的人民作为政府的责任目标。

政府的组织、多部门参与建立社区强大的联盟,形成全社会支持的群众性网络是搞好社区健康促进的保证。任何一种健康问题,既是医学问题,更是社会问题。世界卫生组织指出:"卫生部门与非卫生部门有责任去满足群众的健康需求和愿望,并参与有利于健康的行动,激发群众对健康的关注。"世界卫生组织强调多部门、多学科工作的开展是一个必不可少的步骤。发展强大的联盟和社会支持系统是保证更全面、公平地实现健康目标,促进个体和群体参与健康行为的保证。

2. 创造支持性环境

"社区健康促进是一个不断地创造和改善自然与社会环境,并不断地扩大社区资源,以促使人们在完善生活的所有功能和发挥他们的最大潜力方面互相支持"。这里强调了要创造一个持续稳定的生态环境,人们已经普遍认识到环境是健康的源泉,要把健康建立在社会生态的基础上,强调人与环境的相互作用,减少卫生服务中的不平等、不公正;认识到改善健康状况的主要因素并不是医疗条件和医疗技术的进步,而是自然与社会环境的综合影响。同时指出要不断地挖掘社区资源,包括人力、物力、财力,用以完善社区人民生活的所有功能和发挥他们最大的潜力。正如韩相泰指出:"在适当环境下,人们具有对他们健康产生长期影响的潜力。支持和帮助他们实现这一点是世界卫生组织的任务。"《松兹瓦尔宣言》指出:"创建支持环境对健康休戚相关,两者互相依存,密不可分。要使两者都富于成效是社会发展的中心目标","获取一个可持续发展的,对健康支持的环境是时代赋予我们的挑战。"社区健康促进在于创造一种安全、舒适、满意、愉悦的生活、工作和休闲条件。

目前我们还没有把在创建社区健康促进中应该创造一个健康的社会、健康的环境、健康的人民提高到应有的高度。

3. 提高居民保健意识和技能

随着医学模式的转变，当前影响健康的主要因素是行为与生活方式、环境因素和医疗服务。当今，人们已经深刻地意识到，提高全民族的健康水平主要的责任是群众而不是医生，正如美国前总统尼克松于1971年给国会的咨文中提到："提高美国人民健康水平关键在于美国人民，可是我们的人民还没有这种意识，这是政府的责任。"因此，在他的倡导之下成立了健康教育总统委员会推动了美国健康教育事业的发展。社区健康促进的重要责任在于促使群众对健康的关注，能有效地预防和解决个人和集体的健康问题。这样做的目的是使群众能更有效地维护自身的健康和他们生存的环境并做出有利于健康的选择。促成群众终生学习，了解人生各个阶段和处理慢性疾病与伤害。创建良好健康行动始于家庭，个人、家庭和社区对于健康的知情权，是改善健康得以实现和维持的最佳保证。目前在社区开展学校健康促进、居民健康教育学校、孕产妇、老年健康教育学校都取得了可喜的成效，但更重要的是要通过开展社区健康促进，动员群众积极参与影响他们生活、卫生和健康的决策，促进群众对健康行为与生活方式的培养。世界卫生组织指出："群众有权以个人或集体的名义参与本地区的规划制订和评估"。群众以主人翁的态度积极参与社区保健工作是社区健康促进取得成功的重要因素，也是巩固成果的要素。

4. 发展社区健康（卫生）服务

世界卫生组织指出："发展中国家由于采用了西方大医院的模式和投入大量的资源培训专业人才的错误导向，使许多国家发生了健康危机。"这是发达国家经历了惨痛教训之后提出的，我国也正面临着这一严峻的挑战。目前是群众的需求呈正三角，而提供的健康服务是倒三角，医院提供的服务是以疾病为中心，以个体为对象。医院的职能总体上是只提供治疗服务与技术服务，其结果将不可避免地造成医疗费用的上升，同时也无法抑制慢性非传染性疾病的增长，因此改革现行医疗保健体制势在必行。《中共中央和国务院关于卫生改革与发展的决定》指出："改革城市卫生服务体系，积极发展社区卫生服务，逐步形成功能合理、方便群众的卫生服务网络，实现预防、保健、临床、康复、健康教育、计划生育技术一体化服务。"它为医疗改革指明了方向。当前重要的任务是如何强化一级医院的功能，开展以社区为基础，以健康为中心的服务，这需要经济的投入（医疗保险）、政策的配套和组织的落实。确保社区的卫生系统是有组织的、管理完善和胜任工作的，使所有人都能享受适宜的、可获得和负担得起的服务是社区健康促进的重要内容。

世界卫生组织关于"21世纪人人享有卫生保健"文件指出："卫生系统必须能对人民在其整个一生的卫生和社会需求做出反应，强调必须通过健康促进和预防疾病来影响并使群众参与改善其自身的健康。健康促进在社区健康服务中的责任是要求政府、社区、个人、卫生专业人员、卫生服务机构共同承担,将健康服务与社会服务结合起来,通过多部门以及社会志愿者组织等共同参与。"

5. 社区健康促进项目规划设计与评价

以社区为基础,开展慢性病综合防治或行为干预不论从战略上,还是从战术上都是最经济有效的。重要的是应该有社区项目(如高血压病、糖尿病、吸烟的预防与控制)以带动社区健康促进工作的运转,有了项目设计才有可能评价我们工作的效果。当今,世界卫生组织把健康促进作为 21 世纪的领先项目,正因为世界各地的研究和个案调查提供了信服的证据;健康促进是有效的,是投资最小,产出最高。我们许多社区工作缺少规划,因而没有目标,有的仅重视过程评价,忽视效果评价,结果难以科学、定量的评价。鉴于健康促进涉及面广,因素复杂,再加以我们的卫生资源匮乏,不可能全面出击,为了使我们有限的卫生资源用在刀刃上,必须倡导科学设计,统筹规划,提出明确的目标。在我们工作中正由于忽视了这一工作,致使投资重复、工作无序、效果不清。为改变这种局面,应培养一批具有科学管理能力、善于规划设计与评价的技术力量,提高社区健康促进工作水平。

设计与评价是不可分割的,没有设计也就无法评价。评价内容应依项目目标的不同而不同。健康促进的评价指标已经突破过去传统的疾病指标,大体上有人群健康的评价指标,如无残疾生命年、健康标化生命年等;日常生活质量评价指标,如是否感到幸福、功能健全与否以及吸烟、锻炼等危险因素指标;临床指标,如发病率、残疾率、死亡率等;社会健康指标,如感到幸福的比例、高生活质量比例等;生物与生物医学指标,如免疫力、内分泌功能,评估心血管健康和功能情况有血压、心率等指标。选用健康评价指标时应根据要解决的问题选用相应的指标。

6. 监测与管理

卫生信息薄弱和缺乏基线数据是当前社区健康促进的薄弱环节,要搞好社区工作首先要建立信息体系,包括地区概况、地理、气候、历史、风俗、人口概况、保健概况(如期望寿命、疾病谱)、危险因素监测(包括吸烟、饮酒、饮食习惯、锻炼等)、卫生服务资源等。目前已有不少社区运用计算机管理,是一种高效的管理方法,值得提倡。

社区健康促进是跨世纪工程,是实现 21 世纪人人享有卫生保健的重要措施,是卫生体制改革的主题。21 世纪人人享有保健的政策基础是使健康成为全人类发展的中心以及发展可持续卫生系统以满足人民的需要。它强调不能脱离人类和社会发展孤立地考虑健康,是人们生活所在的社区社会、物质、精神、经济、心灵和文化环境的一项职能。

（五）健康促进的意义

1. 社区疾病预防控制干预的需要

随着社会进步和经济的发展，人民生活水平提高，生活方式发生了很大变化，疾病谱也随之发生了改变，单纯的生物医学模式在解决人民的健康问题上有时显得成效不大。当前，尽管影响我国人民健康的主要危险因素是行为与生活方式以及环境因素，但是，新旧传染病继续影响着人民的健康，有时新发传染病在一定时间内对社会危害性更大，范围更广，如艾滋病和非典型肺炎就是最典型的表现。目前面临老传染病继续存在、新发传染病突发、慢性病增多的形势，单靠卫生部门解决健康问题难以奏效，发动全社会共同参与、以社区为基础大力开展社区健康教育是必由之路。

2. 社区居民健康素质提高的需要

当前，在我国广大居民中，基本的卫生知识还十分缺乏，自我保健意识淡薄，落后的生活习俗和不健康的生活方式还比较普遍，因病致贫、因病返贫、贫病交加的现象在很多社区存在，广大农村特别是贫困、边远地区农村中更为严重，与全面建设小康社会相适应的健康素质要求很不相称，迫切需要开展健康教育。我们要把包括卫生知识在内的各种基本的科学文化知识送到农村，送给农民。引导广大农民崇尚科学，破除迷信，建立科学文明的生活方式，不断提高健康水平和卫生文明素质。

3. 社区卫生服务的需要

随着老龄化社会的到来和城乡居民生活水平的提高，人们更加追求健康的生活质量。发展社区卫生服务是满足群众日益增长的健康需求，落实初级卫生保健各项任务的集中体现。社区健康教育应贯穿于三级预防的始终。社区医生通过健康咨询、疾病防治、行为指导等形式，把健康教育和预防、治疗、保健和康复结合起来，让居民学习健康、保健、医疗、预防知识，提高自我保健、自我预防、自我护理的意识和技能，针对患者所患疾病的病因、康复、预防多方面问题进行健康教育，使群众的部分健康问题在基层得到有效的解决。

4. 社区精神文明建设的需要

SARS之后，我国开展的"讲文明，讲卫生，零陋习，树新风"，就是要以社区为重点，以家庭为基础，以居民为落脚点，以改变不良行为为目标，广泛开展健康教育，传播健康文明的生活方式，改变陈旧观念，革除陋习，树立良好的社会主义新风尚，为社会主义精神文明建设注入新的实质性内容。

第二节 社区健康教育

一、健康教育的概念

健康教育是通过有计划、有组织、有系统的教育活动和社会活动,帮助个体和群体掌握卫生保健知识,树立健康观念,促使人们自觉地采纳健康的行为和生活方式。消除或减轻影响健康的危险因素,预防疾病,促进健康和提高生活质量。

二、健康教育的目的

健康教育的目的是促使个体或群体改变不良行为和生活方式。健康教育,简单地说,就是以教育的手段来达到维持健康的目的。有了知识、兴趣、信仰、态度、习惯,才能建立起健康的生活方式。通过健康教育,可促使人们掌握卫生保健知识,提高认知水平,建立起追求健康的理念和以健康为中心的价值观,养成健康的行为,促进个人健康和社会文明。信息传播和行为干预等针对个体的教育方法是健康教育的主要手段。

三、社区健康教育概念

社区健康教育是以社区为基本单位,以社区人群为教育对象,以促进居民健康为目标,有目的、有计划、有组织、有评价的系统的健康教育活动。社区护理人员通过针对不同群体进行综合性健康教育,使社区人群树立健康意识;使社区每位成员关心自己、家庭以及社区的健康问题,积极参与健康教育与健康促进计划的制订和实施,自觉地改变个体与群体的不健康行为、生活方式;充分、合理、有效的利用社区卫生服务资源,从而提高个体的自我保健能力和群体健康水平。

四、护士在健康教育中的角色

社区护士的角色多种多样,包括护理服务、咨询、教育、代言、组织、管理、协作、合作、观察、研究等。在不同场合、不同情况、不同时间内扮演不同的角色。因此,需要社区护士灵活应用自己的知识及技能,完成各种角色所赋予的义务及责任。

1. 健康意识的唤醒者

社区护士有责任唤醒社区人群的健康意识,促使人们积极主动的寻求医疗保健,改变不良的生活及健康观念,注重生活质量。

2. 护理服务者

社区护士的基本角色是为那些需要护理服务而自己无法满足的人群提供护理服务。

3. 初级卫生保健者

社区护理的中心是健康而不是疾病。护理的首要任务是帮助人们避免有害因素，预防疾病，维持及提高人们的健康水平。社区护士工作在最基层的卫生保健单位，且常进行家庭访视，与社区居民的接触最多，是实施预防保健工作的最佳人选。

4. 社区卫生代言人

社区护士需了解国际及国内有关的卫生政策及法律，并对威胁到社区居民健康的环境等问题（如噪音、空气污染、水质污染等），采取积极措施予以解决，或上报有关部门，以保护社区居民的健康。

5. 健康咨询者与教育者

健康教育者是社区护士的一个重要角色。因为社区的护理服务对象一般不像医院等健康机构的服务对象那样病情较重，因此具有较好的接受健康教育的能力。再者，由于社区护士着力于提高人们的健康意识，所以要扮演教育者的角色以使人们更多地了解维护自身健康的知识。

6. 协调者与合作者

社区卫生服务是一种团队合作的工作，在这个团队中，有医生、护士、康复治疗师、心理医生、药剂、防保人员、社区护理员等。在社区中的患者往往从各种不同的社会及卫生机构中得到服务，但社区护士与社区人群接触最多，最了解社区居民的社会文化背景、身体及心理状态，因此，社区护士应在各种社区卫生保健工作中起协调作用。社区护士同时也需与医生，及其他的卫生保健行政管理部门、民警、居委会等合作，做好社区的卫生保健工作。

7. 组织者与管理者

社区卫生保健机构各不相同，有门诊、预防保健诊所等，不论是哪种机构，社区护士均应承担组织管理者的角色。他们需要对人员、物资及各种活动进行安排，有时还需对有关人员进行培训。

8. 观察者与研究者

社区护士需要具有敏锐的观察能力，以发现疾病的早期症状、儿童的生长发育问题、患者对药物的反应、社区中的环境问题，威胁健康的因素等。同时社区护士还应参与或主持有关研究，以了解各种健康问题、健康行为及疾病的致病因素等。在科学研究的基础上进行护理干预。

总之，社区护士的角色具有多样化，要求社区护士必须掌握基础及临床医学、护理学、流行病学等有关知识与方法，并要善于观察、分析，具有良好人际交往及与人合作共事的能力和技巧,才能做好社区护理工作。

第三节 健康相关行为改变的模式

一、知-信-行模式

"知-信-行"是知识、信念和行为的简称。健康教育的知-信-行模式实质上是认知理论在健康教育中的应用。该模式主要阐述了对于行为的改变,卫生保健知识和信息是基础,正确的信念与态度是动力。只有当人们了解了有关的健康知识,建立起积极、正确的信念与态度,才有可能主动地采取有益于健康的行为,改变危害健康的行为。知-信-行理论认为普及卫生保健知识是关键。

知识、信念与态度、行为之间只存在着因果关系。行为改变是目标,为达到行为转变,必须以健康知识作为基础,以信念作为动力。知识是行为转变的必要条件,但不是充分的条件,只有对知识进行积极的思考,对自己的职责有强烈的责任感,才可能逐步形成信念。当知识上升为信念,就可能采取积极的态度去转变行为。态度是转变行为的前奏,要转变行为必须先转变态度。影响态度转变的因素有以下几点。

1. 信息的权威性

信息的权威性越强,可靠性和说服力就越强,态度转变的可能性就越大。

2. 传播的效能

传播的感染力越强,越能激发和唤起受教育者的情感,就越有利于态度的转变。

3. "恐惧因素"

恐惧使人感到事态的严重性,但恐惧因素需要使用得当,否则会引起极端反应或逆反心理。

4. 行为效果和效益

这是很有吸引力的因素,不仅有利于强化自己的行为,同时常能促使信息不足者发生态度的转变。只有全面掌握知、信、行转变的复杂过程,才能及时、有效地减弱或消除不利的影响,促进有利环境的形成,进而达到转变行为的目的。

二、健康信念模式

20世纪50年代,许多心理学家开始着手研究影响行为转变的因素。1985年,由当时服务于美国公共卫生机构的社会心理学家 Hochbaum 提出了健康信念模式,后经美国心理学家 Becker 和 Rosenstock 修订逐步完成。健康信念模式包括个人认知、修正因素和行动的可能性三部分。其核心为感知威胁的知觉益处,前者包括对疾病易感性和疾病严重后果的认识,后者包括对健康行为有效性的认识。该模式是以心理学为基础,由操作性条件反射理论和认知理论综合而成,基于信念可以改变行为的逻辑理论,阐述了人们采取健康行为的心理活动。尽管信念可以影响行为的改变,但事实上并非所有人的行为改变都受信念的影响。在健康信念模式中,健康信念的形成主要涉及以下几方面因素。

1. **感知疾病的威胁**

感知疾病的威胁即对疾病易感性的感知和对疾病严重性的感知,对疾病易感性、严重性的感知程度越高,促使人们产生行为动机的可能性就越大。

(1)对疾病易感性的感知:通常指个体对自身罹患某种疾病或出现某种健康问题可能性的判断。人们越是感到自己患某种疾病的可能性越大,越有可能采取行动避免疾病的发生。

(2)对疾病严重性的感知:疾病的严重性既包括疾病对生理健康的不良影响,如疾病会影响到工作、家庭生活、人际关系等。相信其后果越严重,越有可能采纳健康行为。

2. **感知健康行为的益处和采纳健康行为的障碍**

(1)感知健康行为的益处:人体对采纳行为后可能产生益处的主观判断,包括对保护和改善健康状况的益处和其他收益。当人们能够认识到采纳健康行为的益处,或认为益处很多,会更有可能采纳健康行为。

(2)感知健康行为的障碍:个体对采取健康行为将会面临的障碍的主观判断。包括行为的复杂性、花费的时间、经济负担的轻重等。感觉到的障碍越多,个体采纳健康行为的阻碍性越大。

3. **自我效能**

自我效能是指个体对自己的能力执行某一特定行为并达到预期结果的评价和判断,即个体对自己的能力控制内、外因素而成功采纳健康行为并取得预期结果的自信心。人们通过自身的实践,或是他人的实践经验,或是接受他人的劝告,激发内在动力,使他们相信自己有能力改变不健康的行为并获得预期结果。自我效能是人类创造行为动力、健康和个体成就的基础,是决定人们能否产生行为动机,进而产生行为的重要因素。自我效能高的人,更有可能采纳有益于健康的行为。自我效能可以通过 4 种途径产生和提高。

(1)自己成功完成某种行为的经验:一次成功能帮助人们增加对熟练掌握某种行为的预期值,也是能够表明自己具有执行该行为最有力的证据。

(2)来自他人的间接经验:看到别人成功完成了某项行为并且结果良好,增强了认为自己通过努力和坚持也可以完成该行为的自信力。

(3)口头劝说：通过他人介绍自己的成功经验与来自他人的劝说，增加自己执行某种行为的自信心。

(4)情感激发：紧张不安、焦虑、低落等不良情绪会影响人们对自己能力的判断，因此，采取一定的手段消除不良情绪，激发积极向上的情感，从而提高人们对自己能力的自信心。

4. 提示因素

提示因素是指诱发健康行为产生的因素，如大众媒介对疾病预防与控制的宣传，医师建议采纳健康行为，家人、同事或朋友患有此种疾病等都有可能作为提示因素诱发个体采纳健康行为。提示因素越多，个体采纳健康行为的可能性也就越大。

5. 其他相关因素

其他相关因素包括：①人口学因素，如个人特征，如年龄、性别、民族、人种等；②社会心理学因素，如人格特点、社会阶层、社会压力、同伴影响等；③结构性因素，如个体所具有的疾病与健康的知识。不同特征的人采纳健康行为的可能性相异，如老年人吸烟群体对于烟草导致冠心病、肺癌的认知要比青年群体深刻，因此戒烟的可能性较青年群体大。

三、行为转变阶段模式

转变人们固有的生活方式和行为是一个十分复杂的、连续的、渐进的过程。美国心理学家 James Prochaskah 和 Carlos DiClimente 博士通过大量的研究，提出了行为转变阶段模式，此模式最突出的特点是强调了根据个人或群体的需求来确定行为干预的策略，不同阶段所采用的转化策略也不尽相同。行为转变阶段模式将行为转变划分为 5 个阶段。

1. 无转变打算阶段

处于这一阶段的人没有行为转变的意向。他们不知道或者未意识到自己存在不健康的行为，或曾多次尝试改变行为但最终失败而心灰意冷。对行为转变毫无兴趣，常有抵触情绪或找一些不转变的接口，如"我不可能有问题"，"吸烟不可能引起冠心病"。

转变策略：协助提高认识，唤起情感，消除负面情绪。推荐相关读物和提供建议，在他们有需要时再提供具体帮助。

2. 犹豫不决阶段

在这一阶段中，人们开始意识到问题的存在及其严重性，开始考虑要转变自己的行为，但仍犹豫不决，如"我不知道吸烟好不好，总有一天要戒烟"，"锻炼确实对健康有好处,但是我现在还不想开始这样做"。

转变策略:需要帮助促进行为转变(自我再评价),协助他们拟定行为转变计划,通过提供专题文章或邀请参加专题报告会等途径帮助其获取必要的信息。提供转变该行为的技能,知道行为转变的具体方法和步骤。

3. 准备阶段

处于这一阶段中的人们开始作出行为转变的承诺(向亲朋好友宣布行为转变的决定,承诺还应包括建立必胜的信念),并有所行动,如向他人咨询有关转变某行为的事宜,购买自我帮助的资料,定制行为转变计划表等。

转变策略:提供规范性行为转变指南,确定切实可行的目标。采取逐步转变行为的步骤,寻求社会支持,包括同事、朋友、家属和社区的支持,确定倾向因素和促成因素。尽可能克服在行为转变过程中将会出现的困难。

4. 行动阶段

进入该阶段的人们已经开始采取行动,如"我已经开始锻炼","我已经开始戒烟,并谢绝敬烟"。但若在行为转变过程中没有计划、没有具体目标、没有他人帮助,往往要导致行动的失败。而且并非所有的行动都可视为行为转变,那些达到足以降低健康问题风险程度的才能被看做是行为转变。例如减少吸烟量不算,完全不吸烟才应该处于该阶段。

转变策略:争取社会的支持和环境的支持(如从家里和办公室移走烟灰缸、不购买高脂食品、张贴警示标语等)、替代方法(用饭后百步走代替饭后一支烟,用无钠盐代替钠盐等)、邀请行为转变成功者进行同伴教育、家属与同事的理解、帮助和支持,以及相关激励政策等。

5. 维持阶段

人们已经取得行为转变的成果并加以巩固。在这一阶段要得到本人的长期承诺,并密切监测,以防止复发,若能维持新行为状态达 6 个月以上,则说明已经达到目标。许多人取得了行为转变成功后,往往放松警戒而造成复发。常见的复发原因有过度自信、难以抵制诱惑、精神或情绪困扰、自暴自弃等。

转变策略:这一阶段需要做取得行为转变成功的一切工作,包括创造支持性环境和建立互助组等。

行为改变过程是人们在该病行为过程中所进行的一系列行为,包括内在的心理活动和外在行为表现,它帮助人们在不同的行为转变阶段之间进行过度,有 10 种行为对改善危害健康的行为具有良好的指导作用:提高认识,减轻痛苦,自我再评价,环境再评价,自我许诺,社会支持,对抗条件反射作用,行为强化,控制刺激,社会改变。行为转变阶段模式打破了传统的行为干预方法作用的局限,将一次性行为模式转变为阶段性行为模式,明确不同阶段不良行为习惯,对健康教育的效果有很大影响,已成为社区行为干预广泛应用的有效策略与方法。

第四节 社区健康教育程序

一、社区健康教育的概念及意义

健康教育是有组织、有计划、有目的、系统的教育活动,其质量取决于全过程周密的计划、组织和管理。健康教育程序的理论基础是护理程序,其过程可划分为健康教育评估、确定健康教育诊断、制订健康教育计划、实施教育健康或健康促进相关理论作为理论框架。

二、社区健康教育评估

社区健康教育评估是指通过各种方法收集有关健康教育对象和环境的信息与资料并进行分析,了解教育对象的健康教育需求,为健康教育诊断提供依据。资料的收集从 4 个方面进行。

1. 教育对象

首先要明确教育对象的健康教育需求。健康教育需求受到多种因素影响,社区护士应重点收集的资料包括:

(1)一般资料:包括性别、年龄、健康状况、生物遗传因素等。

(2)生活方式:主要有吸烟、酗酒、饮食、睡眠、性生活、活动与锻炼等。

(3)学习能力:主要包括文化程度、学习经历、认知与学习特点、学习方式、学习兴趣、态度及心理压力等。

(4)对健康知识的认识与掌握情况:包括常见疾病相关知识,预防疾病、急危重症突发、并发症出现的方法,服用药物的注意事项,不健康生活方式和生活习惯对疾病影响的认识等。

2. 教育环境

教育环境包括生活环境、学习环境和社会环境。需要收集职业、经济收入、住房状况、交通设备、学习条件等信息。

3. 医疗卫生服务资源

医疗卫生服务资源包括医疗卫生机构的数量与位置,享受基本医疗卫生服务的状况,卫生立法与卫生政策、社会与经济状况等。

4. 教育者

教育者包括教育者的能力、教育水平和经验,以及对健康教育工作的热情等。

三、社区健康教育诊断

1. 确定健康教育诊断

对健康教育评估收集的资料进行整理与分析,针对社区群体共同的健康教育需求,确定健康教育问题并确定健康教育诊断。具体步骤为:

(1)分析资料,列出健康教育现存或潜在的健康问题。

(2)分析健康问题对教育对象的健康构成威胁的程度。

(3)分析开展健康教育的可利用资源。

(4)挑选出能够通过健康教育改善或解决的健康问题。

(5)找出与健康问题相关的行为、环境和促进行为改变的因素。

2. 确定健康教育的优先项目

优先项目是指能够反映群众最迫切需要,或各种特殊群体存在的特殊需要、通过干预能获得最佳效果的项目。社区护士应在尊重教育对象意愿的基础上,根据其健康教育需求的紧迫性及现在可利用的健康教育资源,根据其重要性、可行性及有效性排列并确定优先项目。

四、社区健康教育计划

科学地制订健康教育计划是健康教育工作必不可少的重要内容,是组织实施健康教育的基础和必要前提。制订健康教育计划时,要以健康对象为中心,遵循一定的原则,明确健康教育的目标,确定健康教育内容并选择适当的健康教育方法,设定健康教育的评价方式及指标。

1. 设计原则

计划的设计应遵循 6 项原则。

(1)目标:每一项计划的设计都必须明确目标,使计划得以围绕目标开展,以保证计划目标的实现。

(2)整体性:社区健康教育是社区卫生工作的一部分,不能脱离社区卫生服务而独立存在。在制订健康教育计划时不能背离社区卫生发展总体目标。

(3)前瞻性:计划是面向未来发展的,因此,在制订社区健康教育时要预测未来,考虑并把握未来发展要求。前瞻性是指计划中制订的目标要具有一定的先进性,要能体现社区未来卫生工作发展需要,如果目标过低,将失去计划的激励功能。

(4)弹性:计划一旦制订一般不能随意更改,但计划毕竟是面向未来的,有一些不可预知的因素,所以在制订计划时,要尽可能遇见到实施过程中可能遇到的问题,留有余地,并实现制订应变对策,以确保计划的顺利实施。弹性原则并不等于可以随意更改计划,计划的修改必须通过评价和反馈,当出现明确的修改计划的指征时才可进行,这是一项重要的原则。

(5)从实际出发:制订计划时不能从主观意愿出发,要依据社区可利用的人力、物力、财力、政策,因地制宜地制订可行的计划。

(6)参与性:任何一个项目都是为解决社区实际问题而设立的,社区的管理者与居民是最了解社区的人,要想使项目贴合社区实际,符合社区需求,必须使社区群众参与到项目立项、计划设计和实施的整个过程。得到社区的支持,是保证项目成功的一个重要原则。

2. 设置目标

要明确通过健康教育,最终期望达到什么目标,包括制订远期目标和近期目标。一项健康教育的具体目标没有固定的数量,但是一般可分为教育目标、行为目标、健康目标和政策与环境目标4个方面。

3. 确定教育者和教育对象

实施健康教育的教育者应是具有专业知识水平的卫生工作者,包括社区护士、全科医师、社区其他卫生服务工作者和专业培训师。教育者应具备全面的、科学的、与时俱进的知识信息,具备良好的职业道德和职业形象,具有吸引力与威信。社区健康教育对象的不同,决定着教育的侧重点各异。

(1)健康人群:主要侧重卫生保健知识与接收健康教育的意识,提高对健康危险因素的警惕性,定期进行体格检查,帮助他们增进健康和维持健康。

(2)高危人群:应侧重于预防性教育,帮助他们了解疾病的危险因素,掌握一些自我健康管理技能,学会疾病的自我检查与健康的自我监测,纠正不良行为与生活习惯,积极消除隐患。

(3)患者人群:应着重引导他们学习疾病康复的知识,提高遵医行为,促进其自觉进行康复锻炼,尽可能减少残障,促进康复,提高生存质量。

(4)患者家属及照顾者:应有针对性地进行疾病相关知识、自我监测方法和家庭基础护理技能的教育,帮助他们坚定持续配合治疗与护理的信念,掌握科学的护理技能。

4. 确定内容

健康教育的内容应根据教育对象的需求确定,根据教育对象的健康状态可将健康教育内容划分为3大类:

(1)一般性教育:包括常见病的防治知识、饮食与营养、活动与安全、环境保护、计划生育、心理健康的维持、常用药品的储存、使用和管理等。

(2)特殊性教育:包括特定群体(如老年人、儿童、青少年、妇女、残疾人等)的健康问题与特定疾病的治疗、护理、康复知识等。

(3)卫生管理法规教育:主要包括相关卫生法规及政策,目的是促使社区居民树立良好的健康观与道德观,提高其责任心,促使其自觉遵守与维护卫生管理法规,进而维护社区健康水平。

5. 选择方法

健康教育的实施方法应根据教育的内容、教育对象的文化水平及认知、学习特点进行选择与确定。还应注意多种方法的联合使用。常用的教育方法有:

(1)语言教育:如举行专题讲座,进行交谈、小组讨论和一对一健康咨询等开展的教育。

(2)文字教育:包括出版的科普读物,印刷的健康指导、健康教育手册、宣传资料,社区墙报、宣传栏,或张贴的海报等完成的教育。

(3)形象文化教育:包括演示操作过程,运用图片、标本或仪器等进行的教育。

(4)电化教育:包括广播、录音、视频资料、电影等教育材料,结合投影仪、幻灯机、计算机、电视机等科技信息化手段和仪器进行的教育。

(5)案例教育:将一个案例提供给教育对象,使其根据内容进行讨论学习的方式。此种方法对教育对象的学习能力和教育者能力要求较高。

(6)同伴教育:同伴指的是年龄相近、性别相同,或具有相同背景、共同生活经历、相似的生活状况,或因某种原因而具有共同语言的人,也可以是具有同样生理特征和行为特征的人。同伴教育就是以同伴关系为基础开展信息交流与分享的学习方式、常依托小组讨论为基础来开展。

6. 明确实施时间和地点

根据项目的目的、教育对象和内容、方法,健康教育地点可以是社区、学校、企业或机构、公共场所、居民家庭等。

六、社区健康教育实施

健康教育的实施是将计划付诸行动、获取效果的过程。实施的过程包括组织、准备和质量控制 3 个环节,应注重每个环节的落实。

1. 组织

社区健康教育活动涉及多部门、多科学、多手段,如果没有一个具有权威性的领导和协调职能的组织是无法进行健康教育项目的。因此,实施的首要任务是开发领导部门的参与,并动员多部门参与,建立一个支持性政策环境。具体组织内容有以下几方面。

(1)领导机构:一个具有影响力和决策力、高效的领导机构是顺利实施项目计划的基础。领导小组的职责是审核实施计划,听取实施进展的报告,提供相关的政策支持,并解决实施过程中的困难。

(2)执行机构:执行机构负责健康教育的操作与运行,一般由专业人员组成,规模相对稳定,每个成员应保证能够自始至终完成任务。其职责为分解计划中的每个具体活动并实施,同时向领导、机构汇报实施进展情况。

(3)组织间的协调与合作:能否完善和部门之间的合作是健康教育实施成败的关键。应使社区相关部门、机构、团体都参与进来,共同建立起社区工作网络,明确具有共同的利益和目标,充分发挥各自的责任感与意识以创造良好的实施执行环境,保证目标的顺利实现。

(4)政策支持:项目成功的标志不是项目的完成,而是在实施期间重点选择、进行政策的开发和制订。

(5)动员社区人群参与:应动员政府各部门,各群众团体和组织,大众传媒部门,教育者,大、中、小学学生,相关行业从业人员等积极参与活动实施,并且越早越好。其关键作用在于帮助社区居民提高对健康教育的认识和参与精神,向社区提供技术支持与帮助,与组织机构建立联系,并促进实现"社区赋权"。

2. 准备

此阶段需要完成 3 个方面工作。

(1)制订实施工作表:工作时间表是实现具体目标的详细操作步骤,包括每一项活动的具体内容、工作范围、活动应达到的指标、具体负责人员,以及所需经费、设备、资源等。

(2)人员培训:培训的成功举办由培训教学和后勤保障两部分决定。因此,应计划好受培训人员的参与地点和时间、培训的内容及各部分的时间分配、培训方法等。培训教学不同于学校教育,应采用适当的方法,如角色扮演法、案例分析法、小组讨论法和"头脑风暴"法等。

(3)配置必要物资。

3. 质量控制

质量控制的目的是确保各项活动都按照目标完成并符合质量要求。主要内容包括对活动的进度监测、数量与范围监测、经费使用监测,以及目标人群参与度、满意度和认知、行为变化的监测等。要完成上述内容,通常采用的方法有:记录和报告、现场考察和参与、审计及调查等。

七、社区健康教育评价

1. 过程评价

过程评价的内容包括针对执行者的评价、针对组织的评价、针对政策和环境的评价等。过程评价着重关注项目活动是否按照计划实施的同时,还承担修正计划、使之更符合实际情况的责任,这样才能保障项目目标的顺利实现。过程评价指标包括:活动的执行率、活动的覆盖率、活动的有效指数、目标人群满意度、活动经费使用率等。可通过查阅档案资料、目标人群调查、参与现场观察等手段来完成。

2. 近期效果评价

近期效果评价是评估干预所导致目标人群健康相关行为及其影响因素的变化。评价的内容有以下方面。

(1)倾向因素：在实施前后目标人群卫生知识、健康价值观、对健康相关行为的态度、对疾病易感性与严重性的信念、采纳健康行为的动机、行为意向及自我效能所发生的变化等。

(2)促成因素：人群实现行为改变所需要的环境、政策、资源、技术等方面的变化。

(3)强化因素：与目标人群关系密切的人、公众对目标人群采纳健康行为的支持度、目标人群个人感受等方面在实施前后所发生的变化。

(4)健康相关行为：实施前后目标人群健康相关行为发生的变化。

近期效果评价反映的是健康教育干预后体现在目标人群方面的效果。常用指标包括：卫生知识平均得分、卫生知识合格率、卫生知识知晓(正确回答)率、信念持有率、行为流行率、行为改变率等。

3. 远期效果评价

远期效果评价内容包括：目标人群的健康状况如生理和心理健康指标(身高、体重、血压、人格、抑郁等)方面的变化、疾病与死亡指标(发病率、死亡率、平均期望寿命等)的改变，以及目标人群生活质量，如生活质量指数、生活满意度指数等的变化。测量可通过人口学调查、问卷调查等方式进行。

第四章
社区家庭护理

　　家庭是人类生活的基本环境，也是构成社区的基本单位。 家庭可直接或间接地影响家庭中每一个成员的身心健康，也直接影响社区整体的健康。 深入了解家庭相关概念、家庭对健康的影响以及可利用的家庭资源，是社区护理人员必备的基础知识，也是开展社区家庭护理的重要保障。 运用家庭护理程序及家庭护理的手段，社区护理人员可以为居家的老年患者、慢性病患者、行动不便和精神障碍患者等提供连续的、系统的照顾和指导。

第一节 家庭概述

家庭是构成社区的基本单位,是人类生活的基本社会结构。人的生存、种族的繁衍、社会的安定和国家的发展都与家庭有十分密切的关系。家庭健康与个人健康关系密切,家庭环境直接影响家庭成员的健康信念与生活方式。家庭作为社会规范、道德教育、文化传承、情感满足的基本载体,对家庭成员的健康成长具有直接、持久、潜移默化的作用。社区护士要提供家庭护理服务,首先要理解家庭的结构和功能以及家庭的生活周期对家庭及其成员健康的影响。

一、家庭的概念及类型

【概念】

现代家庭指的是由两个或多个人员组成,具有血缘、婚姻、情感、经济供养关系,是家庭成员共同生活与相互依赖的场所。家庭是个人和社会之间的缓冲地带,家庭健康与个人生理、心理健康发展紧密相关。

【类型】

根据家庭层次和亲子关系,一般将家庭分为以下几种。

1. **核心家庭**

核心家庭是指由夫妇及其未婚子女(包括婚后生活领养的子女)组成的家庭,也包括仅有夫妇两人组成的无子女家庭又称丁克家庭。核心家庭已经成为我国主要的家庭类型,其特点是家庭人员少、结构简单、关系单纯,家庭成员间容易沟通,便于相处,只有一个权力与活动中心,容易集中,便于决策家庭重要事件。但可利用的家庭资源少,家庭关系既紧密又脆弱,得不到足够的家庭内外支持,易出现家庭危机或家庭解体。

2. **主干家庭**

主干家庭又称直系家庭。是指由父母、已婚子女及第三代人组成的家庭,是核心家庭的纵向延伸。家庭人员多,不容易集中,但具有面临困难时可利用的家庭资源多的优点。

3. **旁系家庭**

旁系家庭又称联合家庭。是指由两对或两对以上的同代夫妻及未婚子女组成的家庭,是核心家庭的横向扩大。

4. **单亲家庭**

单亲家庭指由离异、丧偶未婚的单身父亲或母亲及其子女或领养子女组成的家庭。

5．其他

如单身家庭、重组家庭、同性恋家庭、同居家庭等。

我国多数家庭以婚姻为基础、法律为保障,传统观念较强,家庭关系较稳定。但是,随着经济与社会的发展,家庭结构也在发生着变化。空巢、独居老人增多,社会养老负担加重。此外,由于人口流动性增加,离婚率增高。晚婚、未婚生育、人类预期寿命的延长和丧偶等,单身家庭和单亲家庭呈增多趋势。

二、家庭结构与功能

（一）家庭结构

家庭结构是指家庭的组成结构和家庭成员间的相互关系,它可分为家庭外部结构和家庭内部结构。家庭外部结构是指家庭人口结构,即家庭的类型;家庭内部结构是指家庭成员间的互动行为,包括家庭角色、家庭权力、沟通类型与家庭价值观四个因素。

1．家庭角色

家庭角色指家庭成员在家庭中所占有的特定地位。家庭成员中每一个成员承担一个以上角色,如一位中年女性,在家庭中承担着妻子的角色,同时也承担着母亲、女儿和姐妹的角色等。如果不能履行好其角色义务,常常会发生角色冲突,导致情绪、心理功能紊乱,甚至出现躯体障碍、家庭功能障碍,影响家庭健康。

2．家庭权力

家庭权力指家庭成员对家庭的影响力、控制权和支配权。可分为传统独裁型、情况权威型、分享权威型三种。

(1)传统独裁型:由传统而来,是由家庭所在的社会文化传统规定而来的权威。如男性主导社会,父亲是一家之主,家庭成员以父亲为权威人物,而不考虑其社会地位、职业等。

(2)情况权威型:指家庭权力会因家庭情况的变化而产生权力转移,即家庭中谁负责供养家庭,主宰家庭经济大权,其权利便最大,可以是丈夫,也可以是妻子或子女。

(3)分享权威型:是指家庭成员分享权威,共同商量作出决定。每个家庭可以有多种权力结构并存,不同时期也可以有不同的类型。

3．沟通类型

沟通类型指家庭成员间在感情、愿望、需求、意见、信息与价值观等方面进行交换的过程,最能反映家庭成员间的互相关系。家庭成员间良好的沟通能化解家庭矛盾、解决家庭问题,促进家庭成员间的关系。

4. 家庭价值观

家庭价值观指家庭成员对家庭活动的行为准则及生活目标的思想,态度和信念。家庭价值观指导家庭成员与家庭的行为,影响家庭生活方式、教育方式、健康观念与健康行为等,其形成受到家庭所处的社会文化、宗教信仰与现实状况的影响,有助于与家庭成员一起制订出切实可行的家庭护理计划,有效解决家庭健康问题。

(二)家庭结构状态

当代中国家庭为了适应生产方式、生活方式的变化,由结构复杂、规模庞大的家庭向结构简单、规模较小的核心家庭转化。有研究显示,当代中国家庭结构变动呈现出以下三种状态。

(1)相对稳定的家庭类型:三代直系家庭是其代表,如主干家庭。

(2)明显上升的家庭类型:夫妇核心家庭提高幅度显著;隔代直系家庭增长率最高;单身家庭也有增长。

(3)以下降为表现形式的家庭类型:缺损核心家庭明显减少,标准核心家庭有所下降。

(三)家庭功能

家庭功能是指家庭成员在家庭生产和社会生活所发挥的有效作用。其主要功能是通过满足家庭成员的需要,维护家庭的完整性,实现社会对家庭的期望。随着社会飞速发展,家庭功能不断地分解和转变。

1. 精神情感功能

精神情感功能是指家庭成员以血缘和情感为纽带,通过彼此相互理解、关爱和支持,满足爱与被爱的需要。情感功能是形成和维持家庭的重要基础,是家庭的基本功能之一。夫妻之间、父母与子女之间,兄弟姐妹之间的关爱与支持可以使家庭成员获得归属感与安全感。

2. 经济生活功能

家庭是社会的一个基本经济收支单位,家庭通过家庭成员的劳动获取收入,并为家庭成员的生活进行支出,家庭是一个经济细胞。家庭的各项消费和支出主要是依靠家庭成员在市场上获得的劳动报酬或工资收入来满足,而不是依靠家庭自己的生产来提供。现代家庭的生产功能已弱化或逐渐丧失。

3. 生殖、教育功能

生殖、教育功能指家庭具有繁衍和养育下一代,赡养老人的功能。通过生育子女、赡养老人,起到延续人类、种群和社会的作用且生殖健康概念得到越来越多人的认可,人们越来越在家庭中追求一种健康、文明、舒适、愉快的两性生活。

4. 社会功能

家庭是人类自身生产的社会单位,是初级的社会群体,又是社会生活的构成细胞,家庭是社会这个综合系统的一个基本组成单位或子系统。家庭作为一种特殊社会生活的基本单位,它在整个社会生活中具有非常重要的地位和作用,社会的经济制度、法律制度、婚姻家庭制度、道德等意识形态,都与家庭的巩固和发展存在着紧密联系。家庭组织是我国社会的轴心,所谓"家为帮本,本固帮宁"就清楚地表明,国家的存在是寄存于家的基础上,家庭和社会息息相关。

5. 健康照顾功能

健康照顾功能指家庭成员间的相互照顾,保护、促进家庭成员的健康,为患病家庭成员提供各种照顾与支持功能。其主要内容有:提供合理饮食、保持有益于健康的环境,提供适宜衣物、提供保持健康的卫生资源与配合社区整体健康工作等。

三、家庭生活周期及其发展任务

家庭生活周期是指从夫妇组成家庭开始,经过子女出生、成长、工作、相继结婚自组家庭而离去的过程,夫妇又回到二人相处的局面,最后夫妇相继去世而消失。家庭在家庭生活周期的不同阶段其发展任务亦不相同。家庭发展任务是指家庭在各发展阶段所面临的、由正常变化所致的与家庭健康相关的课题。家庭的每个发展阶段,家庭成员都有不同的角色和责任,家庭也像个体一样,有其发生、发展和结束的过程。这个过程中的任何重大事件如结婚、分娩、患病、死亡等,不仅会对家庭系统及其成员的心理发育产生影响,还会对家庭成员的健康造成影响。健康家庭会妥善处理各阶段的发展任务,使家庭生活平稳发展;相反,若不能妥善解决家庭问题就可能影响到家庭成员的健康。

目前健康领域多用美国 Duvall 的家庭生活周期理论见表 4-1。

Duvall 认为,就像人的生命一样,家庭也有生命周期和不同发展阶段上的各种任务。在 Duvall 的家庭生活周期模式中,家庭生活分为 8 个周期,每个周期都有其不同的特点和任务。而家庭作为一个单位要继续生存,需要满足不同阶段的需求,包括:①生理需求;②文化规范;③人的愿望和价值观。家庭的发展任务要成功地满足人类成长的需要,否则将对健康带来不利的影响。

社区护士了解家庭生活周期理论及其发展任务,有助于了解和确定服务对象家庭所处的发展阶段,并帮助他们进行生活调适,妥善处理家庭发展中遇到的问题,同时有助于鉴别家庭正常与异常发展状态,处于不同发展阶段的家庭及家庭成员很好地完成发展任务,促进家庭健康发展。

表 4-1 Duvall 家庭生活周期表

阶段	平均长度（年）	定义	重要发展任务
新婚	2（最短）	男女结合	双方适应与沟通、性生活协调与计划生育
第一个孩子出生	2.5	最大孩子介于0～30个月	父母角色的适应，存在经济和照顾孩子的压力
有学龄前儿童	3.5	最大孩子介于30个月至6岁	儿童的身心发育，孩子与父母部分分离（幼儿园）
有学龄儿童	7	最大孩子介于6～13岁	儿童的身心健康，上学问题，使孩子适应上学，逐步社会化
有青少年	7	最大孩子介于13～20岁	青少年的教育与沟通，青少年与异性交往，青少年性教育
孩子离家创业	8	最大孩子离家至最小孩子离家	父母与孩子关系改为成人关系，父母逐渐有孤独感
空巢期	15	所有孩子离家至家长退休	恢复夫妇二人世界，重新适应婚姻关系，感到孤独，开始计划退休后生活
退休	10～15	退休至死亡	经济及生活的依赖性高，面临各种老年疾病及死亡的打击

第二节 家庭护理

　　随着人们健康观念的进一步更新，护理工作的服务领域有了更大的扩展空间。社区护理的基本概念包括促进健康、保护健康、预防疾病和残障三个方面的内容，社区护理的服务对象包括个人、家庭、人群及整个社区。家庭护理是以家庭为中心的护理，重视人性护理，是高感情的服务，社区护士应以人为本，运用沟通技巧，建立良好的人际关系，发挥服务对象的积极性、主动性和创造性，积极参与家庭护理行为。社区护士运用护理学、社会学、家庭治疗与行为健康学等基础理论与技术，为整个家庭提供健康服务。

一、家庭护理的概念及意义

（一）家庭护理的概念

　　家庭护理（family nursing）是以家庭为单位的护理，是指社区护士和家庭及家庭成员有目的地进行互动，帮助家庭充分发挥家庭的健康潜能，预防、应对、解决家庭发展阶段的各种健康问题,以促进和维护家庭及其成员健康的活动。提供家庭健康护理的基本工作方法是家庭访视。

(二)家庭护理的意义

1. 有助于早期发现家庭健康问题

生物遗传是影响人类健康与疾病的重要因素,人类的身高、体型、性格等均受到遗传因素的影响。血友病、癌症等疾病与遗传因素密切相关,高血压、冠心病、糖尿病等疾病又具有家庭聚集性。通过家庭护理,可以进行家庭成员间的早期筛查,早期防范,做到早发现、早治疗。

2. 促进儿童的生长发育

家庭作为儿童生长的基本环境,良好的家庭护理,可使儿童接受良好的教育、合理的喂养,促进儿童生理、心理发育。

3. 有效控制疾病的发生、发展及传播

通过家庭护理,可以传播防病知识,影响家庭健康观念,改变就医及遵医行为,形成良好的生活方式,有助于控制疾病的发生、发展及传播。

4. 促进疾病的康复

通过家庭护理,促进家庭对其患病成员的关心、照顾、经济及情感支持,有助于患者的康复,从而促进和维持家庭成员的健康,发挥家庭最大的健康潜能。

(三)家庭护理的原则

1. 整体原则

服务的对象是家庭的所有人,包括生物、心理、社会的整体护理模式,是将预防、保健、治疗、康复一体化的服务。

2. 预防原则

预防原则指护理干预的对象及其危险因素有效的控制手段。

3. 连续原则

连续原则是从家庭建立到家庭消亡整个家庭生活周期的全过程连续性服务。

4. 协调原则

协调原则是发掘、动员、协调、利用各种资源服务于家庭。

【家庭护理相关理论】

家庭护理常用的系统理论、结构-功能理论、成长-发展理论、相互作用理论和压力理论等。社区护士应了解这些理论,根据情况灵活地应用在实际家庭护理工作中。

二、服务对象

1. 有健康问题的家庭及家庭成员

家庭中有各种疾病出院后需要继续治疗和康复的患者、在家休养的慢性病患者、患有慢性病需要立即就诊与转诊的患者以及在家中度过人生最后时期的临终患者等。如脊柱损伤、脑血管疾病、痴呆、糖尿病患者等。

2. 有重点保健人群的家庭及家庭成员

家庭中有妇女、儿童、老年人、残疾人等社区重点保健人群的,这类人群有特殊的生理及心理需求,是家庭护理的重点服务对象。

3. 具有疾病高危因素的家庭及家庭成员

家庭中存在一些具有某种危险性高的基本特征,其发生疾病的概率高于普通家庭。

4. 健康与亚健康的家庭成员

社区护士指导家庭成员学习健康知识,形成健康生活方式,以预防疾病的发生。

三、工作特点及工作内容

(一) 工作特点

家庭护理工作的特点主要表现在以下几个方面。

(1)家庭护理的场所不受限制。

(2)家庭护理的对象是家庭中的个体或家庭,社区护士可以为有护理需求的家庭成员服务,也可为家庭服务。

(3)家庭护理服务可以是自愿、无偿的福利性服务,也可以是有偿的商业性服务。

(4)家庭护理服务是长期的,社区护士与家庭的关系持续时间较长。居住在社区的许多慢性病患者的基本管理,需要通过社区护士的家庭访视而完成。

(5)家庭护理除关注家庭成员的个人护理外,还要注意家庭的结构和功能、发展任务、健康行为、生活方式、心理社会变化、健康状态等。

(6)家庭护理中护士与家庭紧密协作,家庭成员参与护理计划的制订。

(二) 工作内容

家庭护理是较复杂、高级的护理实践活动,其服务内容广泛,涉及家庭生活的方方面面,既有家庭内外部相互关系的处理,如家庭关系、社会支持系统,又有家庭发展转变的指导及处理、家庭成员个体健康的发展等,具体工作内容如下。

1. 与家庭及家庭成员建立良好的人际关系

建立良好的信赖关系是社区护士的首要工作,是家庭护理得以开展的基础。社区护士应尊重家庭的想法、行为和隐私,与家庭建立良好的信任关系。

2．为居家患者提供疾病医疗和护理服务

向居家患者及其家属提供护理知识和技能，为家庭提供有关疾病、居家护理的知识和技能训练，使家庭获得全面的医疗护理服务。同时，协助家庭发现健康问题，指导家庭尽早明确诊断和接受治疗，促进疾病康复。

3．协助家庭成员心理、社会适应

家庭不断发展变化，不同的家庭发展周期，面临着不同的家庭发展任务。社区护士应充分认识家庭所处的发展阶段及其发展任务，及时发现各发展阶段现存的或潜在的健康问题，帮助家庭解决，满足家庭成员的生理、心理需求，使家庭成员良好适应社会，获得最佳健康状态。

4．协助家庭获得或改善健康的生活环境

生活环境是影响家庭健康的重要因素，为家庭成员提供一个良好的生活环境是一个健康家庭的必备条件。社区护士应评估家庭成员的健康观念与健康行为，与家庭充分交换意见，进行健康教育，充分利用家庭现有条件，根据家庭经济能力，帮助家庭改善家庭生活环境，建立健康的生活方式，使家庭获得安全、适于生长的健康生活环境。

5．协助家庭运用健康资源

充分利用家庭内外部健康资源来解决家庭健康问题。常见的健康资源有：家庭自身的有利条件（家庭成员或家属的支持与帮助）、社会支持性团体（邻里、志愿者和家政服务部门等）、社区福利机构（医疗保险机构、居民委员会、养老院、社区卫生服务中心等）。社区护士有责任与义务为家庭提供相应的社会福利信息，协助家庭成员充分认识家庭内外部健康资源的功能，使其充分利用所拥有的资源来解决家庭的健康问题。

6．协助家庭参与社会和社区活动

社区护士应根据社区人群的健康状况或社区疾病的流行情况等开展各种形式的健康活动，同时为家庭提供各种活动的信息并鼓励家庭参与，使家庭获得健康知识与保健技能，促进家庭与社区联系互动，不断增进感情，增强战胜疾病的信心，充分挖掘家庭的家庭潜能。

第三节 | 家庭护理程序

家庭护理程序是运用护理程序对家庭进行护理的方法。社区护士通过家庭护理，评估判断出家庭健康问题，进行家庭护理诊断，制订家庭护理计划，具体实施和评价效果，并根据评价效果作出必要的修正，以维护家庭正常功能，促进家庭健康。

一、家庭护理评估

家庭护理评估（family nursing assessment）是为了确定家庭健康问题而收集主、客观资料的过程，为进行家庭护理提供依据。包括家庭成员的个人评估、健康状态、生活方式、家庭的结构与功能、家庭发展阶段及其发展任务、家庭健康需求及心理社会变化的评估。

社区护士应具有科学、客观的观念，用辩证、发展、分析、求真及批判性的思维，对家庭及其成员进行全面评估、客观描述、真实分析。

（一）评估内容

家庭护理评估的内容有家庭一般资料、家庭结构和家庭功能等，详见表4-2。

表4-2 家庭护理评估内容

评估项目	评估具体内容
家庭一般资料	①家庭地址、电话 ②家庭成员疾病资料（姓名、性别、年龄、家庭角色、职业、文化程度、婚姻状况、宗教信仰） ③家庭成员健康状况及医疗保险形式 ④家庭健康管理状况 ⑤家庭成员生活习惯（饮食、睡眠、家务、育婴和休假情况）
家庭中患病成员的状况	①所有疾病的种类和日常生活受影响的程度 ②疾病愈后 ③日常生活能力 ④家庭角色履行情况 ⑤疾病消费
家庭发展阶段及任务	①家庭目前所处的发展阶段与发展任务 ②家庭履行发展任务的情况
家庭结构	①家庭成员间关系（患者与家庭成员间、家庭成员间） ②家庭沟通与交流（思想交流、情感交流与语言交流） ③家庭角色（角色的变化、家庭的分工） ④家庭权力（传统权威型、情况权威型、分享权威型） ⑤家庭价值系统（家庭成员的观念、态度、信仰、健康观、家庭价值与信念）
家庭功能	①家庭成员间的情感 ②培养子女社会化的情况 ③家庭自我保健行为

评估项目	评估具体内容
家庭资源	①家庭内资源 家庭住宅面积、交通便利情况、经济来源、医疗保险、知识、风俗习惯、道德观念、信息、教育、文学欣赏 ②家庭外资源 • 家庭周围社会支持性团体(邻里、志愿者和家政服务部门等) • 社会保障设施(医疗保险机构、居民委员会、养老院、社区卫生服务中心等)
家庭与社会的关系	①家庭与亲属、社区、社会的关系 ②对社区的看法 ③家庭利用社会资源的情况及能力
家庭应对和处理问题的能力与方法	①家庭成员对健康问题的认识(对疾病的理解和认识等) ②家庭成员间情绪上的变化 ③家庭战胜疾病的决心 ④家庭应对健康问题的方式 ⑤生活调整(饮食、睡眠、作息时间) ⑥对家庭的经济影响 ⑦家庭成员健康状况的影响

（二）评估常用工具

家庭健康评估常用家系图、家庭功能和社会支持评估工具。

1. 家系图

家系图(genogram)是以家谱的形式提供整个家庭的结构、家庭的信息和家庭成员之间的关系、家庭人口学信息、家庭生活事件、健康问题等家庭信息。家庭的危险因素、家庭的优势、家庭遗传性疾病以及每个家庭成员的姓名、年龄、出生年月、职业、健康问题、死因、结婚、离婚、分居时间、同居与再婚时间、受教育程度、体检次数等可根据需要在图上表示出来。这样社区护士可以根据家庭结构图迅速了解家庭状况,判断家庭现存和潜在的危险因素,及时采取措施帮助家庭摆脱这些危险因素。根据家系图社区护士能够迅速评估家庭基本情况、判断危及家庭健康的问题和家庭高危人员等。

家系图可包含三代人或三代以上,不同性别、角色、关系用不同符号表示(图4-1,图4-2)。同代人从左开始,依年龄大小从左到右排列,年龄大者排在左边。每个成员符号旁可标注年龄、婚姻状况、出生或死亡日期、患病情况。也可根据需要标注家庭成员的职业、文化程度、家庭决策者、家庭重要事件及主要健康问题。

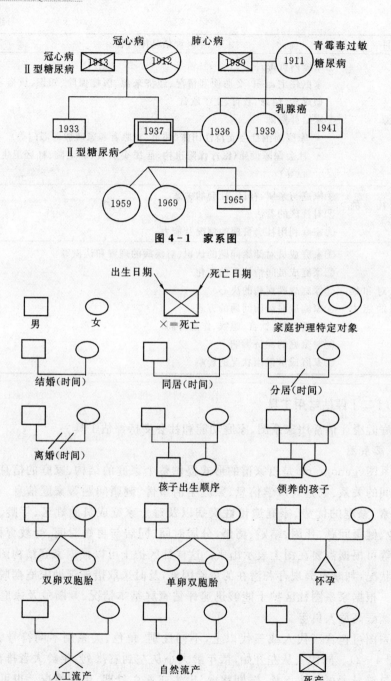

图 4-1　家系图

图 4-2　家系图常用符号

2. APGAR 家庭功能评估表

又称家庭关怀指数测评表,是用来检测家庭功能的问卷,是比较简便的一种自我报告法,反映个别家庭成员对家庭功能的主观满意度。共 5 个题目,每个题目代表 1 项家庭功能,分别为适应度(adaptation)、合作度(partnership)、成熟度(growth)、情感度(affection)和亲密度(resolve)。由于回答问题少,评分容易,可以粗略、快速地评价家庭功能,适宜在社区工作中使用,具体内容见表 4-3。

表 4-3 APGAR 家庭功能评估表

	经常 (2分)	有时 (1分)	几乎从 不(0分)
1. 当我遇到问题时,可以从家人处得到满意的帮助(适应度)			
2. 我很满意家人与我讨论各种事情以及分担问题的方式(合作度)			
3. 当我希望从事新的活动或发展时,家人都能接受且给予支持(成熟度)			
4. 我很满意家人对我表达感情的方式以及对我情绪(如愤怒、悲伤、爱)的反应(情感度)			
5. 我很满意家人与我共享时光的方式(亲密度)			

注:0~3分,家庭功能严重障碍;4~6分,家庭功能中度障碍;7~10分,家庭功能良好

3. 社会支持度

社会支持度体现以服务对象为中心的家庭内、外的相互作用。连线表示两者间有联系,双线表示关系密切。可以帮助社区护士较完整地认识家庭目前的社会关系以及可利用的资源(图 4-3)。

4. 费德里曼家庭评估模式

该模式是在结构功能框架、发展理论和系统理论的基础上建立起来的,评估的重点是家庭的结构、家庭功能以及家庭与其他社会系统之间的关系,对于家庭护理来说非常重要,因为它把家庭作为一个整体,作为整个社会的一部分,作为一个相互作用的系统。费德里曼的家庭评估模式主要包括六大类内容:

①一般资料。

②家庭发展阶段及历史。

③环境资料。

④家庭结构,包括沟通、权利结构、角色结构和家庭价值系统。

⑤家庭功能,包括情感、社会化等。

⑥家庭应对。

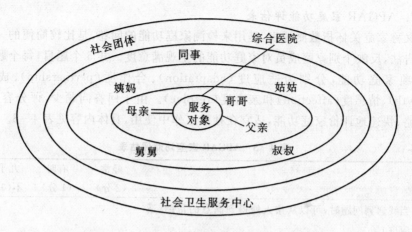

图 4-3　社会支持度图

（三）评估注意事项

1. 收集资料要全面

运用多种方法收集资料，观察法和交谈法是收集资料的主要方法。利用观察法，主要观察收集家庭环境和家庭成员间的交流沟通状况；利用交谈法，和家庭成员进行交流，了解患者或有健康问题的家庭成员的健康状况、家庭状况和家庭成员间的关系等。同时，还应充分利用其他人员来收集资料，以便如实掌握家庭成员的健康状况，如医院的病历记录、社区居民的健康档案、社区人口资料等。

收集资料时除收集家庭中家庭成员及患病家庭成员健康状况的相关资料外，更要注意收集与家庭功能、家庭发展阶段、家庭环境、家庭与社会的关系以及家庭利用资源状况等相关资料，要考虑家庭发展的动态变化、患者和家庭成员间的关系、家庭功能等。在取得家庭信任的基础上，充分挖掘和发现家庭深层次的健康问题。

2. 认识家庭的多样性

家庭护理评估时，社区护士应充分认识到家庭的多样性，即使是同样的健康问题，在不同家庭背景下其处理方法具有独特性。

二、家庭护理诊断

家庭护理诊断（family nursing diagnosis）又称家庭护理问题，是根据评估收集的资料，判断家庭存在的健康问题，确定需要提供护理服务的内容。包括个体和家庭群体，排序应遵循由重到轻、由急到缓的原则，将那些家庭亟待解决、对家庭威胁最大、后果严重的健康问题排在第一位，同时要与家庭进行讨论和协商，使护士和家庭一同商讨并解决其需求。

（一）基本步骤

1. 收集、分析资料

从收集到的资料中选择有意义的资料，并按家庭问题类别进行分类。

2. 确定家庭健康问题

综合资料，导出护理问题，列出原因。综合分析资料时，重点分析家庭在各发展阶段有无发展任务未完成、患病的家庭成员给家庭带来的变化、家庭突发紧急事件等健康问题。从家庭整体上分析各种家庭健康问题，理清健康问题间的相互关系，判断家庭护理需求。

3. 判断优先解决的护理问题

社区护士根据家庭问题判断该家庭需护理的项目，把亟待解决、对家庭威胁最大、后果严重的健康问题排在第一位，需立即拟定计划、优先解决。

（二）护理诊断的形成

家庭护理诊断如同临床护理诊断或社区护理诊断，也采用 PES 的形式表述。

如某家庭丈夫张某（38 岁）与妻子陈某（36 岁）均为信息工程师，丈夫开一软件公司，妻子在一外资企业任职，结婚多年一直未要孩子，直到妻子 36 岁时生产一男婴（16 天）。陈某产后，由婆婆李某（63 岁）一边帮忙照顾儿子媳妇的生活起居，一边照看孩子。在照顾产妇与护理孩子的方式上，陈某坚持按母婴书上介绍的方法，李某则坚持老家传统的方法，婆媳之间多次发生争执，闹得不可开交，张某多次协商，收效甚微。近一周来，陈某天天以泪洗面，入睡困难，不思茶饭，甚至有不想要这个孩子的念头；而婆婆李某坚信自己的方法正确。

本案例中的家庭问题（P）是家庭应对失调，由于家庭无力应付照顾产妇和新生儿的任务，导致妻子出现"天天以泪洗面，入睡困难，不思茶饭"等身心症状。其原因（E）是家庭缺乏有效沟通，照顾产妇和新生儿知识缺乏、家庭无其他资源等。其主客观资料（S）是"照顾者（李某）使用老家传统的方法护理产妇和新生儿"、"陈某天天以泪洗面，入睡困难，不思茶饭，甚至不要孩子"等。

三、家庭护理计划步骤

家庭护理计划（family nursing planning）是以家庭护理诊断为依据，是确定家庭护理目标和选择家庭护理措施的过程。护理计划要充分发挥家庭资源优势，综合家庭日常生活情况，制订相应的计划，解决健康问题。家庭护理计划包括制订目标（长期目标和短期目标），拟定护理措施，决定优先顺序。

（一）家庭护理计划原则

1. 互动性

每个家庭及每个家庭成员均有权对自己的健康作出决定,应让家庭及每个家庭成员都参与家庭护理计划的制订,社区护士的功能是为家庭提供信息、指导和辅助家庭完成计划。

2. 特殊性

对有相同健康问题的家庭实施的护理援助方法不尽相同。

3. 可行性

社区护士在制订家庭护理计划时,应充分考虑时间和家庭资源、家庭是否都能执行等因素。

4. 合作性

应与其他卫生服务人员和服务机构良好合作,充分利用可利用的资源,以有效促进家庭健康。

5. 差异性

不同家庭可能会有相同的健康问题,但由于家庭背景资料的不同,不同家庭选择的护理支持方法不尽相同。

6. 意愿性

应考虑家庭成员的想法、家庭健康观念、价值观念、生活习惯,制订相应的家庭护理计划。

7. 实际性

设立切合实际的目标,考虑时间和资源限制以及家庭结构。

（二）家庭护理计划步骤

1. 确定护理目标

护理目标有长期目标和短期目标。长期目标是社区护士和家庭希望达到的最终目标。如上述案例中,长期目标为"一家四口和谐相处,幸福生活"。短期目标是指为实现长期目标在几天、几周或几个月内应达到的分目标。如上述案例中,短期目标为"产妇、新生儿得到健康照顾"、"李某更新观念,学习照护知识"、"同事朋友给予陈某支持与帮助"等。

明确的护理目标是实施计划的指南,也是护理实施评价标准。因此,制订护理目标时要考虑与家庭要解决问题的联系性和可能性,应能够观察或测量其结果。

2. 制订家庭护理计划

家庭护理计划是针对护理问题制订完整的家庭整体护理计划,是护理行为的指南。它的主要工作内容有设定优先次序、确定护理目标、设定计划和将计划成文。其中家庭护理目标是关键,目标的陈述要简单明了,切实可行,服务对象愿意接受,并可被观察和测量,以增进服务对象及其家属信心。家庭护理计划内容应包括任务、时间、资源的利用,并包括何时、采用什么方法、在什么范围内进行评价等。完整的家庭护理计划格式包括如下内容(表4-4)。

表4-4　家庭护理计划表

日期	家庭护理诊断(家庭、家庭成员及家庭环境的护理诊断)	目标		实施计划		评价计划	护士/患者或家属
		长期目标	短期目标	护理措施	实施时间		

上述案例中根据家庭情况,制订以下护理实施计划、评价计划和实施时间。

(1)护理实施计划:①对家庭进行产后康复及育儿知识宣教,促使李某更新观念;②向家庭介绍沟通交流方法,促使家庭内有效沟通;③与有育儿经验的邻居联系,促使她们经常交流育儿经验;④与家庭协商,决定是否需要专业家政人员的帮助;⑤与陈某同事、朋友联系,取得她们的帮助。

(2)评价计划:①陈某不再"以泪洗面",悲伤情绪消失;②新生儿无哭闹、生长发育良好;③李某初步掌握现代照护知识;④同事、好友及邻居与陈某通过多种方式沟通交流。

四、家庭护理实施与评价

(一)家庭护理实施

家庭护理实施(family nursing implementation)是将家庭护理计划付诸行动的过程。由家庭成员、社区护士、其他健康护理小组成员、家庭社会关系网中的其他人员等一群人共同执行,主要责任者和实施者是家庭成员。

家庭护理实施过程中可能遇到一些障碍,如家庭执行无效、应对冷淡、无价值感、怀疑与犹豫等,其原因可能是护士与家庭的价值观不同,家庭因失望而变得无能为力,或者怕失败而不愿执行等。要求社区护士具有较强的独立工作能力、扎实的业务理论知识、熟悉的护理技能、良好的人际沟通能力,全面分析产生障碍的原因,运用多种方法克服障碍,才能有效实施护理方法,解决家庭健康问题。

（二）家庭护理评价

护理评价是将服务对象护理后的结果与原定的护理计划中的目标相对比的过程。虽然评价是护理程序的最后一个步骤，但实际上评价贯穿于护理程序的每个步骤之中。通过评价可以发现护理中存在的问题，并对问题进行分析，找出原因，及时修改或停止计划，或继续执行原计划，以保证整个护理过程的实践性。家庭护理工作的评价分自我评价、上级评价和服务对象及家属的评价；或过程评价和结果评价。

家庭护理评价(family nursing evaluation)是对家庭护理活动进行全面检查与控制，是保证家庭护理计划实施成功的关键措施，贯穿于家庭护理活动的全过程。评价包括过程评价(阶段评价)和结果评价(总结性评价)。

1. 过程评价

(1)评估阶段：评价收集的资料是否完整，是否有利于确定家庭健康问题。

(2)诊断阶段：评价护理诊断是否反映家庭主要健康问题。

(3)计划阶段：评价护理计划的制订是否考虑到家庭资源，全体家庭成员对计划的态度。

(4)实施阶段：计划是否顺利执行，有无障碍，导致障碍的原因等。

2. 结果评价

(1)对家庭成员援助的评价：①患病的家庭成员和家属日常生活质量提高的程度：患病的家庭成员及家庭能够逐渐过上有意义而充实的生活，家庭成员在照顾患病的家庭成员时，并不失去自己的生活乐趣，也未因照顾患病的家庭成员而造成自身健康不良；②家庭对家庭健康问题的理解程度：患病的家庭成员和家庭获得了应对发展任务和健康问题的基本知识，增强了关心自己身体健康的意识；③家庭情绪稳定的程度：患病的家庭成员和家属是否存在不安和恐慌，以致妨碍对问题的应对和处理，是否有不亲近感和孤独感；家庭成员能否使自己的情绪趋于稳定并参与解决家庭的健康问题。

(2)促进家庭成员相互作用方面的评价：①家庭成员的相互理解。所有家庭成员能相互考虑并理解对方的需求。②家庭成员间的交流：家庭成员开始思考最佳的交流方法。③家庭成员间的亲密度和爱心。家庭成员是否有决心和信心相互合作，应对面临的问题。④家庭成员判断和决策问题的能力。家庭是否能以家庭成员为主体判断和应对问题，家庭成员是否为此收集了相关资料并在家庭内部商讨解决方法。⑤家庭的角色分工。家庭原有的角色由于发展任务或家庭健康问题而发生改变时，家庭成员是否都参与了自己相应角色工作的分担。

(3)促进家庭与社会关系方面的评价：①社会资源的有效利用。家庭是否积极利用了相应的社会资源来解决家庭健康问题,提供的护理服务是否与家庭的需求相一致,是否朝这个方向努力。②环境的改善。家庭成员是否积极地把家庭环境向有利的方向改善,是否能够得到近邻的帮助和鼓励。

社区护士根据评价结果决定是否终止计划,还是修改计划或补充计划给予继续护理。

3. 影响评价的因素

许多因素可影响评价,主要包括以下内容。

(1)资料的可靠性:客观、真实、可靠、完整的资料,有利于评价。

(2)可利用的资料:在资料丰富的社区,家庭需求得到满足的期盼高,结果评判要求就高些。而在资料贫乏的社区,结果评判要求就可能放松些。

(3)家庭企盼的高低:如果家庭对能够达到的目标以及在什么情形下结束与护士的关系有一个现在的企盼,家庭对最后取得的成绩就可能满意的多。如果家庭企盼护士做些力所不能及的事,在关系结束时自然就感到失望。

(4)家庭与护士的交流状况:家庭与社区护士的交往状况可影响人们对效果的看法,令双方都愉快和满足的关系比不满意的关系更可能使人们产生对护理活动有效的感觉。

(5)护士的态度:许多刚进入社区服务的护士对自己的权利和能力有不切实际的企盼,将导致对自己工作结果感到失望。护士不能使现有问题的家庭完全恢复健康,但能在现有的条件下帮助维持和改善他们的健康水平。

第四节 家庭访视与居家护理

家庭访视与居家护理是家庭护理的基本手段。社区护士通过家庭访视和居家护理完成对家庭护理服务对象的预防保健、健康促进、护理照顾和康复护理工作。

一、家庭访视

(一)家庭访视概念

家庭访视(home visit)是指在服务对象家庭里,为了维持和促进健康而对服务对象所提供的有目的的交往活动。家庭访视是家庭护理的重要工作方法,是为服务对象提供的主要服务形式。

社区护士通过访视服务对象的家庭,在服务对象家里进行有目的的交往活动,能了解和发现服务对象的潜在或存在的健康问题,掌握服务对象的家庭现状,了解服务对象的家庭环境、家庭结构、家庭功能和家庭成员的健康状况,为服务对象及其家庭提供全面的医疗服务,以帮助服务对象早日康复,维持和促进服务对象的家庭健康。

(二)家庭访视目的

家庭访视是用科学方法了解服务对象的情况,明确服务对象的健康需求,发现问题,合理制订和实施家庭护理计划,以减少危险因素,解决健康问题,达到促进健康的目的。

1. 协助家庭发现健康问题

了解家庭以及家庭成员的健康状况,了解家庭生活环境中影响家庭健康的因素,收集家庭生活环境中关于个人、家庭健康相关资料,及时协助家庭发现家庭成员某些与健康相关的问题。

2. 确认影响家庭健康的危险因素

确认阻碍家庭健康的危险因素,并逐步消除,促进家庭健康,确保服务对象的家庭健康。

3. 寻求在家庭内解决问题的方法

收集家庭一手资料,直接与服务对象合作,协助家庭充分发挥家庭功能,促进各家庭成员间关系和谐相处。根据现有家庭资源采取适当措施,进行有针对性的家庭护理。

4. 提供护理服务

为缺乏自我护理能力、居住在家的患者或残疾人对象提供适当、有效的、综合的护理服务。

5. 促进家庭功能

为家庭提供有关促进健康和预防健康疾病的健康教育,调动护理对象及其家庭成员积极参与,提高家庭及成员的自我健康管理能力,促进家庭及成员掌握与疾病相关的保健与护理知识,有效促进家庭功能,维持家庭健康。

6. 提供判断社区健康问题的线索

通过对社区某些具有共性健康问题的家庭进行分析,可能找出社区存在的健康问题。

7. 促进有效利用支持系统

建立有效的支持系统,鼓励家庭充分利用有关的健康资源,为家庭护理服务对象提供心理支持,增强战胜疾病的信心,舒心地在家庭中生活。

8. 帮助社区护士与访视家庭建立良好关系

深入家庭访视工作中,社区护士对服务对象加深了解,便于社区护士与服务对象建立融洽的关系,有利于家庭护理计划的实施。

(三)家庭访视原则

1. 保密原则

保守被访视家庭的秘密,这是社区护士职业道德的基本要求。

2. 规范服务原则

按社区护理职责和要求提供服务,社区护士履行服务职责,职责以外的内容不应提供给服务对象,特别不能做有害于服务对象的事情,如向患者推销药品、保健品、用品等。

3. 安全原则

社区护士在家庭访视中必须注意安全问题。不但要有自我保护意识,注意自己的安全,同时也要利用熟练的专业技术,保证护理对象的安全。

4. 资源共享原则

掌握并充分利用家庭和社区资源。

5. 协同原则

社区护士应与家庭共同制订计划、共同实施和评价计划。社区护理对象及其家庭的参与性对落实护理措施有重要影响,社区护士要注意调动家庭积极因素。

(四)家庭访视类型

1. 预防性家庭访视

预防疾病和健康促进,主要用于妇幼保健性家庭访视与计划免疫等方面的工作。

2. 评估性家庭访视

对照顾对象的家庭进行评估,评估内容可以是一次性完成或阶段性的。常用于有家庭危机或健康问题的患者及年老体弱者或残疾人的家庭。

3. 连续照顾性家庭访视

为居家患者提供连续性的照顾,常定期进行。主要用于患者有慢性疾病或需要健康护理的患者、某些急性病患者、行动不便的患者、临终患者及其家属。

4. 急诊性家庭访视

为患者解决临时性的、紧急的情况或问题,如外伤、家庭暴力等。

(五)家庭访视程序

1. 访视前准备

成功的访视少不了充足的准备,准备工作包括以下内容。

(1)选择访视对象及优先顺序:在有限的时间、人力情况下,社区护士应安排好家访的优先顺序,以便充分利用时间和人力。遵循的原则为以下几方面。

1)健康问题影响人数多的家庭:优先访视健康问题影响家庭多个成员的家庭,如传染病,若不优先加以控制,将会影响更多人的健康。如霍乱、痢疾、甲型肝炎等,社区护士必须优先访视。

2)健康问题对生命有严重影响的家庭:对于家庭成员患有高致死率的疾病,应优先访视。如社区中的外伤、出血应优先访视。并积极配合急救或协助移送就近医院治疗。家庭患先天性心脏病的小儿和患肺心病的吸氧患者,也应优先访视。

3)易产生后遗症的家庭:疾病的后遗症会造成家庭和社会的负担,如心肌梗死、卒中等出院后仍需加强护理的患者,应优先访视和安排具体的家庭护理。

4)利用卫生资源能控制疾病的家庭:对于预约健康筛查未能如期进行的患者,如糖尿病、高血压患者,其疾病的控制情况将很大程度上影响其今后生活质量及造成经济损失,会加重患者的痛苦和导致卫生资源的浪费,应列为优先访视的对象。

5)其他:在优先访视患者中,各有不同的情况,要具体情况分析,灵活安排访视程序和路线。如同一天访视多个家庭,其优先顺序为:①新生儿或免疫力缺陷者(如器官移植术后);②病情较重者;③一般访视对象;④有传染性或感染性疾病者应最后访视。

(2)确定访视目的:社区护士在家庭访视前必须先确定访视目的,再制订访视中的具体程序。在第一次访视之前,要对所访视的家庭环境有一定的了解,熟悉访视家庭的情况;对家庭做连续性的管理时,其管理目标也要列出具体的要求,当经过一段时间的管理后,便可根据目标管理效果,考察目标设定是否正确、是否需要制订新的措施、是否需要继续管理或是否现阶段可以结束。

(3)准备访视用物:根据访视的目的和访视对象确定访视用物,访视用品分为两类:一类是访视前应准备的基本物品,一类是根据访视目的增设的访视物品。基本物品包括:①体检工具,如体温计、血压计、听诊器、手电筒、量尺;②常用消毒物品和外科器械,如乙醇、棉球、纱布、剪刀、止血钳;③隔离用物,如消毒手套、围裙、口罩、帽子、工作衣;④常用药物和注射工具;⑤其他,如记录单、健康教育材料及联系工具(地图、电话本)等。增设的访视物品包括:①对新生儿访视时增加体重秤;②有关母乳喂养和预防接种的宣传材料等。

(4)联络被访家庭:具体访视时间,原则上需要事先与访视家庭预约,一般是通过电话预约。如果因为预约使家庭有所准备,掩盖了想要了解的事实情况时可以安排临时性突击访视。

(5)安排访视路线:社区护士根据具体情况安排一天的家庭访视路线,可由远而近或由近及远,并在访视机构留下访视目的、出发时间及预定回归时间和被访家庭住址、路线和联络方式以备有特殊情况时,访视机构能尽早与访视护士取得联系。

2. 访视中的工作

访视分为初次访视和连续性访视。初次访视的主要目的是建立关系,获取基本资料,确定主要健康问题,初次访视时由于社区护士接触的是一个陌生环境,访视工作相对困难。连续性访视是社区护士对上次访视计划进行评价和修订后,制订下次的访视计划并按新计划进行护理。同时不断收集资料,为进一步访视提供依据。

(1)确定关系:与服务对象及家庭建立信任、友好、合作的关系。访视目标的实现与服务对象及家庭成员的积极配合有密切相关联系。

1)自我介绍:初次访视时,社区护士要向访视对象介绍所属单位的名称和本人的姓名,向访视对象确认住址和姓名。通过简短的社交过程使访视对象放松并取得信任。

2)尊重服务对象,提供有关信息:被访视家庭可以拒绝访视、决定什么时间、什么人访视家庭。如果被拒绝,护士要分析拒绝的原因,并向访视对象解释访视的目的、必要性、所提供的服务、所需要时间等。在访视对象愿意接受的情况下提供服务和收集资料,还可以让访视对象明确其权利,必要时可签订家庭访视协议。

(2)评估、计划与实施

1)评估:通过评估掌握现存的健康问题或自上次访问后的变化情况。

2)计划:根据评估结果与护理对象共同制订或调整护理计划。

3)实施护理干预,进行健康教育或护理操作:护理操作过程中,注意防止交叉感染,严格执行无菌技术操作原则、消毒隔离制度,排除其他干扰,及时回答护理对象的提问,必要时向其介绍转诊机构。操作后还要妥善处理污染物,避免污染,整理用物并洗手。

(3)简要记录访视情况:在访视时,对收集到的主观、客观资料以及进行的护理措施和指导的主要内容进行记录。记录时注意只记录重要内容,不要为了记录而忽略了与访视对象的谈话。

(4)结束访视:与对象一起复习总结,如果需要,则共同决定在下次访视前访视对象和家属应做的工作,预约下次访视的时间和内容。给家庭留下访视者的有关信息,如联系电话、工作单位地址等,便于访视家庭必要时联系。

3. 访视后的工作

(1)消毒及物品的补充:访视结束后回到社区服务中心,要洗手、漱口,所有使用的物品进行必要的处理,整理和补充访视包内的物品。

(2)记录和总结:整理和补充家访记录包括护理对象的反应、检查结果、现存的健康问题、协商内容和注意事项等,分析和评价护理效果和护理目标达成的情况,最好建立资料库或记录系统,建立家庭档案和病历。

（3）修改护理计划：根据收集的家庭健康资料和新出现的问题，修改并完善护理计划。如果访视对象的健康问题已解决，可以停止访视。

（4）协作合作：与其他社区工作人员交流访视对象的情况，商讨解决办法，如个案讨论、汇报等。如果现有资源不能解决访视家庭问题，而且该问题在社区护士职权范围内不能得到解决时，应与其他服务机构、医师、设备供应商等取得联系，对访视对象作出转诊或提供帮助。

（六）家庭访视中的注意事项

1. 周全计划，明确目的

家庭访视是社区护理的基本手段，如果能给家庭留下良好印象，不仅有助于建立融洽的护患关系，顺利完成家访，而且对以后的工作开展产生积极持久的影响。因此入户前的准备工作一定要做充分，以确保家庭访视的质量和效果。

2. 着装

着装得体，整洁、协调、便于工作，适合社区护士身份。穿舒适的鞋，以便必要时便于离开危险环境。不佩戴贵重首饰。随身带身份证、工作证及零钱。

3. 态度

要求合乎礼节，稳重大方，尊重访视对象及家庭交流方式、文化背景、社会经历等，保守被访视家庭的秘密。

4. 把握沟通技巧，赢得家庭信任

与家庭成员进行交谈，从轻松的话题开始，逐渐转入有目的的交谈。通过适宜的话语、耐心的倾听和真诚的帮助，赢得家庭的信任，建立长期互信的合作关系。

5. 访视时间

以1小时以内为宜，避开家庭吃饭和会客时间。访视时间少于20分钟，最好将2次访视时间合并，但家庭要求的提供重要物品或信息的例外。若单次访视时间超过1小时，最好分成2次进行，以免时间过长影响访视对象的个人安排，影响下次访视。

6. 服务项目与收费

护患双方要明确收费项目与免费项目，一般家访人员不直接参与收费。

7. 其他

①家访时如果遇到一些敌意、发怒、情绪反复无常的服务对象，或对周围环境陌生，提供急需护理后立刻离开现场；②尽量要求护理对象的家属在场，访视家庭是单独的异性时，应考虑是否需要一个陪同者同行；③家访的路程经过一些偏僻的场所时，护士有权要求有陪同人员同行；④在访视对象家中看到一些不安全因素，如打架、酗酒、吸毒，有武器等，可立即离开，并与有关部门联系。

二、居家护理

（一）居家护理概念

居家护理（home care nursing）是社区护士直接到患者家中,向居住在家庭的患者、残疾人、精神障碍者,提供连续的、系统的基本医疗护理服务。患者在家中不仅能享受到专业人员的照顾,还能享有正常的家庭生活,能减少家属照顾的来回奔波,节省医疗和护理费用。

（二）居家护理目的

(1)使患者的生活得到方便,增强其自我照顾的意识和能力,维护尊严,提高生活质量。发挥患者的主观能动性和自理能力,鼓励患者以积极的态度对待疾病。

(2)通过健康教育和具体的指导,促使患者及其家属积极参与治疗与护理活动,增进家属照顾患者的意识,使他们学会相关的护理知识与技能,并维持家庭的完整性。

(3)通过系统地健康教育与训练、指导,提高患者生活质量,尽可能使其回归社会。缩短患者住院日数,增加病床利用率,提高医院运营,降低医疗费用。减少家庭经济负担,防止并发症出现,延缓疾病恶化,降低复发率及再住院率。

(4)根据患者病情需要及个体需求,提供全面、连续的家庭护理服务,增进患者及其家属的安全感。

（三）居家护理提供形式

居家护理主要有三种形式,即社区卫生服务中心、家庭病床和家庭护理服务中心。社区卫生服务中心和家庭病床是我国常用的居家护理服务形式,国外如美国和日本等国家常从家庭护理服务中心派遣社区护士进行居家护理。

1. 社区卫生服务中心

由社区卫生服务中心的社区护士为本社区居家患者提供的护理方式,也是目前我国主要的居家护理服务形式。

2. 家庭病床

家庭病床是以家庭作为治疗护理场所,设立病床,选择适宜在家庭环境下进行的医疗或康复服务,使患者在熟悉的环境中接受医疗和护理,也最大限度地满足社会医疗护理要求,是医院住院服务的院外补充形式。

3. 家庭护理服务中心

家庭护理服务中心（family nursing care center）是对家庭中需要护理服务的人提供护理的机构。目前我国还没有,但是在一些发达国家已有这种机构,美国称之为家庭护理服务中心,日本又把它称为访问护理中心。发达国家正积极推广和使用这种方式,它也是居家护理的发展方向。

(1)机构设置:机构是由社会财团、医院或者民间组织等设置。其经费独立核算,经费来源主要是护理保险机构,少部分由服务对象承担。

(2)工作人员:其工作人员固定,由主任 1 名,副主任 1 名,医师 1~2 名,社区护士数十名,护理员和家政服务员数十名,康复医师数名,心理咨询医师 1 名,营养师 1 名组成。护士是护理服务中心的主体。中心主任和副主任多数是由社区护士担任,有的地方由医师担任。

(3)服务方式:首先由想接受服务的服务对象到服务中心申请,服务中心接受到申请后,由社区护士到申请者家中访视,进行评估。评估内容包括:需要护理情况、需要医师诊查情况、家庭环境、需要心理咨询医师的介入情况、需要护理员进行生活护理情况、需要家庭服务员家务服务情况等。无论是哪种形式的居家护理,都需要满足以下条件,才能得到良好发展。

1)患者家中必须有能担负照顾责任的人:因为护士只能定期到家中进行护理和指导,24 小时的照护主要依靠患者自己和家属。

2)护理费用纳入相关保险:这是居家护理的基本保证。

3)有明确的经营方向和资源管理方法:这样才能使居家护理得到发展。

4)建立健全相关制度:要有明确的制度规定,如居家患者病情变化需要住院时住院的方法,需要继续治疗和护理的患者出院后获得居家护理的方法等。

第五章
社区环境护理

　　自从有人类以来，人类与环境就建立起不可分割的关系。人类既是环境的适应者，又是环境的改造者。人类与环境通过物质和能量的交换保持着动态的平衡，这种平衡是确保人类得以生存和保持健康的最基本的条件，如果这种平衡被打破，人类的健康将受到危害。因此，社区人群的健康与其生活的环境息息相关，重视社区环境卫生是保障社区居民健康的重要环节。

第一节 社区环境概述

社区环境是社区人群赖以生存的基本条件,它不仅为人们提供空气、食物、水等物质基础,同时还提供人们在智力、道德、社会和精神等方面获得发展的社会环境因素。掌握社区环境的基本概念和知识,是社区护理人员从事有关环境方面的社区护理的基础。

一、社区环境

社区环境(community enviroment)是相对于作为社区主体的社区居民而言的,是社区主体赖以生存及社区活动得以产生的自然条件、社会条件、人文条件和经济条件等各种条件的总和,由社区区域内各种物质因素和非物质因素所组成,包括物质环境和社会环境两部分。

(一)社区物质环境

社区物质环境是指存在于社区人群周围的客观物质世界,如空气、水、阳光、生物以及居住条件等物质因素,按其属性可分为生物、化学、物理三个方面。根据社区人群生活活动的情况,社区物质环境又可分为室外环境和室内环境。

1. 室外环境

室外环境是指社区住宅与公共建筑物之外的各种客观物质条件的总和,主要包括大气、水体、土壤及气象条件等因素。大气即室外空气,是人类赖以生存的必不可少的环境因素之一,对人的生命、健康、生活等方面均有极为重要的卫生学意义。水是机体的重要组成成分,是一切生命过程必不可少的基本物质,人体的一切生理活动和代谢反应都需要在水的参与下完成。土壤是指地壳表面的岩石经过长期风化和生物学作用而形成的由矿物质、有机质、水分和空气等组成的地球陆地表面的疏松部分。土壤的物理、化学及生物学特征决定了其在卫生学上的特殊意义。气象因素包括气温、湿度、地温、风向、风速、降水、日照、气压、天气现象等。

2. 室内环境

室内环境由住宅和公共建筑物内的各种物质环境因素组成,包括室内小气候、日照、采光、噪声、绿化和空气清洁状况等。室内小气候是由屋顶、地板、门窗和墙壁等围护结构以及室内的人工空气调节设备等综合作用形成的与室外不同的室内气候。主要由气温、气湿、气流和热辐射(周围墙壁等物体表面温度)这四个气象因素组成。它们同时存在并综合作用于人体,对人体健康产生重要影响。

（二）社区社会环境

社区社会环境是社区人群在物质环境的基础上,在生产、生活和社会交往过程中相互间形成的生产关系和社会关系,是一种非物质形态的环境条件。包括社会制度、经济状况、宗教信仰、风俗习惯、文化教育、人口发展、生活方式及公共体系等。

社区人群的生存环境是由社区物质环境和社会环境相互作用形成的。社区社会环境优良可以使物质对人类发挥其正性作用,反之,则可使物质环境遭到破坏。

二、社区的环境污染

随着现代社会经济的发展,社区中各种自然因素或人为因素使社区的环境构成状态发生了变化,扰乱和破坏了社区生态系统与人类正常的生活及生产条件,对人的身体造成了直接、间接或潜在的损伤和影响。因此,社区护士必须明确造成社区环境污染的各种因素及其对人健康的影响,以便通过改善环境增进社区人群的健康。

（一）社区环境污染的概念及分类

1. 概念

社区环境污染(community environmental pollution)是指由于社区人群的生产和生活活动,将大量的有害物质排入社区环境中,破坏了社区生态环境的平衡和环境的功能,对人群健康产生直接或间接影响的现象。

2. 分类

社区环境污染一般分为大气污染、水体污染、土壤污染、放射性污染和噪声污染;按污染源的性质可分为生物污染、化学污染和物理污染。在社区环境污染中,化学污染占所有污染的 $80\% \sim 90\%$。

（二）社区环境污染对人体健康的影响

社区环境污染对人群健康的影响具有一定的特性,具体表现为以下几个方面。

1. 复杂性

环境污染物在环境中可以多种同时共存,作为环境致病因素对人类健康的损害属多因多果性。因此,要特别注意多因素的联合作用。

2. 广泛性

广泛性体现在两个方面,一是环境污染物的作用途径广泛,可通过大气、水、食物、土壤等多种途径对人体的呼吸道、消化道、皮肤等产生综合作用;二是环境污染物的影响对象广泛,包括老年、壮年、青年、幼儿,甚至胎儿。

3. 长期性

环境污染物可长时间甚至终生作用于人群。微量的污染物在体内日积月累，可引起慢性中毒或远期中毒。

4. 联合性

环境中常常同时存在多种毒物或污染物，虽然毒物或污染物一般浓度较低，但持续时间长，而且联合作用于人体。

5. 转化性

污染物在环境中可通过生物或理化作用发生转化，结果可能降低或消除污染物的毒性，也可能增加毒性。如污染物可通过食物链在植物或动物体内堆积，达到较高的浓度，从而增加其毒性作用。

6. 多样性

环境污染物对人体健康的损害作用表现多样化，有特异性损害，也有非特异性损害；有局部损害，也有全身损害；有急性损害，也有慢性损害；有直接损害，也有间接损害；有近期损害，也有远期损害。因此，需要全面调查，综合评价。

三、社区环境卫生

社区卫生是社会精神文明面貌的组成部分，也是社会精神面貌的具体表现。因此，我们在抓社区精神文明建设的同时，更要加强社区环境卫生的建设。环境卫生的好与坏直接关系到社区居民整体利益。社区卫生工作者需要了解环境卫生工作的具体内容，并明确自身在其中扮演的角色和任务，以便通过社区环境卫生工作最大限度地保护和改善环境，创造并维护有益于社区人群身心健康的物质和社会条件，减少与环境有关的致病因素。

（一）环境卫生学

1. 定义

环境卫生学是研究自然环境和生活环境与人群健康关系的科学，揭示环境因素对人群健康影响的发生、发展规律，以识别、评价、利用或控制与人群健康有关的各种环境因素，达到维护人群健康的目的。它是预防医学的一个重要分支学科，也是环境科学的重要组成部分。

2. 研究对象和内容

环境卫生学通过研究环境污染对人群健康的危害，并根据其危害程度制订保障人群健康的各项卫生标准和要求，以提高保护环境的意识，规范人们的社会行为。研究内容具体包括：大气卫生、给水卫生、土壤卫生、住宅卫生、城市规划卫生、公共场所卫生、环境卫生标准、环境质量评价、预防性卫生监督等。

3. 环境卫生工作的任务

面对不断出现的、新的、日趋严重的环境污染,环境卫生工作的主要任务有以下几项。

(1)改善环境卫生条件,预防公害病的发生,有计划地开展对环境因素的卫生检测,掌握环境污染对居民健康影响状况的发展趋势。

(2)开展环境污染物及其他有害因素对人体近期和远期作用影响极其规律的调查研究。

(3)采用现场调查和实验研究的方法,进行环境卫生标准的研究,为制订和修订卫生标准提供依据。

(4)按照法律、法规和国家卫生标准的要求,对新建、改建、扩建工程项目进行预防性的卫生监督。

(5)开展环境卫生监测方法学的研究,如环境因素及污染物的测定方法、环境流行病学方法、环境毒理学实验方法、卫生学评定方法等。

(6)开展城乡水源选择,水质鉴定以及参与城乡建设规划,进行卫生学评价。

（二）社区环境卫生工作

1. 社区护士在环境卫生中的职责

环境卫生工作的内容较多,需要政府、专业技术机构、研究机构等多部门通力合作才能保证其质量。社区护士在其中的主要职责是保护环境,并帮助社区居民提高保护环境的意识,具体工作职责如下。

(1)了解社区现存的或潜在环境危害:社区护士可通过对社区环境的评估,了解社区的环境现状,分析社区潜在的或现存的环境问题,并及时报告给相关的上级部门。同时,还应该评估社区居民对环境知识的掌握程度及其环境保护的意识。

(2)策划社区环境保护和预防的计划:通过评估明确社区的环境问题及影响因素后,应与当地的环境保护机构取得联系,共同策划环境保护和预防计划。

(3)采取积极措施实现计划:通过水质监测、环境绿化、污染源的处理等措施减少各种有害于环境的因素,对水源、大气、土壤等采取保护措施。同时教育个人、家庭及社会集体保护环境资源,帮助居民了解环境保护知识,增强环境保护意识。

(4)参与环境卫生的研究工作:社区护士可与社区其他卫生工作者合作,进行环境污染对人体近期、远期危害的研究工作,或通过现场调查及实验性研究开展环境卫生标准的研究。

2. 社区环境教育

社区环境教育是指根据社区的地域、组织和构成特性,借助政府部门和相关的教育机构,全面系统地对社区中的全体居民进行不间断地终生环境教育,并形成有影响力的良性运转机制,使环境意识深入人心,让人们充分了解生态环境、自然资源与人的关系,自觉认识到环保行为的重要价值,并从日常生活的各个方面提高环保技能,共同致力于解决现存环境问题和预防新的环境问题,始终以积极的、自觉地环保态度去采取科学的、环保的生活方式,以求拥有舒适、健康、祥和的生活环境。社区护理人员必须做好环境教育的工作。

(1)社区环境教育的内容:社区环境教育主要包括四个方面的内容:①传授基本的环境理论知识。以正式的环境教育课程、相关技能的培训以及与环境保护相关的公益活动等各种方式传授环境保护与节约、生态平衡、环境污染的起因与危害、生活垃圾的分类与处理、废物减量及循环利用等基本知识,以加强整个社区的环境行动效果。②提升环境保护意识。利用课堂教育,渗透环保意识;开展主题活动,加深环保意识;实施课题研究,提高环保意识。环保教育需要全面参与。③培养环境价值观。这是环境教育的首要任务。通过环境教育使受教育者正确把握人与自然规律的关系,不再将环境视为取之不尽、用之不竭的资源,以正确的态度谋取人与环境的和谐发展。④掌握基本的环境保护技能。通过采取灵活多样的教育形式和方法,使社区居民掌握和发展环境保护的技能,并运用于实际生活,力所能及的解决环境问题,把环保变成一种生活方式和社区文化。

(2)社区环境教育的作用:社区往往是一个利益群体,社区这一独有特征为基础的环境保护奠定了最有利的激励机制。在社区这一层面上对居民开展环境宣传、教育,对落实环境教育,推动环境保护工作,具有非常重要的作用,主要表现在以下几个方面:①将教育与切身体会相结合,进一步推动环境教育深入开展。②从实际出发改进人们的日常生活行为。③促进决策的民主化、科学化。④改善社区环境,提高人们生活质量。把环境保护作为一种社区居民的日常活动,便于采取灵活多样的教育形式和方法,通过开展教育活动培养社区人才和潜在力量,既能培养能干的社区工作者和社区领袖,又能调动社区居民的参与感与创造性,使社区居民获得知识和情操的陶冶,诱发更大的力量去保护社区环境。

第二节 社区物质环境与护理

人类健康的基础是清洁的空气、足量而干净的水以及完整的生态系统。但是,随着社会的发展,工业生产过程中工业"三废"的大量排放、农业生产过程中各类农药的长期广泛应用以及生活垃圾产量的不断增加等各种因素,使得空气、水、土壤受到不同程度的污染。当污染物的作用时间、剂量、毒性达到一定程度时,就会对人群的健康造成各种各样的危害,如致畸、致癌、致突变等。社区护理的目标就是通过讨论各种物理因素对人群健康的影响,积极利用其有利因素,控制和消除其有害因素。

一、室外环境与健康的关系

室外环境是社区居民生活的大环境,其在维持社区整体环境卫生方面起着主导性的作用。室外环境污染会对社区居民的健康产生直接或间接的影响。

（一）大气污染与健康

大气污染(atmospheric pollution)是指空气的正常成分以外,又增加了新的成分,或原有成分的增加超过了环境所能容许的极限,使得空气的质量恶化,对人的健康、生活、工作,动植物的生长及建筑设备等产生直接或间接的影响和危害。大气污染包括天然污染和人为污染,由于人为污染的来源更多,范围更广,更受人们的重视,因此,通常所说的大气污染指人为污染。

1. 大气污染的来源

(1)生产性污染:这是大气污染的主要来源,也是大气卫生防护工作的重点。工业及农业生产都可排出有害物质污染大气,尤其是工业生产中的各个环节都可能有污染物的排出,其中最常见的污染原因有:①燃料的燃烧,诸如电力、冶金、化工、轻工、机械、建材等企业的生产都需要燃烧燃料,燃烧过程中可排出 SO_2、CO、NO_2、烟尘、烃类及重金属等有害物质。②生产过程中有害物质的排出。污染物的种类与生产的性质和工艺过程有关,如蓄电池厂排出铅烟、炼铝厂排出氟化氢、温度计厂排出汞蒸汽等。③原料的粉碎与产品分装、运输过程中泄漏的气、液、固态污染物。

(2)交通性污染:主要是指飞机、火车、轮船、汽车等机动交通运输工具在使用汽油、柴油等液体燃料过程中排放的污染物,具有小型、分散、流动等特性。随着我国机动车数量的逐年增加,交通废气将是污染城市大气的重要来源。

(3)生活性污染:城乡居民的生活炉灶、采暖锅炉在使用中可导致大量的燃烧产物低空排放。尤其是采暖季节污染物的排放量会大大增加,造成居民区大气污染的程度显著加重。

2. 大气污染的危害

大气污染对人体健康可造成各种各样的危害,根据危害产生的时间不同分为急性危害和慢性危害;根据危害的途径不同分为直接危害和间接危害。危害的程度一方面取决于大气污染物的种类、性质、浓度、持续时间;另一方面取决于机体的生理功能状态和抵抗力。呼吸道因与大气污染物的接触最直接和持久,故而成为大气污染物进入人体的主要途径。大气污染物也可以降落到水体、土壤及食物上,

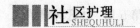
通过消化道进入人体，或直接作用于皮肤、黏膜，造成局部或全身损害。

（1）急性危害：是大气污染物的浓度在短期内急剧升高，使当地居民吸入大量的污染物而引起的急性中毒，按发生的原因可分为烟雾事件和生产事故两大类。

根据烟雾的性质及形成原因，烟雾事件又可分为煤烟型烟雾事件和光化学烟雾事件。煤烟型烟雾事件主要是燃煤产生的大量污染物排入大气，在不良气象条件下难以充分扩散所致，英国伦敦的烟雾事件就是典型的事例。烟雾事件危害人群健康的污染物主要是烟尘、SO_2 及硫酸雾，受害者的主要症状是胸闷、咳嗽、咽痛、呕吐等。光化学烟雾主要是由于汽车尾气中的氮氧化物和碳氢化合物在紫外线的作用下，经过一系列光化学反应而形成浅蓝色烟雾所致，最早的光化学烟雾事件发生在美国洛杉矶市。光化学烟雾的主要成分是臭氧、醛类及各种过氧酰基硝酸酯，这些物质具有很强的刺激性，可造成受害者眼睛红肿、流泪、咽喉痛、严重上呼吸道刺激等症状。

生产事故造成的急性中毒事件一般后果严重、危害巨大。如印度博帕尔毒气泄漏事件造成当地 12.5 万余人中毒，2500 多人死亡，5 万多人双目失明，事后孕妇的流产率和婴儿死产率明显增加，10 年后暴露人群的呼吸、神经系统疾病的发病率明显增高；而我国 2003 年 12 月发生在重庆市开县高桥镇的井喷事故造成当地 9 万多居民受害，65 000 人被紧急疏散安置，42 847 人接受救治，2 155 人住院治疗，死亡 243 人，直接经济损失达 6 432.31 万元。

（2）慢性危害：长期的大气污染可对人体各系统产生不同程度的危害。①对呼吸系统的影响：大气中的 SO_2、NO_2、硫酸雾、硝酸雾及颗粒物长期反复作用于呼吸道，可引起咽炎、喉炎、眼结膜炎和气管炎等，炎症反复发作导致气道狭窄，最终可形成慢性阻塞性肺疾患。另外，大气污染的加剧使肺癌的发生率和死亡率也明显增加，这与污染空气中含有苯并芘、砷、铍、铬等致癌物有关。②对免疫功能的影响：大量的研究资料表明，严重的大气污染可使机体免疫功能降低。居民（尤其是少年儿童）唾液溶菌酶和分泌型免疫球蛋白 A 含量明显降低。大气污染物还可作为变态反应原，诱发机体出现变态反应性疾病。③对其他系统的影响。大气中含有的镉、锌、铅、铬的浓度分布与当地居民的心脏病、动脉硬化、高血压、中枢神经系统疾病、慢性肾炎等疾病的分布具有明显的关联；大气中高浓度的氟可导致居民发生慢性氟中毒；高浓度的铅会对儿童的正常发育及中枢神经系统功能产生影响。

（二）水污染与健康

水污染（water pollution）是指人类活动排放的污染物进入水体，其数量超过了水体的自净能力，使水的理化性质、水环境的生物学特性及生物组成等发生改变，从而影响水的使用价值，造成水质恶化，乃至危害人体健康或破坏生态环境的现象。自然因素虽可引起水质某些成分的改变,甚至对人类产生危害,但一般所说的水体污染主要指人为的污染,即来自人类生产和生活活动的污染。

1. **水污染的来源**

(1)根据人类活动性质不同可分为工业废水、农业污水和生活污水:工业废水主要来自冶金、化工、电镀、造纸、印染、制革等工业企业,其特点是水质和水量因产品种类、生产工艺和生产规模等的不同而有显著差异。农业污水是指农牧业生产排出的污水及降水或灌溉水流过农田或经农田渗漏排出的水,污水中含有化肥、农药、粪尿等有机物及人畜肠道病原体等。生活污水是人们日常生活的洗剂废水和粪尿污水等,含有大量有机物(如纤维素、淀粉、糖类、脂肪、蛋白质等)、各种微生物(如肠道致病菌、病毒、寄生虫卵等)及大量无机盐(如氯化物、硫酸盐、磷酸盐、铵盐、硝酸盐、亚硝酸盐等),其中的有机物是导致水体发黑发臭的主要原因,磷酸盐可造成水中磷含量显著增加,使水质富营养化。医疗单位的污水含有大量的病原体及诊疗用物,是一类特殊的生活污水。

(2)根据污染物的性质可分为物理性、化学性和生物性污染:物理性污染最常见的是热污染(主要为工业冷却水)和放射性污染。化学性污染是水污染的最重要来源,污染物包括无机物和有机物两大类。生物性污染主要来自生活污水、医院污水、畜牧和屠宰场废水及食品加工企业的废水;生活垃圾浸出液和地表径流也可带有大量病原体和其他微生物而对水体造成生物性污染;水体富营养化导致的藻类污染也属于生物性污染。

2. **水污染的危害**

(1)生物性污染危害:生物性致病因子污染了水体,居民通过饮用、接触等途径引起介水传染病的暴发和流行,最常见的疾病包括霍乱、伤寒、痢疾、甲型病毒性肝炎、隐孢子虫病等肠道传染病及血吸虫病、贾第虫病等寄生虫病。如我国1988年春发生在上海、江苏、山东等地的甲型病毒性肝炎大流行,就是人们生食了在甲型肝炎病毒污染水体中养殖的毛蚶后引起的。富营养化水体中的藻类大量繁殖,不仅可使其他水生物中毒及生物群落组成异常,而且有些藻类能产生诸如麻痹性贝毒、腹泻性贝毒、神经性贝毒等毒素,人食用了毒化的贝类就会发生中毒甚至死亡。我国福建省就曾发生因食用受赤潮毒素污染的贝类而导致135人中毒、1人死亡的事件。

(2)化学性污染危害:工业废水污染的水体含有多种有毒化学物质,如汞、砷、铬、酚、氰化物、多氯联苯等,这些物质可通过饮水和食物链使人体发生急、慢性中毒。

1)汞和甲基汞:水的汞污染主要来自汞矿开采冶炼、氯碱、化工、仪表、电子、颜料等工业企业排出的废水及含汞农药的使用。汞或甲基汞污染的水体均可对健康造成危害,其中发生在 20 世纪 50 年代的日本水俣病就是当地居民长期食用受甲基汞污染的鱼贝类引起的。中毒者主要表现为特殊的神经系统症状,如走路不稳、言语不清、肢端麻木和狂躁不安等。

2)铬:水的铬污染主要来自电镀、制革、化工、颜料、冶金、耐火材料等工业废水的排放。吉林省延吉市就曾发生电镀液污染自来水管网造成铬中毒的事件。经口摄入含铬量高的水可引起口腔炎、胃肠道烧灼、恶心、腹泻、便血等胃肠道症状;还可伴有头痛、头晕、烦躁不安、呼吸急促、肌肉痉挛、口唇指甲青紫等表现;严重者发生休克、发绀、呼吸困难,也可出现急性肾衰竭。

3)酚:水中的酚主要来自炼焦、炼油、制取煤气、造纸等企业排放的废水,在酚类化合物的运输、储存及使用过程中也可对水体造成污染。如 1974 年 7 月美国威斯康星州南部农村装有约 37 900 L 酚的车厢脱轨,使酚溢出并渗透到周围井水中造成的酚污染事件就是典型的例子。急性酚中毒主要表现为大量出汗、肺水肿、吞咽困难、肝及造血系统损害、黑尿等。

4)氰化物:水中的氰化物主要来自电镀、选矿、炼焦及合成纤维等工业排放的废水。在 1993 年 6 月浙江省嘉兴市曾发生由于电镀厂废水污染自来水造成人畜氰化物中毒事故。急性中毒主要表现为中枢神经系统缺氧症状和体征,严重时可突然昏迷死亡;慢性中毒主要表现为神经衰弱综合征、运动肌酸痛和活动障碍等。

5)多氯联苯:多氯联苯广泛用作变压器的绝缘液体、塑料的增塑剂、润滑油、切削油、农药、油漆、黏胶剂的制造,并可随工业废水和城市污水进入水体。它可通过食物链进入人体,导致机体的免疫功能受损、生长发育延迟,并可使某些癌症的发生率增加。在 1968 年日本发生的"米糠油中毒事件",就是多氯联苯污染了米糠油引起的,中毒者主要表现为皮疹、色素沉着、眼睑浮肿、眼分泌物增多及胃肠道症状,严重者发生黄疸、肝昏迷甚至死亡。孕妇可出现胎儿死亡或新生儿体重减轻、皮肤颜色异常及眼分泌物增多等。

此外,现代化都市高层建筑二次供水设施存在突出的卫生问题,使得不少高层水箱的水质状况很差,水的感官性状不良;箱水余氯含量不足甚至为零,细菌总数和总大肠菌群严重超标;尤其是地下蓄水池溢水管与下水道相连,下水道受阻时可使污水倒灌入蓄水池,使饮用水遭受污染,导致各种胃肠道疾病的发生。

(三)土壤污染与健康

土壤污染(soil pollution)是指人类生产、生活活动中排放的有害物质进入土壤,直接或间接地危害人畜的现象。

1. 土壤污染的来源

土壤污染的种类繁多,按污染物的性质分为化学性污染、生物性污染和放射性污染等。按来源主要有三种：①生活性污染，包括人畜粪便、生活垃圾及污水等；②工业和交通污染，包括工业废水、废气、废渣及汽车尾气等；③农业污染，包括污水灌溉、施用农药、化肥等。

2. 土壤污染的危害

(1)镉污染：镉对农作物生长和人体发育均属非必需元素，因此，土壤和农作物的镉含量增加都会影响人群镉暴露水平。镉在人体内具有很强的蓄积性，长期暴露可发生慢性镉中毒，表现为骨质疏松或软化，继而出现多发性骨折，患者全身剧烈疼痛，日夜喊痛，故又称为"痛痛病"。最早的镉中毒事件发生在日本富山县神通川两岸地区，当地灌溉稻田的河水受到了镉污染，居民因长期食用含镉量高的稻米而引发了慢性中毒。

(2)铊污染：含铊废水及废渣受风吹日晒和降水淋溶而污染土壤，铊对土壤中的微生物毒性很大，可通过抑制硝化菌的生长而影响土壤的自净能力，并通过陆地生物的富集作用进入人体产生危害。铊及其化合物为强烈的神经毒物，并可对肝、肾、睾丸造成损害，也可通过胎盘屏障进入胎儿体内蓄积。人群发生慢性中毒后的特征性表现为：①毛发脱落，呈斑秃或全秃。②周围神经损害，早期表现为双下肢麻木、疼痛过敏，很快出现感觉和运动障碍。③视力下降甚至失明，可有视网膜炎、球后视神经炎及视神经萎缩。

(3)农药污染：农药在使用过程中可对土壤造成污染，并通过生物浓缩和食物链的作用对人体造成以慢性和间接危害为主的各种中毒事件。农药进入人体主要通过影响各种酶的活性而导致人体正常生理、生化功能的改变，其中有机磷农药中毒主要表现为血液胆碱酯酶活性降低和非特异性的自主神经功能紊乱症状，有机氯农药的危害较严重，我国已于1983年停止生产，故其慢性中毒已较少见。

(4)生物性污染：人、动物排出的含有病原体的粪便进行农田施肥可污染土壤，人在生吃了这种土壤种植的瓜果蔬菜或接触了污染的土壤后，可通过消化道或皮肤黏膜感染患病。

室外物质环境因素除了以上所介绍的三个方面外，气候、噪声、太阳辐射等因素均可对人体健康造成影响，如寒冷的气候可引起呼吸系统疾病、心脑血管系统疾病、风湿性关节炎等问题的发生；长期高强度的噪声可导致耳聋、高血压、冠心病及神经衰弱的发生率增加；太阳辐射中的紫外线可使人皮肤色素沉着、产生红斑等。

二、室内环境对健康的影响

室内环境的好坏与人体健康密切相关。据调查，我国人民日常活动中约94%的时间是在室内度过的，其中在住宅内的时间约占66%。住宅内环境对人体健康的影响呈长期慢性作用，其不仅影响一代人，而且可能影响几代人的健康。清洁舒适的室内环境可以使人精神焕发,提高人体的各种生理功能,增强个体的免疫力,而不良的室内环境对机体是一种恶性刺激,可使中枢神经系统功能紊乱失调,降低机体各系统的功能和抵抗力。

(一)影响室内环境的因素

室内日照、采光、空气清洁状况等任何因素的异常都会对人们的生活、健康造成不同程度的影响,其中室内空气污染是影响室内环境的最主要因素。随着高层建筑的发展、人口密度的增加、家庭装饰的多样化以及各种电器的使用,室内空气污染的程度日益加重。常见的室内空气污染来源可以概括为以下几个方面。

1. 人的各种活动

人呼出的气体中除了二氧化碳、水蒸气及一些氨类化合物,还含有一氧化碳、甲醇、苯等数十种有害的气态物质。在炎热季节人体出汗可散发多种不良的气味。呼吸道传染病病原携带者在谈话、咳嗽、打喷嚏时可将各种病原微生物随飞沫喷出,污染室内空气。吸烟者吐出的烟气更是空气污染的重要来源,因烟气中含有的致癌物质不少于44种。

2. 各种家庭用物

家用炉灶使用的燃料大多为煤、煤气、天然气等,其燃烧的产物含有二氧化碳、一氧化碳、氮氧化物等各种有害物质,有些烟煤在燃烧过程中产生的烟尘对人体健康的危害更大。大量家用电器的使用使人们接触电磁辐射的机会大大增加。存在于储水槽、输水管道、加湿器等处的军团菌等微生物可通过淋浴喷头、喷雾设施等途径进入室内空气中,甚至家庭花卉散放的花粉、宠物粪便和毛屑、尘螨等也可能成为生物性变应原,使易感者发生过敏反应。

3. 建筑及装修材料

作为建筑及装修材料的各种石材释放的氡是人们最关心的室内污染物之一。各种装修材料如油漆、黏胶剂、人造板材等在加工过程中加入的各种助剂可释放出多种有机化合物,统称为挥发性有机物,其至少含有诸如甲醛、苯、甲苯、三氯乙烯等307种有机成分,是一类重要的室内空气污染物。

(二)室内环境污染的危害

室内各种环境污染都会对人体造成危害。室内小气候的综合作用直接影响人的体温调节系统,微小气候若超出一定的范围,机体体温调节紧张,长期处于紧张状态就会影响机体的各种生理功能,降低机体抵抗力,增加患病率。室内日照时间不足,可影响儿童生长发育,导致儿童佝偻病及呼吸道传染病的发生率增加。室内采光和照明不良,不仅对机体一般生理状态有不良影响,同时可因视功能过度紧张而致全身疲劳。噪声是影响室内居民正常休息、睡眠、学习及健康的重要因素。尤其是 90dB 以上的噪声环境不仅会严重影响人的听力,而且会导致中枢神经系统、心血管系统、消化系统及内分泌系统出现功能与病理性改变。空气污染作为影响室内环境的最主要因素。其污染物种类繁多,效应各异,且往往表现为多种因素综合作用,对机体产生慢性、潜在的不良影响。现就几种重要污染物的危害分述如下。

1. **化学性污染的危害**

室内主要的化学污染物包括二氧化碳、燃烧产物、烹调油烟、甲醛及其他挥发性有机物等,其对机体的危害可根据污染物不同表现不同。①二氧化碳:随着室内二氧化碳浓度的增高,人的不适症状会逐渐加重,从早期的呼吸加深、头晕、头痛可发展为呼吸困难、全身无力、肌肉抽搐,甚至死亡(因为二氧化碳浓度的升高一般都同时伴有缺氧)。②燃烧产物:含氟、砷较高的煤在室内燃烧可引起氟中毒或砷中毒;各种燃料在燃烧中产生的二氧化硫、碳氧化物可对皮肤和黏膜产生刺激作用,产生的颗粒物进入肺组织后可引起肺通气和换气功能下降,附着在颗粒物上的致癌物还有致癌作用;烟草的燃烧产物对呼吸、循环、神经、内分泌、生殖等系统都有明显损伤作用,而且是引起肺癌的主要原因。③烹调油烟:食用油加热时生成的混合性污染物是肺鳞癌和肺腺癌的危险因素,且多种实验表明,烹调油烟的冷凝物具有致突变性。④甲醛及其他挥发性有机物:甲醛对眼和呼吸道黏膜有刺激作用,可引起眼红、流泪、咽干、咳嗽、胸闷、皮肤发痒等,长期接触可引起神经衰弱和肺功能降低,同时还有致突变和致癌作用。其他挥发性有机物包括苯、萘、三氯乙烯等,它们主要影响中枢神经系统和消化系统,严重时可造成肝和造血系统损害,并可诱发变态反应。

2. **生物性污染的危害**

生物性污染的致病因素不同,其危害也各有特点。①流感病毒、麻疹病毒、军团菌、结核菌等:这些病毒和细菌都可以通过呼吸道传播,引起室内的其他健康人感染。②尘螨:尘螨及其分泌物、排泄物均为室内重要的生物性变态反应原,可通过空气传播给人体。反复接触这些致敏原可发生过敏性哮喘、过敏性鼻炎等,也可发生皮肤过敏。

3. **电磁辐射的危害**

电磁辐射对人体的危害具有多样性,强度较弱时主要对血液和免疫系统产生影响,当强度大于 $10mW/cm^2$ 时可引起体温升高。长期接触电磁辐射易出现头晕、疲乏、记忆力降低、食欲减退、白细胞减少等症状,女性可发生月经不调,个别男性有性功能减退。

4. **放射性污染的危害**

氡是室内最常见的放射性污染物,呈气体状态,可经呼吸道进入人体引起肺癌的发生。

三、与物质环境有关的社区护理

人类健康的基础是清洁的空气、足量而干净的水和完整的生态系统,良好的物质环境不但可以提供人类适宜的生存环境,而且可以保护人们免受各种不良因素的损伤。因此,研究人类生活居住的环境与人群健康的关系,制订卫生标准、卫生要求和预防政策,充分利用有益的环境因素。消除和改善有害的环境因素,达到保护生态平衡和提高人群健康水平的目的,不仅是环境卫生学研究的基本内容,也是疾病预防的关键所在。环境保护已成为全世界的共识,WHO 将每年 6 月 5 日规定为"世界环境日",我国也将环境保护作为一项基本国策,作为社区护士必须充分认识到环境保护的重要性,做好环境污染、环境卫生的教育和防护工作,促进社区居民的健康。

（一）室外物质环境的社区护理

社区室外物质环境是社区居民赖以生存的物质基础,其质量的好坏与居民的健康息息相关。因此,采取切实的措施,做好室外大气、水体、土壤的卫生防护工作,为社区居民创造一个清新、安全的环境,是社区护士义不容辞的责任。

1. **大气卫生的防护**

社区大气卫生的防护工作包括:①全面规划,合理布局。工厂是社区大气污染物的主要来源,原则上工厂应远离居民区,其位置应在社区主导风向的下侧,且应严格控制工厂的发展规模和速度。②改进方法,减少污染。对生产过程中造成的空气污染可通过实行生产密闭化、自动化、管道化的工艺过程减轻污染,还可提高经济效益。对燃料燃烧产生的烟尘废气可通过改进燃煤技术,使燃料充分燃烧以减少烟尘的产量;安装消烟除尘设备,通过提高烟囱高度使烟尘得以稀释也是不错的方法;另外,有条件的地方应提倡使用天然气、煤气和沼气等,还可开发地热、太阳能,尽量减少煤的燃烧。③卫生监测,掌握情况。定期对大气污染源、大气污染的浓度进行监测,对居民的健康状况及生活卫生条件进行调查,根据实际状况及时发现问题、解决问题。④开展绿化,净化空气。根据规划尽量增加社区的绿化面积,通过植物对大气的自净作用减轻大气污染的危害。

2. **水体卫生的防护**

饮用水水质未达到国家规定的卫生标准时,可采取改进或另选水源、水源的卫生防护、必要的净化和消毒等措施,现分别加以介绍。①水源选择:水源的选择必须符合基本的卫生要求,即一是水量要充足;二是水质的各项指标经净化处理后均能达到生活饮用水水质标准;三是便于水源防护;四是经济且技术上合理,方便社区居民取水。②水源的卫生防护:如采用地面水水源做饮用水,应在取水点周围半径不小于 100 m 处设置卫生防护带,不得在防护带内从事一切可能污染水源的活动;河流取水点上游 1000 m 至下游 100 m 水域内,不得排入工业废水和生活污水,其沿岸不准堆放各种废渣、垃圾与有毒物品等。如采用地下水做饮用水时,水井周围应有一定距离的防护带,防护带内无厕所、粪坑、污水沟等各种污染源,水井结构应包括井台、井栏、井壁、井底及排水沟,井壁应严密不漏水。③水的净化与消毒:天然水源必须净化消毒后才能饮用。净化主要是通过沉淀和过滤处理除去水中的悬浮性物质、胶体物质和部分病原体,改善水的感官性状。消毒是指通过煮沸、紫外线照射、氯化消毒等方法去除水中全部的病原微生物,使水质符合饮用水各项细菌学指标的方法。

3. 土壤卫生的防护

可从以下四个方面采取措施对土壤卫生进行治理:①综合利用工业废渣:可将工业废渣进行回收和处理,而不是直接排放到土壤中,如将烧煤锅炉产生的煤灰渣用作制砖、水泥或混凝土的原料。②粪便、垃圾的无害化处理:用堆肥、发酵、沼气等方法对粪便及垃圾进行处理,以杀灭其中的寄生虫卵和致病微生物,消除传染病的危险性。③污水处理:利用污水灌溉农田前,必须经过有效净化或消毒,达到《农田灌溉水质标准》的要求方可排放。④合理施用农药和化肥:大力发展高效、低毒、低残留的农药和化肥,控制使用毒性大、残留时间长的产品。

（二）室内物质环境的社区护理

室内是人们休息、工作、就餐的地方,其环境质量的好坏对人体的健康有特别重要的卫生学意义。良好的室内环境如小气候适宜、光线充足、空气清新、安静整齐等都将有助于身心健康,而不良的室内环境如寒冷炎热、潮湿阴暗、空气污浊、过分拥挤、噪声过大等可严重影响人的精神状况和生理功能。因此,研究室内环境与人体健康的关系,探索有效降低室内污染的方法是 21 世纪所面临的新课题。

社区护士应针对当地室内的卫生状况,与居民一起分析探讨影响室内环境的因素,策划室内环境保护和预防的计划,采取积极的措施保证计划的顺利实施,最大限度地改善社区居民的室内环境。

1. 房屋设计

房屋设计是提高室内环境质量的关键所在,房屋设计的内容包括朝向、间距、规模、配置等。①朝向:朝向的选择应该在节约用地的前提下,使住室在冬季能得到尽量多的日照,夏季能避免过多的日照,并有利于自然通风。②间距:根据室内在冬季中午前后有 3 小时左右的日照时间这一要求计算,住宅间距一般应为前排建筑物高度的 1.5~2.0 倍。③规模:房屋规模与传染病特别是呼吸道传染病的发病率和死亡率密切相关,其内容包括容积、净高、面积等。居住容积为每个居住者所占有的室内空间,我国规定城镇居室容积的卫生标准为 20m³/人,国外建议为 25~30m³/人;净高是指室内地板到天花板的高度,我国规定住宅室内净高不应低于 2.8m。根据我国规定的居室容积和净高值,我国城镇居民人均居住面积不应低于 7.14m²。④配置:住宅楼各单元内住户不宜过多,住户之间应进行有效的分隔。每个住户应有自己独立的成套房间,卧室应配置在朝南的一侧,卧室、客厅、厨房、餐厅应要直接采光和自然通风。总之,房间的配置应该既方便住户生活,又利于提高室内的环境质量。

2. 环境调适

为了使室内的物质环境向有利于人身心健康的方向发展,可以对小气候、噪声、日照、采光照明、空气污染等方面进行积极的调整。①小气候:可采用冬季的采暖设施和夏季的制冷设备调节小气候,使室温维持在 18~20℃,相对湿度为 30%~45%,气流速度为 0.1~0.5 m/s。②噪声:对室外施工或运输交通等方面的噪声,可以通过增强墙壁、门窗、地板等的隔声性能,如利用隔声性能好的材料处理墙面及使用双层门窗等来降低噪声。对室内生活噪声,则应通过严格规范居民的生活行为来控制,如禁止在室内燃放烟花爆竹,尽量降低电视、收音机、音响设备的音量等。③日照:为增加室内的日照,可将居室配置在朝阳的一侧;室外的高大树木应与房屋保持适当的距离;窗玻璃保持清洁;室内家具的布置尽量避免遮挡阳光。④采光照明:为满足视功能的生理要求,室内的自然照度至少需要 75Lx,可通过精心设计房屋的位置、朝向及合理布局房间来达到目的。室内的人工照明一定要满足以下条件:照度足够;照度稳定且分布均匀;避免炫目;光谱组成接近昼光;防止造成室内过热和空气污染。⑤空气污染:为尽量减少室内空气污染,在装修和布局房间时,应选择信誉较好、质量过关的材质和产品;住房内的人口密度不宜过大;无论冬夏都要经常开窗换气;禁止在室内吸烟;房间应随时打扫,保持每个角落卫生清洁;房内的居民应养成良好的卫生习惯,勤洗澡和换洗衣物等。

无论是社区的室外环境还是室内环境,都与社区居民的健康密切相关。社区护士应充分认识到环境保护的重要性,积极担负起环境保护的职责。给社区居民传授基本的环境知识,提升他们环境保护的意识,培养他们的环境价值观,教会他们基本的环境保护技能,使全社会都加入到环境保护的行列中。

第三节 | 社区社会环境与护理

社区居民的健康除了与物质环境因素有关外,还与社会环境因素息息相关。

而且,社会环境因素对健康的影响不是孤立的,其往往通过影响人的生活生产环境及人的心理状态而影响健康,社会因素与心理因素对人体健康的综合影响日益受到社会的关注。

一、社会环境因素与社区护理

良好的社会环境,如政治稳定、经济发展、教育先进、卫生服务体系健全等,可以使人们安居乐业、心情舒畅,有利于身心健康。而不良的社会环境,如政治动荡、经济萧条、教育落后、卫生服务缺乏等,可以使人们穷困交加、忧思成疾,导致各种疾病的发生和蔓延。社区各种社会因素在维护人群健康中都扮演着重要的角色,社区护士应充分认识到这一点。

（一）社会环境因素与健康

1. 社会制度与健康

社会制度与健康的关系体现在三个方面。

(1)社会分配制度对健康的影响:Wilkinson 在对平均期望寿命与社会分配制度关系的研究中发现,人均国民生产总值最高的国家平均期望寿命并不是最高,而人均国民生产总值总体不高但分配制度平等程度高、且贫富差距小的国家平均期望寿命高。目前,卫生资源分配不合理是全球普遍存在的问题。

(2)社会制度对卫生政策的决定作用:社会制度中对卫生政策及人群健康影响最广泛、最深远的是社会制度,它是经济、法律、卫生等一切制度和政策实施、发展的根本保证。我国的经济水平相对较低,但居民的重要健康指标已处于发展中国家的前列,有些指标则已接近发达国家水平,其中最重要的原因是我国社会制度的优越性。

(3)社会制度对人的行为的影响:社会制度实质上是一种社会规范体系,对人的行为具有广泛的导向和调节作用。社会制度通过行为规范模式提倡或禁止某些行为方式,保持和促进社会的协调发展,也影响着人的健康状态。

2. 经济状况与健康

经济状况与人群健康具有双向性的作用,两者之间是辩证统一的关系,具体表现在以下两个方面。

(1)经济发展对人群健康的促进作用:社会经济的发展在某种程度上决定着健康水平。经济发展可以改善人们的生活条件和生活质量,促进健康水平的提高。各国的实践经验证明,随着经济的发展,平均期望寿命可显著增加,死亡率尤其婴儿死亡率可大幅度下降。

(2)经济发展带来新的健康问题:经济发展在促进人类健康水平提高的同时,

也带来了新的健康问题,主要包括:①环境污染。随着工业化和现代化进程的加快,人类的生态环境遭到了严重的破坏和污染,对人体的健康造成了直接或间接的影响。②生活方式改变。社会经济的发展使人们的主要健康问题已不再是营养不良等疾病,而诸如酗酒、吸毒、不良饮食习惯、缺乏运动等不良行为和生活方式已成为影响健康的主要原因。③心理问题增加。知识经济时代的到来,使现代社会竞争更加激烈,工作和生活节奏的加快,增加了人们的生活压力和紧张程度,心理精神问题成为日益严重的健康问题。④负性事件增多。经济发展不平衡和贫富分化的加大,使暴力和犯罪事件增多;教育目标单一化以及离婚率增加,使青少年犯罪率明显提高;交通工具的发展使交通事故猛增。⑤流动人口增加。经济的发展必然伴随着社会流动人口的增加,进而加重了城市生活设施及卫生保健的负担,带来了很多新的健康问题。

3. 文化因素与健康

文化因素对健康的影响可以体现在以下三个方面。

(1)文化教育与健康:文化教育可通过影响居民的行为和生活方式而影响其身体健康,同时也可通过影响居民的心理和精神活动而影响其心理健康。文化教育可以为居民提供健康信息,增进其保健知识和技能,提高居民接受和理解应用健康信息与保健设施的能力。不同文化教育水平的人群,其健康水平不同,疾病特点也不同。一个人受教育的程度越高,其理性化程度也会越高,获取信息的渠道也更多,学习健康知识的能力越强,更容易采取促进健康的行为。

(2)风俗习惯与健康:风俗习惯是较为固定的生活行为模式,与人们的日常生活联系紧密,它贯穿了人们的衣、食、住、行等各个环节。不良风俗习惯可导致不良行为的形成,从而对居民的健康产生影响,且这种影响常表现为地区性和民族性。如我国广东、福建一带有食生鱼和半生鱼的习惯,使该地区华支睾吸虫病发病率较高。

(3)宗教信仰与健康:宗教主要通过教义、教规、仪式等形式对人类健康产生影响。①宗教的精神作用:宗教信仰常常使人对自己人生中难以解决的问题有一归宿,从而达到心理平衡。②宗教对行为的影响:宗教教规是信徒的行为规范和准则,教徒对教规的执行具有高度的自觉性。本身并不具有任何医学目的,但在客观上确有一定的医学意义。如犹太人在新生儿洗礼时,男婴要施行阴茎包皮切割术,结果使犹太人阴茎癌的发病率明显低于其他民族。

除了以上三个主要方面之外,人口发展、社会思想意识以及行为生活方式也是影响健康的社会因素。人口发展对居民健康影响主要表现在人口增长过快和人口老龄化两个方面。人口增长过快势必造成粮食不足、居住拥挤、就业困难等一系列问题,影响居民正常生活和健康水平;社会保障的发展跟不上人口老龄化发展的需要,必然会影响老年人的健康,也会增加家庭和社会的负担。社会思想意识具有个别性和社会普遍性,健康、积极的思想意识可以促进居民的健康,颓废、享乐主义盛行的思想意识必定导致各种危害健康行为的发生。有关行为和生活方式与健康的关系将在后面做详细的介绍。

（二）社会环境的社区护理

为了使社会环境向有利于人们健康的方向发展,社区护士应积极贯彻"构建和谐社会"重大决策并促进其实施。

1.和谐社会的基本含义

构建和谐社会是我国在社会转型时期的一项重大决策。社会主义和谐社会是指民主法治、公平正义、诚信友爱、充满活力、安定有序、人与自然和谐相处的社会,是社会各个部门、各个地方、各个行业、各个方面之间的综合协调发展。它既包括政治、经济、文化之间的和谐,也包括人、自然、社会、国家等不同主题之间的和谐,还包含中央与地方、地方与地方、城市与农村等不同区域之间的和谐。

2.和谐社会构建的内容

构建和谐社会需要做以下几方面的工作。

(1)建立人与自然之间的和谐关系:人与自然和谐是社会和谐的基础。保持人与自然的相互协调、共同发展可使社会经济始终保持持续、健康、快速发展,而且不会超越生态环境的承载能力。在现代化建设中,必须将可持续发展作为一个重大战略,要将控制人口、节约资源、保护环境放到主要位置,使人口增长与社会生产力的发展相适应,使经济建设与资源环境相协调,实现良性循环。

(2)构建和谐社会的有效保障措施:应当理性地认识当前社会存在的各种矛盾,并在解决矛盾的过程中实现制度的完善与社会的相对和谐。具体的措施包括:①建立有效的社会控制系统。社会控制是一个体系,构成体系的基本要素有政权、法律和纪律,还有道德、风尚、信仰和信念,这些要素形成了对社会的政治、经济、思想道德和文化舆论的控制。②构建完善的社会风险管理体系。要建立完善的社会信息反馈网络,形成统一指挥、功能齐全、反应灵敏、运转高效的应急机制,增强及时获取、准确分析、按需监控和适时发布信息的能力,提高应对社会风险的本领。③完善弱势群体的保护机制。应尽快建立社会风险应急基金,构建社会风险管理"决策-控制-反馈"系统,防范和化解社会风险,重视构建社会救助体系,建立弱势群体的社会保护机制,强化社会借助基金的功能。④缩小社会阶层间的差距。要建立社会阶层之间的和谐关系,必须缩小收入差距,形成良性的、公正合理的互动结构。要按照"效率优先,兼顾公平"的原则,逐步构筑稳定合理的社会结构。

(3)建立和谐社会卫生观:所谓和谐社会卫生观是指在卫生事业的发展中人与自然、人与社会、卫生事业与社会、卫生事业内部子系统、卫生政策主体与客体处于一种互动共生的观念。其基本内涵是有序、平衡、协调、良性运行与发展。

1)促进卫生事业向有序方向发展:虽然政策的调控在卫生事业的发展过程中起到了重要的作用,但卫生政策在调整无序状态时,同时也可能带来新的无序。其次,我国卫生事业仍处于一种低层次的有序运行,在高层次的有序方面还存在一定问题。因此,应努力实现卫生事业由无序到有序,由低层次有序向高层次有序发展。

2)促进卫生事业的平衡发展:平衡性体现为人与自然、人与社会的平衡,自然、社会与生态系统的平衡,卫生系统内各子系统的平衡,卫生发展与社会经济发展的平衡。人与自然的平衡表现为正确处理人与自然的关系,防止对自然的破坏;在医学技术的发展上,也应当尊重并顺应自然规律。使卫生事业的发展与社会经济的发展达到一个平衡点,即对卫生事业的投入与经济的发展同步增长。

3)促进卫生事业的协调发展:为了宏观协调,政府应加强对卫生事业的领导,协调各卫生部门的工作,动员群众人人参与卫生工作。而政府对卫生事业的领导不仅可以通过制订和调整卫生政策来实现其过程,如建立健全制度和法规来协调卫生事业,还可通过控制和引导社会舆论来协调卫生事业。

4)促进卫生事业的良性运行与发展:卫生事业的良性运行和发展是指与社会的政治、经济和思想文化等方面的协调发展。作为和谐社会卫生观,就应建立更加公平、合理的卫生资源分配制度,既要提高效率,又要提高公平性,以促进卫生事业向着良性运行和协调发展的方向运转。

二、行为和生活方式与社区护理

行为和生活方式是指人们长期受一定的社会、经济、文化、民族、家庭等因素影响而形成的一系列比较固定的生活习惯、生活制度和生活意识。在1997年美国耶鲁大学举行的世界首次行为医学大会上,确定了行为医学是研究和发展行为科学中健康和疾病有关知识和技术,并把这些知识和技术用于疾病的诊断、防治和康复等多领域的边缘学科。现已确定,不良的生活方式和不健康行为是现代社会中引起多种疾病的重要危险因素。据WHO的界定,人类的健康长寿,40%依靠遗传和客观条件,60%依靠自己建立的生活方式和行为习惯。因此,要提高社区居民的健康水平和生活质量,社区护士应开展广泛深入的宣传教育,帮助社区居民建立良好的个人行为和生活方式,纠正不健康的行为习惯。

（一）不良行为和生活方式与健康

不良行为和生活方式是指偏离自身、他人和社会期望,对己、对人、对整个社会的健康有直接或间接、明显或潜在危害作用的行为习惯。其对健康的影响具有潜伏期长、特异性差、协同作用强、个体差异大、广泛存在等特点。表现也多种多样，现就常见的不良行为和生活方式介绍如下。

1. 吸烟

WHO将吸烟称为严重威胁人类生命的"20世纪瘟疫"，这是因为它不仅危害吸烟者本人的健康，还可能影响他人及后代的健康。纸烟烟雾包含3 800多种已知的化学物质，主要的有害成分包括尼古丁、焦油、潜在性致癌物、一氧化碳和烟尘等，可对人体产生多种危害。据世界卫生组织统计，全球每年至少有300万人死于与吸烟有关的疾病。美国和英国的研究表明，吸烟者死亡率高于终生不吸烟者2～3倍。吸烟可导致多种疾病的发生，其中90％以上为肺癌、约1/3为其他肿瘤、20％～80％为冠心病、卒中等慢性病。吸烟还可通过污染环境造成不吸烟者的被动吸烟，有吸烟者的家庭，子女支气管炎的患病率比不吸烟家庭高2～3倍。另外，孕妇吸烟可使早产、流产及低出生体重儿的比例增加。

2. 酗酒

酗酒将造成慢性酒精中毒，对人体的危害极大，长期酗酒者死亡率比一般人高1～3倍。酒对人体的危害表现为：①在消化系统可损害口腔、胃及肠黏膜，诱发胰腺炎、食道炎、胃及十二指肠溃疡，还会使肝及结缔组织增生，导致肝硬化。②在心血管系统可使血管失去弹性、管壁变窄，造成动脉硬化、高血压、心肌梗死及脑出血等。③在神经精神系统可损害脑细胞，导致智力下降、记忆力减退，严重的甚至会引起酒精中毒性精神病。另外，酗酒也会造成社会危害，如酒后公共场所的暴力行为、酒后驾车事故的发生、酒后的工作失误等。

3. 吸毒

我国将毒品定义为：鸦片、海洛因、吗啡、大麻、可卡因以及国务院规定管制的其他能够使人形成瘾癖的麻醉药品和精神药品。吸毒不但容易成瘾，且可对人体健康造成多种危害，表现为：①吸毒可抑制食欲，导致营养不良。②一次过量吸毒会导致中枢神经系统的过度兴奋而衰竭或过度抑制而麻痹，长期吸毒则可能引起大脑器质性病变，形成器质性精神障碍，包括人格障碍、遗忘综合征和痴呆。③吸毒可致各种心律失常和缺血性改变。④经呼吸道滥用毒品对呼吸道黏膜有直接刺激，中毒时可发生海洛因性肺水肿，如抢救不及时可引起死亡。吸毒不仅会损害自身的身心健康，而且也会对家庭、社会造成危害。

4. 不良性行为

所谓安全性行为，是指既能得到性的愉悦，又能避免性风险的性行为；而不良性行为即是有性风险的行为。性行为的风险主要有三个方面：身体损害、心理损害和意外妊娠。①身体损害：性行为不当可对身体造成损害，如在过度劳累、醉酒后、月经期间、妊娠期、产褥期、生病期间的性行为，都可能损害身体健康；一方患性病时,可造成对方感染;心情恶劣时,整个身体状况处于亚健康状态,性行为产生的剧烈冲击可加重这种亚健康状态。②心理损害:造成心理损害的性行为主要是婚前性行为、多性伴及婚外性行为。以上性行为可能导致婚姻破裂、家庭解体、未成年子女失去依托,严重影响家人及孩子的心理健康。很多人在以上性行为后常常出现比较严重的心理后遗症,如担心自己被感染上性病、担心被家人特别是自己的配偶知道等,后悔、自责甚至长期惊恐忧虑,从而损害健康。③意外妊娠:意外妊娠后的人工流产不但会对女性的身体造成伤害,而且会造成很大的心理负担。

5. 不良饮食习惯

不良饮食习惯包括三个方面:①膳食结构不合理,表现为两个方面,一是多盐、多糖、多脂及过多摄入加工类食品,可导致肥胖、高血压、高脂血症等病症。二是偏吃素食,蛋白及脂质的摄入严重不足,优质蛋白的来源大大受到限制,导致营养不良;②进食不规律,主要表现为暴饮暴食、忍饥挨饿和嗜好零食三个方面。暴饮暴食多发生在亲朋聚会时,其不但可引起胃肠功能紊乱,还可诱发各种疾病,如急性胃扩张、胃下垂等。饥饿多因睡懒觉错过了早餐时间或夜间休息太晚,胃内长时间得不到食物,肠胃功能就会衰退。嗜好零食多见于儿童及青少年,零食不断刺激使胃肠得不到休息,消化系统无法建立定时进食的条件反射,久之可引起食欲减退,造成各种营养素的缺乏。③进食过快不仅会加重胃的负担,易发生胃炎和胃溃疡,而且由于食物咀嚼不细,导致食物消化吸收不全,进而造成各种营养素的丧失。

6. 不良活动习惯

不良活动习惯主要包括两大方面,一是缺乏运动,使心肺耐力下降,肌肉强度减弱和肌肉平均脂肪量增加,导致神经衰弱、心血管疾病、糖尿病、肥胖症等多种非传染病的发生。二是超负荷运转,工作过度劳累,长期加班熬夜缺乏休息,可使人体抵抗力下降,导致各种疾病的发生。

（二）不良行为和生活方式的社区护理

社区居民的行为和生活方式与其健康息息相关,帮助居民建立良好的行为和生活方式是社区护士工作的一项重要内容。实践证明,对不良行为和生活方式稍加干预就可使干预对象大大受益。我国对一组心脑血管疾病的高危人群进行两年有效的生活方式和行为指导后,心脑血管疾病的患病率分别下降20%与18%。因此,在强调疾病预防的现代社会,控制和改变不健康的行为和生活方式已成为21世纪预防医学的研究主题。

1. 吸烟的社区护理

吸烟造成的危害已引起全世界的普遍关注,全球控烟运动已蓬勃发展起来,在世界卫生大会所提出的"综合性国家控烟策略"的指引下,许多国家采取了各种不同的控烟措施,具体包括:①连续性地提高烟税进而提高烟价。这样不但可以有效降低烟草的消费量,而且可将增收的烟税用于健康教育及健康促进工作。②全面禁止烟草广告和促销活动。这项工作的开展可使青少年在无任何烟草商业影响的环境中成长。③注明健康警语和限制焦油、尼古丁含量。烟盒警语可提高烟民对吸烟危害的认识,限制烟草的有害物质含量是综合性控烟措施之一。④禁止向未成年人销售烟草及制品。这是降低青少年吸烟率的有效措施。⑤建立无烟区。这一举措可有效保护不吸烟者免受烟害。

控烟工作是极其复杂和艰巨的工作,除了政府支持、多部门之间合作外,更重要的是要使吸烟者做到终身不吸烟。目前有很多戒烟的技术和方法可以帮助吸烟者戒烟,如药物戒烟、针刺戒烟、心理封闭戒烟等。需要强调的是,这些技术和方法使用的前提是吸烟者要认识到烟草的危害,树立戒烟的决心,因此,健康教育是综合性控烟措施的关键所在。

2. 酗酒的社区护理

酗酒受社会制度、经济水平、风俗习惯、心理状况等多种因素的影响,故对酗酒的控制应该采取综合措施。除了政府部门所颁布的一系列政策,如对酒类征收附加消费税、禁止酒后驾车及在工作场所饮酒、禁止对18岁以下未成年人出售含酒精饮料、实行酒类专卖等以外,社区护士应重点加强有关控酒的健康教育,根据酗酒的根本动机采取不同的指导。如亲朋好友聚会,可指导他们尽量少饮或饮低度酒;对于试图以酒浇愁的居民,通过沟通了解原因,给予心理安慰,增加社会支持的力度。

3. 吸毒的社区护理

为了预防社区居民吸毒,社区护士首先利用各种传播媒介如标语口号、招贴画等广泛开展吸毒危害的健康教育,同时根据吸毒特征进行高危人群筛查,从心理卫生方面给予辅导、教育,以提高他们对毒品的抵御能力;通过职业和技能训练帮助无业人员自立于社会和增加谋生手段,也能促使他们通过正当的渠道表现自我。

控制吸毒的方法包括社会手段、药物治疗和心理治疗。社会手段主要指强制性的法律和行政干预,世界各国实行的“三减并行”政策就是有效遏制毒品蔓延的宝贵经验。“三减”即减少供应、减少需求、减少危害。药物治疗主要通过药物减轻或消除毒品成瘾的戒断症状。心理治疗是综合性治疗措施的关键所在,通过心理治疗可以重建人格和行为模式,维持戒毒的长久疗效。常用的心理治疗有行为治疗、个别心理治疗、集体心理治疗及家庭治疗等。

4. 不良性行为的社区护理

对不良性行为的控制方法包括社会措施、道德教育、健康教育及必要的自我保护方法宣传。我们国家的“一夫一妻制”法规和严惩性犯罪的举措是控制不良性行为的社会措施。道德教育使指对群众,尤其是青少年进行恋爱、婚姻、性及性道德等正确观念的教育,使其树立起正确严肃的恋爱婚姻道德观。健康教育不但有助于了解有关性的科学知识和正确的婚恋态度,且有利于培养健全的人格。健康教育的内容包括:①生殖系统的解剖和生理知识;②性生活的发展规律;③性传播疾病的防治知识;④避孕和优生的知识。

5. 不良饮食习惯的社区护理

合理饮食对维护人体的健康至关重要,为了满足机体的需要,摄入的膳食必须符合以下基本要求:①各种营养素之间比例合适,包括三大物质供能比例平衡;必需氨基酸之间的比例合适;饱和脂肪酸与不饱和脂肪酸之间的平衡等。②保证安全,食物中所含的微生物、有毒成分、添加剂等应符合国家食品卫生标准的规定,不应对人体的健康造成危害。③合理加工与烹饪。食物在加工和烹饪过程中应尽量减少营养素的损失,并能保持良好的感官性状;良好的饮食习惯:根据生理需要及活动量安排餐次及餐量,并养成不挑食、不偏食、不暴饮暴食的习惯。

对处于不同生理阶段及患有与营养相关疾病的患者,其饮食有特殊要求。①青少年:此期是人生巅峰身体快速增长期,其能量和营养素的供给量在满足基本生理需要的同时,还需满足生长发育的需要,其中包括身体和智力两方面成长的需要。②老年人:老年人的能量摄入以维持理想体重为宜;以优质蛋白为主;减少含胆固醇高的食物;增加各种维生素的摄入。另外,食物要全面,进食不要偏食,保持多样化,荤素搭配,少食多餐,避免暴饮暴食,少吃辛辣刺激食物。③糖尿病患者:糖尿病患者热能的控制以维持理想体重为宜;低糖饮食但对糖的控制不宜太严,应以多糖类食物为主;脂肪摄入量不宜太高,胆固醇的摄入量在300mg/d以下,以优质蛋白为主;多吃蔬菜水果、高纤维食物,增加维生素B和维生素C的摄入量,同时多补充含钙、硒的食物,忌饮酒。④高血压患者:在控制体重的基础上,首先限制盐的摄入,每天食盐量不能超过6g,其次增加钾、钙的摄入,适量运动,戒烟戒酒或少量饮酒,保持乐观情绪。

6. 不良活动习惯的社区护理

保持脑力、体力的协调,适量运动是预防和消除疲劳、保证健康长寿的一个重要因素,应鼓励和指导人们养成规律体育锻炼的习惯。体育运动贵在坚持,重在适度。坚持在每天的工作、学习之余,根据环境状况、选择合适的有氧运动做30分钟。运动量要适度,以运动过程中无明显不适、运动完毕微微出汗或全身暖和为度。中青年可打球、长跑。中老年可快步行走、慢跑、骑自行车。

超负荷工作导致的疲劳是21世纪危害健康的一个重要因素,生活节奏规律是预防和消除疲劳、保证健康长寿的一个重要因素。合理安排作息时间,减少熬夜,保证营养和规律的睡眠。培养健康的业余爱好,利用节假日放松娱乐,养精蓄锐,有利于身体和大脑得到适度的锻炼而保持活力。

第六章
社区档案的建立与应用

健康档案是医疗卫生机构为城乡居民提供医疗卫生服务过程中的规范记录，是以居民个人健康为核心、贯穿整个生命过程、涵盖各种健康相关因素的系统化文件记录。社区健康档案是记录与社区居民健康相关信息的资料，其建立、管理、应用对于卫生决策部门、社区卫生服务机构具有重要的意义。因此，掌握社区健康档案的类型及内容，建立完整的健康档案和动态管理健康档案是社区护理人员的重要工作之一。

第一节 建立社区健康档案的目的及作用

一、社区健康档案概念

社区健康档案（community health record）是以社区居民为对象，记录个人及家庭每个成员的健康基本状况、疾病史、遗传史、疾病动态和预防保健等情况的各种文件材料，是记录与社区居民健康有关信息的系统性文件，是社区卫生保健服务中有效的健康信息收集工具。社区健康档案是由全科医生和社区护士提供的，以社区为基础的、协调性的医疗保健服务的必备工具，是了解社区卫生工作情况，确定社区中主要健康问题及制订卫生保健计划的重要性文献资料。建立健康档案和动态管理健康档案是社区护士的重要工作之一。

二、建立社区健康档案的目的

建立完整的社区居民健康档案，即建立包括以问题为导向的病史记录和健康检查记录、以预防为主的保健卡，以及个体、家庭和社区与健康有关的各种完整的记录，目的是使社区医护人员通过社区健康档案较全面的认识社区居民的健康状况、社区家庭问题和卫生资源的利用状况，有的放矢地提供社区卫生服务。

三、社区健康档案的作用

1. 为解决社区居民健康问题提供依据

全科医师和社区护士利用健康档案能够全面系统地了解患者的健康问题及健康问题发生、发展的相关背景资料，更好的利用社区卫生人力、物力及财产资源，使居住地点分散的局面得到连续的、科学的卫生服务，从而为社区居民提供高质量的、连续性的医疗保健服务，满足社区居民对医疗服务的需求。电子健康档案的建立和发展使社区卫生服务的管理更加方便、科学，社区护士可根据病种对其进行分类管理，以便为社区居民提供更方便、优质、科学的社区护理服务，使社区卫生服务走向系统化、程序化、制度化的科学管理轨道。

2. 为全科医疗和社区护理教学、科研提供重要的信息

健康档案涵盖了社区居民个体及其家庭的基本资料、健康状况及健康管理等全面、系统的健康信息，用于全科医疗和社区护理的教学及社区卫生服务人员的业务培训中，有利于培养学生的临床思维能力，提高社区卫生服务人员业务能力和工作经验。利用电子化健康档案可以实现对健康信息的数据管理，为全科医疗和社

区护理科研提供良好的素材和资料。

3. 为社会卫生规划提供资料来源

完整的健康档案不仅记载了居民健康状况以及与之相关的全部健康信息,还包括了有关社区卫生机构、卫生人力等社区资源的信息,一方面,可以为社区卫生服务中心和其他部门提供医疗、预防、保健、计划生育、健康教育、康复医疗等需求信息;另一方面,可以作为医疗管理机构和政府决策部门收集基层卫生服务信息的重要内容,为确定社区卫生服务计划提供基础资料,并对我国社区卫生政策方针的制订和卫生投入具有重要的参考价值。

4. 为社区卫生服务质量和技术水平提供评价依据

系统的健康档案能够观察到居民得到持续性、全面性社区服务的情况,可以作为评价全科医师和社区护士服务质量和技术水平的工具。

5. 开展全科医疗服务,进行居民健康动态管理

建立健康档案可以将服务对象健康根据病种进行分类管理,提供优质、方便、快捷的医疗、保健和护理服务。每年一次或两次将健康检查的数据通过录入计算机,运用统计学指标随时进行个人健康情况的前后对比,通过分析连续记录的资料,对居民健康进行动态监测和管理。

6. 为司法工作提供依据

健康档案是一个服务记录的完整性资料库,健康档案的原始记录具有全面、客观和公正的特点,可以为解决医疗护理纠纷或某些司法问题提供客观依据。

总之,社区健康档案体现了以人为本,以健康为中心的特色,健康档案的原始记录具有公正、客观等特点,成为基层卫生服务领域内重要的医疗法律文书,可以为司法工作提供参考依据。建立健全社区健康档案是为居民提供连续性、协调性、综合性的高质量卫生保健服务的重要依据,也是开展社区卫生工作的基础。

第二节 社区健康档案的类型和内容

社区居民健康档案在内容上包括:个人健康档案、家庭健康档案和社区健康档案。这三种档案应个人、家庭、社区兼顾,强调社区分范围的照顾,才能为居民提供综合性、连续性、协调性的社区卫生服务。

一、健康档案的类型

根据档案内容主体,社区健康档案可以分为个人健康档案、家庭健康档案和社区健康档案三个类型。个人健康档案包括以问题为导向的健康记录和以预防为导

向的记录方式。家庭健康档案通过家庭各成员健康资料的总体分析得以建立。社区健康档案通过社区健康调查,了解社区卫生服务状况、卫生服务资源利用情况以及居民健康状况进行统计分析后得以建立。经过多年的工作实践,很多地区把家庭健康档案的部分内容纳入到个人健康档案进行记录。

根据记录材质,健康档案可以分为纸质健康档案和电子健康档案。电子健康档案与新农合、城镇基本医疗保险等医疗保障系统相衔接,并可实现各医疗卫生服务机构间的数据互通互联,为社区居民跨医疗机构、跨地区就医行为的信息共享提供了保证。

二、个人健康档案

个人健康档案是一个人从出生到死亡的整个过程中,其健康状况的发展变化情况以及所接受的各项卫生服务记录的总和。个人健康档案包括以问题为导向的健康记录和以预防为导向的记录。主要用于社区慢性病和残障者等居家护理或在社区卫生服务中心的治疗者。

(一)以问题为导向的健康记录

个人健康档案需记录社区居民生理疾病,影响居民健康的各种相关问题或因素。通常把影响居民健康的任何问题称为健康问题,包括已明确诊断的疾病、尚未明确鉴别的躯体症状以及居民自我感觉的不适、社会适应等问题。以问题为导向的健康记录(problem oriented medical record,POMR)包括患者的一般资料、健康问题目录、健康问题描述、病患流程表、健康体验表、化验及辅助检查记录、重点人群健康管理记录表以及接诊记录表、会诊记录表、双向转诊单等内容。

1. 患者的一般资料

①人口学资料:如年龄、性别、文化程度(教育年限)、职业、婚姻、种族、经济状况、医疗费用支付方式、社会经济状况等。②既往史(如慢性病史、手术史、外伤史、有无残疾等)和家庭史(如家庭成员患某种遗传病史):既往所患疾病治疗情况、输血史及家庭成员主要疾病、遗传病史等。③生物学基础资料:如身高、体重、腰围、臀围、血压等。④生活环境:农村地区在建立居民健康档案时需根据实际情况,对厨房排风设施、饮水、厕所、禽兽栏等生活环境情况进行记录。

2. 健康问题目录

健康问题目录记录了过去影响、现在正在影响或将来会影响患者健康的异常情况。健康问题目录的问题可以是已经确诊的疾病名称,也可以是患者出现的某种无法解释的症状、体征或是实验室检查结果,也可以是社会、经济、心理、行为问题(如失业、丧偶、偏异行为等)。健康问题目录常以表格形式记录,将确认后的问题按发生的年代顺序逐一编号记入表中。

健康问题目录常置于健康档案的首页,这样便于全科医师和社区护士短时间内迅速了解患者过去和现在的健康问题,全面知晓患者的健康状况。健康问题目录常分为主要问题目录和临时性问题目录。

(1)主要问题目录(master problem list):主要记录慢性健康问题、健康危险因素以及尚未解决的健康问题(表 6-1)。

表 6-1　主要问题目录表

问题编号	诊断日期	主要问题	ICPC 编码	处理情况	处理结果

(2)临时(暂时)性问题目录(temporary problem list):主要记录急性、短期或自限性健康问题。暂时性健康问题的记录有助于全科医师和社区护士及时发现可能的重要线索(表 6-2)。

表 6-2　临时性问题目录表

问题编号	问题名称	发生日期	ICPC 编码	处理经过	现况及转归

3. 健康问题描述

健康问题描述(health problem statements)指的是对健康问题目录中所列的问题依据问题编号采用"SOAP"的形式进行逐一描述。SOAP 是以问题为导向的健康档案的核心部分,主要包括主观资料(subjective data)、客观资料(objective data)、对健康问题的评估(assessment)及健康问题的处理计划(plan)。

(1)主观资料:是由患者或家属所提供的主诉、症状、患病史、社会生活史以及患者对不适的主观感觉等内容。对于主观资料的描述要求尽量按患者的陈述来记录,避免将医疗卫生人员的看法加入其中。

(2)客观资料:指的是用各种检查、测量方法获得的有关患者健康问题的真实资料,主要包括患者体格检查、实验室检查、心理测量、行为测量结果以及观察到的患者的行为、态度等。对健康问题的评估是健康问题描述最重要的环节,一份完整的健康问题评估应包括健康诊断、鉴别诊断、问题的轻重程度及预后情况等。这种评估不同于临床医疗中以疾病为中心的诊断模式,其评估内容可以是疾病问题、心理问题或社会问题,也可以是不明原因的异常症状或主诉。对所评估的问题要按统一分类的分类系统进行命名,常利用的分类系统,如国际疾病分类(ICD)、基层医疗国际分类(ICPC)等。

健康问题的处理计划不是以疾病为中心的一维计划,而应是体现以患者为中心,以预后为导向、涉及医疗诊断计划、制订治疗计划、保健指导、康复及健康教育等多方面内容的多维计划。

4. 重点人群健康管理记录表

重点人群重要包括0~6岁儿童、孕产妇、慢性病患者、重性精神疾病患者、老年人等。对0~6岁儿童的健康管理记录表可具体分为新生儿家庭访视记录表、1岁以内儿童健康检查记录表、1~2岁以内儿童健康检查记录表及3~6岁以内儿童健康检查记录表。不同年龄阶段健康检查记录表要针对儿童生长发育特点设计,如新生儿家庭访视记录表包括新生儿出生情况、新生儿听力筛查、新生儿疾病筛查、喂养方式、脐带脱落、黄疸部位等内容,1岁以内儿童健康检查记录表包括前囟闭合情况、服用维生素D情况、发育评估等内容。

孕产妇的健康管理记录表包括孕早期、孕中期、孕晚期访视记录及产后访视,产后42天访视记录。通常在孕12周前由孕妇居住地的乡镇卫生院、社区卫生服务中心建立《孕产妇保健手册》。健康管理记录根据孕产妇各期临床诊疗及护理特点确定,如产后访视记录应包括恶露、会阴或腹部伤口恢复、产褥感染、子宫复旧等内容。

慢性病患者健康管理记录表常见的有高血压患者随访服务记录表、2型糖尿病患者随访服务记录表等。高血压患者随访服务记录表应包括患者是否出现头痛、头晕、心悸、胸闷、四肢发麻、下肢水肿等症状,血压、体重、体质指数等体征及日吸烟量、日饮酒量、运动、摄盐等生活方式、遵医行为、服药依从性、药物不良反应及患者用药情况等内容。2型糖尿病患者随访服务记录表则应包括视力模糊、手脚麻木、体重明显下降等症状,血压、体重、足背动脉搏动等体征及生活方式、空腹血糖、服药依从性、低血糖反应情况、药物不良反应等内容。

重性精神疾病患者健康管理记录表主要针对辖区内诊断明确、在家居住的重性精神疾病患者,对精神分裂症、分裂情感性障碍、偏执性精神病、双相障碍、癫痫所致精神障碍、精神发育迟滞伴精神障碍等重性精神疾病患者的感觉、知觉、思维、情感、意志行为、自知力等精神状况及社会功能情况、患者对家庭社会的影响服药情况、危险性评估进行记录。

老年人健康管理记录表应包括辖区内60岁及以上常住居民的基本健康状况、体育锻炼、饮食、吸烟、饮酒、慢性疾病常见症状、既往所患疾病、治疗及目前用药和生活自理能力、体格检查情况、辅助检查等内容。体格检查包括脉搏、呼吸、血压、身高、体重、腰围、皮肤、浅表淋巴结、心脏、肺部、腹部等常规体格检查,以及对口腔、视力、听力和运动功能等进行的粗测判断。

5. **接诊记录单、会诊记录单、双向转诊记录单**

在社区卫生服务中,有的患者需要进行会诊、转诊治疗。接诊记录表和会诊记录表与医院现行的记录方式基本相同。社区卫生服务中的转诊是双向的,患者在上级医院的治疗、护理、检查情况都应记录在健康档案中。

（二）以预防为导向的健康记录

以预防为导向的健康记录主要包括周期性健康检查记录表和免疫接种记录表。以预防为导向的健康记录体现了社区护理以健康为中心,从生物-心理-社会医学模式全方位考虑的工作特点,以达到早期发现病患及危险因素,及时进行干预的目的。

1. **周期性健康检查记录表**

周期性健康检查是根据社区主要健康问题的流行状况及社区居民的年龄、性别、健康状况等因素而设计的终身性的健康检查计划。周期性健康检查的目的是为了早期发现健康问题并能早期诊断、早期治疗。与传统的年度体检相比,周期性健康检查具有个体化、针对性、连续性等优点,可以实现对社区居民的健康监测。周期性健康检查记录表通常是在不同年龄段基本检查方案的基础上,根据社区居民既往患病史、体格检查及实验室检查结果进行选择性调整。一份完整的周期性健康检查记录表应包括一级预防中的生长发育评估、健康教育以及根据社区居民具体情况而确定的定期检查项目及检查周期,并根据检查结果进行追踪管理。

2. **免疫接种记录表**

免疫接种记录表是根据我国卫生法规对某些特定人群实现的初级卫生保健记录,目前主要是针对儿童的计划性或非计划性免疫接种。免疫接种记录表应包括免疫接种疫苗的名称、应接种时间、实际接种时间等内容。

三、家庭健康档案的内容

家庭健康档案(family health record)是以家庭为单位,记录其家庭成员和家庭整体在医疗保健活动中产生的有关健康基本状况、疾病动态、预防保健服务、利用情况等的资料信息。由于家庭是个人生活的主要环境之一,它影响到个人的遗传和生长发育,影响疾病的发生、发展、传播及康复,因此家庭与居民的健康息息相关。家庭健康档案是居民健康档案的重要组成部分。家庭健康档案可以单独记录家庭健康信息,也可以将家庭相关资料归记到个人健康档案中。家庭健康档案通常包括家庭的基本资料、家系图、家庭疾病资料、家庭评估资料、家庭主要健康问题目录、健康问题描述、家庭成员健康记录等。

1. 家庭基本资料

家庭基本资料包括每位家庭成员的基本资料,通常置于家庭健康档案的首页,主要包括家庭地址、家庭成员人数、家庭各成员姓名、年龄、性别、职业、教育程度、联系电话等一般资料,还包括居住环境、厨房及卫生设施、家用设施等物理环境资料。

2. 家庭评估资料

家庭评估资料包括家庭结构、家庭功能、家庭生活周期、家庭内外资源、家庭关怀指数评估等内容。目前应用较广泛的家庭评估方法和工具有家系图、家庭生活周期、"PRACTICE"模型及家庭关怀指数评估等。

3. 家庭主要健康问题目录及健康问题描述

家庭主要健康问题目录,主要记录家庭生活周期各阶段的重大生活事件及家庭功能评价结果。对家庭问题的记录通常无法利用国际疾病分类来命名,可以参照世界家庭医生组织(WONCA)于1997年修订的基层医疗国际分类"ICPC-2"中对社会问题的分类标准。对家庭主要健康问题的描述可按问题编号,以上文介绍的"SOAP"方式进行问题描述(表6-3)。

表6-3 家庭主要健康问题目录表

问题编号	主要问题	发生日期	ICPC-2编码	SOAP	处理情况

4. 家庭成员健康记录

在家庭健康档案中,每一个家庭成员都应有一份个人健康档案,其内容也参考上文健康档案部分。

四、社区健康档案的内容

社区健康档案是由全科医生和护士提供的,以社区为基础的、协调性的医疗保健服务的必备工具,是了解社区卫生状况、确定社区中主要健康问题及制订卫生保健计划的重要文献资料;是记录社区健康问题、评估社区特征及健康需求的系统性资料。社区健康档案将社区看做服务主体,通过记录社区卫生资源、社区主要健康问题及社区居民健康状况,实现以社区为导向,为社区居民提供整体性、协调性的医疗卫生服务的目的。完整的社区健康档案应包括社区基本资料、社区卫生服务资源、社区卫生服务状况及社区居民健康状况四个部分。

1. **社区基本资料**

社区基本资料主要包括社区地理及环境状况和人口资料、社区产业及社区经济和组织状况、社区动员潜力。

(1)社区自然环境和人口资料:社区自然环境主要包括社区的地理位置、辖区范围及饮用水状况、垃圾处理设备等卫生状况及卫生设施。社区人口资料主要指标包括社区总人口数、社区居民生育观念、人口自然增长率等。

(2)社区经济和组织状况:社区经济状况主要指标包括社区居民人均收入、消费水平等,常与社会总产值、人均国民生产总值等进行对比。社区组织状况主要指与社区居民健康相关的社区内组织和机构,如居委会、志愿者协会、疾病康复中心等,要了解这些社区组织提供社区医疗协调性服务的态度和水平。

(3)社区动员潜力:社区动员潜力指的是可以动用起来为居民健康服务的社区人力、物力、财力资源等。通常这些潜力需要全科医师和社区护士主动发现或开发。

2. **社区卫生服务资源**

社区卫生服务资源是指社区卫生服务机构及社区卫生人力资源状况。

(1)社区卫生服务机构:社区卫生服务机构是指社区内现有的、直接或间接服务于社区居民的专业卫生机构,如医院、保健所、社区卫生服务中心、门诊部、妇幼保健院、福利院和医学教育机构(如医学院校、护理学校)等。这些社区卫生服务机构的服务范围、优势服务项目、交通情况都应记录在社区健康档案中,这对于患者的双向转诊、会诊等工作的开展具有重要意义。

(2)社区卫生人力资源状况:社区卫生人力资源是指在社区各类医护人员及卫生相关人员的数量、年龄结构、职称结构及专业结构等。

3. **社区卫生服务状况**

(1)门诊利用情况:包括一定时期内(通常为1年)的门诊量、患者就诊原因分类、门诊疾病种类及构成情况。

(2)转会诊情况:包括转会诊率、转会诊病种构成、转会诊适宜程度分析及转至单位和科室情况。

(3)家庭访视情况:包括一定时期内(通常为1年)家庭访视人次、家庭访视原因、家庭问题分类及处理情况、家庭病床数等。

(4)住院情况:包括一定时期内(通常为1年)的住院率、平均住院时间、社区居民患病资料、社区死亡资料、社区居民健康危险因素评估。

4. **社区居民健康状况**

社区居民健康状况主要包括社区人口学资料(如社区人口年龄性别构成、社区居民文化构成、职业构成、家庭构成、婚姻状况等)、社区居民患病资料、社区死亡资料、社区居民健康危险因素评估。

(1)社区人口数量及构成:社区人口学资料包括社区人口的数量、年龄构成、性别构成、老年人口系数、出生率、死亡率、人口自然增长率及社区居民的婚姻状况、职业分布、家庭构成及社区人口的文化构成等。社区人口数量是社区卫生服务规划及确定卫生政策的重要依据。全科医师和社区护士可以到当地派出所、居委会、村委会获得辖区内的人口数量。人口构成中最基本的是人口的性别年龄构成,通常利用人口金字塔的形式表示。

(2)社区居民患病资料:社区居民患病资料包括一定期间内(一般为 1 年)的发病率、患病率、社区疾病谱及社区疾病的年龄性别分布、职业分布等。对于社区疾病谱的掌握,可以为病程较长的慢性病的医疗质量评价、医疗设施及医疗经费的投入提供科学依据。

(3)社区死亡资料:社区死亡资料包括死亡率、死因顺位、死因构成、死因别死亡率、社区死因谱等。死因顺位是按各种死因死亡数占总死亡数的比重由高到低排出的位次,反映社区居民的主要死亡原因。死因死亡率指的是某种疾病所致的死亡率,能够反映各类病伤死亡对社区居民生命的危害程度。社区死因谱是根据社区居民死因构成情况排出的顺位。

(4)社区居民健康危险因素评估:社区居民健康危险因素评估常利用表格的形式,对社区居民生活压力事件、不良饮食习惯、获得医疗卫生服务的障碍因素等进行评估,也可以专门针对社区某群体,如冠心病患者进行健康危险因素评估。

第三节 社区健康档案的管理与应用

完整的社区健康档案包括个人健康档案、家庭健康档案和社区健康档案,为了使社区健康档案完整地反映个体、家庭和社区的健康状况,建立健全社区健康档案相关制度就显得十分重要。在实际工作中这三种档案是不能独立分开的,在建立个人档案的同时也收集了家庭资料,并且个人和家庭资料是社区资料的主要来源。近年来,卫计委(原卫生部)制订了《城乡居民健康档案服务规范》,印发了《关于规范城乡居民健康档案管理的指导意见》,对确定建档对象及居民健康档案管理流程做出了明确规定,对健康档案的建立、使用、管理各环节提出了具体的要求(图 6-1,图 6-2)。

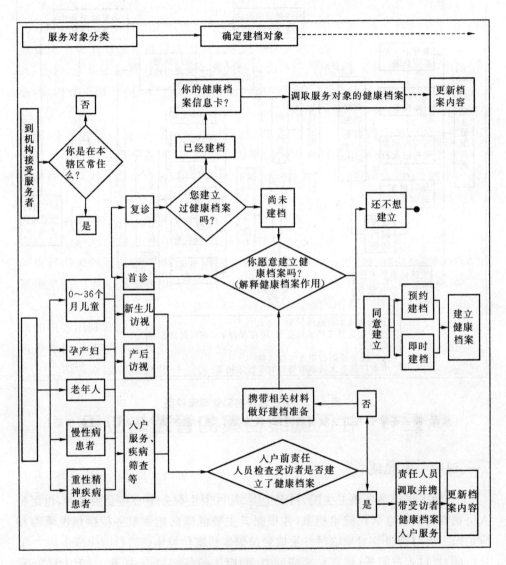

图 6－1　确定建档对象流程图

[来源:国家基本公共卫生服务规范(2011 年版),城乡居民健康档案管理服务规范]

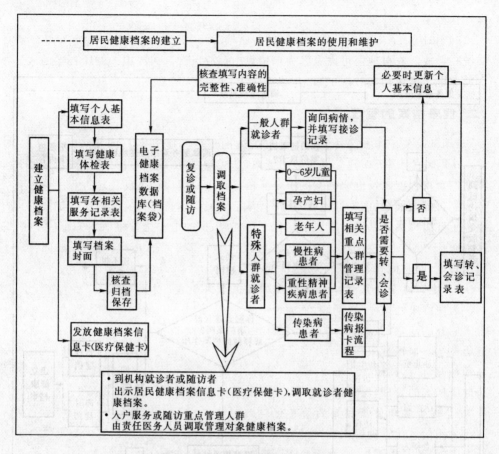

图 6 - 2　居民健康档案管理流程图

[来源:国家基本公共卫生服务规范(2011 年版),城乡居民健康档案管理服务规范]

一、健康档案的建立

(1)辖区居民到乡镇卫生院、村卫生室、社区卫生服务中心接受服务时,由医护人员负责为其建立居民健康档案,并根据其主要健康问题和服务提供情况填写相应记录。同时为服务对象填写并发放居民健康档案信息卡。

(2)通过入户服务(调查)、疾病筛查、健康体检等多种方式,由乡镇卫生院、村卫生室、社区卫生服务中心(站)组织医护人员为居民建立健康档案,并根据其主要健康问题和服务情况填写相应记录。

(3)已建立居民电子档案信息系统的地区应由乡镇卫生院、村卫生院、社区卫生服务中心通过上述方式为个人建立居民电子健康档案,并发放国家统一标准的医疗保健卡。

（4）将医疗卫生服务过程中填写的健康档案相关记录表单，装入居民健康档案袋统一存放。农村地区可以家庭为单位集中存放保管。居民电子健康档案的数据存放在电子健康档案数据中心。

二、健康档案的管理

《国务院关于印发医药卫生体制改革近期重点实施方案》（国发[2009]12号）提出"逐步在全国统一建立居民健康档案，并实施规范管理"，可见国家对居民健康档案的重视程度以及健康档案的重要作用。在进行健康档案的管理过程中应注意逐步完善健康档案、前瞻性地收集资料，基础资料要保持连续、动态性，并加快推进以电子健康档案为基础的卫生信息化平台建设，推动电子化健康档案工作，实现与基本医疗、公共卫生、医疗保险等居民健康和医疗服务信息衔接，通过互联网方便居民查询，同时提高了医疗卫生机构的工作效率。

1. 建立健全居民健康档案管理的相关政策制度

为使健康档案完整、准确、全面地反映个人、家庭和社区的健康状况，必须制订健康档案的建立、保管、使用制度，完善相应的设备配备专职的管理人员，妥善保管健康档案。采用健康档案的建立、管理和使用一条龙的管理办法，在基础建档、更新和补充、信息利用3个重要环节上制订、补充、完善和强化各项制度和措施，加强对健康档案的管理，保障信息安全，提高健康档案使用率。

2. 逐步实现健康档案的信息化

采用信息化管理健康档案的社区卫生服务机构，居民健康档案的数据信息实行专人管理、专人维护、专人录入，定期做好数据备份，保证数据信息的安全，同时健康档案通过信息化手段，可实现不同医疗卫生机构之间健康信息资源共享，初级公共医院与基层医疗卫生机构的双向转诊和分工协作，有利于提高卫生服务效率，改善服务质量，节约医疗费用等，对于最大限度地发挥健康档案的作用具有十分重要的意义。

3. 加强督导考核力度

卫生部门定期对各地建档工作情况进行监督，对工作的完成度、档案的完整度和准确度进行评价，将健康档案建立的数量、质量和居民满意度纳入考核范围，科学核定建立健康档案经费补助标准等。

三、健康档案的应用

（1）已建档居民到乡镇卫生院、村卫生室、社区卫生服务中心复诊时，应持居民健康档案信息卡，在调取其健康档案后，由接诊医师根据复诊情况，及时更新、补充相应记录内容。

（2）入户开展医疗卫生服务时，应事先查阅服务对象的健康档案并携带相应表单，在服务过程中记录，补充相应内容。已建立电子档案信息系统的机构应同时更新电子健康档案。

（3）对于需要转诊、会诊的服务对象，由接诊医师填写转诊、会诊记录。

（4）所有的服务记录由责任医护人员或档案管理人员统一汇总，及时归档。

（5）社区健康档案一般每年更新或增补一次，对卫生服务站点的服务范围、布局及重要指标，整理分析的结果应及时公布。

第七章
社区护理中的伦理与法律

社区卫生服务是一种以人群为基础，以社区为范围，以保护居民健康和提高生活质量为目的的连续性、综合性基层卫生服务。这种服务模式使社区护理的服务对象更加广泛，参与人员众多，服务内容层次多，需要社区护士遵守社区护理伦理原则，在知法、懂法、守法的基础上，以法律约束自己的行为，更好地为社区服务。

第一节 伦理与法律概述

伦理与法律是人类建立和维系社会生活秩序的最基本和最重要的两大规范。伦理是基于道德的价值取向和原则规范。法律是国家制订或认可的由国家强制力保证实施的行为规范。在社会关系中,伦理和法律相互支持、相互补充、密切联系、缺一不可。因此,社区护士必须掌握相关概念及原理。

一、伦理与道德

伦理指在处理人与人、人与社会相互关系时应遵循的道德和准则。伦理与道德关系密切,国内外把研究道德的科学一般都称为伦理学。

（一）伦理学

古希腊哲学家亚里士多德(Aristotle,公元前 384—公元前 322 年)是世界上最早使用"伦理学"一词的人。他将道德分为伦理美德和理智美德两种,并将研究伦理美德的学科称为伦理学。自亚里士多德以后,伦理学便作为一门独立学科存在和发展。在中国,长期以来,伦理学与哲学、政治等融为一体,直到近代中国资产阶级启蒙学者才开始使用"伦理学"这一概念,并逐渐成为一门独立的学科。伦理学是研究社会道德问题的理论,研究道德的产生、发展、本质、评价、作用以及道德教育、道德修养规律。伦理学将道德作为唯一的研究对象,从一定的哲学和历史观来理解道德,并揭示它的本质和规律。

（二）道德

1. 道德概念

道德(moral)是以善恶为评价标准来调整人与人之间以及个人与社会之间相互关系的行为规范的总和,它反映着社会和人类发展的要求,依靠人们的内心信念、传统习惯和社会舆论来维持。

道德作为在一定的社会经济基础上所产生的一种社会意识形态,其核心是"关系"和"规范"。在人的社会交往过程中,会产生各种关系及利益冲突,包括人与人之间,或人与社会之间的关系及冲突。要使每个人都能享受最大的自由及利益,就需要社会公正地分配利益,即对每个人都有一定的约束,要求每个人遵守一定的规则,尊重他人的权利和利益。

道德在社会生活中的作用主要表现为道德对个人和对社会发展的影响。道德可以提高个人的精神境界、促进人的自我完善、推动人的全面发展;道德对社会发展的影响,主要表现为道德对社会关系、经济发展的影响。道德以其特有的认识功能和调节功能对人与人之间的关系进行调整,维护社会的秩序和稳定;道德又是影响社会生产力发展的一种精神力量,影响经济基础的形成、巩固和发展。

2.道德的三要素

道德的三要素包括道德意识、道德关系和道德活动。这三个要素以道德原则为核心,相互联系、相互制约,构成了道德这一有机整体。

(1)道德意识:是对一定社会道德的主观认识和抽象理解,是在道德活动中具有善恶价值取向的各种心理过程和观念。由道德规范意识和道德思想意识两个因素构成。道德规范意识包括道德原则、规范和范畴,是指导和评价个体行为的善恶标准,表现为政治道德、职业道德、社会生活标准等。道德思想意识指个体在社会生活中对社会道德的认识水平,以及通过道德实践后所达到的道德境界,包括道德观念、道德感情、道德信念、道德意识、道德理想和一定的道德理论体系等,是个体进行行为选择的内在机制。

(2)道德关系:是指在一定社会或阶层的道德意识、道德原则和规范支配下形成的,以某种特有的活动方式而存在的特殊的相对稳定的社会关系体系。不以个别人的意志为转移,可分为个人与社会整体、个人与个人、社会整体与社会整体之间的三类关系。

(3)道德活动:是指人们依据一定的道德观念、道德原则和规范所进行的各种具有善恶意义的个体行动和群体实践。主要包括道德行为选择、道德评价、道德教育和道德修养等形式。

在道德的三个要素中,道德意识是道德关系形成的思想前提,又是道德活动的支配力量;道德关系是道德意识的现实表现,它以道德活动为载体,制约着人们的道德活动;道德活动是道德意识形成的现实基础,又是道德关系得以表现、保持、变化和更新的重要条件。道德原则是这三个要素构成的整体的核心,它是道德意识的灵魂,是道德关系的支撑点,也是道德活动的指导方针。

3.道德的特征

(1)共同性:同一社会的不同阶级,甚至不同社会的不同阶级的道德之间,由于类似或相同的经济条件、文化背景和民主心理而存在某类相似或相同的特性。

(2)民族性:民族性是一个民族区别于其他民族的个性特征,包括民族的精神、气质、心理、感情、性格、语言、风俗、习惯、趣味、理想、传统,以及生活方式和理解事物的方式等诸多方面。不同民族间道德的原则标准亦有所不同。

(3)阶级性:道德是维护一定的社会和集团利益的行为准则,具有阶级性。同一社会形态中有不同阶级的道德,不同社会形态之间的各个阶级的道德也不相同。

(4)继承性:道德的继承性是指道德自身发展的客观延续性。道德是在以往道德的基础上合乎规律的发展。

(5)相对独立性:道德除了对社会经济基础具有一定的依赖性外,还对社会经济基础具有能到的反作用。另外,当一定的社会经济关系变革后,人们的道德观念需要经过一个社会实践斗争和思想教育过程才能逐渐改变,适应新的社会经济关系。

4.道德的社会作用

道德通过指导和规范人们的行为,调节人们之间的关系,对社会的经济、政治、文化等领域发生重大的能动作用,主要表现为道德的调节、教育及认识职能。

(1)调节职能:是道德的最主要的职能,指通过评价、劝阻和示范等手段纠正人们不道德的行为,促使人们从现有的行为转变为应有的行为,起到调节人们之间关系的作用。其目标是使个人与他人、社会的关系更加和谐及完善。其调节的范围可以深入到社会的各个方面。

(2)教育职能:指道德能够评价、激励等方式,形成社会舆论、社会风尚,树立道德榜样,塑造理想人格,培养人们的道德观念、情感和行为,从而提高人们的道德境界。其目标是使受教育者成为道德纯洁、理想高尚的人。道德调节功能的发挥有赖于道德的教育功能。

(3)认识功能:道德是引导人们追求至善的良师。通过道德判断、道德标准、道德理想等特有的形式使人们认识到个人同他人、社会的利益关系。对家庭、对他人、对国家应负的责任和应尽的义务,教导人们正确地认识社会道德生活的规律和原则,从而正确地选择自己的生活道路和规范自己行为。道德的认识功能始终是服从于道德的调节职能的。

（三）职业道德

职业道德是一般道德在职业行为中的反映,是社会分工的产物。在社会职业活动中,每个从业人员都要遵守职业道德。职业道德是社会道德体系的重要组成部分,同时职业道德又有自身独特表现。

1.职业道德的概念

职业道德就是人们在进行职业活动过程中,一切符合职业要求的心理意识、行为准则和行为规范的总和。它是一种内在的、非强制性的约束机制。是用来调整职业个人、职业主体和社会成员之间关系的行为准则和行为规范。职业道德既是从业人员在进行职业活动时应遵循的行为规范,同时又是从业人员对社会所应承担的道德责任和义务。不同职业的人员在特定的职业活动中形成了特殊的职业关系、职业利益、职业活动范围和方式,由此形成了不同职业人员的道德规范。

2.职业道德的特征

(1)职业性:职业道德的内容与职业实践活动紧密相连,反映着特定职业活动对从业人员行为的道德要求。每一种职业道德都只能规范本行业从业人员的职业行为,在特定的职业范围内发挥作用。

(2)表现形式多样性:不同的行业和不同的职业,有不同的职业道德标准,较为具体、细致,因此其表达形式多种多样。职业道德多采用制度、守则、公约、承诺、誓言、条例、保证,甚至标语口号等简洁明快的形式,以便于从业人员接受和执行。

(3)实践性:职业行为过程,就是职业实践过程,只有在实践过程中,才能体现出职业道德的水准。职业道德的作用是调整职业关系,对从业人员职业活动的具体行为进行规范,解决现实生活中的具体道德冲突。

(4)职业道德兼有强烈的纪律性:纪律也是一种行为规范,但它是介于法律和道德之间的一种特殊的规范。它既要求人们能自觉遵守,又带有一定的强制性。就前者而言,它具有道德色彩;就后者而言,又带有一定的法律的色彩。就是说,一方面遵守纪律是一种美德,另一方面遵守纪律又带有强制性,具有法令的要求。例如,工人必须执行操作规程和安全规定;军人要有严明的纪律等等。因此,职业道德有时又以制度、章程、条例的形式表达,让从业人员认识到职业道德又具有纪律的规范性。

3. 职业道德的基本要素

职业道德有着非常丰富的内涵,主要包括职业理想、职业态度、职业责任、职业技能、职业纪律、职业良心、职业荣誉和职业作风八个基本要素。这八个要素相互配合,形成一个严谨的职业道德规范模式。

4. 职业道德的基本要求

《中华人民共和国公民道德建设实施纲要》中明确指出:"要大力倡导以爱岗敬业、诚实守信、办事公道、服务群众、奉献社会为主要内容的职业道德,鼓励人们在工作中做一个好建设者。"因此,我国现阶段各行各业普遍适用的职业道德的基本内容,即"爱岗敬业、诚实守信、办事公道、服务群众、奉献社会"。

二、法律

法律是由国家立法机关制定的人们行为规范的准则。它对调节及保障人们的生活具有极其重要的意义。法律是维护国家稳定、各项事业蓬勃发展的最强有力的武器,也是捍卫人民群众权利和利益的工具,也是统治者统治被统治者的手段。在社会中生活的人们必须学法、懂法,以便更好地守法、执法、受法律的保护。

（一）法律的概念

法律就是国家按照统治阶级的利益和意志制定或认可,并由国家强制力保证其实施的行为规范的总和。分为广义和狭义的概念,广义的法律是指法的整体,包括法律、有法律效力的解释及其行政机关为执行法律而制定的规范性文件,除了国家立法机关制定的规范性文件之外,还包括国家行政机关制定的行政法规、地方国家权力机关制定的地方性法规等。狭义的法律专指拥有立法权的国家机关依照立法程序制定的规范性文件。

（二）法律的基本特征

法律的基本特征是法与其他社会规范的重要区别之所在,表现在以下几个方面。

1. 法律是调整人们行为的一种行为规范

法律正是通过对人们行为的调整来实现对社会关系的调整。它向人们提供的行为模式具有一般性的特征,即在相同的条件下,一项法律规范可以对任何人反复适用。法律所具有的规范性及其规范的一般性特征,使人们在实施某种行为之前就有可能测知自己的行为是否符合规范的要求以及这种行为将会给行为人带来何种后果。这就是法律的可预测性。

2. 法律是由国家制定或认可的规范

由国家制定和认可是法律规范成立的两种不同方式,也是法律区别于其他社会规范的主要特征之一。法律的制定,就是通常所说的立法。国家按照实际需要,通过有权的国家机关,依照法定的程序,创立具有不同形式和不同效力的法律规范。法律的认可指国家对于社会上已经存在的某些规范加以确认,赋予它们以法律效力。

3. 法律是以国家强制力保证实施的规范

实施法律是运用法律规范来调整社会关系和维护社会秩序,从而使法律所体现的统治阶级意志在社会生活中得到实现。要保证法律真正得到实施,就要有一整套统一的、强大的暴力手段,它既能够迫使人们在日常生活中遵守法律,又能够对违反法律的人们进行有效的惩罚。这种暴力手段,正是国家机器本身。任何社会规范都要有一定的强制力保证其实施,否则它就不会存在。但是,惟有法律的实施,才依靠国家强制力的保证。

4. 法律是规定权利义务的规范

国家把有利于统治阶级的现实社会关系加以规范化,概括为人们必须遵守的一般准则即行为模式,这就是法律。一般地说,凡是规定人们可以做什么或者不做什么的,通常表现为法律上的权利;凡是规定人们必须做什么或者不得做什么的,通常表现为法律上的义务。法律上的权利和义务是国家确认并受到国家强制力保障的。

5. 法律是对社会具有普遍约束力的规范

国家是全社会的正式代表,因而作为国家意志体现的法律的效力也必然遍及全社会,对其领土范围内的任何人都有约束力。相反,一国之内,所有别的社会规范都不具有像法律这样普遍的约束力。

（三）法律的作用

根据法律在社会生活中发挥作用的形式和内容,法律可以分为规范作用与社会作用。规范作用是法作用于社会的特殊形式,社会作用是法规制和调整社会关系的目的。

1. 法律的规范作用

法的规范作用可以分为指引、评价、教育、预测和强制五种。法的这五种规范作用是法律必备的,任何社会的法律都具有。但是,在不同的社会制度下,在不同的法律制度中,由于法律的性质和价值的不同,法的规范作用的实现程度是会有所不同的。

（1）指引作用:是指法对本人的行为具有引导作用。在这里,行为的主体是每个人自己。对人的行为的指引有两种形式:一种是个别性指引,即通过一个具体的指示形成对具体的人的具体情况的指引;一种是规范性指引,即通过一般的规则对同类的人或行为的指引。个别指引尽管是非常重要的,但就建立和维护稳定的社会关系和社会秩序而言,规范性指引具有更大的意义。从立法技术上看,法律对人的行为的指引通常采用两种方式:一种是确定的指引,即通过设置法律义务,要求人们作出或抑制一定行为,使社会成员明确自己必须从事或不得从事的行为界限。一种是不确定的指引,又称选择的指引,是指通过宣告法律权利,给人们一定的选择范围。

（2）评价作用:是指法律作为一种行为标准,具有判断、衡量他人行为合法与否的评判作用。这种评价作用具有比较突出的客观性及普遍的有效性。

（3）教育作用:是指通过法的实施使法律对一般人的行为产生影响。这种作用又具体表现为示警作用和示范作用。法的教育作为对于提高公民法律意识,促使公民自觉遵守法律具有重要作用。

（4）预测作用:是指凭借法律的存在,可以预先估计到人们相互之间会如何行为。法的预测作用对象是人们相互之间的行为,包括公民之间、社会组织之间、国家、企事业单位之间以及它们相互之间的行为的预测。社会是由人们的交往行为构成的,社会规范的存在就意味着行为预期的存在。而行为的预期是社会秩序的基础,也是社会能够存在下去的主要原因。

（5）强制作用:是指法可以通过制裁违法犯罪行为来强制人们遵守法律。这里,强制作用的对象是违反者的行为。制定法律的目的是让人们遵守,是希望法律的规定能够转化为社会现实。在此,法律必须具有一定的权威性。离开了强制性,法律就失去了权威;而加强法律的强制性,则有助于提高法律的权威。

2. 法律的社会作用

法律的社会作用是从法的本质和目的这一角度出发确定法的作用,如果说法的规范作用取决于法的特征,那么,法的社会作用就是由法的内容、目的决定的。法的社会作用主要涉及了三个领域和两个方向。三个领域即社会经济生活、政治生活、思想文化生活领域;两个方面即政治职能(通常说的阶级统治的职能)和社会职能(执行社会公共事务的职能)。

(四)法律的基本范畴

1. 权利和义务

权利和义务是法律的核心范畴。权利是指法律对人们能够作出或者不作出一定行为,以及其要求他人相应作出或者不作出一定行为的许可与保障;义务由国家规定或承认,法律关系主体应这样行为或不这样行为的一种限制或约束。义务与权利二者是不可分的,权利与义务相互对应、相互依存、相互转化。权利是目的,义务是手段;权利是义务存在的依据和意义。

2. 法律关系

法律关系是法律在调整人们行为的过程中形成的特殊的权利和义务关系。法律关系由主体、内容和客体三要素构成。法律关系主体是法律关系的参加者,是一定权利的享有者和一定义务的承担者,主要包括公民、机构和组织(法人)、国家、外国人和外国社会组织。同一法律关系中可能存在两个或两个以上的客体,其中主要客体决定着次要客体,次要客体补充说明主要客体。法律关系的内容是指特定法律主体之间的权利义务关系,是区别于其他社会关系的重要标志。法律关系客体是指法律关系主体之间的权利和义务所指向的对象,主要包括物、人身、精神产品、行为。法律关系处在不断的生成、变更和消灭的运动过程。

3. 法律行为

法律行为是指具有法律意义和属性,能够引起一定法律后果的行为,具有法律性和社会性两个特征。法律行为的成立必须是出于人们自觉地作为和不作为,基于当事人的意思而具有外部表现的举动。法律行为可分为合法行为与违法行为。

4. 法律责任

法律责任是由特定法律事实所引起的对损害予以补偿、强制履行或接受惩罚的特殊义务,即违者对违法行为或违法行为所应承担的法律后果,由主体、过错、违法行为、损害事实和因果关系五个方面构成。根据违法行为所违反的法律的性质,可以把法律责任分为民事责任、行政责任、经济法责任、刑事责任、违宪责任和国家赔偿责任。根据追究责任的目的分为补偿性责任和惩罚性责任。法律责任由国家授权的机关依法追究,其他个人和组织无权行使此项职权。

5. 法律制裁

法律制裁是由特定的国家机关对违法者(或违约者)依其所应承担的法律责任而实施的强制惩罚措施。根据违法行为和法律责任的性质不同,法律制裁可以分为司法制裁(包括民事制裁、刑事制裁)和行政制裁、违宪制裁。民事制裁是由人民法院对民事违法者或应该承担责任的其他组织和个人,依其所应承担的民事责任而给予的强制性惩罚措施。刑事制裁或称刑罚,它是人民法院对于犯罪行为者根据其所应承担的刑事责任而实施的惩罚措施。行政制裁是指国家行政机关对行政违法者所实施的强制性惩罚措施。根据行政违法的社会危害程度、实施制裁的方式等不同,行政制裁又可分为行政处分、行政处罚、劳动教养三种。违宪制裁是对违宪行为所实施的法律制裁,其措施主要有:撤销同宪法相抵触的法律、行政法规、地方性法规、行政规章;罢免国家机关的领导成员。违宪制裁是具有最高政治权威的法律制裁。根据法律制裁的目的和方式,又可以分为恢复权利性制裁和惩罚性制裁。

第二节 社区护理伦理

在目前社会变化十分迅速和复杂的情况下,社区护士肩负着保证人民健康的重要职责。然而要做好社区护理工作社区护士必须具备高尚的医德,从而决定了社区护理工作中应遵循特殊的伦理道德要求。

随着社区保健逐渐成为中国卫生保健的发展趋势,社区护理与服务对象之间接触更加频繁、密切。社区护理人员肩负着保证人民健康的重要职责。要做好社区护理工作社区护理人员必须具备高尚道德,提高自身职业道德修养。

一、社区护理伦理原则

在社区护理服务的实践中应重视道德建设,坚持伦理原则,充分发挥其积极作用,以利于社区护理工作更好发展。社区护理除遵守一般的护理伦理原则外,还应该注意以下几点。

(一)尊重原则

1. 尊重服务对象的人格权

所谓人格权,就是一个人生下来即享受并应该得到肯定和保护的权利。社区护理服务中,社区护理人员会接触到各种不同的服务对象,包括健康人群、亚健康人群以及患病人群。为了更好维护和促进服务对象的健康，护理人员应具备爱心、耐心及对患病者的同情心、责任心，应尊重服务对象的独立而平等的人格尊严。

2. 切实履行责任，尊重服务对象的权利

护理人员在提供服务时应遵循尊重服务对象的权利，保护他们的合法权益不受侵害，包括服务对象的自主权、知情同意权、隐私权及公正原则。尊重自主权利是护理人员的一项基本义务，同时也是服务对象的基本权利。要求社区护理人员不仅不能干涉他人私事，而且至少在一定程度上有义务促进和维护他人自主选择的能力；在给个体、家庭及社区提供护理服务、进行普查、调查及研究时，应注意尊重其知情同意权；通过尊重服务对象的隐私和保守秘密，创造彼此信任的环境，对更好的开展社区护理工作具有重要意义；护理人员在处理服务对象与服务对象之间的利益关系、服务对象与社会之间的利益关系时，要公正的分配卫生资源，态度上公正对待，对有相同需要的人同等对待，不论社会地位、经济收入、民族和职业，尽量做到公平正直、合情合理。

（二）协作原则

社区护理服务的发展有赖于社区护理人员与居民建立良好的协作关系，同时需要护理人员与相关部门人员密切配合，并取得社区领导的支持。因此，在社区护理工作中，护士应该树立整体观念，与相关人员建立协作关系，相互理解，相互支持，同心协作，共同努力，更好地为社区内的服务对象服务。另外，社区护士也应随时与社区护理服务中心保持联系，及时汇报工作，取得支持与帮助。

（三）慎独原则

一个合格的社区护理人员必须具备慎独修养和自律意识。在任何情况下都应该用道德观念和规范约束自己，关爱患者，忠于职守，热爱本职工作，自我约束，严于律己。加强职业道德教育，提高职业道德修养，调动工作积极性，以完善自我。尊重患者，无论处于健康或疾病状态，还是其社会地位的高低贵贱都一视同仁，也不要轻视点滴问题，把每件细微小事都看成是对自己道德信念的考验。对于家庭出于感激而馈赠的礼物应予婉言拒绝，不能以有功自居而索取财物。

（四）重点原则

社区护理的重点是社区整体人群。因此，以全社区利益为重，保护人民的健康，对全社区负责。在社区卫生服务工作中，存在着医护人员之间、社区工作者与服务对象之间众多利益关系。这些利益关系影响着社区卫生服务的发展。因此，只有在政府、社区管理人员、工作人员及社区群众的参与下，以社区整体利益为重点，合理处理各方面的利益关系，才能使社区卫生服务工作向更完善的方向发展。

二、社区护理伦理规范

规范就是约定俗称或明文规定的标准。护理伦理规范（nursing ethical code）是指依据一定的护理伦理理论和原则而制定的，用以调整护士人际关系及护士与社会关系的行为准则，也是培养护士护理伦理素质的具体标准或要求。在社区护理工作中，护士必须遵守社区护理伦理规范，全心全意为社区服务对象服务。

（一）初级诊疗及转诊的护理伦理规范

1. 一视同仁

尊重患者，一视同仁是护士处理护患关系时必须遵守的准则之一，是协调护患关系的前提条件。在初级诊疗及转诊的过程中，社区护士应公平、公正的对待每个人，不应根据自己的需要、价值取向、审美偏好等有选择的对待患者，也不应根据男女老幼、种族国籍、权力大小、关系亲疏有区别地对待，更不能歧视残疾人、精神患者。

2. 任劳任怨

初级诊疗及转诊工作具体而繁杂，需要社区护士不求名利、脚踏实地、勤勤恳恳地工作；要用最通俗的语言解释深奥的医学知识；要平等地对待服务对象，做到诚心、耐心和关心患者。及时做好危重患者的转诊工作及一般患者的接诊工作。

3. 服务社会

在初级诊疗过程中，社区护士应从实际出发，合理利用资源，最大限度地为社区居民服务。在转诊工作中，社区护士应配合医生做好双向转诊工作。既不能因为担心病源不足或争取更好的实践机会而不愿让重患者转向大医院，也不能让许多该转向社区医院康复的患者"滞留"在大医院，造成医疗资源的浪费。

（二）家庭病床的护理伦理规范

家庭病床是为适合在家庭进行治疗和管理而就地建立的病床，它把医、护、患、家庭联系在一起，融预防、保健、医疗、康复于一体，是社区护理的主要组成部分。家庭病床的开设，方便了患者，解决了患者住院、陪护、饮食、资金等困难，特别是一些慢性病患者，在脱离不开日常家庭环境和亲人的关怀下，得到了及时的治疗和护理，从而满足了基层群众的卫生服务需求，提高了社会效益。在家庭病床的护理工作中，社区护士应该遵循以下护理伦理规范。

1. 一视同仁，平等待患

护士要平等对待每一位患者，不以患者的职业、身份地位、财富等而差别对待，不以任何借口拒绝或否定他们的合理要求，急患者所急，想患者所想，帮患者所需，对其热情周到服务。体谅和理解患者因受疾病痛苦而表现的急躁、冷漠、不配合等行为，向患者做耐心的解释和心理疏导。尊重患者的人格权、隐私权，例如，在为患者进行检查治疗时应最大限度减少患者身体的裸露，操作失误时要说声"对不起"，各种检查治疗时说声"打扰了"，让患者有受尊重的感觉，可增加护患间的信任。

2. 勤奋学习，精益求精

家庭病床护理内容的广泛性要求护理人员不仅应具有专业知识，还应具备多学科知识，例如心理学、社会学、预防医学等。家庭责任护士要经常学习一些新知识、新方法、新技术，不断提高自己的技术水平，不断提高服务认识，积极进取。还要有机智灵活的应变能力，能够在病情突变的情况下，采取果断的应急措施，恰当地救治处理病情。护理人员应掌握不同年龄患者在各种疾病中的临床特点和护理措施，在护理工作中不断积累经验，探索和研究新课，为了患者的利益，刻苦学习，不断提高自己。

3. 不辞辛苦，定时服务

疾病的发生、发展和转归是一个连续的过程，疾病的诊断、治疗和护理也是一个连续不断的过程，任何一个环节都不能随意中断。而家庭病床的患者居住分散，远近不一，护理人员上门服务又往往单独行动，所以护理人员应为患者着想，严格要求自己，遵守时间，按时定点，风雨无阻，不能以天气、交通、私事等理由延误治疗和护理，要切实维护患者的利益。如家庭病床收治的心脏及脑血管疾病患者，大多数都是恢复期的患者，他们在治疗原发性疾病的同时，还要长期坚持一定强度与一定形式的锻炼，以促进功能恢复，这就要求家庭责任护士按时到家指导和帮助患者。护士还要针对每位患者的护理要求进行个别指导，对患者家属讲清患者的病情进展及转归，并教给他们一些基础生活护理。对一些技术性强的护理操作，如：输液、导尿、换药、灌肠以及其他特殊治疗护理由我们执行，但要告诉他们这些操作的目的、重要性及注意事项，以取得患者及家属的配合。如我们在护理一位脑出血手术后并发偏瘫的老年患者的过程中，教会了家属大小便的护理、保留尿管的护理、皮肤的护理，又教会了家属定时帮助病员做双下肢功能锻炼和按摩，并且我们在定期为病员做针灸和更换保留尿管的同时还亲手示范和了解病员的全身情况。这样使这位偏瘫近1年的男性病员未发生任何并发症。

4. 言语贴切，保守秘密

家庭病床的很多患者由于病程长、行动不便、长期受病痛折磨、增加了家庭的经济负担等，容易产生消极心理。护理人员要关怀、体贴患者，与患者进行沟通，随时注意患者的心理状态，发现问题及时开导，但要避免简单、生硬、刺激性语言和消极暗示性语言。对所了解的患者家庭情况、经济情况、个人隐私等应保守秘密，不能随意乱讲，更不要介入患者家庭内部矛盾中。对于一些肿瘤患者，要根据实际情况,与家属共同商量,何时把真实病情告知患者,切不可冒失行事。总之家庭责任护士应遵守职业道德,充分尊重患者人格,保护隐私,不向外界泄露相关内容,不将患者隐私作为笑料,一切均应从患者的利益出发,避免患者由于隐私问题再次受到身心伤害。

5. 自我约束,做到慎独

由于家庭病床独特的护理方式,使护理人员单独处理问题的机会更多,如果护士为图方便、省事而简化操作程序或马虎应付。如取无菌液体时,省略对瓶塞部的消毒,就可能会造成药液微粒污染,使患者出现输液反应;再如给患者导尿时,不按照操作常规进行,消毒不严,虽然患者不知道,但却隐藏着泌尿系统感染的可能。护士应该时刻为患者的安危着想,"日三省吾身",树立高度的责任心,持之以恒,防微杜渐,重视护理工作中的每个细节,坚守自己内心的道德底线,坚定为患者服务的信念。所以护理人员更要加强道德修养,忠于职守,遵守纪律,自我约束,自觉遵守各项规章制度和操作规程,不以职谋私,达到慎独境界,为患者提供优质服务。

（三）突发公共卫生事件应急处理的护理伦理规范

突发公共卫生事件是指突然发生,造成或可能造成社会公众健康严重损害的重大传染疫情、群体性不明原因疾病、重大食物和职业中毒以及其他严重影响公众健康的事件。由于突发公共卫生事件涉及面广、危险性大、对人的影响面广,且常常具有突发性和随机性,因此,要求社区卫生工作人员既要从宏观上统筹安排各个工作环节,又要一专多能,处理好每个患者及可能危及的人群。社区护士作为社区卫生人员中重要的一部分,需要保持工作的连贯性和协同性,其工作任务艰巨,责任重大。要做好突发公共卫生事件发生后,社区护士应该遵循以下护理伦理规范。

1. 无私奉献

突发公共卫生事件后,社区护士也会面临同样的威胁和磨难。但在抢救工作中,社区护士都要牢记救死扶伤的使命,始终将广大人民群众的生命安危和伤病痛苦放在首位。在任何情况下,每个人要勇于克服困难,敢于担责。只要伤情、疫情出现,就必须将生死置之度外,奋不顾身地紧急救护,在疫情爆发时,也不能有丝毫的退缩不前。

2. 爱岗敬业

在突发公共卫生事件的处理过程中,护理工作条件及生活条件通常非常危险、艰苦。为保证大多数社区群众的安全,最大限度地挽救和护理患者,社区护士应该充分发挥自己的专业技能和聪明才智,行动迅速,勇于克服困难,沉着应对。任何贪生怕死、遗弃伤病员、延误救治的行为都是不符合护理伦理道德的。

3. 讲究科学

在处理公共卫生事件时要以科学的态度对待伤情、疫情,充分发挥科学技术的作用,任何弄虚作假、不尊重科学的行为都是不可取的。社区护士要在广大人民群众中进行科学的防病、治病知识宣传,使群众能以积极的态度对待伤病,以正确的方法保护自己及他人,从而提高社会对突发公共卫生事件的应对能力。社区护士要有告诉的责任心和科学的态度,整个救治和护理过程的每一个环节,都不能有任何的松懈、怠慢和不负责的现象发生,尽最大努力将患者可能发生的情况在最初阶段予以处理和科学预测。

4. 团结合作

突发公共卫生事件是一项复杂的社会工程,需要各部门的相互支持、协调和共同处理。在突发公共卫生事件的应急处理中,社区护士应与各个部门及其他专业人员密切合作,团结一心,共同应对。在任何环节,都不能发生相互推诿、敷衍的不道德行为。要本着对患者负责、对公众负责、对社会负责的态度,团结互助,协同工作,处理好突发公共卫生事件。

(四)预防接种的护理伦理规范

预防接种是根据疾病疫情与控制规划,利用疫苗,按照国家规定的免疫程序,由合格的接种技术人员,给适宜的接种对象进行接种,以提高人群免疫水平,达到预防和控制传染病发生和流行的目的。在社区预防接种的工作中,社区护士应遵循以下护理伦理规范。

1. 积极主动

预防接种关系到全体人群的健康,这要求社区护士自觉主动地进行上门服务。社区护士必须清醒地认识到自己的工作是根治传染病的重要措施之一,对于整个社会的影响重大。由于预防接种的服务效果具有一定的迟缓性,部分群众会对预防接种不理解、不合作。因此,在工作中应该主动深入群众进行预防接种,对于那些不合作的群众应善于宣传,说明预防接种的意义以及接种后可能出现的情况,争取其合作。

2. 认真负责

预防接种工作中的许多护理工作,包括从准备到操作,从实施到评价,都需要社区护士自己把握。在无人监督与帮助的情况下,就需要社区护士认真负责,一丝不苟,并要熟练掌握各种疫苗的接种技术及相关知识,认真执行各项查对制度,在预防接种工作中做到不漏不错,优质服务。

3. 实事求是

实施预防接种的护士必须具有科学的态度和实事求是的工作作风。首先,应该根据人口特征、疾病谱及既往经验,主动配合医疗人员制定人工免疫计划及程序,确定预防接种人群。其次,应该在预防接种前认真询问病史及传染病接种史,认真检查接种对象的身体,严格掌握一般禁忌证和特殊禁忌证,以科学的态度进行接种。第三,应迅速正确处理接种反应,尽力减少接种反应所带来的危害。最后,不可因经济利益而鼓励不需要接种的人进行接种,更不能诱骗或强迫护理对象选择价格高的疫苗。实事求是地记录和反映疫苗的使用情况及接种反应,以改进疫苗,促进新疫苗的研发。

4. 团结协作

预防接种工作需要社区护理与医疗人员、相关社区保障等人员的参与和积极协助。同时,预防接种工作的顺利实施也需要广大社区群众的支持和配合,这就需要社区护士在工作中要耐心细致地向群众解释,培养良好的护民关系。

(五)健康普查及健康教育的护理伦理规范

健康普查及健康教育是维护和促进人民健康,早期发现及治疗疾病的重要手段,是社区护理工作中最基本、最重要的内容之一。在进行健康普查及教育的工作中,社区护士应该遵循以下护理伦理规范。

1. 以人为本

在开展护理服务的过程中,应把增进人类整体健康作为自己的责任和目标。工作中要有很强的服务意识,工作要认真细致。健康普查过程应保护受检者的隐私权,履行告知义务,对受检者应如实出具普查结果。健康教育过程中应尊重服务对象的选择,采取切实可行的多种形式开展教育。通过帮助服务对象认识可能的危险因素,结合疾病的相关知识进行教育,使服务对象能够自己做出适合其自身的抉择。这样也可以增加其自我控制感,减少心理压力。

2. 科学指导

为了更好地开展普查及健康教育,社区护士应树立全面的健康观,扩大知识面,努力提高自身的素质。在健康普查过程中所做的检查应该遵循最优化原则,注意普查实施方案的科学性、可行性和可操作性。在健康教育中,应以科学的观点,运用专业理论、知识解释客观现象;切忌使用不科学的材料向群众做宣传;不能为了追求经济收入而夸大某些药物、仪器的实际效果。

3. 公平公正

健康普查及教育工作应该覆盖全社区居民,让每个居民都能有机会得到相关的信息及健康资源。

4. 争取支持

检查普查及教育工作涉及全社区居民的健康问题,需要社区护士与社区居民、社区管理者、医疗卫生机构及政府部门等有效沟通,争取其支持,这样才能更好地开展普查及教育工作。

5. 以基层为重点

我国许多城市社区卫生状况不能令人满意,其中一个重要原因是人们缺乏卫生常识。宣传和普及卫生常识,使人们自觉改掉一些不卫生、不文明的陋习,社区护士责任重大。社区护士应深入到基层,为基层群众普及卫生保健知识,使群众能够认识及保护自身的健康,这也有利于健康普查的开展。

三、社区护理工作中的伦理问题

在社区护理的各项工作中,社区护士在提供护理服务时,可能遇到不同的伦理问题,需要依据伦理原则及具体情况进行分析及护理。在服务过程中,无论社区护士采取什么行动,都要坚持他们的职责,即促进个人及全体社区的健康,保护他们免受伤害,同时对所有居民都应该做到公平与公正。

(一)社区资源及分布相关的问题

社区资源在城乡及不同地区之间的分布不均给社区发展及社区护理带来了一些挑战。这些资源涉及教育、职业、卫生等各个方面。在社区护士的护理工作中,就可能遇到一些卫生资源分配的伦理问题。如在"人人享有卫生保健"及社会公正的基础上,社区护士是将有限卫生资源平均分配给每个人,还是给予那些最需要的人群或最易感人群?当卫生资源及基金不足以供给社区患者群时,谁又应该获得这些资源?

(二)与弱势及特殊人群相关的伦理问题

1. 儿童及青少年

当面对一些与青少年健康相关的两难问题时,由谁来作出相关决定就成为社区护士的一个难题。是应该由青少年还是他们的父母,抑或是医护人员来决定?社区护士如何确定青少年到哪个年龄阶段才有自主决定的权力?另外,当社区护士在工作中遇到不合作或受虐待的儿童时,应该在什么时间采取什么措施也是社区护士可能遇到的问题。在身体、发育、心理社会和精神需要以及儿童和他们的家人在因人而异的个人特殊护理计划方面的问题,社区护士如何处理?

2. 精神障碍患者

随着生活节奏的加快,生活压力的增加,社区中越来越多的人出现心理、精神疾病。精神健康的预防及护理是社区护士的一项重要工作。社区护理人员在护理工作中可能会发生患者自主要求与专业要求相互矛盾等伦理冲突,精神患者的知情同意与保护性医疗行为相冲突等问题。另外,在社区内分配有限的公共健康资源时,如何加大分配精神健康预防资源的比重可能是社区护士需要面对的问题。

3. 残疾人

当社区护士面对残疾人时,应该明确残疾人具有与其他人一样的尊严以及权力。残疾人通常比正常人缺少自我保护能力,更需要帮助和教育,但是目前社会对残疾人教学设施缺乏、伦理道德教育明显欠缺和不足加上师资等使他们获得健康教育的机会较正常人少。另外,残疾人的就业难、就业心切等特点,使得部门残疾人的"劳大于酬"。社区护士在工作中除了要考虑他们不能"做什么"之外,还应该考虑可以用什么样的方式让他们接受健康教育。

4. 其他人群

当社区护士面对传染病、吸毒、服刑人员等不同人群时,也会遇到一些伦理问题。

(1)传染患者:许多耐药菌株的迅速增殖、急性传染病的传播对社区护士的工作都是一个挑战。在面对传染患者时,每个护士都应该具备对传染病的识别、预防及控制的知识及能力,因为传染病控制问题不仅仅是公共卫生部门及医院的工作范畴,也是每个社区护士的职责。在面对传染病患者,如 HIV/AIDS 患者时,社区护士也应该在保密、不歧视和患者自愿的原则下对患者进行规范的检查及治疗。

(2)吸毒者:吸毒会危害吸毒者及其周围人群甚至整个社区的安全及健康。社区护士给予吸毒者毒麻药品以缓解其痛苦的行为既不符合道德规范,也是违法的。

(3)服刑人员:当社区护士面对拒绝治疗的服刑人员时,是否给其进行强制性检查及治疗就是一个两难问题。面对这样的问题时,应该从囚犯自身的要求、国家的利益以及所有治疗方法的价值等各方面进行考虑及权衡。

（三）家庭中临终患者相关的问题

许多家庭护理的伦理问题涉及了终末期患者的护理。对于终末期患者及临终患者是否使用复苏等急救措施也是社区护士会面临的一个问题。所有具备自主决定能力的成人都有自主决定的权利,他们有权力决定自己在临终时是否使用心肺复苏等急救措施。国外关于此的做法通常是在患者清醒的状态下应用书面文件的方式说明当自己在濒死状态且不能自主决定时,是否实施心肺复苏;或说明在不同的情况下采取何种护理措施,如患者在终末昏迷时,除了促进患者舒适的护理措施之外不需要其他护理;或指定代理人代替其决定。我国关于是否实施心肺复苏还没有明确的规定。但是,社区护士应明确不实施心肺复苏仅仅是不实施一些需要借助医疗器械才能帮助患者恢复心肺功能的措施,并不意味着放弃对患者的照顾。另外,对于有临终患者的家属应做好早期教育,这样可以让患者有机会自己安排后事,也可以让患者与家属及其他照顾者进行更好地沟通。

（四）学校健康中的相关问题

在学校健康护理工作中，当学生不愿意将其自身的一些隐私的健康问题告知家长或老师时，社区护士也会处于两难境地。如一个女学生告诉社区护士她妊娠了，但又害怕告诉家长。在这种情况下，社区护士应该本着对学生健康负责的态度，在相关法律的指导下对学生进行教育，教会学生与家长及相关人员沟通。

（五）职业健康中员工相关信息的问题

职业健康护士需要对雇主及员工双方的健康负责，有时会遇到一些伦理难题。如在处理有关职工健康的信息时，是否向他人（包括管理者）透露相关信息就可能成为伦理难题。职工相关信息包括三个方面：第一方面是指相关法律必需的信息，如工伤的时间、特殊检查资料等；第二方面指人力资源管理相关信息，如管理者或其他医护人员提供的职工的"工作能力"鉴定；第三方面指职工个人健康信息。前两方面的信息在管理者需要知道时就可以向他们透露，但第三方面的信息只有在职工同意或法律要求的情况下才能向他人（包括管理者）透露。

第三节 社区护理中的法律问题

我国正逐步完善的医疗行业法律法规以及人们法律意识的普遍增强，要求护理人员在社区卫生服务开展过程，不能以单纯的护理道德观评价自己的行为，必须学法、懂法、守法、用法，熟悉国家法律法规及政策，熟悉自己的合法权益，维护法律的尊严，维护社区服务对象与自身的合法权益。

一、社区护理工作中的法律依据

每个社区护士都应准确地了解其职责的法律范围，熟知各项护理工作的原理及效果，并应明确自己工作的范围及权限，以防止产生法律纠纷。

1. 社区护士资格

护士执业考试合格即取得护士执业基本资格之后必须经过注册才能成为法律意义上的护士。取得执业证书，进行执业注册是护士从事护理工作的前提。2002年1月卫生部在《社区护理管理的指导意见》中规定："社区护士必须具有国家护士执业资格并经注册，还要通过地（市）以上卫生行政部门规定的社区护士岗位培训。独立从事家庭访视护理的护士，应具有在医疗机构从事临床护理5年以上的工作经历。"

2. 社区护士必备特质

世界卫生组织（WHO）于 1974 年制定了三项社区卫生护士必备的特质：①必须有以促进社区健康为己任的责任感。虽说护理人员并非唯一可以提供社区健康服务的人员，但社区护士必须要具有责任感，才能拥有热忱的服务态度，积极为社区奔走、服务。②必须要以照顾弱势团体为优先。社区卫生护理人员必须要有独立自主的能力，以族群的脆弱性来决定提供服务的优先顺序（弱势团体：主要是指妇、幼、老年人、残疾人）。③必须要能与个案（不论是个人、家庭、团体或社区）合作，共同计划与评价所需的健康服务，即要有合群的态度、能与人共事的能力，以尊重个案的自主性，充分发挥团队精神，获取最大的效益。

3. 护理质量标准

护理质量标准清楚地限定了护士职责的法律范围，对护士进行护理时的要求明确了法律标准。护理质量标准一般来源于：护理法规、专业团体的规范标准、工作机构的有关要求、政策及制度。如果护士在执业过程中违反医疗护理规章制度及技术规范，则由卫生行政部门视情节予以警告、责令改正、终止注册直至取消注册。若护士没有严格执行质量标准，其行为造成患者严重人身损害，构成医疗事故，则要根据情节的轻重而受到法律的制裁。

二、社区护理工作中的法律问题

随着法治的健全，人们法治观念日益增强，社区护理工作中遇到的法律问题越来越多，这就要求社区护理人员必须熟悉护理工作中常见的法律问题。

（一）侵权和犯罪

患者的权益受法律保护，社区护理人员必须对患者的权益予以尊重，包括生命权、健康权、隐私权、名誉权、自主权、知识产权等法律赋予的合法权利。由于社区护理工作的特点，需要护理人员深入到患者家中服务，这样就不可避免地会接触到患者本人或家庭中的隐私，患者为了达到恢复健康的目的，会毫不保留地讲出自己的隐私。这时患者有权要求护理人员给予保密，而护理人员也必须明确认识到了解患者情况是为了及时解除其痛苦，早日康复。所以，护理人员应恪守秘密。若随意谈论，造成扩散，则视为侵犯了他人隐私权。

自主权是以身体的动静举止和内心意志不受非法干预为内容的人格权。护士在进行家庭治疗护理、健康教育、慢性病普查等工作中，应让服务对象了解自己的健康、治疗状况及工作目的，在服务对象充分明确的情况下自主选择。对于无法自主的服务对象需由其法定代理人知情同意，否则就会被视为侵犯了服务对象的知情权。

（二）疏忽大意与渎职

疏忽大意是护理人员能预见自己的行为可能造成不良结果,因疏忽大意而没有预见,如此造成的过失,护士负有法律责任。而渎职为专业实践中的疏忽大意。在护理实践中,当实施的护理达不到护理标准时就发生渎职。渎职的认定取决于以下四个指标:①护士有义务提供恰当的护理给患者;②护士不履行职责;③患者受到伤害;④护士没有履行职责而造成患者的伤害。护士责任心不强、不遵守查对制度而导致差错过失,这种过失给患者带来一定程度的损失和痛苦、引起护理纠纷时,从法律上它属于失职但未构成犯罪。但当疏忽大意导致患者残废或死亡时,从法律性质上就可能构成了渎职罪,属于犯罪。在社区护理工作中涉及的环节较多,任何疏忽大意都可能造成过失甚至犯罪。如在社区用药的过程中,社区护士是社区及家庭患者的监护者,在用药时要严格执行查对制度,熟悉药物的作用、副作用、使用方法等。对于服务对象自己购买的药物,也应该了解药物的来源及适应证,指导服务对象正确用药。

（三）收礼与受贿

患者病愈或得到了优质的社区护理服务后,出于感激心理自愿向社区护理人员馈赠少量纪念性礼品,原则上不属于贿赂范畴。但若社区护理人员向患者主动索要并接受其作为酬谢而奉送的巨额钱物,则是犯了索贿、受贿罪。每个合格的社区护理人员都应具有高尚的情操和廉洁的护理道德,应该明白做好社区护理工作,并不是对患者施舍恩赐,而是自己应该履行的法定义务和职责。不应该把获取患者的"额外"报酬,看成是问心无愧的事,应养成无私奉献的护理风尚,完成自己的神圣义务。

（四）护理记录相关法律问题

在出现医疗纠纷时,护理记录是法律部门进行技术鉴定、司法鉴定、判断是非、分清责任的法律依据的重要组成部分。另外,举证倒置的实施也要求一切护理行为均应有所记录。社区护理记录包括社区健康档案、家庭护理记录、初级诊疗护理病历、转诊护理记录、健康教育记录以及家庭协议书等。在所有社区护理文件记录时都应做到及时、准确、完整、无误,注意保持记录的原始性。书写护理文件时字迹要清晰,表达问题要清楚,不能模棱两可,应无错别字,且不得涂改,并准确记录收集时间。同时应加强护理文件的保管工作。若原始记录被丢失、隐匿、篡改、添删、伪造或销毁、重新抄写或更改,都是非法的。另外,社区护士执行相关操作前应与患者或家属签订相关家庭护理协议书。协议书是一个合同,也是社区护士进行护理的法律依据,应由社区护士及服务对象共同签署。其签署意味着家庭护理工作的开始,包含着护理质量、责任、收费等一系列相关法律问题。

（五）与死亡有关的法律问题

1. 遗嘱问题

遗嘱是患者在意识到自己即将离开人世的临终嘱咐。由于社区护理人员往往比其他人更为亲近、可靠，故患者常要求护理人员作为遗嘱的见证人。对此护理人员应明白立遗嘱的程序：见证人最好是 2～3 个见证人参加；见证人必须亲眼目睹或聆听并记录患者的遗嘱内容；见证人当场签字，并证明遗嘱是该患者的；遗嘱应有公证机关的公证。另外，护理人员为患者遗嘱做见证人时必须注意：患者必须具有立遗嘱的精神活动能力。尤其要求护理人员对患者立遗嘱时的精神和身体状况作及时、准确的医疗护理记录，以便日后在遗嘱有争议时，对其实际价值作出公正的鉴定和证明。如果护理人员是遗嘱的受惠者，则应暂时回避，且不能作为见证人。

2. 安乐死问题

所谓"安乐死"就是让一个身患绝症或重症的患者无痛苦地死去，可分为主动安乐死和被动安乐死。前者是指医护人员在不忍患者再受疾病的折磨或出于更为"高尚"的某种动机而采取药物或其他方法，主动结束其生命，让其安然舒服的死去。后者又称为消极安乐死，指对那些无法挽救其生命的患者，停止维持其生命的一切治疗措施，使其自然死亡。目前，世界上仅有少数国家的法律允许实施安乐死。我国现行《刑法》第 232 条以概况的条款规定了故意杀人罪，认为只要不是依法剥脱他人生命权利的行为，均构成故意杀人罪。在我国，安乐死的问题还缺乏全国性立法条件，法律并没有对安乐死作出明确规定，所以实施安乐死的行为符合"故意杀人罪"。目前，法定的义务是要千方百计地延长患者的生命，医生无权终止患者治疗，社区护理人员更无权终止治疗或护理，而是应该对患者或家属做充分的安慰，以唤起患者对生的欲望，最大限度地减轻其痛苦。

第八章
流行病学在社区护理中的应用

　　流行病学调查方法通过对人群健康和疾病状态的观察和记录，研究分析疾病发生、发展的原因和分布的规律，并研究如何防治疾病及促进健康的策略与措施。 社区护理以社区人群为服务对象，不仅要了解社区人群的健康和疾病状况，还要找出人群疾病发生的原因及变化规律，并提出相应的预防、治疗和护理措施，正确评价这些措施的效果。 因此，运用流行病学知识可以提高社区护理工作的质量，更好地实现提高社区居民健康水平的目的。

第一节 流行病学概述

流行病学(epidemiology)是人类在与多种流行性疾病作斗争的过程中逐渐形成和发展起来的一门学科。近年来流行病学在防治疾病及促进健康方面发挥了巨大作用,并受到医学各界人士的认识和广泛关注。因此,了解流行病学的发展过程及相关概念,可以帮助社区护士明确流行病学的学科特点及在社区护理中的作用。

一、流行病学的定义及其相关概念

(一)流行病学的定义

流行病学与一定社会经济条件下的相关学科如医学、社会学等相互促进、伴随发展。我国学者在多年实践的基础上,提炼出来的流行病学的定义为:流行病学是研究疾病和健康状态在人群中的分布及其影响因素,制定和评价预防、控制和消灭疾病及促进健康的策略与措施的科学。

此定义包含四个基本内涵:①研究的对象是人群;②研究内容包括健康状态和各种疾病;③重点是研究疾病和健康的分布及其影响因素;④最终目的是为控制和消灭疾病及促进健康提供科学的决策依据。

(二)流行病学的相关概念

流行病学对于疾病的描述主要包括四个方面:疾病的流行强度、地区分布、时间分布和人群分布。

1. 描述疾病流行强度的术语

疾病流行强度是指某种疾病在某地区一定时期内某人群中,发病数量的变化以及各病例之间的联系程度。常用散发、爆发和流行等表示。

(1)散发(sporadic):是指发病率呈历年的一般发病率水平,各病例间在发病时间和地点方面无明显联系,散在出现。确定是否散发多与此前3年该病的发病率水平进行比较。散发一般适用于范围较大的地区,有时也将发病患者数不多,病例间无明显传播关系情况也称散发。但是在小范围的人群中出现上述情况则称为散发病例或单个病例。

(2)暴发(outbreak):是指在一个地区或集体单位的人群中,短时间内突然有很多相同的患者出现。传染病暴发的原因主要是有相同的传染源或传播途径,大多数患者常同时出现在该病的最长潜伏期内,如集体食堂的食物中毒、幼托机构的荨麻疹暴发等。

（3）流行（epidemic）：流行是指某地区、某病在某时间的发病率明显超过历年的散发发病率水平。流行与散发是相对的，各地应根据不同时期、不同病种等作出判断。当某病发病迅速，涉及地域广，危及人口多，在短期内可能越过省界、国界、洲界，造成世界医学教育网搜集整理性流行的这种现象，称为大流行，如流行性感冒、霍乱。当前艾滋病的流行也是呈世界性的。

2. 描述疾病地区分布的常用术语

（1）地方性：由于自然环境和社会因素的影响，一些疾病包括传染病和非传染病常在某一地区呈现发病率增高或只在该地区存在，这种状况称为疾病的地方性。地方性疾病主要分3类：与自然条件有关的自然地方性疾病、在某地长期存在的人兽共患传染病等自然疫源性疾病和与自然条件无关但与社会风俗习惯和卫生条件等有关的统计地方性疾病。

（2）地方病：也称地方性疾病，是指局限于某些特定地区发生或流行的疾病，或是在某些特定地区经常发生并长期相对稳定的疾病。

（3）外来性和输入性：凡本国不存在或本地区不存在或已经消灭的疾病，从国外或外地传入时，称外来性或输入性疾病。如艾滋病在我国的发生是由国外传入的，属于输入性疾病。

3. 描述疾病时间分布的术语

短期波动（rapid fluctuation）：又称爆发或时点流行，是指一个集体或固定人群中，短时间内发病数突然增多的现象。多因许多人在短期接触同一致病因子而引起，常见因食物或水源被污染而发生的食物中毒、伤寒等。发病高峰与该病的常见潜伏期基本一致，故可从发病高峰推算出暴露时间，从而找出某病短期波动的原因。

季节性（seasonality）：指疾病的发病率在一定季节内发病频率升高的现象。不同的疾病可表现出不同的季节分布特点：明显季节性、季节性升高或无季节性，受各种气候条件、媒介昆虫、人群的风俗习惯、生产条件等因素影响。

周期性（periodicity）：指疾病的流行具有规律性的时间间隔。在无有效疫苗使用之前，大多数呼吸道传染病均可表现出周期性流行的特点。例如流行性感冒，一般每隔10～15年流行一次，流行性脑脊髓膜炎每隔7～9年流行一次，周期性是可以改变和消灭的。例如，麻疹疫苗推广前，在大、中城市几乎隔一年流行一次。自1965年推广麻疹疫苗接种后，我国的麻疹发病率显著降低，周期性已不存在。

长期变动（secular change）：又称长期趋势，指在一个相当长的时间内（通常为几年、几十年或更长的时间内），疾病的发生率、死亡率、临床表现、感染类型、病原体种类及宿主随着人类生活条件改变、医疗技术进步和自然条件的变化而发生显著变化。例如，猩红热在1750—1800年间，是严重的传染病，以后转为缓和，至

1840 年又变为凶恶之病,其死亡率是近年的数百倍。近百余年来,世界各地猩红热的发病率和死亡率均明显下降,临床上轻型和不典型病例所占的比重增多。非传染性疾病如恶性肿瘤、心血管疾病等慢性病在死因中顺位上升。

4. **疾病的人群分布**

疾病的分布常常随人群的性别、年龄、职业、种族、阶层、婚姻状况、家庭情况的不同而有差异,也与人群不同行为及环境有关。研究疾病的人群分布常有助于探讨流行因素和致病原因。

(1)年龄:疾病的发生与年龄的关系相当密切,大多数疾病在不同年龄组的发病率各异。容易传播而且病后有巩固免疫力的传染病,大多在儿童中发病率高,如麻疹、百日咳、水痘,学龄前儿童发病率最高;腮腺炎则在学龄儿童中多见。同一疾病因流行的型别不同,其年龄分布也不同。如钩端螺旋体病,稻田型和洪水型流行时青壮年发病多,雨水型流行时则儿童发病多。研究疾病年龄分布,可以确定疾病的高危人群及重点保护对象,探索流行因素,提供病因线索,制订预防措施并评价其效果。

(2)性别:性别差异可能与暴露机会、生理解剖特点、环境、心理及行为等因素有关。例如,癌症死亡率除乳腺癌、宫颈癌外,其他男女均可患的癌症一般是男性多于女性,其中明显高的有膀胱癌、胃癌、肝癌,可能与男性接触致癌因子机会较多有关;胆囊炎、胆石症则以中年肥胖女性较多;地方病如克山病和地方性甲状腺肿却女性多于男性。

(3)职业:许多疾病与职业有关,可能与暴露机会、劳动条件、劳动强度、经济地位、文化卫生水平和精神紧张程度等相关。例如,煤矿工人易患矽肺病;脑力劳动者易患高血压病和冠心病等。

(4)种族和民族:不同种族和民族人群在遗传、地理环境、国家、宗教、卫生水平及生活习惯等方面影响疾病的发生。例如,马来西亚的马来人患淋巴瘤较多,印度人患口腔癌多,而中国人以患鼻咽癌和肝癌较多。

(5)婚姻状况与家庭:婚姻状况能明显影响两性的健康。多数疾病如肿瘤、心脑血管疾病、自杀及精神病等在离婚者中最高,丧偶和单身者次之,已婚者最低;结核、病毒性肝炎等传染病易在家庭中传播,呈现家庭聚集性。

(6)行为:吸烟、酗酒、吸毒、不正当性行为等不良行为与人类的疾病有关。例如吸烟是人类癌症最重要原因,缺血性心脏病、周围血管病、胃溃疡、慢性阻塞性肺疾患也与吸烟有关;长期过量饮酒为肝硬化、食管癌、咽癌、胃癌、肝炎、高血压等的危险因素;吸毒、不正当性行为、同性恋等是性传播疾病的主要传播途径等。

5. **病因**

流行病学中的病因一般称为危险因素(risk factor),是使疾病发生概率,即危险升高的因素。一般将其分为三大类：①生活行为方式；②环境因素；③个体的先天因素。

二、流行病学的功能及应用

（一）流行病学的主要功能

（1）描述疾病等健康事件的频率在其不同人群、不同地区以及不同时间的分布特点。

（2）分析各种不同分布的原因，以探讨疾病的病因，提供有关因果关系的证据。

（3）根据当前掌握的病因学知识，提出有针对性的预防疾病发生的策略和措施，减少疾病的发生，促进人群的健康水平。

（4）通过疾病的检测，收集有关暴露与疾病的资料，预测疾病的发生情况，为预防疾病的发生和流行提供信息。

（二）流行病学的应用

由以上功能可以看出，流行病学研究的主要目的之一是为制订预防和控制疾病的对策及措施提供科学依据和方法。尽管制订和实施某些对策及措施需要根据当地人力、物力及人群健康，疾病消长以及疾病特征变化的规律，流行病学对于疾病或健康事件及卫生保健设施的情况，并且要同时应用许多医学和非科学领域的知识和方法，但是流行病学应在预防疾病的策略规划及防治效果评价上起主导作用。目前流行病学的应用主要体现在以下几个方面。

1. **研究疾病发生的描述**

有助于发现疾病的时间、地理和人群间的分布特点，为认识疾病提供基本的资料。另外，在制订相关的防治对策后，对疾病及干预措施进行监测也需要用到流行病学方法。

2. **对社区和人群健康做出诊断**

以发病率、患病率、死亡率水平衡量当前疾病分布的状况，对社区和人群健康做出诊断。这种研究有助于社区护士发现需要采取社区干预的健康问题，通过分析这些健康问题的相对重要性，确定需要优先考虑的问题；同时有助于发现需要特殊保健的易感人群，提高干预的针对性。

3. **揭示疾病完整的自然史**

疾病从发生到结束有一个自然发展过程，如亚临床期、症状早期、症状明显期、症状缓解期和恢复期。通过流行病学方法研究人类疾病和健康的发展规律，研究自然史可以用于早期疾病预防和发现疾病，适时采取措施以促进康复。

4. 利用流行病学方法探讨原因不明疾病的病因

对于当前病因未明的疾病的病因学探讨是流行病学的主要研究内容。第二次世界大战以后，流行病学研究广泛应用于各类传染病与非传染病的病因学探讨，比如包皮过长与阴茎癌、吸烟与肺癌、输血与乙型肝炎、妊娠期吸烟与胎儿先天畸形等均是在进行流行病学研究之后逐步明确了病因。目前威胁人类健康的重大疾病，如心血管疾病、脑血管疾病、恶性肿瘤、糖尿病等大多数病因未明，但可以预测，流行病学研究将在其病因探索和疾病预防中发挥越来越重要的作用。

5. 疾病预防

流行病学的根本任务是预防疾病。疾病预防主要从两个方面考虑。一是根除疾病或控制疾病发生；二是要控制疾病发生后的蔓延，减少并发症、后遗症，降低病死率。科学的预防策略制订的前提必须是流行病学研究揭示的疾病病因知识和疾病与功能异常之间的关系。如自然灾害后开展的一系列卫生防疫工作就是建立在有关传染病的流行病学知识基础之上的，而且事实证明，也是行之有效的措施。

6. 用于卫生决策和评价

研究和促进卫生服务的实施和利用，用于卫生决策和评价。社区护士作为卫生行政及业务的管理者之一，应该了解流行病学的知识，从群体和社区的角度来考虑和处理所负责范围的疾病和健康问题。

人群中疾病频率的知识可用于卫生管理的许多方面。首先，有助于合理设计医疗护理的设施。例如，某些特定疾病（如慢性肾炎、精神疾患）的频率和自然史或特殊人群（如早产儿、残疾的老年人）中的所有疾病资料，有助于估计该类患者或特殊人群所需要的床位数。其次，疾病频率的知识有助于设计有效率的研究。不同人群疾病的相对频率确定了疾病的高发人群，而这些资料对于合理分配均具有方向性的指导作用。另外，卫生决策的正确与否及各种卫生服务的效益如何，亦需要应用流行病学的方法进行评价。

三、疾病的自然史与三级预防

（一）疾病自然史

疾病在个体中由临床前期（潜伏期、前驱期）、临床期（临床症状明显期）至临床后期（转归期）的自然发生、发展过程，称为个体的疾病自然史（natural history of disease）。典型的分期在急性传染病中尤为明显，而在有些疾病（如某些恶性肿瘤等）则不明显。

1. 潜伏期

主要指病原体入侵到最初症状出现的这段时间。各种疾病潜伏期的长短随病因的特异性、疾病的类型和机体本身的特征而不同。例如,细菌性食物中毒可短至数小时,而麻风病可长达数年。根据潜伏期的长短可确定留验和检疫期限,判定传染源,了解流行特性,并在适当的时间安排预防接种或药物预防。

2. 前驱期

前驱期指在潜伏期后到开始出现明显症状前的一段时期。当时主要出现一些非特异性症状,如全身不适、食欲减退、头痛、乏力和轻度体温升高等一般性临床表现。前驱期的及时发现有利于疾病的早期诊断和早期治疗。

3. 临床症状明显期

临床症状明显期是出现该病特征性临床表现的时期。这个时期的特殊症状和体征往往是疾病诊断的重要依据,此期长短不一,主要取决于疾病的特异性和机体的反应性,临床表现有轻有重,或时轻时重。

4. 转归期

疾病的转归有康复和死亡两种形式。疾病的转归如何,主要取决于致病因素作用于机体后发生的损伤与抗损伤反应的力量对比,正确而及时的治疗可影响疾病的转归。

（二）三级预防

三级预防是以疾病的自然史为依据和前提,在疾病发展的不同阶段采取相应的干预措施,以减少疾病发生或发展导致的不良后果,降低健康成本,提高生命质量。

1. 一级预防（primary prevention）

一级预防又称病因预防,是在疾病尚未发生时针对致病因素(或危险因素)采取措施,也是预防疾病和消灭疾病的根本措施,包括健康促进和健康保护两方面内容。

(1)健康促进:健康促进的原理是通过创造促进健康的环境使居民避免或减少对病因(或危险因素)的暴露,改变机体的易感性,使机体免于发病,降低发病率。包括健康教育、自我保健和环境保护与监测三方面。

1)健康教育:社区护士参与的健康教育工作包括对居民提供的营养教育和咨询、性教育和计划生育服务等。如为幼儿日间照顾中心的工作者提供健康教育和培训:正确的洗手、更换尿布、准备和储存食物的方法;讲授哮喘患者识别和避免诱发哮喘发作的因子,帮助家庭实施特殊保护策略,如更换毛毯、保持空气清新、避免霉变物品,避开宠物等均属于一级预防工作。

2)自我保健:自我保健是指个人在发病前就进行干预以促进健康,增强机体的生理、心理素质和社会适应能力。主要是个人为其本人和家庭利益所采取的大量有利于健康的行为。

3)环境保护与监测：环境污染和职业暴露会对健康造成相应的危害。例如，当大气受到污染时，空气中的二氧化硫可使慢性呼吸系统疾病增加；水源受到有害化学物质，特别是重金属的污染，会导致慢性中毒患者增加；居民区受噪声污染则导致精神抑郁等患病率增加。

环境保护是健康促进的重要措施，包括基本的卫生设施的建立、食品安全、家庭和工作场所的安全计划及空气质量控制。采用环境监测、环境监督和技术改造等措施，以国家颁布的排放标准和卫生标准为依据，监测有害物质的含量是否超过国家规定的标准，旨在保证生产和生活环境符合卫生标准，确保居民不受致病因子的危害。

在环境保护方面，社区护士可以积极发展和倡导政策和立法，以避免环境隐患的发生。护士也可以为厂矿企业、当地政府和有关居民群体提供咨询和公共教育，以加强对可预防的环境健康问题的重视。

(2)健康保护：健康保护是对有明确病因(危险因素)或具备特异性预防手段的疾病所采取的措施，在预防和消除病因上起主要作用。如采用湿式作业以减少矿工肺尘埃沉着病的发生，控制吸烟以预防肺癌，控制食盐摄入量以预防高血压，计划免疫预防传染病的发生，合理使用安全带防止安全隐患，孕前补充叶酸以预防神经管缺陷等。

开展一级预防常采用三种策略：全人群策略(population strategy)是对整个人群的普遍预防，旨在降低整个人群对疾病危险因素的暴露水平，通过健康促进来实现；高危人群策略(high risk strategy)是对高危人群的预防，旨在消除具有某些疾病的危险因素的人群的特殊暴露，通过健康保护来实现；双向策略(two pronged strategy)即把对整个人群的普遍预防和对高危人群的重点预防结合起来，二者相互补充可以提高效率。

2. 二级预防

二级预防(secondary prevention)亦称"三早"预防，即早发现、早诊断、早治疗，控制疾病的发展和恶化，防止或减缓疾病复发或转为慢性。

早期发现是指通过普查、筛检、定期健康检查等措施，尽早发现有疾病的患者。所采用的检查方法一般较为低廉，一般人群可以接受。如为发现乳腺癌而采用的乳房自检和乳腺钼靶摄影，为早期发现结肠癌而采取的结肠镜检查，为发现妊娠期糖尿病、妊娠期高血压疾病等妊娠期并发症而采取的一系列产前检查，及普通群众定期健康检查等，均是早期发现疾病的二级预防措施。

早期诊断是二级预防的核心。早期诊断后可以开始治疗，从而改善预后。在有安全饮用水的前提下，口服补液疗法对治疗婴儿腹泻是一种价廉且有效的方法。

当母亲发现婴儿有脱水早期症状时,给其服用家庭自制的温开水、糖和盐组成的ORS口服溶液进行治疗就是在实施二级预防。同时,为做好二级预防工作,应向群众宣传防病知识。护士询问护理对象的癌症、心脏病、糖尿病或精神疾病的家族史,然后对其进行相应疾病筛查知识的教育,也是在启动二级预防的程序。

3. 三级预防

三级预防(tertiary prevention)亦称临床预防,指对已患病者采取及时有效的治疗措施,防止病情恶化,以预防并发症和伤残;对已丧失劳动力或残疾者促进功能恢复,提高生存质量,延长寿命,降低病死率。主要措施包括对症治疗和康复治疗。例如,对急性心肌梗死或严重心律失常者进行抢救和治疗,以防止冠心病危及生命;通过药物治疗和智能训练改善老年性痴呆患者的认知功能等均属三级预防。

值得一提的是,人们在疾病预防与控制的长期实践中,认为三级预防并不完善,应在一级预防之前增加初始预防(primordial prevention),也称零级预防,即公共卫生应该强调政府责任。而"初始预防"的责任主体就是各级政府。通过政策的干预、政府的行为等,让影响健康的危险因素不发生或少发生。初始预防对预防起到关键性作用,可看成是预防工作的关口前移。

第二节 流行病学方法在社区护理中的应用

一、社区护理服务中常用流行病学方法

(一)常用流行病学研究方法

流行病学研究的疾病内容由人群、暴露和疾病所组成。根据研究性质,社区常用的流行病学研究方法主要分为四大类,描述性研究(descriptive study)、分析性研究(analytical study)、实验性研究(experimental study)和理论性研究(theoretical study)。

1. 描述性研究

描述性研究又叫描述流行病学(descriptive epidemiology)是流行病学研究的基础步骤。将已有的资料或特殊调查所得的资料进行整理归纳,按地区、时间和人群分布各种特征加以描绘,在此基础上,提出致病因素假设。为了正确地描述分布,应有明确统一的诊断标准、准确的病例数及有关人口数字。描述性研究也是社区护理评估和诊断常用的方法之一,主要包括横断面研究和筛查两种。

(1)横断面研究(cross-sectional study):又称现况研究,是在特定时间对确定

人群中所有个人或其代表性的样本进行调研。通常暴露信息和疾病信息同时确定,是一个时点上人群疾病与暴露情况的"快照"。所使用的指标主要是患病率。横断面研究的优点是结合专题设计的调查资料丰富,可以描述疾病或健康状况在某一时点上的流行病学分布特点,包括人群间分布和地点分布。缺点是无法判断因果的先后顺序,因为所调查的疾病或健康状况与某些特征或因素是同时存在的。因此该类研究不能得出有关疾病和暴露因果关系的结论,只能进行相关性分析,为病因研究提供线索。横断面研究主要包括普查和抽样调查。

1)普查:指为了解某病的患病率或某人群的健康状况,在一定时间内对一定范围人群中的每个成员进行调查或检查。普查时间不宜太久,以免人群中的疾病或健康状况发生变动,而影响普查的质量。普查可以早期发现病例并给予及时治疗,但对病程短、患病率低或检查方法复杂的疾病不宜开展此项工作。比如社区可以针对高发的心血管疾病、妇科疾病(炎症、宫颈疾病等)开展相应的普查工作,以早期发现高危人群。

2)抽样调查:是指从调查的总体中抽取一定数量的观察单位组成样本,通过对样本的调查,用样本的信息来推论总体的特征。抽样调查应根据实际情况选择不同的抽样方法,但是必须遵循随机化原则,才能获得较好代表性样本。由于抽样调查所涉及的观察单位较少,便于执行,更加利于深入细致的开展调查工作,因此,在实际工作中应用广泛。

(2)筛查(screening):也是描述性研究的一种,是指通过快速的检验、检查或其他措施,将可能有病但表面健康的人与可能无病的人进行区分。筛查有两个目的:①早期发现患者或高危人群,以便开展早期防治;②估计疾病流行情况并作分析。需要注意的是,筛查试验时初步检查,对筛查试验阳性和可疑阳性的人群必须进一步进行确诊检查。例如,对孕妇进行唐氏筛查来判断胎儿是否为唐氏综合征胎儿。

2. 分析性研究

分析性研究一般是选择一个特定人群,对描述性研究提出的病因或流行因素的假设进行分析检验。因此,分析性研究是一类检验假设的研究方法,检验的结果可以支持或不支持原来的假设,也可产生新的假设。分析性研究有病例对照研究和队列研究两种主要方法。

(1)病例对照研究(case control study):又称回顾性研究,是从研究人群中选择一定数量的某病患者作为病例组,在同一人群中选择一定数量的非某病患者作为对照组,比较这两组人群既往某些暴露因素出现的频率,并分析这些因素与疾病的联系。

病例对照研究是从果到因的研究,通过回顾性的调查,可以获得多个与疾病相关的因素。由于回顾容易产生回忆偏差,因此相对于队列研究而言,其检验病因假设的能力较弱。

(2)队列研究(cohort study):又称定群研究、前瞻性研究(retrospective study),是将研究对象按暴露因素的有无或暴露程度分为若干组,追踪观察一定期限,比较各组研究对象某病发病率或死亡率有无差别以及差别的大小,从而判断暴露因素与疾病有无关联的一种研究方法。如对基线特征相似的人群按照不同的吸烟量分为几组,追踪观察 1 年、5 年、10 年后该人群的肿瘤、呼吸道疾病等的发病率或死亡率的差异大小。

队列研究是从因到果的研究,由于原因发生在前,结局发生在后,故检验病因假说的能力较强;通过随访,不但可以了解疾病的自然史,还可获得一因多果的结局。另外,队列研究也可用于疾病预防和控制规划的实施。其缺点是长期随访会造成人力及物力的巨大浪费,病例失访率较高,因此,不适于发病率很低的疾病的研究。

3. **实验性研究**

实验性研究(experimental study),又称干预研究(interventional trial),主要用于验证研究假设和考核干预措施效果。将研究对象随机分为实验组和对照组,然后向实验组施加某种干预措施,而对照组则采用空白对照或给予标准化的干预措施,之后随访比较两组人群的结局,如发病率、死亡率、治愈率等,对比分析两组的效应差别,判断干预效果是否有效。

根据研究对象和研究目的的不同,将实验性研究分为临床试验、现场试验和社区试验三大类。

(1)临床试验(clinical trial):是以患者为研究对象,干预措施通常是新疗法或者新的预防方法,以评价疾病新疗法的效应或寻找预防疾病结局(如死亡或残疾)的方法。临床试验应当遵循随机、对照和双盲的原则。

(2)现场试验(field trial):也称人群预防试验,是以尚未患所研究疾病的人群作为研究对象,以个体为单位进行随机分组的实验。多为预防性研究,通常在高危人群中进行试验。如乙肝疫苗在母亲 HBsAg 阳性者的婴儿中进行预防乙型肝炎感染的现场试验效率较高,因为这种婴儿比母亲 HBsAg 阴性的婴儿感染乙型肝炎的机会大很多。

(3)社区试验(community trial):也称社区干预项目,是以未患所研究疾病患者群为整体进行实验观察,以社区为单位进行分组,接受干预措施的基本单位是整个社区或某一人群的各个亚人群。常用于对某个干预措施效果、病因假设或医疗保健服务质量进行评价。

4. **理论性研究**

理论性研究又称理论流行病学(theoretical epidemiology)或数学流行病学(mathematical epidemiology),是在流行病学调查、分析所得资料的基础上,用数学表达式定量地阐述流行过程的特征,模拟流行过程,并按实际的流行过程进行检验和修正,从而建立流行过程的理论。同时,以正确反映流行过程的数学模型在计算机上预测各种可能发生的流行趋势,提出各种防治措施并加以筛选,从而推进防治理论研究。

（二）流行病学方法在社区护理中的应用

防治疾病和促进健康是社区护士主要的服务内容,在研究影响人群健康的复杂因素时,需要用流行病学方法描述社区人群健康及疾病的分布,分析疾病的影响因素,探讨有效的防治措施。护士可以将流行病学用于社区护理工作中的以下方面。

(1)作为社区公共卫生和健康研究团队的成员,护士可以通过各种流行病学方法主动收集获取资料或者通过查找现有资料获取符合社区评估目的的信息。如社区护士在通过问诊、查体、辅助检查等形成的门诊病历、化验单等资料或为社区居民建立的健康档案等均属于流行病学工作的一部分。

(2)流行病学为社区护士计划的制订和护理措施的具体实施提供了理论支持和方法指导,有助于社区健康教育的实施,提高居民健康意识。

(3)根据社区人群的健康资料,合理规划工作人力及责任分配。

(4)运用流行病学方法,合理规划各种疾病的三级预防工作。

(5)护士主持或开展社区疾病及健康问题的研究,运用流行病学的调查方法了解社区各种疾病及健康问题的基本状况,分析影响疾病及健康问题的因素,以便有的放矢地制定防治措施和护理对策,并可应用流行病学的研究方法对社区护理干预的效果进行验证,探讨积极有效的社区护理方法。

二、社区健康水平的测定

社区健康水平主要由描述疾病分布特征的指标,尤其是疾病频率常用的测量指标来反映。正确描述社区内疾病的分布,有助于认识疾病的群体现象,分布规律及其影响因素,从而为临床诊断和治疗提供依据,为合理制订疾病防治、保健策略和措施提供科学依据。因此,社区护士应了解相应的统计方法,尤其应熟知各项生命统计指标的含义及用法,以便在社区护理工作中,用生命统计指标来反映社区卫生服务的水平。

（一）社区健康水平测定所需的资料来源

社区护士除了掌握各种统计数据计算方法以外,还应该熟知相关流行病学资料的来源及其获取方法。目前流行病学资料来源主要由 3 类:常规资料、行政纪律和流行病学调查。

1. 医疗相关的统计报表

与社区有关的各个部门和系统都具有一些常规性报表,如卫生防疫机构提供的儿童基础疫苗接种、传染病发病、慢性病发病、预防服务统计报表、疾病监测统计报表,妇幼保健机构提供的婴儿死亡、儿童死亡、孕产妇死亡、儿童系统管理、孕产妇系统管理、婚前医学检查表等均可应用于社区的健康水平测定及相应的研究中。

出生及死亡等生命记录是出生率和死亡率主要的资料来源。另外,国家每 10 年进行一次全国人口普查,可以提供人口方面的一些基本资料,包括人口分布(年龄、种族、性别)、地理分布和有关经济状况、住房条件和教育方面的信息等,这些数据均可作为不同的率指标的分母。

2. 工作记录

社区基本医疗卫生、医院、卫生部门获得的一系列疾病与健康方面信息。社区人群健康档案记录居民的基本健康状况及反映社区居民健康状况的动态变化,可作为很好的社区诊断素材。有些地方建立的疾病和死亡监测点也收纳了该地某种特定疾病的所有病例资料,也可以从厂矿企业的人事部门获得职员的职业暴露情况。

3. 流行病学调查

既往的流行病学调查(如疾病的普查和筛查、卫生服务调查、开展卫生保健前的基线调查等)可以提供有关社区居民的健康状态、行为和疾病的情况。另外,也可以在执行特定的调查研究中获得准确可靠的第一手资料。

（二）疾病频率常用的测量指标

1. 率和比的概念

(1)率(rate):也称频率指标,是统计学中的概率之意,表示在一定条件下某现象实际发生例数与可能发生该现象的总例数之比,用以说明单位时间内某现象发生的频率大小或强度。一般用百分率、千分率、万分率或 10 万分率来表示。其计算公式为:

$$率 = \frac{某现象实际发生的例数}{能发生该现象的总人数} \times k$$

$k = 100\%, 1000\%\cdots\cdots$

(2)比(ratio):也称相对比(relative ratio),是表示两个数相除所得的值,说明两者的相对水平,通常用倍数或百分数表示。

$$相对比 = \frac{甲指标}{乙指标}(或 \times 100\%)$$

按一般习惯,如果甲指标大于乙指标,用倍数表示,如果甲指标小于乙指标,则用百分数表示。

(3)构成比(proportion):表示某事物内部各组成部分在整体中所占的比重,常

以百分数表示,计算公式如下:

$$构成比 = \frac{某事物内部某一部分的数量(个体数)}{同一事物内部的整体数量(个体数之和)} \times 100\%$$

在实际生活中应防止把构成比当作率使用,因为构成比是反映事物中各组成部分的比重或分布的,不能反映事物某一部分发生的频率或强度。因此,如果以比代率,将会得出错误的结论。

2. **发病指标**

(1)发病率(incidence rate):指一定期间内,一定人群中某病新发生的病例出现的频率。

$$发病率 = \frac{一定时间内人群中发生某病的新病例数}{同期暴露人数} \times k$$

其中,$k = 100\%, 1000‰, 100\,000/10$ 万。

计算发病率时可根据研究疾病的病种及调查问题的特点来选择时间单位,一般多以年表示。

1)分子的确定:发病率的分子为新发病例数。若在观察期内一个人多次发病时,则应分别记为新发病例数,如流感、腹泻等。新病例的确定依据发病时间,对发病时间难以确定的一些疾病可将初次诊断的时间作为发病时间,如恶性肿瘤、精神病等疾病。

2)分母的确定:分母是同时期暴露人口数。暴露人口是指在观察期间内,可能发生该病的人群。对观察人群中不可能再患该病的人(如已经感染了传染病或因预防接种而获得免疫力的人),不应计入分母内,但实际工作中准确的暴露人数往往不易获得,因此,一般多使用年平均人口数(某年 7 月 1 日零时人口数,或年初、年末人口数之和除以 2 作为年平均人口数)作为分母。

发病率可按不同特征,如年龄、性别、职业、民族、婚姻状况、种族、病因等分别计算,称之为发病专率(specific incidence rate)。

3)用途:发病率可用来反映疾病对人群健康的影响,发病率高说明疾病对健康影响大,发病率低说明疾病对健康影响较小。发病率常用来描述疾病的分布,探讨病因和对防治措施进行评价。

(2)罹患率(attack rate):是测量新发病例的频率指标。

$$罹患率 = \frac{观察期间某病新病例数}{同期暴露人数} \times k$$

其中,$k = 100\%, 1000‰$。

罹患率与发病率相同之处是分子均是新发病例数。不同之处是罹患率多用于小范围、短时间内疾病频率,观察时间多以日、周、旬、月为时间单位。其优点是可以根据暴露程度精确的测量发病几率。适用于局部地区疾病的爆发如食物中毒、传染病及职业中毒等的爆发流行。

（3）患病率（prevalence rate）：也称现患率或流行率，指在特定时间内，一定人群中某病新旧病例所占比例。

$$患病率=\frac{特定时间内某人群中发生某病新旧病例数}{同期观察人口数}\times k$$

其中，$k=100\%,1000\text{‰},10\ 000/10\ \text{万},100\ 000/10\ \text{万}$。

1）患病率与发病率的区别：患病率与发病率是描述社区人群发生疾病状况最常采用的两个指标，其区别在于：①患病率的分子为特定时间一定人群中某病新旧病例数的总和，发病率的分子为一定期间暴露于人群中新病例人数，暴露人群中任何人新发生某疾病都称为"新病例"；②患病率是由横断面调查获得的疾病频率，通常用来反映病程较长的慢性病的流行情况及其对人群健康的影响程度，而发病率是由发病报告或队列研究获得的疾病频率，通常用来反映新发生病例的出现情况。

2）用途：患病率对于病程短的疾病价值不大，而对于病程长的一些慢性病的流行状况能提供有价值的信息，可反映某地区人群对某疾病的疾病负担程度。可依据患病率来合理地规划卫生设施、人力物力等卫生资源，研究疾病流行因素及监测慢性病的控制效果等。

（4）感染率（prevalence of infection）：是指在某个时间内在受检查的整个人群中某病现有感染人数所占比例，通常用百分率表示。

$$感染率=\frac{受检者中阳性人数}{受检人数}\times 100\%$$

感染率的性质与患病率相似。患病率的分子指病例，而感染率的分子是指感染者。某些传染病感染后不一定发病，可以通过病原学、血清学及皮肤试验等检测方法获知是否感染。感染率用途广泛，特别是在具有较多隐性感染的传染病和寄生虫病等的调查中，常用它研究疾病的感染状况和防治工作的效果，估计某病的流行态势，也可为制订防治措施提供依据。

（5）续发率（secondary attack rate，SAR）：也称二代发病率，指在一定观察期内某种传染病在易感接触者中二代病例的百分率。第一病例称为"原发病例"，不计算在续发率的分子和分母中。自原发病例出现后，在该病最短潜伏期至最长潜伏期之间发生的病例称为续发病例，即二代病例。

$$续发率=\frac{易感接触者中的续发病例数}{易感接触者总数}\times 100\%$$

计算续发率时要收集的资料：①原发病例的发病日期；②接触者中的易感者数；③观察期内发生的二代病例数。

续发率常用于家庭、病房、集体宿舍、托儿所、幼儿园等发生传染病时的流行病学调查。可分析比较不同传染病传染力的大小、流行因素及评价防疫措施等。

3. 死亡指标

(1)死亡率(mortality rate):指一定人群在一定时期内死亡人数在同期人群中占的比例。死亡率是衡量人口健康状况的重要指标。其分子为死亡人数,分母为该人群年平均人口数。常以年为单位。

$$死亡率 = \frac{某人群某年总死亡数}{该人群同年平均人口数} \times k$$

$k = 1000‰, 100\ 000/10\ 万$

1)粗死亡率(crude death rate, CDR):指死于所有原因的死亡率,是一种未经过调整的死亡率。粗死亡率反映一个人群的总死亡水平,是衡量人群因病伤死亡危险大小的指标,是一个国家或地区文化、卫生水平的综合反映。它不仅反映一个国家或地区在不同时期的居民健康状况和卫生保健水平,而且为当地卫生保健的需求和规划提供了科学依据。

2)死亡专率(specific death rate):按疾病的种类、年龄、性别、职业、种族等分类计算的死亡率。死亡专率是常用的指标,计算时应注意分母的人口必须是与分子相对应的人口。如计算某人群 65 岁及以上人口的心肌梗塞死亡率,分母应为 65 岁及以上的人,不能用全部人口数,分子则应为 65 岁及以上死于心肌梗塞的人数。比较不同地区、不同人群死亡率时,因人口的构成不同,不可直接进行比较,而需对率进行标准化处理后再进行比较。

婴儿死亡率(infant mortality):指一年内不满 1 周岁的婴儿死亡人数与当年活产婴儿数的比率,多用千分率表示。它是反映社会卫生状况和婴儿保健工作的一项敏感指标。

围生期死亡率(perinatal mortality):指某年妊娠 28 周或 28 周以上的胎儿死亡数与出生 7 日以内的新生儿死亡率之和占同年妊娠 28 周或 28 周以上的胎儿死亡数与活产数之和的比率。围生期死亡率时衡量孕前、产期、产后保健工作质量的敏感指标之一。

(2)病死率(fatality rate):是表示一定时期内(通常为 1 年),患某病的全部患者中因该病死亡者的比例。

$$病死率 = \frac{一定时期内因某病死亡人数}{同期确认的某病例数} \times 100\%$$

病死率通常用于病程短的急性病,如各种急性传染病、脑卒中、心肌梗死及肝癌等,以衡量疾病对人生命威胁的程度。病死率受疾病严重程度和医疗水平的影响,同时也与能否被早期诊断、诊断水平及病原体的毒力有关。因此,用病死率作为评价不同医院医疗水平的指标时,应注意不同医院入院患者病情的严重程度及医院的医疗设备条件等因素的影响。

在不同场合下,病死率的分母不同,如计算住院患者中某病的病死率,分母为该病患者的住院人数;如计算某种急性传染病的病死率,其分母为该病的所有发病患者数。

(3)生存率(survival rate):是指患某种疾病的人经若 n 年随访(通常为 1 年、3 年、5 年),到随访结束后仍存活的患者数占观察病例总数的比例。

$$n \text{ 年生存率} = \frac{\text{随访满 } n \text{ 年尚存活的病例数}}{\text{随访满 } n \text{ 年的病例数}} \times 100\%$$

生存率反映疾病对生命的危害程度,常用于评价某些病程较长疾病的远期疗效,如某些慢性病、癌、心血管疾病、结核病等。应用该指标时,应确定随访开始日期和截止日期。开始日期一般为确诊日期、出院日期或手术日期,截止时间通常可为 1 年、3 年、5 年或 10 年,即可计算 1 年、3 年、5 年或 10 年的生存率。

(4)潜在减寿年数(potential years of life lost,PYLL):是指某年龄组人群因某病死亡者的期望寿命与实际死亡年龄之差的总和,即死亡所造成的寿命损失。这一指标在考虑死亡数量的基础上,以期望寿命为基础,进一步衡量死亡造成的寿命损失,强调了早亡对健康的影响。

潜在减寿年数是人群中疾病负担测量的一个直接指标,也是评价人群健康水平的一个重要指标。用于衡量某种死因对一定年龄组人群的危害程度,即可反映出对各年龄组人群的危害大小。用途包括:①计算并比较各种不同原因所致的寿命减少年数;②某一地区(县)和另一标准地区(或省)间相比较;③在卫生事业管理中,作为筛选确定重点卫生问题或重点疾病的指标,也适用于防治措施效果的评价和卫生政策的分析。

(5)伤残调整寿命年(disability adjusted life year,DALY):是指从发病到死亡所损失的全部健康寿命年,包括因早死所致的寿命损失年(years of life lost,YLL)和疾病所致伤残引起的健康寿命损失年(years lived with disability,YLD)两部分。DALY 是一个定量的计算因各种疾病造成的早死与残疾对健康寿命年损失的综合指标,是将由于早死(实际死亡年数与低死亡人群中该年龄的预期寿命之差)造成的损失和因伤残造成的健康损失二者结合起来加以测算。

第三节 社区流行病学管理

传染病(infectious diseases)是由各种病原体引起的能在人与人、动物与动物或人与动物之间相互传播的一类疾病。病原体中大部分是微生物,小部分为寄生虫,具有传染性。随着医学发展,很多传染病发生得到有效控制,其治疗和预防也取得进步,传染病不再是人类死亡的首要原因。同时,随着经济的发展,物质生活水平的不断提高,产生很多新的社会问题,如不正确使用抗生素使人群耐药性增加,人口流动频繁更易于疾病传播等,人类健康依然受到威胁。社区护士不仅要掌握肺结核、病毒性肝炎、狂犬病等原有传染病的防治,而且还需要不断加强对艾滋病、SARS、人禽流感等的控制,能及时报告发现的异常情况。社区护士必须掌握传染病的基本知识和预防控制方法,才能担起防治传染病重任。

一、传染病的传播途径及预防

（一）传染病流行的三个基本环节

传染病发生需要具备三个环节:传染源、传播途径、易感人群。

1. 传染源

传染源指病原体已在体内生存繁殖并能排出体外的人或动物。传染源可以是有传染病的患者、病原体携带者、隐性感染者和受感染的动物。

(1)患者:传染病患者是主要的传染源,传染病患者排出病原体的整个时期称为传染期。传染期的长短因病种而异,是决定隔离期限的重要依据。慢性患者长期排出病原体,由于症状不明显可长期污染环境,有些病情较轻或症状不明显的患者不易被察觉,需要社区护士细致观察,从而及时发现异常情况。

(2)病原携带者:指没有任何临床症状,但能排出病原体的人。可分为病后病原携带者和健康病原携带者两种。病原携带者作为传染源的意义大小,不仅取决于排出病原体的数量和时间,更为重要的是与他们的职业、社会活动范围、个人卫生习惯及卫生防疫措施等因素关系密切。

(3)隐性感染者:在某些传染病中,隐性感染者是重要传染源,如脊髓灰质炎、流行性脑脊髓膜炎等。

(4)受感染的动物:人对部分动物传染病也具有易感性,这类传染病称为人畜共患病,如鼠疫、狂犬病。人类感染后,可引起严重后果,需要引起高度重视。

2. 传播途径

病原体离开宿主到达另一个易感者的途径称为传播途径。

(1)空气传播:病原体在空气中形成气溶胶,易感者通过吸入性获得感染,如传染性非典型肺炎、麻疹、结核病、人禽流感和伤寒等。

(2)粪口传播:病原体借粪便排出体外,污染水、食物或餐具等,易感者通过这些污染的水或食物而获得感染,如伤寒和细菌性痢疾等。

（3）虫媒传播：经节肢动物（如蚊、人虱、鼠蚤和蝇等）叮咬吸血或机械携带传给易感者，可分别引起疟疾、流行性斑疹伤寒、黑热病和恙虫病等。虫媒传播传染病的流行特征：①有一定的地区性；②有明显的季节性；③人群分布上与年龄、职业有明显关系。

（4）接触传播：易感者经被污染的水或土壤而获得传染，如血吸虫病、钩虫病。接触传播分直接接触和间接接触（又称日常生活接触）传播两种方式，性病、狂犬病、血吸虫病、破伤风等为直接接触，细菌性痢疾、甲型病毒性肝炎等为间接接触传播。

（5）血液、体液传播：病原体通过使用血制品、分娩或性交等传播，使易感者获得感染，如乙型病毒性肝炎、丙型病毒性肝炎和艾滋病等。

传播途径还有经土壤传播、医源性传播、垂直传播等。

3. 易感人群（herd susceptibility）

对传染病缺乏特异性免疫力的人称为易感者。当易感者的比例在人群中达到一定水平，并且存在传染源和适宜的传播途径时，传染病的流行将很容易发生。新生人口增加，易感人群大量迁入，或计划免疫实施不理想，均可使社区内易感人群数量增加。

（二）影响传染病流行的因素

传染源、传播途径和易感人群三个环节只是为传染病的流行提供了可能条件，传染病是否发生流行，流行的强度如何，还受自然环境和社会环境因素的影响。

1. 自然环境因素

自然环境因素包括地理环境和气候条件等。有些地区的地理环境和气候条件适宜病原体生长繁殖、媒介昆虫和动物宿主的生长和活动，这些地区就容易发生流行。如气温、湿度和雨量对疟疾、流行性乙型脑炎的流行明显相关。

2. 社会环境因素

社会环境因素包括生产、生活条件、医疗卫生状况、经济、文化、宗教信仰、人口密度、风俗习惯、生活方式、人口移动、职业、社会动荡和社会制度等。如食用未经熟制的鱼、肉、蟹、毛蚶等而引起的寄生虫病或病毒、细菌等感染性疾病。新疆察布查尔锡伯族自治县流行的察布查尔病（肉毒杆菌引起的肉毒毒素中毒），是由当地锡伯族人有食用自制面酱的半成品所致。

（三）社区传染病预防与控制

传染病的预防和控制是世界各国乃至全球的一项重要任务，作为社区护士，应掌握法定传染病种类、报告程序，承担起社区中传染病预防和控制的职责，采取综合措施，依据传染病的特征，针对不同环节实施管理。

1. 传染病疫情报告

1989 年 2 月 21 日国家颁布了《中华人民共和国传染病防治法》,并与 2004 年 8 月 28 日颁布了修订案,对法定传染病进行明确规定。

(1)法定传染病类型:依法需进行疫情报告和管理的法定传染病种分甲、乙、丙 3 类,共 39 种。

1)甲类传染病:鼠疫、霍乱。

2)乙类传染病:甲型 H1N1 流感、传染性非典型肺炎、艾滋病、病毒性肝炎、脊髓灰质炎、人高致病性禽流感、麻疹、流行性出血热、狂犬病、流行性乙型脑炎、登革热、炭疽、细菌性和阿米巴性痢疾、肺结核、伤寒和副伤寒、流行性脑脊髓膜炎、百日咳、白喉、新生儿破伤风、猩红热、布鲁氏菌病、淋病、梅毒、钩端螺旋体病、血吸虫病、疟疾。

3)丙类传染病:手足口病、流行性感冒、流行性腮腺炎、风疹、急性出血性结膜炎、麻风病、流行性和地方性斑疹伤寒、黑热病、包虫病、丝虫病、除霍乱、细菌性和阿米巴性痢疾、伤寒和副伤寒以外的感染性腹泻病。

在 2008 年 5 月 2 日和 2009 年 4 月 30 日卫生部分别把手足口病和甲型 H1N1 流感纳入丙类传染病和乙类传染病来管理。因此,目前我国法定传染病共 39 种。

对乙类传染病中传染性非典型肺炎、肺炭疽和人感染高致病性禽流感,采取甲类传染病的预防、控制措施。其他乙类传染病和突发不明原因的传染病需要采取甲类传染病的预防、控制措施的,由国务院卫生行政部门及时上报,经国务院批准后予以公布、实施。

(2)疫情报告的要求

根据《中华人民共和国传染病防治法》及其实施细则,甲类传染病属于强制管理传染病,发现甲类传染病和乙类传染病中的肺炭疽、传染性非典型肺炎、脊髓灰质炎、高致病性禽流感的患者、疑似患者以及其他暴发传染病、新发传染病以及原因不明的传染病疫情时,接诊医生诊断后应于 2 小时内以最快的方式(电话)向当地县级疾病预防控制机构报告,同时将传染病报告卡通过网络进行报告;对尚未实行网络直报的责任报告单位,接诊医生诊断后城镇 2 小时内、农村 6 小时内以最快的方式向当地县级疾病预防控制机构报告,同时送(寄)出传染病报告卡。对其他乙、丙类传染病患者、疑似患者、按规定报告传染病的病原携带者,实行网报的在诊断后 24 小时内进行网络报告;未实行网报的应在诊断后 24 小时内寄出传染病报告卡。

对于传染病报告卡未及时报告,传染病漏报,疾病预防控制机构在现场监测时发现漏报的应该及时或随时补报,按初次报告进行报告和录入。

2. 社区护士在传染病预防和控制中的职责

作为基层卫生机构的重要成员,社区护士在传染病的预防好控制中具有不可替代的作用。社区护士对辖区内的幼托机构、学校、机关团体、餐饮服务业、娱乐场所等较为熟悉,有利于通过日常护理干预措施帮助居民提高对传染病防治的认识,并对传染病患者进行有效管理。

(1)开展健康教育,预防传染病的发生:加强社区传染病的护理管理,利用多种形式(宣传海报、知识讲座等),有计划地组织和开展预防传染病的宣传活动,让社区居民了解并掌握传染病相应防治措施,提高自我防范意识与能力。督促社区内公共场所从业人员、餐饮业人员和传染病痊愈者等,定期到相应卫生机构接受体检。在家庭访视或执行各种护理活动时,随时注意是否有引起传染病发生的危险因素,及时予以去除,如发现居民的不良卫生习惯,提出改进建议,预防消化道传染病的发生和传播。

(2)督促疫苗的预防接种:社区护士须熟知社区内传染病的易感人群,督促家长及时需要实施计划免疫的适龄儿童接种疫苗,建议年老体弱等重点人群在传染病流行期间接种疫苗,进行人工免疫,有效降低人群易感性,利于预防和消灭传染病。

(3)加强传染病病情监测,早期发现,并开展流行病学调查:社区护士配合卫生防疫工作者对本社区开展针对传染病的护理评估,及时发现疫情并进行连续监控,掌握社区传染病动态,分析历年社区传染病发生、发展情况;掌握本社区传染病发病率、死亡率和计划免疫率及患者群和携带者的情况,并从社区整体的角度与相关部门合作,制订传染病管理方案。利用社区各种筛查机会发现病例,当发现呈阳性反应时应尽早采取措施,以预防疾病的流行。

(4)进行家庭访视,有效管理传染病患者:发现疫情时应按法律规定的程序上报疫情,并通过家庭访视调查该传染病是何时、何地发生及如何传播的,从蔓延情况判断疫情的性质;了解患者病情的发展或痊愈情况。观察接触者的健康状况及患者周围的继发情况,并对继发患者进行立案管理。重点帮助患者及家属了解疾病的传播途径、预防方法,教会患者及家庭有效的、适合家庭的防治措施,促使其认真落实。指导患者疗养,督促其正确遵医嘱服药,注意观察药物的作用及不良反应。做好疫情调查记录,认真填写传染病调查表或家庭访视表,以备分析。患者痊愈或死亡即结束本案管理。

3. **传染病疫情的预防与控制**

(1)疫情出现前的预防

1)经常性预防措施:此类预防措施是预防传染病的根本措施。社区护士应积极对居民进行相关传染病知识的宣教,提高民众对传染病的防治意识和应对能力。

通过积极开展健康教育,对不同病种有计划、有目的地宣传传染病的症状及防治方法,达到普及卫生常识、预防疾病的目的。在某些疾病流行季节,对易感者采取一定防护措施,以防止受感染,如应用蚊帐或驱避剂防止蚊虫叮咬,以预防疟疾、丝虫病、乙型脑炎等感染。社区护士应从点滴小事做起,如帮助居民建立良好的卫生习惯,如洗手、不随地吐痰等。

通过健全社区卫生机构的规章制度,杜绝传染病的传播。加强饮水和食品安全的监督管理,采取切实有效的措施,不断改善社区居民的居住环境卫生、饮水卫生、食品卫生和公共场所的卫生条件。加强对食品、饮用水、公共场所和设施的卫生监督检查,并对生活垃圾、生活污水和粪便采取无害化处理,定期开展灭鼠、杀虫等工作。

2)预防接种和计划免疫:这是预防、控制和消灭传染病十分有效的方法。预防接种通过使机体产生对传染病的特异性免疫力,提高人群免疫水平,降低易感性。计划免疫是国家根据传染病的疫情监测及人群免疫水平的分析,有计划地为易感人群进行常规预防接种。

(2)疫情出现后的防疫:传染病疫情发生后,针对传染病的三个流行环节采取控制措施,是控制传染病的发生范围,防止疫情蔓延的有效措施。

1)控制传染源:包括对患者、病原携带者和动物传染源的管理。必须做到早发现、早诊治、早报告、早隔离、早治疗,及时有效地控制传染病的蔓延。传染病患者一经确诊,应按《传染病防治法》规定实行分级管理,疑似患者应尽早明确诊断。甲类传染病的疑似患者必须在指定场所进行医学观察、隔离、治疗和送检病原学标本,当地卫生防疫机构应在两日内明确其诊断;乙类传染病的疑似患者在医疗保健机构指导下治疗或隔离治疗,并且在两周内明确诊断。对饮食行业、食品企业、集体食堂、服务行业、托幼机构的工作人员及学校教师应列为重点检查对象,对发现的病原携带者,应根据情况考虑暂时调换工作。肝炎、艾滋病、疟疾的病原携带者严禁献血。对于危害不大且有经济价值的家禽、家畜,可予隔离积极治疗;对人类危害较大的病畜或野生动物应予捕杀,然后焚烧或深埋,如患狂犬病的狗;危害性大且无经济价值的动物应予彻底消灭,如老鼠。

2)切断传播途径:传播途径是指病原体从传染源到易感宿主的传播过程。顾名思义就是采取一定的措施,阻断病原体从传染源转移到易感宿主的过程,从而防止疾病的发生,主要包括消毒和隔离。不同传播途径采取不同措施,如经空气传播的,采取空气消毒、保持房间通风、戴口罩等措施;经肠道传染,采取"三管一灭"(管水源、管饮食、管粪便,灭苍蝇、蟑螂),培养个人良好卫生习惯等措施。

3)保护易感人群:包括非特异性和特异性两种措施。非特异性措施包括:加强营养,合理饮食,锻炼身体,提高生活水平,从而提高机体对传染病的非特异性免疫力。特异性预防措施是接种疫苗，提高人群主动或被动特异性免疫力，对传染病的预防、控制和消灭起着重要作用。

【传染病家庭访视内容】

家庭访视（home visit）简称家访，是指为了促进和维护个人及家庭的健康，在服务对象家中进行有目的的交往活动。家庭访视是开展社区护理工作的重要方式。通过家庭访视，社区护士可以了解居民健康状况、建立家庭健康档案、开展有针对性的家庭护理、健康教育、保健指导等服务。

（一）家庭访视时间

当接到疫情报告后，社区护士应于 24 小时内进行首次家庭访视，了解发病情况，依据病情需要进行复访。由于不同传染病的潜伏期、传播途径和病程有差异，复访的时间各不相同。一般第 1 次复访在发病后 3～10 天，第 2 次复访在发病后 40 天左右。对于转为慢性病的患者，每年还需要进行 1～2 次访视，对于不可能转为慢性病的患者仅进行 1 次复访即可。

（二）访视要求和内容

1. 初访

在初访时，社区护士先要核实传染病诊断，调查疾病来源，判断传染病流行的性质、蔓延的现状和趋势。采取有效防疫措施控制传染病，切断其传播途径，对患者及家庭成员进行相关传染病知识的健康教育，使其掌握传染病的控制方法，预防传染病的进一步蔓延。在初访时，要认真填写《传染病调查表》或其他相关护理文件，并对此传染病访视的相关内容做好记录，以便作为对社区总体疫情分析的事实依据，同时为复访奠定良好基础。

2. 复访

在复访时，主要了解患者病情发展情况或痊愈情况，同时对周围密切接触人群进行调查，掌握此传染病的继发情况，是否存在疫情的蔓延，如果发现疫情的大规模蔓延，要及时记录并上报主管部门。社区护士还应了解社区防疫措施的落实情况，患者及家属对传染病预防和控制措施的实施情况。对患者的痊愈或死亡做好详尽的记录，依据实际情况确定下次是否复访，如果继续访视，需确定下次复访时间。

（三）社区常见传染病的家庭访视管理内容

1. 结核病患者的家庭访视管理内容

结核病（tuberculosis，TB）是 21 世纪依然威胁人类健康的主要传染病，属于法定乙类传染病，是我国重点控制的疾病之一。结核病的再次流行与多重耐药的结核分枝杆菌感染的增加、贫困、人口增长和移民等因素，以及缺乏对结核病流行趋势回升的警惕性和复杂性的深刻认识、放松对结核病控制等因素有关。社区护士一旦发现结核病患者或疑似患者,要登记管理、及时上报,并将患者转送至结核病定点医疗机构进行规范检查和系统治疗。无须住院治疗转诊到社区卫生服务机构管理的患者,应由辖区的社区卫生服务机构的医护人员在3天内对患者进行初次家庭访视,并依据病情进行相应的复访。

(1)了解患者病情:社区护士应调查疾病来源,依据结核病的传播特点判断患者的感染途径,为有效控制传染源提供依据。评估患者目前疾病的发展阶段,以选取合适的管理方式进行社区管理。认真填写社区结核病病例管理相关表格和文件,并存入健康档案,汇总后定期上报给上一级卫生主管部门。

(2)对患者日常生活进行指导。

1)患者应注意休息,防止过度劳累,戒烟酒,避免被动吸烟。

2)患者应尽量独居于通风良好的房间,定期消毒。

3)外出时应戴口罩,打喷嚏或咳嗽时,不要朝向其他人,应用双层纸巾遮住口鼻。不随地吐痰,应将痰液吐于纸中,与擦拭分泌物的纸一同焚烧处理。

4)患者的餐具与卧具应单独使用,餐具使用后可煮沸消毒,卧具可在阳光下暴晒消毒。

5)给予饮食指导:由于结核病属于消耗性疾病,患者多较虚弱,应加强营养,多进食高蛋白的食物及富含维生素的蔬菜和水果,饮食规律,不偏食以保证摄入充足的营养成分。

(3)对患者疾病治疗和复查指导。

1)指导患者用药:对于疾病进展期的患者,要督查其早期、规律、全程、适量和联合用药,对其治疗过程进行全面督导和管理。

2)观察疗效:定期检查听力、肝肾功能等,及时发现药物不良反应。

3)指导患者定期进行X线检查和痰液检查。

(4)对其家庭成员的健康管理:家庭内未接触过结核分枝杆菌的新生儿、儿童等应接种卡介苗;告知家庭中与患者密切接触的成员应定期到结核病防治机构进行相关检查,督促家庭成员养成良好的卫生习惯。

2. 艾滋病患者的家庭访视管理内容

艾滋病又称获得性免疫缺陷综合征(acquired immunodeficiency syndrome, AIDS),是一种由人类免疫缺乏病毒(简称HIV)引起的一种慢性传染病。自1981年美国报道发现首例艾滋病病例以来,世界各地HIV感染人数急剧上升。97%以上集中在中、低收入国家,尤以非洲为重。WHO报告2010年全世界存活HIV携带者及艾滋病患者共3400万,新感染270万,全年死亡180万人,形势严峻。

(1)了解患者病情:社区护士应调查疾病来源,依据艾滋病的传播特点判断患者的感染途径,为有效控制传染源提供依据。评估患者目前疾病的发展阶段,在社区营造友善、健康的生活环境,帮助患者消除恐惧、自卑和自闭心理,增强自信心,有助于他们培育健康心态,积极配合治疗,提高生活质量。认真填写社区艾滋病病例管理相关表格和文件,并存入健康档案,同时做好保密工作,不得泄露患者信息。

(2)对患者日常生活进行指导:患者应注意休息,保证充足睡眠。每日摄取足够的能量,多进食肉、蛋、奶等高能量、高蛋白、易消化的饮食,多吃新鲜蔬菜和水果,少食多餐。注意饮食卫生,尤其不进食生冷肉食。注意口腔卫生和皮肤护理,减少感染的发生。戒烟酒,适当进行锻炼,不献血,洁身自好。为防止胎儿和新生儿的感染,HIV 抗体阳性孕妇应终止妊娠。保持良好情绪,社区护士应提供心理帮助,帮助其建立乐观的生活态度。

(3)对患者疾病治疗和复查的管理:嘱患者严格按照医生的要求进行治疗。需要进行家庭访视的,社区护理人员应做好保密工作。

(4)对其家庭成员的健康管理:艾滋病是一种可控的慢性传染病,家属应了解关于艾滋病的传播方式、如何防治等基本信息,给患者精神上的支持,帮助他们树立生活的信心。同时注意自我防护,对密切接触艾滋病者的家属或怀疑接触者要做病毒感染检查,定期(3 个月、6 个月及 1 年)进行血液检测。

3. 病毒性肝炎患者的家庭访视管理内容

病毒性肝炎(viral hepatitis)是由多种肝炎病毒引起的,以肝功能损害为主的一组全身性传染病。传染性强、传播途径复杂、流行面广泛,发病率较高。按其感染病毒种类的不同,病毒性肝炎可分甲型、乙型、丙型、丁型和戊型肝炎五种。社区常见的是甲型和乙型肝炎。

(1)了解患者病情。了解患者病毒性肝炎的传染源,及时掌握疫情,严格实施患者的隔离制度。观察患者皮肤、巩膜颜色,了解黄疸程度,是否有并发症等。及时填写《社区疫情报告卡》和记录文件,存入健康档案。1 周后进行复访,复访时重点了解患者病情进展或康复情况。对于慢性肝炎患者,每年至少要随访 2 次。

(2)对患者日常生活进行指导。患者宜供给高蛋白质、高维生素、低脂肪、易消化饮食,尤其限制热量、脂肪的摄取,避免影响肝功能的恢复及脂肪肝的发生,避免饮酒。重症患者宜绝对卧床休息,注意皮肤及口腔护理。采取以切断传播途径为重点的综合性预防措施,例如重点抓好水源保护,饮水消毒,食品卫生,粪便管理。如甲型肝炎患者按肠道传染病处理常规隔离至起病后 3 周,患者就餐时应与正常人分开,不能从事餐饮、水源管理、幼托等工作。乙型和丙型肝炎,重点在于防止通过血液和体液的传播,各种医疗及预防注射(包括皮肤试验,卡介苗接种等)应实行一人一针一管,对带血清的污染物应严格消毒处理,血液制品应予严格检测,如HBV 标志阳性者,不得出售和使用。对患者的呕吐物、排泄物要用 10%～20%的含氯石灰乳剂混合消毒。

（3）对患者疾病治疗和复查的管理。督促患者按时到正规的医疗机构复诊，在医生指导下用药，以免损害肝功能。及时了解患者的心理状态，认真解答患者问题并引导其建立乐观生活态度。

（4）对其家庭成员的健康管理。肝炎病毒对含氯消毒剂敏感，可用于患者餐具、排泄物等的消毒。家庭成员不要混用餐具、牙刷、剃须刀等物品，不可口对口给婴儿喂食。对与患者有亲密接触的家庭成员，应督促其到正规医疗机构进行检查。如果是病毒携带者，应指导其做好自我保健，正确对待疾病。

4. 细菌性痢疾患者的家庭访视管理内容

细菌性痢疾（bacillary dysentery）简称菌痢，是由痢疾杆菌引起的急性肠道传染病。常年散发，夏秋季可引起流行。

（1）了解患者病情：评估患者临床症状，常有腹痛、腹泻、里急后重，排脓血便等临床表现。如果是中毒性痢疾，多起病急骤、突然发热、反复惊厥、嗜睡、昏迷及抽搐，迅速发生循环衰竭和呼吸衰竭，而肠道症状轻，应引起高度重视。及时填写好《疫情报告卡》和记录文件，存入健康档案。

（2）对患者日常生活进行指导。早期发现患者和带菌者，及时隔离和彻底治疗。从事饮食业、幼托机构人员及水厂工作的人员，更需作较长期的追查，必须立即调离工作岗位。养成的良好卫生习惯，饭前便后洗手，不喝生水，不到卫生条件差的街头摊点就餐，尽量在外少吃凉拌菜和肉类烧烤食物。饮食以流食为主，多食用新鲜蔬菜，生吃蔬菜瓜果要洗净削皮。患者使用过的食具应煮沸消毒。注意局部皮肤的护理，保持肛门皮肤清洁，便后用柔软的卫生纸擦拭后可用温水清洗，涂上凡士林软膏或抗生素软膏予以保护。患者要有专门的便器。

（3）对患者疾病治疗和复查的管理：遵医嘱服用药物，严禁过早停药，造成细菌产生抗体，使疾病转为慢性。大部分急性菌痢患者在1～2周内痊愈，少数患者转为慢性或带菌者。

（4）对其家庭成员的健康管理：注意家庭卫生，尽量不吃剩饭菜。加工凉拌菜时，要把双手清洗干净，用专门的熟食案板和刀具，不和生肉刀具和案板混用。家庭其他成员要与患者使用各自的食具，与患者使用不同卫生间，以避免感染。帮助患者处理完排泄物时，要用消毒水泡手2分钟，再以流水冲洗干净。

5. 流行性感冒患者的家庭访视管理内容

流行性感冒（influenza）简称流感，是由流感病毒引起的急性发热性呼吸道传染病，具有高度传染性且流感病毒治病力强，如不及时控制，易引起反复流行或大流行。流感病毒分为甲、乙、丙三型，甲型流感可感染多种动物，是人类流感的主要病原。一般秋冬季节是其高发期。

（1）了解患者病情：流感一般潜伏期为 1～3 天。临床典型表现为突起畏寒、高热、头痛、全身酸痛、疲弱乏力等全身中毒症状，而呼吸道症状较轻。婴幼儿、老年人、有心肺疾病及其他慢性疾病患者或免疫功能低下者可并发肺炎。及时填写好《疫情报告卡》和记录文件，存入健康档案。

（2）对患者日常生活进行指导。

1）居室宜空气清新、流通，阳光充足，每天定时开窗通风换气。患者用过的食具、衣物、手帕、玩具应煮沸或在阳光下暴晒 2 小时左右，必要时进行空气熏蒸（如用醋等）。

2）社区内流感患者有增多趋势时，应及时向上级卫生部门报告，及时填报传染病报告卡。在流感期间，应减少大型集会与集体活动。

3）嘱患者卧床休息，多饮水，给予易消化、营养丰富的富含维生素的流质或半流质饮食，如面条、稀饭、面包、粥和鸡蛋羹等。多食用新鲜水果，补充体力。

4）高热患者给予物理降温，遵医嘱服用解热镇痛药物，儿童禁忌使用阿司匹林。注意患者的口腔卫生，防止继发感染。

（3）对患者疾病治疗和复查的管理：对患者尽早进行呼吸道隔离和早期治疗，隔离时间为 1 周或者至疾病主要症状消失。

（4）对其家庭成员的健康管理：流感疫苗可以减少流感的发病率。其中灭活疫苗的效果较好，接种对象主要是老年人、婴幼儿、孕妇、慢性心肺疾患、肿瘤、人类免疫缺陷病毒（HIV）感染者、使用免疫抑制剂或长期服用水杨酸制剂者，因为这些人患流感后病情较重，病死率较高。基础免疫应接种 2 次，间隔 6～8 周，一般在流行季节前 1～3 个月内接种。老年人、孕妇、婴幼儿及患有严重糖尿病或慢性心、肺、肾疾患者，有过敏体质及发热者禁忌接种。家庭成员中易感者应注意休息，合理饮食，适当锻炼身体，提高免疫力。

6. 人感染高致病性禽流感患者的家庭访视管理内容

人感染高致病性禽流感简称人禽流感（human avian influenza），是由甲型流感病毒某些亚型中的毒株引起的急性呼吸道传染病，属于法定乙类传染病。1997 年 5 月，我国香港特别行政区的 1 例感染 H5N1 死亡病例，是世界上首次证实甲型流感病毒 H5N1 感染人类。随后，相继有 H9N2、H7N7 亚型感染人类和 H5N1 再次感染人类的报道。

（1）了解患者病情：禽流感的传染源主要为患禽流感或携带禽流感病毒的鸡、鸭、鹅等家禽，所以要特别了解患者与禽类的接触史，比如接触禽类及其分泌物、排泄物、受病毒污染的水等。本病主要通过呼吸道传播。任何年龄均有易感性，尤其 12 岁以下儿童发病率高。患者感染后，病情较严重，可出现毒血症、感染性休克、多脏器功能衰竭等多种并发症而死亡。潜伏期一般在 7 天以内，发热一般 38.5℃

以上。感染 H9N2 仅有轻微呼吸道症状,感染 H7N7 常表现为结膜炎,重症患者多是感染 H5N1 病毒。评估患者是否有恶心、鼻塞、流涕、腹泻等症状,以及患者病情进展情况。

(2)对患者日常生活进行指导:如果发现禽流感疫情,应及时销毁受染家禽,进行彻底的环境消毒。不食用未熟的肉类,不饮用生水,注意饮食卫生,勤洗手。食用禽类食物时尽量高温烹饪,使禽流感病毒因高温而灭活。其他与流感指导相似。

(3)对患者疾病治疗和复查的管理:基本与流感相似,但部分病例出现严重并发症,如重症肺炎、急性呼吸窘迫综合征、多器官功能衰竭、败血症等,可导致患者死亡,治疗期间应注意观察病情变化。

(4)对其家庭成员的健康管理:接触人禽流感患者应戴口罩、手套,穿隔离衣,接触后应洗手。死样、屠宰、销售禽类动物的人员收治人禽流感患者医疗单位的医务人员均为职业暴露人群,在工作期间必须做好个人防控,穿专用工作服,并进行必要的清洁与消毒。

7. 手足口病患者的家庭访视管理内容

手足口病(hand-foot-mouth disease)是由肠道病毒引起的急性传染病,以手、足、口出现水疱为特征,以柯萨奇 A 组 16 型(COXA16)和肠道病毒 71 型(EV71)多见,多发生于学龄前儿童,尤以 3 岁以下儿童多见。

(1)了解患者病情:了解患者发病过程,主要症状表现为手、足、口腔等部位的斑丘疹、疱疹,周围绕以炎性红晕,破溃成小溃疡,由于疼痛,常流涎和拒食。尤其 3 岁以下的患者,短期内有可能发展为危重病例,若没有及时就医、对症治疗,可并发脑炎、心肌炎、肺炎等,甚至危及生命。所以应密切观察病情变化,发现疫情后应立即上报,填写《疫情报告卡》和记录文件,存入健康档案。

(2)对患者及其家庭成员日常生活进行指导:由于本病患者多为婴幼儿,在对患者本人进行指导的同时也要侧重对婴幼儿家长进行健康宣教。饭前便后、外出后要用肥皂或洗手液等给儿童洗手,不要让儿童喝生水、牛奶、吃生冷、辛辣、酸咸食物,避免接触患病儿童;看护人接触儿童前、替幼童更换尿布、处理粪便后均要洗手,并妥善处理污物;婴幼儿使用的玩具、餐具使用前后应充分清洗消毒;本病流行期间不宜带儿童到人群聚集、空气流通差的公共场所,注意保持家庭环境卫生,居室要经常通风,勤晒衣被;儿童出现相关症状要及时到医疗机构就诊。

(3)幼托机构及小学等集体单位进行指导:流行季节,教室和宿舍等场所要保持良好通风;每日对玩具、个人卫生用具、餐具等物品进行清洗消毒;进行清扫或消毒工作(尤其清扫厕所)时,工作人员应戴手套。清洗工作结束后应立即洗手;教育儿童养成正确洗手习惯;每日晨检发现可疑患儿时,要对患儿采取及时送诊、居家休息的措施;患儿增多时,要及时向卫生和教育部门报告。

（4）对患者疾病治疗和复查的管理：手足口病多数可自愈，预后良好，主要是注意休息和对症治疗。个别儿童可出现泛发性丘疹、水疱，伴发无菌性脑膜炎、脑炎、心肌炎等并发症。一旦发现患儿有嗜睡、易惊、谵妄等神经系统异常表现，或呼吸浅促、口唇发绀、咳粉红色或血性泡沫样痰等呼吸系统异常，或面色苍灰、四肢发凉、心率减慢、血压下降等循环系统表现，应立即去专业医疗机构进行救治。

第九章
社区家庭安全用药

随着我国医疗卫生制度改革的深入发展，社区卫生服务将成为我国城乡医疗卫生服务体系中的重要组成部分。真正完善的社区卫生服务，它所承载的将不再只是看病、卖药、打针的传统服务模式，而是涵盖着医疗、药学、护理、健康与心理咨询、卫生宣教、疾病防控等工作内容的社区服务体系。基于社区用药的特殊性，用药安全值得特别重视与关注。

第一节 合理用药

合理用药的生物医学标准（1997 年，WHO 制定）为：①药物正确无误；②用药指征适宜，以明智的医学考虑作为开处方的基础；③选药适宜，考虑到疗效、安全性及费用对患者是适当的；④适当的用药途径、计量与疗程；⑤对患者无用药禁忌并且不良反应的可能性最小；⑥正确的药品调配，包括向患者交代适宜的用药信息；⑦患者能遵医嘱用药。

一、合理用药的重要性

合理用药应当包括安全性、有效性、经济性和适当性四大要素。

1. 安全性

安全性是合理用药的首要条件，直接体现了对患者切身利益的保护。安全性是强调让用药者承受最小的治疗风险获得最大的治疗效果。

2. 有效性

有效性就是要通过药物的作用达到预期的目的。不同药物的有效性明显不同，分别为：①根治治病原、治愈疾病；②延缓疾病进程；③缓解临床症状；④预防疾病发生；⑤避免某种不良反应的发生；⑥调节人的生理功能。判断药物的有效性的指标有多种，常用的有治愈率、显效率、好转率、无效率等。

3. 适当性

合理用药最基本的要求是将适当的药品、适当的剂量，在合适的时间内经适当的用药途径给相应的患者使用，以达到预期的治疗目的。

4. 经济性

经济性正确的含义应当是获得单位用药效果所投入的成本（成本/效果）应尽可能低，获得的治疗效果最满意。

二、合理用药原则

国家卫生计生委新闻发言人姚宏文 2013 年 12 月 13 日发布公告称，我国城乡居民用药的知识普遍匮乏，用药行为不规范的现象普遍存在。为此，国家卫生计生委等部门联合制定了合理用药的十大原则，主要内容如下。

（1）优先使用基本药物。

（2）用药应遵循能不用的不用，能少用的不多用，能口服的不肌注，能肌注的不输液的原则。

（3）买药要去合法的医疗机构和药店，注意区分处方药和非处方药，处方药必须凭执业医师的处方购买。

（4）仔细阅读药品说明书，特别要注意药物的禁忌、慎用、注意事项、不良反应和药物间的相互作用等说明。

（5）处方药要严格遵照医嘱使用，切勿擅自变更。特别是抗菌类药物和激素类药物，不能自行调整用量或停用。

（6）任何药物都有不良反应。非处方药长期、大量地使用也会导致不良后果。

（7）孕期及哺乳期妇女用药要特别注意禁忌。儿童、老人和有肝脏、肾脏等疾病的患者，用药应更加谨慎，用药后要注意观察生命体征的变化。从事驾驶、高空作业等特殊职业的从业者要注意药物对工作的影响。

（8）药品的存放要科学、妥善，谨防儿童及精神异常者误服、误用。

（9）接种疫苗是预防一些传染病最有效、最经济的措施，国家免费为需要接种疫苗者提供一类疫苗，有关人员应按时接种。

（10）保健食品不能替代药品。

三、合理用药

1. 充分认识药物作用的二重性

不可否认，无论是住院或非住院患者，除手术、放疗以外，绝大部分疗效来自药物治疗。而不合理用药，轻则延误治疗，重则危害患者，酿成医疗事故。因此，用药时应力求：治疗作用最大化，不良反应最小化。

2. 药源性疾病

药源性疾病可视为"二次伤害"，它和医院交叉感染及耐药性一样，已成为医疗领域的三大困扰之一，应予重视。如氯霉素致再生障碍性贫血，庆大霉素致听神经损害。有资料显示：约五分之一的肝脏疾患由药物引起。

我国每年住院 5000 多万人，与药源性损害有关的约 250 余万人。住院中发生不良反应的有 500～1000 万人。目前，我国有残疾人 5000 万～8000 万，其中 1/3 为听力残疾，其 60%～80% 与使用过氨基糖苷类抗生素尤其是链霉素、庆大霉素、卡那霉素有关。经对聋哑学校儿童的调查，发现药源性耳聋在后天性耳聋患者中的比例有逐年增加的趋势。

药源性病名亦日益受到关注，如青霉素性脑病，普萘洛尔性脑病，非那西汀肾，四环素牙，解热镇痛药肾病。另外，抗癌药致癌（如氮芥），抗过敏药致敏（如皮质激素等），亦不鲜见。因此，治疗中应仔细观察、分析每一个症状，区别出是否是药物引发了新疾病,否则后果很严重。

3. **联合用药**

在医疗实践中,同时应用两种或更多种类药物较为普遍,因而药物的相互作用成为临床药学与治疗学上的一项重要课题。合并用药时,必须对其利弊进行评估。

联合用药的目的:发挥协同效应,提高疗效;延缓或减少耐药性;减少单一药物剂量,减少不良反应。

联合用药的指征:病因未明的严重感染;单一药物不能控制病情(如夹杂症时);需要长时间治疗者(如结核)。

联合用药的结果:可产生的结果有相加、协同、拮抗、无关四种。

以抗生素为例:

分类:Ⅰ类:繁殖期杀菌剂:青霉素类头孢类等

Ⅱ类:静止期杀菌剂:氨基糖苷类

Ⅲ类:快速抑制剂:四环素、氯霉素等

Ⅳ类:慢性抑制剂:磺胺类

合用效果:Ⅰ＋Ⅱ:协同

Ⅰ＋Ⅲ:拮抗

Ⅰ＋Ⅳ:相加或无关

Ⅱ＋Ⅳ:相加、协同

Ⅲ＋Ⅳ:相加

应注意抗菌机制相同、毒性相同的抗生素应避免合用,如氨基糖苷类合用可加重其耳毒性和肾毒性,故联合用药可能因追求面面俱到而导致使用种类过多。注意综合性治疗,改善患者身体状况,确保疗效。补充血容量,纠正电解质失衡,提高免疫力等,

必须指出:除药物作用的相互影响外,药物之间发生的化学物理反应亦值得注意,如磺胺嘧啶钠针剂在葡萄糖溶液中,久之可析出结晶性沉淀;氯丙嗪所致的血压下降,如用肾上腺素可致血压更低;长期服用苯巴比妥,肝药酶被诱导,作用逐渐减弱;合用双香豆素、泼尼松、苯妥英、抗组胺药等时,可使这些药物代谢加快,作用降低;苯巴比妥、苯妥英钠可加速维生素 D 代谢,影响钙吸收,致小儿佝偻病;β-内酰胺类＋庆大霉素置于同一液体中可致后者疗效降低。

只有做到合理联合用药,才能避免滥用药物,特别是某些新药上市,名目繁多,必须坚持按指征用药。须知,新药其实可能存在潜在的不良反应,不能以贵药、新药是图,应做到只要对症、对因、价廉,药物同样可获得疗效。

临床上亦有忽视选药原则,如缺铁性贫血使用维生素 B_{12};将血管造影剂泛影

葡胺误作骨髓造影剂使用致死的例子亦时有发生。

在给药方法上,应遵循科学、合理、经济的原则,能口服者尽量口服,注射给药只在不能口服或紧急状态下使用。须知,注射给药除了增加患者经济负担外,还是引发新的感染的源头,也给患者带来痛苦。

4. 关于民间偏方

民间偏方一是没有经过系统的试验加以认证审批,二是往往只注意到其疗效,没注意其毒副反应。故不可轻信任何偏方,尤其是口服药。社会上"偏方造麻烦,医院来了难"的事亦屡见不鲜。

第二节 社区用药误区

社区用药的特点是:患者用药的随意性大(剂量、疗程);缺乏全程观察监控;用药过程中的干扰因素(起居饮食、情绪等);经验型用药(尤以"老病号")。

一、抗菌药使用的误区

1. 将抗菌药当消炎药

抗菌药对非感染性病症如局部软组织淤血、红肿、疼痛及过敏所致的皮炎和病毒性感染是无效的,除非夹杂有感染,否则不应用。

2. 抗菌谱越广疗效越好

不合理使用广谱抗菌药是导致人体尤以小儿"二重感染"的元凶,故应坚持选用有针对性的药物,能用窄谱的不用广谱,才能避免"二重感染"。

3. 抗菌药物外用

不应随意自行配制液体冲洗伤口或以粉状撒于伤口,应选用专用外用制剂。因外用机会越多,细菌越易耐药,一旦遇严重感染,治疗则显被动。

4. 新抗菌药总比老的好

只要能针对感染菌,就会疗效好,不要一味求"新",如对支原体肺炎,昂贵的三代头孢菌素疗效就不及红霉素。

5. "急功近利"频繁更换或增加药物品种

不少医生或患者及其家属,用某抗生素1～2天无明显好转,就急于更换或增加药物。此举极易产生广泛的耐药性,抗菌药要3～5天方能尽显其效。

6. 疗程过短

一般应待体温正常,症状消失72～96小时消失后停药。

7. 给药途径

①轻度感染：口服；②重度感染或特殊情况：注射。

二、激素类药物使用的误区

1. 将激素类药物当退热药用

激素类药物的退热作用是通过抑制机体内源性致热原的释放来实现，激素类药物不但无抗感染作用，还可通过抑制人体免疫反应而降低人体抵抗力。因此，在某些感染患者使用激素类药物后，出现体温下降、病情缓解时，往往可掩盖感染真相而造成"误判"，延误治疗。所以对高热感染患者应查明病因，在使用激素类药物的同时，联合使用抗菌药；大剂量 3～5 天后，逐渐减量至停用。

激素类药物与抗菌药的使用原则：激素类药物后用先停，抗菌药先用后停。

2. 将激素类药物当止痛药使用

激素类药物虽可通过抑制抗原抗体反应及非特异性抗炎作用来产生"止痛"效果（尤以关节炎疾患），但并不能对所有痛症有效，不分病因地长期大量使用激素类药物将产生诸多不良反应。例如，风湿类风湿性关节炎患者，应在水杨酸类疗效不佳或关节炎急性期才能使用激素类药物；而对一般腰腿痛等不宜使用，尤其老人。必须指出的是，对结核性、痛风性、退行性和外伤性关节炎应禁用激素类药物。

三、激素类外用的误区

激素类外用软膏制剂对许多皮肤病多只治标不治本，有的甚至有害。

1. 被视为皮肤病的"万能药"

由于激素类外用软膏制剂是免疫抑制剂，可诱发、加重感染，故不适用于病毒、细菌、真菌性皮肤病，如单纯疱疹、皮肤结核、痤疮、手足体癣等不能用激素类软膏。

2. 可长期使用

久用激素软膏，可致皮肤萎缩、变薄、毛细血管扩张、皮肤潮红、淤点、淤斑、干燥、发黑（用激素软膏可使面部皮肤一时光泽，女士化妆品尤应谨慎），个别久用者还可致骨质疏松症，严重的可致消化性溃疡，诱发青光眼、白内障。

3. 老、少均可放心使用

成长期儿童应尽量避免使用。伴有高血压、糖尿病、精神病的老年皮肤病患者亦应慎用激素。

4. 孕妇不能口服、注射激素，但可外用

妊娠早期禁用激素软膏，孕妇常因妊期出现疱疹、妊娠痤疮、妊娠瘙痒性荨麻疹等而误用激素软膏，以上症状其实分娩后即可消失。

四、维生素类药物使用的误区

维生素有益健康,但绝非多多益善、无限量使用。哥本哈根大学一项研究指出:一些本来健康的人长期服用维生素 A、维生素 E 后,因干扰了自身防御功能,而使早逝的风险增加 16%。

超量服用维生素 C 可致腹痛、腹泻、尿频,还影响儿童发育,对胎儿亦有影响,甚至致先天性坏血病等。

大量服用维生素 A 的急性中毒表现为头晕、头痛、嗜睡、呕吐等;慢性中毒表现为关节肿、痛,疲劳等。

长期使用维生素 D 可致眼炎、厌食、恶心、肌肉疼痛、乏力、儿童生长停滞。

长期使用维生素 E 可致血小板聚集、血栓形成、胃肠功能紊乱、恶心、视力模糊等,还可致女性内分泌改变、免疫功能低下。

孕妇过量服用维生素 C 可致流产;过量服用维生素 E 可致胎儿大脑发育异常;过量服用维生素 D 可致胎动脉、牙发育异常。故维生素使用应做到:缺乏才补,补量适当。

人体各种维生素的每日摄取量是营养学家们根据大量人群研究调查后制定的,过量摄取维生素不但不能带来强健的体魄,可能导致无法察觉的恶性贫血甚至维生素中毒。患有疾病的人如果需服用维生素,应先请教医师。服用维生素时,最好和白开水同服,药物不可与咖啡、茶等含有咖啡因的饮料同服。现在维生素的种类越来越多,千万不要被广告词迷惑,不服来路不明的维生素,选择单纯的就是最安全的。

五、抗高血压药物使用的误区

1. 选择药物不合理

选药原则:据患者病因、年龄、病情、并发症的不同来选用合适的药物。如合并冠心病、心衰者,宜用可减轻心脏负荷的利尿药、哌唑嗪、卡托普利等,而不宜选用肼屈嗪。合并肾功能不良者,宜用甲基多巴、硝苯地平、肼屈嗪等,而不宜用呱乙啶。剂量应由小开始,适时调整。

2. 单一大剂量用药

单一用药作用单一且易致耐受性、不良反应易见,应联合用药,产生协同,减少补量反应。很多患者因血压太高便大剂量服用降压药,殊不知骤然降压会使血流速度减慢,大脑供血严重不足,灌注压降低,血小板及纤维蛋白沉积形成血栓,从而引起冠心病、心肌梗死、脑中风等高血压并发症。

3. 降压操之过急

如突然大幅降压,可致心、肝、脑、肾等重要器官缺血,而造成严重后果。

4. 服药时间不当

当人入睡后血压可下降20%,且以入睡后2小时最为明显。如果临睡前服了降压药,2小时后也是降压药的高效期,两种功效协同,可导致血压明显下降、使心、脑、肾等重要脏器发生供血不足,造成脏器损伤引起多种高血压并发症。

5. 单纯依靠药物

高血压病的治疗是一种综合性治疗,除用药外,应注意调整生活方式(如戒烟酒、忌暴饮暴食),调整饮食(控制盐摄入量),适当运动,适当减轻体重,调整心理与情绪。

6. 突然停药

长期服用抗高血压药物可能会使血管壁变薄,突然停药可能会导致血压突然升高,这将增加患者颅内出血的危险。如果血压在一个阶段平稳较长时间,可以在医生指导下适当减少药量。

六、降糖药使用误区

(一)降糖药使用误区

1. 单纯依赖药物,忽视饮食等其他因素

糖尿病的治疗是综合治疗,应坚持药物疗法、饮食疗法和运动相配的治疗。

2. 联合用药不恰当

降糖机制相同的药物合用,可因相互竞争性抑制而降效,毒副作用增加。例如,消渴丸+优降糖,美吡达+糖适平均属此类。

3. 降糖幅度过大

超剂量用药,可致副作用增加且致低血糖性昏迷。

4. 频繁更换药

降血糖是一个渐进过程,几天内往往难见疗效,如胰岛素增敏剂,需15～30天才见最大降糖效果,故不能过早频繁换药。

5. 凭患者感觉或尿糖检测调整用药

须知血糖高低与自觉症状或尿糖多少并不完全一致。因肾糖阈因人而异,故最客观的依据是测血糖,且调整剂量不可大起大落。

6. 过分担心药物副作用

对大多数肝肾功能正常的患者,不会导致积蓄中毒,只对肝肾功能异常者用药应慎重。

7. 服药方法不当

磺脲类应在饭前半小时服用,诺和龙因作用快,可于饭前即服,而α-糖苷酶抑制药拜糖平与第一口饭同时嚼服效果最好,双胍类最好餐中服药,以减少对胃肠刺激。另外,要根据药物半衰期决定每日用药次数,长效制剂 1～2 次/日,中、短效剂 2～3 次/日。

8. 认为中药可根治疗糖尿病

目前中、西医尚不能根治糖尿病,中药只在防治并发症方面有一定作用,某些广告号称根治此病,切勿轻信。

（二）胰岛素的使用

对于各种严重糖尿病急性或慢性并发症的患者,胰岛素的使用是终身的。因此,应清楚地知道胰岛素的正确方法。

第一,检查胰岛素制剂是否在有效期,是否密封无损。

第二,注射部位的选择。常用的部位包括上臂外侧、腹部、大腿外侧、臀部;其中腹部是最佳部位,因为该部位胰岛素吸收率达 100%,且腹部皮下组织较肥厚,可减少注射至肌肉层的风险。

第三,注射注意事项。注射时避免用碘伏棉球消毒;其次注射完毕后,拇指从剂量旋钮上移开,针头在皮肤下停留 10 秒以上,然后再拔出针头,可防止胰岛素笔内残留药液,用干棉签按压针眼 3 分钟以上。

第四,未启用胰岛素需冷藏保存,已启用胰岛素常温下保存。

（三）糖尿病患者常见不能用的药物

1. 糖皮质激素

糖尿病患者容易感染而引起炎症反应,如患痈等皮肤化脓性感染,有时可引起败血症或脓血症,真菌感染如足癣等,一般患者使用糖皮质激素如曲安西龙、地塞米松等治疗非常见效。但是糖皮质激素能增加糖尿病患者机体糖原,降低组织对葡萄糖的利用,抑制肾对葡萄糖的吸收,从而使血糖增加。

2. 抗结核药

糖尿病合并肺结核的发生率较非糖尿病者高,但是降糖药苯磺丁脲不可与抗结核药异烟肼、利福平合用。因为异烟肼、利福平能通过肝分泌一些酶,加速甲苯磺丁脲的代谢与排泄,从而失去降糖作用。如果将这几种药合用将会导致糖尿病恶化,甚至使患者昏迷。

3. 复方利血平片

利血平是高血压患者常用的降血压药,但是如果糖尿病患者同时患有高血压病,使用利血平时则需慎重。因为注射胰岛素时服用利血平会增强胰岛素的作用,使胰岛素降血糖作用增强,可能会导致患者出现低血糖反应。

4. 避孕药

避孕药如妈富隆、雌激素等能升高血糖,减少糖耐量。因此,对于患有糖尿病的适龄妇女,不能使用避孕药。

5. 某些抗炎药

常见的抗炎药有阿司匹林、保泰松,这两种药广泛用于风湿热、类风湿关节炎患者中,但是,患有糖尿病的人使用时要慎重。因为阿司匹林与甲苯磺丁脲、格列苯脲等联用时,阿司匹林能使其血药浓度增大,又能减慢降糖速度,联用时使患者出现急性低血糖症。因此,对于风湿热或类风湿关节炎的糖尿病患者需改用布洛芬治疗。

七、服用中药的误区

1. 不对症选药

中医讲究辨证论治,即个体化给药,如咳嗽,分热咳、寒咳、内伤咳嗽、伤风咳嗽,而止咳药亦有寒、热、温、凉之分。使用不当,则效果欠佳,如蛇胆川贝液偏寒,对风寒咳嗽者不宜;消渴喘偏热,黄痰带血者不宜。

2. 随意加大剂量

以为中成药显效慢,毒副作用小而随意加大剂量,事实上有的中成药具有毒性,超量易中毒。如更衣丸主要成分为芦荟和朱砂,有泻火通便之功效,超量则适得其反。现在中成药中有的含西药,如消渴丸中含格列本脲,过量致血糖过低。

3. 与西药同服

不是所有中西药均可同服,要考虑各自理化特性,故应有时间间隔,否则易发生相互干扰甚至中毒。

4. 煮沸与沸水冲服中成药

大多数中成药应温水吞服,遇沸水可使挥发性成分丧失,滋补品中有效成分易在高温下分解破坏。

5. 服用苦味中成药加糖

苦味伤胃,加糖后将降低疗效,且药物中的蛋白质、鞣酸可与糖反应,产生不利影响。

6. 久置的中成药可放心使用

中成药长期储存会变质,失效。中成药外壳包装亦有期限,时间过长,将失去保护作用。

八、用药的心理误区

1. 药物价越高、疗效越好

药价与原材料、包装、加工难度有关，但价格与疗效往往不成正比，如硝酸甘油每片仅几分钱，仍不失为抗心绞痛良药，某些药虽包装华丽，取名动听，但有效成分基本没变（如名目繁多的抗感冒药），用药只要对路，价格并无关系。

2. 盲目迷信新药

不少患者，尤以慢性病患者，总希望用新药，用药跟着广告走，把保健药品当治疗药，须知新药亦有一个摸索认知过程，疗效和毒副反应有待时间考验。

3. 迷信补药

所谓"补"，应根据实际情况而定，并非所有患者都要"补"，如补不得法，反而带来麻烦，如高血压者服人参等可致血压骤升，诱发脑血管意外。曾有一子宫全切术患者，因术前"偷喝"红参汤导致手术大出血的教训。

4. 用药"以多取胜"

临床上的"大处方"相当部分是因为医患双方均存"以多取胜"心理。应指出，一是治疗要抓住主要矛盾，不可能一个疗程将所有大小问题"一次性解决"；二是合用药物越多毒副作用越多，一些癌症患者，因求生心切，各种中西药物加土方偏方一齐上，造成存活期不长反短。

5. 中药无副作用

"是药三分毒"，即便是中药，亦存在毒性问题，切不可随意加量。

6. 错将普通药当补药

如丙种球蛋白，有人以为常用可增强免疫力，事实上仅对某些传染病有预防作用，且只是一种暂时的被动免疫，并非"全能"，盲目使用反而可能抑制自身抗体的产生。

7. 凡病打点滴

应根据需要而定，静脉滴注成本高，且易致输液反应。

第三节　特殊人群用药原则

一、妊娠期用药

1. 妊娠期用药的特殊性

妊娠期用药既要考虑药效，更要注意药物对胎儿影响。

0～3个月:畸形临界期(形态发育期)致畸主要阶段,药物可造成胎儿器官缺陷,结构异常,如抗生素、抗癌药、中枢神经系统药物。

3～6个月:胎儿酶系统形成期,药物可致物质代谢停止或某些生理、生化功能缺陷。

应密切关注孕妇用药,孕期尽量不用药、少用药,如妊娠晚期服用阿司匹林可致过期妊娠、产程延长,产后出血。然而在孕妇患有结核、贫血、糖尿病、心血管等疾病时,合理的治疗不但对胎儿无害,且能防止胎儿受母体疾病的影响。在孕妇营养不足的情况下,应适当补充铁、钙、叶酸盐、维生素 B_1 和维生素 B_6,世界卫生组织提出在钩虫病和血吸虫病高发区和贫血孕妇应常规补铁。

2. **影响胎儿的药物**

(1)致畸药物:最早为德国的沙利度胺(反应停 Thalidomide),1960 年前后曾导致万例海豹畸胎;性激素可致胎儿性发育异常,如黄体酮可致女婴生殖器男性化;氨甲蝶呤可致胎儿头面部畸形;环磷酰胺可致多发畸形、生长缓慢;抗癫痫药、抗凝血药,甚至乙醇均可致畸。

(2)神经系统药物:镇静、安定、麻醉、止痛药、抗组胺药等可致脑发育异常,分娩时用麻醉、镇痛药可致胎儿中枢神经系统损害。

(3)致出血药物:妊娠后期使用抗凝剂或长期大量使用阿司匹林、苯巴比妥可致胎儿出血、死胎。

(4)其他:氨基糖苷类可致永久性耳聋、肾损;四环素可致牙发育、骨生长障碍;噻嗪类利尿药可致血小板减少症、死胎;氯喹可致视神经损害,智力障碍;碘剂可致胎儿甲状腺功能障碍;过量维生素 D 可致智力障碍、高血压;普奈诺尔、尼古丁、泼尼松等均可影响胎儿发育。

3. **妊娠期用药原则**

(1)药物代谢过程清楚,有说明(安全性),不用致畸作用不明的药物。

(2)药理实验证明对灵长类动物胚胎无影响。

(3)0～3个月尽量不使用药物,用药应在怀孕足 4 个月之后。

(4)严格把握用药指征,不作预防用药。

4. **妊娠期用药参考**

(1)妊娠期可应用的抗菌药物:青霉素(PNC)、头孢类、大环内酯类、磷霉素。

(2)妊娠 3 个月及 4～9 个月用药参考,见表 9-1、表 9-2 及表 9-3。

表 9-1　怀孕前 3 个月用药参考

避免使用的药物 （肯定产生损害）	仅在必需时使用的药物 （有潜在的损害）	尽可能避免使用的药物 （可能产生损害）
反应停	氯霉素	庆大霉素
性激素	链霉素	磺胺甲噁唑
雄激素	卡那霉素	甲氧苄啶
雌激素	多黏菌素 E	阿司匹林
己烯雌酚	万古霉素	消炎痛
孕酮	抗癌药	烟酰胺
口服避孕药	口服抗凝药	制酸药
促进蛋白质合成药物	巴比妥类	速尿
男性激素样药物	苯妥英钠	口服降血糖药
（增加食欲和体重）	卡马西平	弱安定类药物
四环素类	扑痛酮	维生素 C（大剂量）
喹诺酮类	氟哌啶醇	维生素 D（大剂量）
甲硝唑	去甲替林	铁
利福平	奎尼西	锂
金刚烷胺	利舍平	
乙胺嘧啶	噻嗪类利尿药	
秋水仙碱	丙硫氧嘧啶	
环磷酰胺	可的松类	
烟碱（烟草）	氯喹	
	苯丙胺类	

表 9-2　怀孕 4～9 个月用药参考

完全避免使用的药物		遵医嘱使用的药物
四环素	卡那霉素	普萘洛尔
氯霉素	链霉素	奎尼丁
喹诺酮类	多黏菌素 E	利舍平
磺胺类	万古霉素	可的松类
呋喃妥因	强镇痛药	制酸药（含钠离子）
阿司匹林（长期或大剂量）	麻醉药	轻泻药
口服抗凝剂	巴比妥类	噻嗪类利尿药
口服降糖药（服用 33 周以后）	苯妥英钠	环磷酰胺
性激素	卡马西平	氯喹
促进蛋白质合成药	扑痛酮	奎宁
烟碱（烟草）	去甲替林	麦角胺
	弱安定类	维生素 C（大剂量）
	吩噻嗪类	维生素 K（合成品）
	抗甲状腺药	溴化物
	丙硫氧嘧啶	锂
	苯丙胺类	

表 9 - 3　抗微生物药在妊娠期应用时的危险性分类

FDA 分类	抗微生物药			
A. 在孕妇中研究证实无危险性				
B. 动物中研究无危险性,但人类研究资料不充分,或对动物有毒性,但人类研究无危险性	青霉素类 头孢菌素类 青霉素类＋β 内酰胺酶抑制剂 氨曲南 美罗培南 厄他培南	红霉素 阿奇霉素 克林霉素 磷霉素	两性霉素 B 特比萘芬 利福布汀 乙胺丁醇	甲硝唑 呋喃妥因
C. 动物研究显示毒性,人体研究资料不充分,但用药时可能患者的受益大于危险性	亚胺培南/西司他丁 氯霉素 克拉霉素 万古霉素	氟康唑 伊曲康唑 酮康唑 氟胞嘧啶	磺胺药/甲氧苄啶 氟喹诺酮类 利奈唑胺	乙胺嘧啶 利福平 异烟肼 吡嗪酰胺
D. 已证实对人类有危险性,但仍可能受益多	氨基糖苷类		四环素类	
X. 对人类致畸,危险性大于受益	奎宁		乙硫异烟胺	利巴韦林

注:(1)妊娠期感染时用药可参考表中分类,以及用药后患者的受益程度及可能的风险,充分权衡后决定。A 类为妊娠期患者可安全使用;B 类为有明确指征时慎用;C 类为在确有应用指征时,充分权衡利弊决定是否选用;D 类为避免应用,但在确有应用指征,且患者受益大于可能的风险时严密观察下慎用;X 类为禁用。

(2)妊娠期患者接受氨基糖苷类、万古霉素、去甲万古霉素、氯霉素、磺胺药、氟胞嘧啶时必须进行血药浓度监测,据以调整给药方案。

二、哺乳期用药

某些药物在乳汁中排泄量大,危害婴儿,应予注意。如异烟肼、卡那霉素可致婴儿中毒,宜禁用;四环素亦可通过母乳致婴儿乳齿黄染,牙釉质损害;磺胺类药可从血浆蛋白中置换胆红素而至新生儿黄疸;喹诺酮类被证明可致动物关节软组织损伤;青霉素、哺乳期抗微生物药和头孢类乳汁中浓度低,且口服不吸收,相对安全,见表 9 - 4。

表9-4 哺乳期抗微生物药物的选择

药物	哺乳期可选用	避免使用
青霉素类	青霉素G 阿莫西林 氯唑西林 青霉素V 氨苄西林 氟氯西林 苄星青霉素 哌拉西林 替卡西林 普鲁卡因青霉素 双氯西林	
头孢菌素	头孢噻吩 头孢克洛 头孢匹罗 头孢氨苄 头孢西丁 头孢泊肟 头孢唑啉 头孢曲松 头孢吡肟 头孢替坦 头孢他啶 头孢噻肟	
氨基糖苷类	庆大霉素 妥布霉素 阿米卡星 奈替米星	卡那霉素
大环内酯类	红霉素 罗红霉素	阿奇霉素 克拉霉素
四环素类		琥乙红霉素
喹诺酮类		多西环素 四环素
磺胺类	可适用于年龄较大健康足月婴儿哺乳期,避免用于早产儿和未满月婴儿。监测婴儿的不良反应——溶血和黄疸。避免用于葡萄糖-6-磷酸脱氢酶缺乏的婴儿	喹诺酮类
抗真菌药物	制霉菌素 克霉唑 咪康唑	氟康唑 伊曲康唑 两性霉素 酮康唑 氟胞嘧啶 灰黄霉素
抗病毒药物	阿昔洛韦	泛昔洛韦 齐多夫定 金刚烷胺 沙奎那韦 拉米夫定
抗结核药物	利福平 乙胺丁醇(监测婴儿是否出现黄疸)	异烟肼 吡嗪酰胺 利福布汀
其他	氨曲南 伊维菌素 万古霉素 阿苯达唑 夫西地酸 甲苯达唑 乌洛托品 吡喹酮	氯霉素 甲硝唑 大观霉素 替硝唑 克林霉素 亚胺培南 林可霉素 美罗培南 阿莫西林/克拉维酸 呋喃妥因 替卡西林/三唑巴坦 嗪苯达唑

中枢神经系统药对婴儿的不良影响:苯妥英钠、苯巴比妥可致高铁血红蛋白症、全身淤斑;地西泮致高胆红素血症;眠尔通致新生儿中毒;扑痫酮致新生儿嗜睡、皮疹;吗啡等成瘾性药物致呼吸抑制,婴儿非常敏感,禁用;抗甲状腺药、抗凝剂、放射性药物、抗癌药、麦角,乳汁浓度高,禁用。长期使用对婴儿有害的药物:类固醇、激素、避孕药、利尿药、抗组胺药、水杨酸类;阿托品、苯海拉明、咖啡因亦对婴儿有影响;乳母吸烟可致婴儿烟碱中毒,饮酒过量致婴儿嗜睡。

三、小儿用药

（一）小儿用药

新生儿：0～28 天

婴　儿：1 岁

幼　儿：1～3 岁

儿　童：3～15 岁

因小儿神经系统、消化系统、泌尿系统、内分泌系统发育尚不完善,药物在体内过程(吸收、分布、代谢、排泄)均有别于成人。如肾机能不成熟→半衰期过长→积蓄中毒。儿童并不是成人的缩影,他们对药物的吸收和代谢有着自身的特殊性。有些药物说明书中针对儿童的用药剂量则是一句模糊的"儿童酌减"。"酌减"的概念很模糊,具体用药量应因人而异。在我国儿童用药剂量计算方法有三种:按体重计算、按年龄折算和按体表面积计算。

1. 按小儿体重计算

小儿药物剂量(每日或每次)＝小儿体重(kg)×药量/kg/日(或次)。儿童的体重,可采用下列公式估算:

婴儿 6 个月前体重估计:月龄×0.6＋3(kg)

7～12 个月体重估计:月龄×0.5＋3(kg)

1 岁至青春期前体重估计:年龄×2＋8(kg)

按这种方法计算,应注意年龄因素。年龄小者,可取其药量中间值或高值计算;年龄越大,剂量应取药量范围的低值计算,但不能超过成人剂量。

2. 按年龄折算

有相当多的药品仅规定了成人剂量,药店对此采用按儿童年龄阶段折算的方法解决。一般新生儿用成人 1/10～1/8 量,6 个月以上用成人 1/8～1/6 量,1 岁以上用成人 1/6～1/4 量,4 岁以上用成人 1/3 量,8 岁以上用成人 1/2 量,12 岁用成人 2/3 量。

3. 按体表面积计算

优点是科学准确,既适合于成人,又适合于各年龄组的儿童,缺点是计算方法复杂。按体表面积计算儿童剂量大多先根据小儿体重求得体表面积,然后再换算出儿童剂量。

体表面积的计算公式为:体表面积(m^2)＝体重(kg)×0.035＋0.1

此公式适合于 30kg 以下的儿童,对超过 30kg 的儿童,体重每增加 5kg,体表面积增加 $0.1m^2$。

$$儿童剂量＝成人剂量×儿童体表面积(m^2)/1.7$$

其中,$1.7m^2$为普遍成人的体表面积。

打针和吃药是目前治疗疾病的两种重要手段,由于给药途径不同,各有利弊。但对于儿童来说,有病时,有的家长十分着急,认为口服给药来的慢,恨不得打上一针马上痊愈。殊不知普通的感冒发烧一般都需要三天一个起伏,有些严重的感染需一个礼拜,想打上一针就痊愈的事是没有的。对于病毒类疾病如肝炎等来说,传统的酒精、来苏水不起作用。如果注射器消毒不彻底,会造成患者交叉感染。现在大医院一般都使用一次性注射器和输液器,就是为了防止交叉感染,但是注射者的手和注射环境等还存在一定的污染机会。因此,对于可打针可不打针的儿童来说,以口服给药为宜。

(二)儿童接种疫苗

1.计划内疫苗(一类疫苗)

计划内疫苗是国家规定纳入计划免疫,是从宝宝出生后必须进行接种的疫苗,属于免费疫苗。

表9-5　计划内疫苗

年龄	接种疫苗	可预防的传染病
出生24小时内	乙型肝炎疫苗(1)	乙型病毒性肝炎
	卡介苗	结核病
1月龄	乙型肝炎疫苗(2)	乙型病毒性肝炎
2月龄	脊髓灰质炎糖丸(1)	脊髓灰质炎(小儿麻痹)
3月龄	脊髓灰质炎糖丸(2)	脊髓灰质炎(小儿麻痹)
	百白破疫苗(1)	百日咳、白喉、破伤风
4月龄	脊髓灰质炎糖丸(3)	脊髓灰质炎(小儿麻痹)
	百白破疫苗(2)	百日咳、白喉、破伤风
5月龄	百白破疫苗(3)	百日咳、白喉、破伤风
6月龄	乙型肝炎疫苗(3)	乙型病毒性肝炎
8月龄	麻疹疫苗	
1.5~2岁	百白破疫苗(加强)	百日咳、白喉、破伤风
	脊髓灰质炎糖丸(部分)	脊髓灰质炎(小儿麻痹)
4岁	脊髓灰质炎疫苗(加强)	脊髓灰质炎(小儿麻痹)
7岁	麻疹疫苗(加强)	麻疹
	白破二联疫苗(加强)	白喉、破伤风
12岁	卡介苗(加强,农村)	结核病

注:括号中的数字是表示接种针(剂)次

2. 计划外疫苗（二类疫苗）

除国家规定宝宝必须接种的疫苗外，其他需要接种的疫苗都属于推荐疫苗，也就是计划外疫苗，这些疫苗都是本着自费、自愿的原则，家长可以有选择性的给宝宝接种。

表9-6　计划外疫苗

体质虚弱的宝宝可考虑接种的疫苗	
流感疫苗	对7个月以上、患有哮喘、先天性心脏病、慢性肾炎、糖尿病等抵抗疾病能力差的宝宝，一旦流感流行，容易患病并诱发旧病发作或加重，家长应考虑接种
肺炎疫苗	肺炎是由多种细菌、病毒等微生物引起，单靠某种疫苗预防效果有限，一般健康的宝宝不主张选用。但体弱多病的宝宝，应该考虑选用
流行高发区应接种的疫苗	
B型流感嗜血杆菌混合疫苗（HIB疫苗）	世界上已有20多个国家将HIB疫苗列入常规计划免疫。5岁以下宝宝容易感染B型流感嗜血杆菌。它不仅会引起小儿肺炎，还会引起小儿脑膜炎、败血症、脊髓炎、中耳炎、心包炎等严重疾病，是引起宝宝严重细菌感染的主要致病菌
轮状病毒疫苗	轮状病毒是3个月~2岁婴幼儿病毒性腹泻最常见的原因。接种轮状病毒疫苗能避免宝宝严重腹泻
狂犬病疫苗	发病后的死亡率几乎100%，还未有一种有效的治疗狂犬病的方法，凡被病兽或带毒动物咬伤或抓伤后，应立即注射狂犬疫苗。若被严重咬伤，如伤口在头面部、全身多部位咬伤、深度咬伤等，应联合用抗狂犬病毒血清
即将要上幼儿园的宝宝考虑接种的疫苗	
水痘疫苗	如果宝宝抵抗力差应该选用；对于身体好的宝宝可用可不用，不用的理由是水痘是良性自限性"传染病"，列入传染病管理范围。即使宝宝患了水痘，产生的并发症也很少

3. 在注射疫苗时应注意：要在孩子身体状况好的时候进行

接种前要先测体温，若有发烧要推迟接种、未完全恢复健康前暂缓注射，但应在病好后及时补接种；接种后，当天不要洗澡，也不能让孩子太疲劳；属过敏体质者，应向医生反应；极个别孩子可能会高烧，可请医生看看，给予对症治疗。以下情况是不能在期间注射疫苗：如孩子正在发烧，患有急性传染病、哮喘、风疹、湿疹等疾病或有心脏病、肾炎及肝炎等疾病时，暂时不要打预防针；孩子腹泻时不要吃小儿麻痹糖丸，等病好后两周才能补吃；有"羊癫疯"病史及药物过敏史的儿童不要进行预防接种。

4. 疫苗接种禁忌

预防接种的原理，就是通过接种抗原刺激机体，使宝宝体内产生特异性抗体来对付细菌、病毒。但是，有些时候，宝宝身体出现了某些特殊情况，就不适合接种，我们称这种情况为"禁忌证"。每种疫苗所含抗原不同，禁忌证也会不同。

禁忌证一般分两大类，一类是暂时禁忌证；另一类是绝对禁忌证。早产儿、难产儿，正在发热或患一般疾病的急性期儿童就属于"暂时禁忌证"。这些宝宝可以在疾病康复后补种，但是，如果宝宝具有免疫功能缺陷，或是严重过敏体质，就属于"绝对禁忌证"，接种疫苗可能发生异常反应，甚至危及生命，所以绝对不可接种疫苗。

(1)卡介苗禁忌：早产宝宝、低出生体重宝宝(出生体重小于 2500 克)、难产宝宝应该慎种。正在发热、腹泻、严重皮肤病宝宝应缓种。结核病、急性传染病、心肾疾患、免疫功能不全宝宝禁种。

(2)脊髓灰质炎三价混合疫苗禁忌：服疫苗前一周有腹泻的宝宝，或一天腹泻超过 4 次者，发热、急性病的宝宝，暂缓接种。有免疫缺陷症的宝宝，正在使用免疫抑制剂(如激素)的宝宝禁用。对牛奶过敏的宝宝可服液体疫苗。

(3)百白破疫苗禁忌：发热、急性病或慢性病急性发作期的宝宝应缓种。中枢神经系统疾病(如癫痫)，有抽风史的宝宝，严重过敏体质的宝宝禁用。

(4)麻疹疫苗禁忌：患过麻疹的宝宝不必接种。正在发热或有活动性结核的宝宝，有过敏史(特别是对鸡蛋过敏)的宝宝禁用。注射丙种球蛋白的宝宝，间隔一个月后才可接种。

(5)乙型脑炎疫苗禁忌：发热、急性病或慢性病急性发作期的宝宝应缓种。有脑或神经系统疾患，过敏体质的宝宝禁种。

(6)流行性脑脊髓膜炎疫苗禁忌：脑及神经系统疾患(癫痫、癔证、脑炎后遗症、抽搐等)，过敏体质，严重心、肾疾病，活动性结核病的宝宝禁用。发热、急性疾病的宝宝可缓种。

(7)乙肝疫苗禁忌：肝炎、发热、急性感染、慢性严重疾病、过敏体质的宝宝禁用。

(8)甲肝疫苗禁忌：发热、急性病或慢性病发作期的宝宝应缓种。免疫缺陷、正在接受免疫抑制剂治疗、过敏体质的宝宝禁用。

有些家长明知宝宝有接种禁忌证，但仍心存侥幸，接种前不向医务人员说明情况，这样接种疫苗十分危险。比如之前一位家长就因为在宝宝发热时，给宝宝接种了乙型肝炎疫苗,最后导致宝宝出现了严重的器官畸形,所以希望家长们在宝宝疫苗接种的问题上要慎之又慎,万一出了问题对宝宝可就是百分之百的损失,到时候追悔莫及。

疫苗虽经灭活或减毒处理,但毕竟是一种蛋白或具抗原性的其他物质,对人体仍有一定的刺激作用。其实这也是人体的一种自我保护就像感冒发热一样是机体在抵御细菌或病毒。

5. 接种疫苗后正常反应

局部反应如轻度肿胀和疼痛。百白破疫苗接种后,宝宝屁股上出现硬结就是吸附制剂接种后常见的现象。接种疫苗后的全身反应有发热和周身不适,一般发热在 38.5℃以下,持续 1～2 天均属正常反应。无论局部还是全身的正常反应一般不需要特殊处理,多喂水、并注意让宝宝多休息即可。如果宝宝高热,可服用退烧药,可以做物理降温,吃些富有营养又好消化的食物,多喂水并要注意观察孩子的病情变化。

6. 接种疫苗后的异常反应

局部感染、无菌性脓肿;晕针、癔病;皮疹、血管神经性水肿、过敏性休克等。遇到晕针、过敏性休克应立即让宝宝平卧、头部放低、口服温开水或糖水;与此同时立即请医生作紧急对症处理。出现皮疹,可在医生的指导下给宝宝应用脱敏药。出现过敏性休克一般表现为接种后很短时间内宝宝面色发白、四肢发凉、出冷汗、呼吸困难,甚至神志不清、抽风等。此时一般医生会立即给宝宝进行皮下注射肾上腺素,同时给激素和脱敏药观察治疗。

（三）儿童可使用抗生素

抗生素从化学结构上分为 β-内酰胺类(头孢克洛)、氨基糖苷类、大环内酯类(阿奇霉素)、四环素类、氯霉素类、利福霉素类以及其他类。儿童容易发生扁桃体炎、鼻炎、肺炎等感染,需要抗生素治疗。临床上适合儿童使用的抗生素有 β-内酰胺类和大环内酯类。

1. 青霉素类药物

对孩子常见的各种感染,如化脓性链球菌引起的咽炎、猩红热、蜂窝组织炎、肺炎等,都是首选药物,为什么呢?原来青霉素为杀菌药,杀菌效果强大,作用迅速。此外,对孩子而言,青霉素的最大优势就是毒性低,肝肾损害小,不影响生长发育。只要孩子对青霉素不过敏,青霉素是一个很理想的抗生素选择。

2. 红霉素类药物

近年来,红霉素类抗生素也使用得越来越多。代表药物有红霉素、琥乙红霉素、罗红霉素、克拉霉素等。首先,红霉素和青霉素都属于杀菌药,针对的细菌较为相似,对青霉素过敏的孩子,红霉素是一个替代选择;第二,近年来非典型致病菌所致的支原体肺炎、新生儿结膜炎、婴儿肺炎等越来越多,红霉素对此类感染均有良好的效果,属于首选药物之一。

相对而言,红霉素不良反应比较轻,常见的有胃肠道不适,或出现荨麻疹等过敏反应,但不会影响生长发育,肝肾毒性很少见,相对来说,属于儿童适用的、安全的抗生素类型。

有些家长往往凭自身经验,把成人用的抗生素喂给孩子吃,如孩子腹泻就给他吃氟哌酸等,这样用药会潜藏隐患。因为,除上述的两大类抗生素,其他类型抗生素对孩子都有不良影响,比如氟哌酸等喹诺酮类药物,可能会影响孩子的软骨发育,造成个头长不高;四环素类会引起四环素牙,肝肾毒性也不小;氯霉素引起骨髓抑制,造成再生障碍性贫血,新生儿还可能发生灰婴综合征;庆大霉素等则可能会导致耳聋,给孩子带来严重的残障。儿童用药后可能发生的不良反应,参见表9-7。

表9-7　儿童应用抗菌药物后可能发生的不良反应

抗菌药物	不良反应	发生机制
氯霉素	灰婴综合征	肝酶不足,氯霉素与其结合减少,肾排泄功能差,使血游离氯霉素浓度升高
磺胺药	脑性核黄疸	磺胺药替代胆红素与蛋白的结合位置
喹诺酮类	软骨损害(动物)	不明
四环素类	齿及骨骼发育不良,牙齿黄染	药物与钙络合沉积在牙齿和骨骼中
氨基糖苷类	肾、耳毒性	肾清除能力差,药物浓度个体差异大,致血药浓度升高
万古霉素	肾、耳毒性	同氨基糖苷类
磺胺药及呋喃类	溶血性贫血	新生儿红细胞中缺乏葡萄糖-6-磷酸脱氢酶

四、老年人用药

老年人各器官功能衰退,自稳调节机能下降,而步入"多事之秋"后,其用药的频率、种类尤以合并用药机会大增,不良反应发生几率亦高,加之老年人视力、听力、记忆力均减退,故应充分考虑老年人生理、生化及药动学、药效学方面的变化特点。

♻ （一）老年人安全用药的指导

1. 不用或少用药物

老年人很多不适可以通过生活调理来消除,不必急于求助药物,除急症或器质性病变外,一般尽量少用药物和用最低有效量来治疗,合用药物控制在 3～4 种,避免增加药物的不良反应。有些老年人通常会自行购药,遇到这种情况,药学人员应详细询问患者的症状、临床表现、过敏史等情况,根据病情轻重缓急迅速作出判断,给出去医院就诊或合理化的用药建议。

2. 合理的选择药物

老年人应选择对肝肾毒性小的药物,尤其应慎重选择选择下列药物。

(1)抗菌药:由于致病微生物不受人体衰老的影响,因此,抗菌药物的剂量一般不必调整,但老年人体内水分少,肾功能差,容易在与年轻人相同剂量下造成高血药浓度与毒性反应。对肾脏与中枢有毒性的抗菌药物应尽量不用,此类药物更不可联用。

(2)肾上腺皮质激素:老年人通常患有骨质疏松,用此类激素可引起骨折和股骨头坏死,所以应尽量不用,更不能长期大量应用,如必须应用,须加钙和维生素 D。

(3)解热镇痛药:容易损伤肾脏,且出汗过多易造成虚脱,长期大量应用,可引起上消化道出血。

(4)利尿药:老年人使用利尿剂剂量不可过大,否则会引起循环血容量不足和电解质紊乱。噻嗪类利尿药可升高血糖和尿酸,故糖尿病和痛风患者不宜应用。

3. 选择适当剂量

老年人初始用药应从小剂量开始,逐渐增加到合适的剂量,每次增加剂量前至少要间隔 3 个半衰期。为避免药物在体蓄积中毒,可减少每次给药的剂量或延长给药时间,也可两者同时改变。

4. 适度的治疗

患急性病的老年人,病情好转后要及时停药,不要长期用药,如长期用药应定期检查肝、肾功能,以便及时减量或停用。对于一些慢性病,治疗指标只要控制在一定范围内即可,不必要使其恢复正常,如老年人高血压大都伴有动脉硬化,使血压降至 135/85mmHg 即可,如过低会影响脑血管及冠状动脉的灌注,甚至诱发缺血性脑卒中。

5. 正确的使用药物

药物服用的方法、时间及时间间隔等不正确都会影响药物的治疗效果,因此,药学人员应在这些方面对老年患者进行耐心细致的指导。

(1)服药时间

①肾上腺皮质激素类和长效抗高血压类药物应在清晨空腹服用。因为人体激素分泌高峰出现在早晨7～8时,此时服用可避免药品对激素分泌的反射性抑制作用,可以减少皮质激素的不良反应。血压在早晨和下午各出现一次高峰,此时用药可有效控制血压。

②止泻药、胃黏膜保护剂、胃动力药、解痉药、降糖药、利胆药及抗生素应在餐前30～60分钟服用,这样可以保持有效浓度,促进吸收提高疗效。

③助消化药、降糖药(二甲双胍、阿卡波糖,格列美脲)、抗真菌药、非甾体抗炎药应与餐同食,可避免药物被胃酸破坏,便于吸收。

④刺激性药物、维生素类应餐后服,以减少对胃的刺激。

⑤镇静药、平喘药、降血脂药、抗过敏药和缓泻药要睡前服,便于药物适时发挥疗效。

(2)服用方法

①胃舒平、硫糖铝、胶体次枸橼酸片等必须嚼碎服用使其在胃内形成保护膜,从而减轻胃酸对胃黏膜的刺激。硝酸甘油、消心痛、心痛定等嚼碎舌下含化,则能起到迅速降压,缓解心绞痛的作用。

②肠溶片、缓释片、控释片不能嚼碎服用,否则,不能起到保护胃黏膜,缓慢、恒速、定量释放的作用。

③助消化药、维生素类、止咳糖浆类不宜热水送服。因为此类药物性质不稳定,受热易被破坏,影响疗效。

④平喘药、利胆药、抗痛风药、抗结石类药及电解质类药服用时应多喝水,可减轻副作用,提高疗效。

(二)老年人常见药物不良反应

1. 神经系统症状及耳毒性

(1)毒性反应:老年人中枢神经系统对一些体液和化学物质的敏感性增加,容易出现神经系统的毒性反应。例如,洋地黄、吲哚美辛、β受体拮抗药和吩噻嗪类均可引起抑郁症;三环类抗抑郁药以及长期大量使用异烟肼、甲氨蝶呤、抗帕金森病药和抗胆碱药,也可引起惊厥或兴奋不安、幻视、幻听、精神错乱;长期使用咖啡因、氨茶碱等可导致情绪不稳、焦虑或失眠。

(2)耳毒性:老年人由于内耳毛细胞数目减少,易受药物影响而产生前庭症状和听力下降。氨基苷类抗生素对前庭蜗神经(Ⅷ)损害最为常见。前庭损害的主要症状有眩晕、头痛、恶心和共济失调;耳蜗损害的症状主要有耳鸣和耳聋。

2. 体位性低血压

老年人因血管运动中枢的调节能力不及青年人灵敏,压力感受器发生功能障碍，即使没有药物的影响，也会因为体位的突然改变而产生体位性低血压，出现头痛、头晕甚至晕厥；当使用血管扩张药、降压药、利尿药、吩噻嗪和左旋多巴等药物时，更容易发生体位性低血压。

3. 药物性尿潴留

三环类抗抑郁药、抗胆碱药均有阻断副交感神经的作用，对同时患有前列腺增生及膀胱纤维性变的老年人易导致尿潴留。强效利尿药呋塞米等对前列腺增生和留置膀胱导尿管的老年患者也易加重尿潴留。因此，老年人应禁用强效利尿药。

4. 肝毒性反应

肝是药物代谢的主要器官，有些药物及其代谢产物对肝有毒害作用。老年人药物性肝损害较青年人多见，如对乙酰氨基酚的血药浓度超过 $300\mu g/mL$ 时，能严重损害肝；四环素类、利福平、乙胺丁醇等，均可引起肝损害，出现丙氨酸氨基转移酶升高、凝血酶原活性下降，重者可致肝衰竭、肝性脑病，甚至引起患者死亡。

5. 肾毒性反应

大多数药物经肾排泄，老年人肾血流量减少，过滤排泄能力降低，更容易蓄积中毒。例如，氨基苷类、头孢菌素类、四环素类均可引起肾损害，轻者出现蛋白尿、管型尿、氮质血症，重者可导致肾衰竭，最终导致患者死亡。

6. 心脏毒性反应

对心肌有抑制作用和对传导有影响的药物，对老年人来说特别敏感，易引起药物不良反应。老年人心脏毒性反应首先表现为心律失常，还可以表现为急性心脏性脑缺氧综合征，如药源性阿一斯综合征。

第四节 家庭常见外用药的使用常识

一、酒精

酒精在生活中常被很多人用来杀菌消毒，但是却没有几个人能说出消毒用的酒精浓度是多少，而我们平时使用时该如何正确选择不同浓度的酒精呢？

95％的酒精常用于擦拭紫外线灯。这种酒精在医院常用，而在家庭中只会将其用于相机镜头的清洁。

75％的酒精用于消毒。过高浓度的酒精会在细菌表面形成一层保护膜，阻止其进入细菌体内，难以将细菌彻底杀死。若酒精浓度过低，虽可进入细菌，但不能将其体内的蛋白质凝固，也不能将细菌彻底杀死。

40％～50％的酒精可预防褥疮。长期卧床患者的背、腰、臀部因长期受压可引发褥疮,如按摩时将少许 40％～50％ 的酒精倒入手中,均匀地按摩患者受压部位,能促进局部血液循环,防止褥疮形成。

25％～50％ 的酒精可用于物理退热。高烧患者可用其擦身,达到降温目的。因为用酒精擦拭皮肤,能使患者的皮肤血管扩张,增加皮肤的散热能力,其挥发性还能吸收并带走大量的热量,使症状缓解。但酒精浓度不可过高,否则可能会刺激皮肤,并吸收表皮大量水分。

需要注意的是,酒精挥发性极强,所以在配制后要封紧瓶口,以防挥发而造成浓度降低。

二、清凉油

清凉油是一种中成药,具有活血消肿,镇痛止痒,醒脑提神的功效,中暑引起腹痛时,清凉油加温开水内服,可止腹痛。伤风感冒时,用点清凉油涂在鼻腔内,可减轻鼻塞不通症状。此外,还可以用于晕车、蚊虫咬伤等。

对于孕妇,由于风油精和清凉油中含有樟脑、薄荷及桉叶油等成分,这类物质可经皮肤吸收进入胎盘,对胎儿发育造成影响,所以怀孕后应尽量采取自然庇护蚊虫叮咬的方法。

有研究表明风油精的主要成分——樟脑,进入人体后很快与体内的葡萄糖磷酸脱氢酶结合成无毒物质,随小便排出体外。婴幼儿体内缺乏葡萄糖磷酸脱氢酶,樟脑会透过新生儿娇嫩的皮肤和黏膜渗入血液中,引起婴儿黄疸,出现全身发黄、口唇青紫、不吮乳、哭声微弱、嗜睡等症状。

清凉油只对感冒患者有暂时止痛作用,如果高血压、心脑血管及血管性头痛,甚至肿瘤的患者长期使用,会耽误这些疾病的治疗。

三、滴鼻液

1. 抗过敏滴鼻剂

如麻黄素苯海拉明滴鼻液、麻黄素可的松滴鼻液、色甘酸二钠滴鼻液等,主要用于过敏性鼻炎患者。苯海拉明和可的松具有抗过敏作用,能减轻过敏反应引起的鼻黏膜充血、水肿和渗出。这类药适用于季节性、长期顽固性以及各种过敏性鼻炎的治疗。

2. 血管收缩剂

最常用的为盐酸麻黄素滴鼻液,成人用的浓度为 1％,儿童用的浓度以 0.5％ 为宜;其次是滴鼻净,有 0.1％ 及 0.05％ 两种浓度,前者用于成人,后者用于儿童。这两种药都能收缩黏膜血管,消除鼻黏膜充血肿胀,解除鼻塞,改善通气,作用迅速而持久。用药 1 分钟内即可见效,药效能持续 2 小时左右,且不会发生继发性充血。可用于治疗急性鼻炎、急性鼻窦炎。鼻少量出血时,用药棉蘸少许麻黄素滴鼻液塞于出血侧鼻内,有止血作用。

3. 鼻黏膜刺激剂和润滑剂

常用的刺激剂有复方薄荷油、1%碘甘油等,能使鼻黏膜血管扩张,分泌增加,减轻干燥症状,恢复黏膜功能,可用于萎缩性鼻炎。常用的黏膜润滑剂有清鱼肝油、石蜡油、复方弱蛋白银涂鼻膏等,能促进黏膜润滑,发挥机械性保护作用。对于干燥性鼻炎有一定治疗作用。

4. 抗菌素与磺胺类滴鼻剂

如麻黄碱新霉素滴鼻液、0.3%～0.5%链霉素滴鼻液等,用于鼻塞伴脓涕的患者。这些药能抑制细菌生长和繁殖,又能减轻充血,使通气顺畅。

5. 黏膜腐蚀剂和黏膜硬化剂

黏膜腐蚀剂主要有5%硝酸银、纯石碳酸等,用于治疗黏膜局部糜烂、出血。黏膜硬化剂常用的是5%的鱼肝油酸钠、80%甘油等,用于鼻甲黏膜内注射,治疗慢性单鼻炎。这类药物作用强烈,应由专科医生应用。

四、眼睛用药

(一)眼睛常用药

1. 引起上睑下垂的药物

有的药物对交感神经有阻断作用,如巴比妥类、氯喹、胍乙啶、溴苄铵、苯妥英钠等;长春新碱可致眼外肌麻痹;青霉胺会招致重症肌无力,因而都能引起上睑下垂。

2. 引起近视和远视的药物

毛果云香碱、毒扁豆碱、新斯的明等都能使睫状肌收缩、悬韧带放松、晶状体变凸,形成调节痉挛和近视。而阿托品、后马托品与苯海拉明、氯苯那敏及丙咪嗪、阿米替林等能使睫状肌松弛、悬韧带紧张、晶状体变扁,形成调节麻痹和远视。

3. 引起复视的药物

如长期大量应用地西泮、苯巴比妥、苯妥英钠、扑痫酮、卡马西平、阿托品、吲哚美辛、呋喃妥因、长春新碱等都可以发生复视现象,但停药后即可消失。

4. 引起结膜炎的药物

眼科用的磺胺醋酸钠、可卡因、硼酸等,以及全身用利血平、洋地黄等都可导致刺激性结膜炎。有些药物对结膜有致敏现象,如含有氯霉素、金霉素、新霉素、庆大霉素、肾上腺素等眼科用药,还有全身用抗生素、磺胺类、巴比妥类及水合氯醛、保泰松等,可诱发过敏性结膜炎。

5. 引起角膜炎与角膜混浊的药物

将可卡因、丁卡因等局部药反复滴入眼内或久用碘苷（疱疹净），可导致过敏性或中毒性角膜炎。长期大量应用氯喹、氯丙嗪、吲哚美辛、胺碘酮及维生素 D 等都会产生角膜混浊等不良反应。

6. 引起白内障的药物

长期或大量应用肾上腺皮质激素可引起晶状体混浊及白内障。甚至连治疗青光眼的毛果云香碱及毒扁豆眼液，也可促使晶状体混浊，形成白内障。

7. 引起视觉与色觉障碍的药物

久用氯喹，眼前会出现雾蒙蒙的一片，称雾视。但看灯光时，在其周围又有类似虹一样的彩环，此谓虹视。应用抗癫痫药三甲双酮，在亮光下视物模糊，看到的东西好像都盖着一层雪似的，称为昼盲。通常维生素 A 是一种对眼睛有益的药物，但长期大量使用，效果适得其反，如出现复视、怕光、眼球震颤，严重时可引起视网膜出血及眼球突出，甚至连眉毛与眼睫毛也会脱落。

（二）滴眼液的正确方法

人们常把眼睛比喻成一架精细的微型照相机，它能将世界上一切美好的东西快速、灵敏地成像，印在人们的记忆中。但是再好的照相机也需要维修与保养，那么对于眼睛来说（特别是在人们游泳后），滴眼药水就是一个防治眼病发生的好办法。

（1）药品应有清楚的标记，特别是点两种以上的眼药水时，务必将药品标明名称、浓度、剂量。使用时，严格查对药名，以防差错发生。

（2）检查药液是否有过期、沉淀、变色、异味，若发现变质，则不可使用。在使用沉淀性药物时，应振荡摇匀后再用。

（3）滴眼药前先将手洗干净，应用消毒棉签擦净患眼的分泌物、眼泪，以提高疗效。可取坐位或仰卧位，头稍向后仰，用左手拇指和食指轻轻分开上下眼睑，眼睛向上看，右手持眼药水，将药液滴入眼睑 1～2 滴后，再将上眼睑轻轻提起，使药液充分分布于结膜囊内。

（4）滴眼液的剂量，每次滴用 1～2 滴即可。从理论上似乎滴入量越多，效果越好，但实际药液超过结膜囊容积，容易溢出，造成浪费，不能达到结膜药物高浓度。

（5）另外，滴眼药时还应注意不要直接将药液滴在角膜（黑眼球）上。因为药液刺激角膜后，眨眼次数增多，会使药液外流而降低疗效。

（6）滴眼药水后，应用棉签压迫泪囊区 2～3 分钟，可以防止眼药水流入口腔而味苦。

（7）小孩滴眼药水前，家长一定要注意查看药瓶上的药名称，核对后再滴药。

但是由于眼睛不停地眨动，眼间隙又很狭小，所以眼药在眼内只能短时间停留，因此眼药水应勤滴，才能保证药液真正发挥其治疗作用。

五、家庭常用滴耳液

（一）常用滴耳液

1. 抗生素类滴耳液

如氧氟沙星滴耳液、盐酸洛美沙星滴耳液、左氧氟沙星滴耳液等可用于敏感菌引起的中耳炎、外耳道炎、化脓性中耳炎、鼓膜炎等；氯霉素滴耳液与林可霉素滴耳液均可用于急、慢性化脓性中耳炎；庆大霉素滴耳液可治疗由细菌感染引起已穿孔的慢性化脓性中耳炎。

2. 双氧水

3%过氧化氢溶液即为洗耳双氧水，能分解释放氧气，是强氧化剂，具有抗菌、清洁、除臭作用，常用于已穿孔的化脓性中耳炎。

3. 酚甘油滴耳液

酚甘油滴耳液又名碳酸甘油滴耳液，用于急性中耳炎鼓膜未穿孔时，以及外耳道炎症的杀菌、止痛和消肿。应于鼓膜未穿孔前使用，如果穿孔流脓者不能使用本药。一般用 3～5 天，不宜久用。

4. 碳酸氢钠滴耳液

此为碱性溶液，能溶解软化耵聍，用于外耳道耵聍堵塞。

5. 氢化可的松新霉素滴耳液

用于急慢性中耳炎、外耳道炎及耳部湿疹等。

（二）滴耳液的正确使用方法

滴耳液是耳部疾病常用的剂型，特别是中耳炎多见。中耳炎发生于 8 岁以下儿童，其他年龄段的人群也有发生，经常是普通感冒或咽喉炎等上呼吸道感染所引起的并发症。患了中耳炎，就会提到滴耳药，因为滴耳药是中耳炎常用到的药物，如患了外耳道炎、化脓性中耳炎等耳病时，医生就会开些滴耳液给你，用以抗炎杀菌、消肿止痛或软化耵聍。那么，你知道滴耳药有哪些注意事项吗？下面，就滴耳药的正确使用作详细介绍。

（1）婴幼儿慎用或尽量不用抗生素滴耳液，因为这类药物作用于中耳局部可引起内耳中毒，造成不可逆的损伤，影响幼儿的听力。

（2）如果患的是中耳炎鼓膜穿孔，滴药前应彻底清洗外耳道及中耳腔内的脓液及分泌物，可用 3% 的过氧化氢清洗，然后再滴药，以使药物发挥最大疗效。

（3）滴耳液的温度不可过低，最好和体温保持一致，低温会打破内耳的温度平衡,内耳前庭器官受到冷刺激后就会引起眩晕、恶心。在温度较低的环境下使用滴耳液时,可事先把药液放在手心一会儿,或者把滴耳液放在 40℃ 左右的温水中,当药液温度与体温接近时摇匀后即可使用。

(4)在使用滴耳液前应清洁双手,预防感染。

(5)滴药时,侧卧于床上,也可坐在椅子上,头偏向一侧,患耳朝上。外耳道有一点的倾斜度,所以滴药前先将耳廓向后上方轻轻牵拉将耳道拉直,滴药后用手指按压耳屏数次,促使药液进入耳道深部或经鼓膜进入中耳。滴药后保持原位 5~10 分钟,使药液在耳内充分起作用。几种药液同时使用时,可 1~2 小时后交替滴入。

(6)滴药的剂量与次数应遵医嘱或依说明书。一般滴耳液每次 3~5 滴,每日滴 3 次。

(7)对于外伤性鼓膜穿孔急性期患者,禁止使用任何水样液体滴耳,以免影响鼓膜创口的愈合。受伤后可用消毒棉球堵塞外耳道。

(8)耵聍的软化——碳酸氢钠滴耳液,每次滴药前可适当增加,每天滴多次(最好 6 次以上),预取耵聍前需连续滴用 2~3 天。

(9)游泳或洗澡出现耳内进水,有人习惯滴一点耳药水,这是不对的。正确的方法是用棉签擦干。

(10)耳内滴药治疗时间不可过长。如果连续用药 10 天不见明显疗效或好转,应更换其他滴耳液或停药。

社区卫生工作者要保持良好的职业道德和客观严谨的工作作风,才能真正为社区居民健康服务。要使药物发挥好的疗效,不但要掌握药物的作用、用途、不良反应、禁忌症以及患者的个体情况,还应结合健康咨询、卫生宣教、用药指导和心理辅导,才能使药物治疗收到好的效果。只要我们在实践中认真探索、思考、总结,就会使我们的药物治疗水平不断提高。

第十章
社区常见症状的护理

　　症状是疾病过程中机体内的一系列机能、代谢和形态结构异常变化所引起的患者主观上的异常感觉或某些客观改变。一般说的症状是广义症状，包含症状和体征两个方面，指疾病引起患者的主观不适、异常感觉、功能变化或明显的病态改变。社区作为人口的聚居地，是多种疾病、健康问题发生的场所。在日常工作中，社区卫生工作人员需要进行疾病常见症状的健康教育，指导社区人群能够识别常见症状的发生，及时的就医或者转诊，最大限度的减轻患者的痛苦。本章节对社区常见症状的概念、病因、临床表现、社区管理、健康教育等方面进行综合阐述，为社区人群提供一些基本的疾病知识，有利于提高社区居民的疾病保健意识和能力。

第一节 感 冒

【概念】

感冒属于急性上呼吸道感染,急性上呼吸道感染简称上感,为外鼻孔至环状软骨下缘包括鼻腔、咽或喉部急性炎症的概称。主要病原体是病毒,少数是细菌。一般多发于冬、春季节,多为散发,主要通过患者打喷嚏和含有病毒的飞沫经空气传播,或经污染的手和用具接触传播。

【分类】

感冒有狭义和广义之分,狭义指普通感冒,是一种轻微的上呼吸道(鼻及喉部)病毒性感染。广义还包括流行性感冒,比普通感冒更严重,除普通感冒的症状外,还伴有发热、冷颤及肌肉酸痛等,全身性症状较明显。其中普通感冒是社区居民最常见的感冒类型。

【病因】

1. **病原体**

感冒约有 70%～80% 由病毒引起。其中包括流感病毒、副流感病毒、呼吸道合胞病毒、腺病毒、鼻病毒、埃可病毒、柯萨奇病毒、麻疹病毒、风疹病毒。细菌感染可直接或继病毒感染之后发生,以溶血性链球菌为多见,其次为流感嗜血杆菌、肺炎球菌和葡萄球菌等,偶见革兰阴性杆菌。其感染的主要表现为鼻炎、咽喉炎或扁桃体炎。

2. **诱发因素**

当有受凉、淋雨、过度疲劳等诱发因素,使全身或呼吸道局部防御功能降低时,原已存在于上呼吸道或从外界侵入的病毒或细菌可迅速繁殖,引起发病。尤其是老幼体弱或有慢性呼吸道疾病如鼻旁窦炎、扁桃体炎者,更易患病。

3. **其他**

鼻腔及咽黏膜充血、水肿,或继发细菌感染后,大量脓性分泌物也可引起。

【治疗要点】

目前尚无特异抗病毒药物。治疗包括非药物治疗、对症治疗和中医治疗。

1. **非药物治疗**

(1)保持室内适宜温度、湿度和空气流通,以休息为主。

(2)给予清淡、高热量、丰富维生素、易消化食物,每天保持足够的饮水量,避免刺激性食物,戒烟、酒。

(3)增强免疫力,增强体育锻炼。

2. 对症治疗

头痛、发热、全身肌肉疼痛者可给予解热镇痛药;鼻塞可用1‰的麻黄碱滴鼻;频繁喷嚏、流涕者给予抗过敏药物,咳嗽明显可用镇咳药。

3. 抗感染治疗

由于常并发细菌感染,临床可根据病原菌和药敏实验选用抗菌药物,常用青霉素类、头孢菌类、大环内酯类或氟喹诺酮类及磺胺类抗菌药物。广谱抗病毒药物利巴韦林对流感病毒、呼吸道合胞病毒等均有较强的抑制作用;吗啉胍对流感病毒、腺病毒和鼻病毒有一定疗效。

4. 中医治疗

正柴胡饮、小柴胡冲剂和板蓝根等在临床上使用广泛,有很好的疗效。

【临床表现】

1. 一般表现

普通感冒通常好发于冬春季节,起病急,初期出现咽痒、咽干或咽痛,或伴有鼻塞、喷嚏、流清水样鼻涕,2～3天后变稠。全身症状较轻或无症状,可仅有低热、轻度畏寒、头痛、不适感等。

2. 并发症

随着病程进展,可并发鼻窦炎、中耳炎、气管-支气管炎,部分可继发病毒性心肌炎、肾小球肾炎、风湿热等。

【社区管理】

1. 感冒的筛查

(1)要求辖区内所有的居民尤其是小孩和老年人,在高发季节应每周到乡镇卫生院、卫生室、社区服务中心进行体检,夏秋季节可减少为两周检查一次。

(2)对发现有轻微感冒症状的患者,给予去除病因及对症治疗,并接受医务人员的生活指导。

2. 感冒患者的随访

对感冒的患者,每周要提供至少一次面对面的随访。随访内容包括:

(1)检查症状是否存在危机情况,如出现体温升高,头痛,心率加快等危机情况之一,或合并其他疾病时,须在紧急处理后及时转诊。对于转诊者,乡镇卫生院、卫生室、社区服务中心应在3天内主动随访转诊情况。

(2)若不需转诊者,应询问上次随访到此次随访期间的症状。

(3)测量体温、脉搏、呼吸、血压。

(4)询问患者生活习惯,包括吸烟、饮酒、饮食、运动,外出地方等情况。

(5)了解患者服药情况。

3．干预与管理

根据患者的具体情况,对于不同健康状况的患者给予有针对性的干预措施。

(1)对感冒治疗效果满意、无药物不良反应、无并发症,或原有并发症无加重的患者,预约下一次的随访。

(2)对感冒治疗效果不满意或出现药物不良反应的患者,结合其服药情况进行指导,必要时增加药物剂量、更换或增加不同类的感冒药物,3天内随访。

(3)对连续两次出现病情难以控制,出现新的并发症,或原有并发症加重的患者建议其转到上级医院,3天内主动随访转诊情况。

(4)对所有的患者进行针对性的教育,与患者一起制定生活习惯改进目标,并在下次随访时进行评估。指导患者出现异常时应立即就诊。

4．健康体检

对于感冒的患者,每年进行一次较全面的体检,体检可与随访结合。内容包括体温、脉搏、呼吸、血压、身高、体重、腰围、皮肤、浅表淋巴结、心脏、肺部、腹部等常规体格检查,并对口腔、视力、听力和运动功能等进行测评。

【健康教育】

1．生活方式指导

(1)在高发季节少去人群密集的场所。

(2)避免受凉,过度疲劳。

(3)加强体育锻炼,必要时给予疫苗预防。

(4)如无禁忌,坚持冷水洗脸,提高机体对寒冷的适应能力。

2．药物治疗

(1)注意观察药物的不良反应,如耳鸣、耳痛、胸闷、心悸、腰酸等症状。

(2)教育患者必须遵医嘱按时按量服药,不可随意增减。

(3)教育患者不能擅自停药,以免症状加重而导致并发症的发生。

第二节　咳　嗽

【概念】

咳嗽是人体清除呼吸道内分泌物或异物的保护性呼吸反射动作。

【危害性】

咳嗽是呼吸系统疾病的常见症状,临床上发病率很高,约占呼吸科门诊量的30%以上,且咳嗽病因复杂、涉及面广,正因为这样就会使得很多人忽略了咳嗽,导致咳嗽迁延不愈,长期的咳嗽会造成低氧血症、气胸和纵隔气肿,严重可发展为急

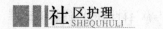

性肺水肿。

【分类】

在临床上,根据发病时间的不同,咳嗽可分为急性咳嗽、亚急性咳嗽、慢性咳嗽三类(见表10-1)。

表 10-1 咳嗽的分类

类型	时间	特点
急性咳嗽	<3 周	咳嗽短促,断续,音调高,可呈单发散发或阵发性咳嗽,无痰或痰量甚少,多为干性咳嗽
亚急性咳嗽	3~8 周	介于两者之间
慢性咳嗽	>8 周	连续性,伴痰液,多为湿性咳嗽

【病因】

1. 急性咳嗽

(1)普通感冒是急性咳嗽最常见的病因。

(2)其他病因主要包括急性支气管炎、急性鼻窦炎、过敏性鼻炎、慢性支气管炎急性发作、支气管哮喘(简称哮喘)、肺炎等。

2. 亚急性咳嗽

常见病因包括感染后咳嗽(感冒后咳嗽)、鼻炎、鼻窦炎、支气管哮喘、支气管炎、肺炎等。

3. 慢性咳嗽

慢性咳嗽病因较多,通常可分为两类。

(1)X 线胸片有明确病变者:如肺炎、肺结核、支气管扩张症、肺癌、肺纤维化等。

(2)X 线胸片无明显异常者:以咳嗽为主或唯一症状,医学界通常把不明原因,胸片又没有明显病变,时间大于 8 周的咳嗽简称为慢性咳嗽。

【治疗要点】

治疗目标为患者能有效咳嗽,能正确运用体位引流等方式排出痰液。治疗包括非药物治疗和药物治疗两大类。

1. 非药物治疗

(1)舒适的环境:为患者提供安静、整洁的病房,保持室内空气新鲜,注意通风,保持室温 18~20℃,湿度 50%~60%,以充分发挥呼吸道的自然防御功能。

(2)合理膳食:慢性咳嗽者,能量消耗增加,应给与高蛋白、高维生素、足够热量的饮食。避免辛辣刺激的食物,每天饮水 1500ml 以上,利于痰液的稀释和排出。

（3）促进有效排痰。

①深呼吸和有效咳嗽：用于神志清醒，能够配合的患者。

②吸入疗法：吸入疗法分湿化和雾化治疗法，适用于痰液黏稠和排痰困难者。

③胸部叩击：适用于长期卧床，排痰无力者。

④体位引流：适用于大量脓痰排出不畅者，呼吸衰竭，有明显呼吸困难，年老体弱者禁用。

⑤机械排痰：适用于意识不清或排痰困难者。

2. 药物治疗

遵医嘱给予抗生素、止咳、祛痰药物，经静滴、口服、雾化吸入等途径进入体内，掌握药物的疗效和不良反应，不滥用药物。

【临床表现】

1. 咳嗽的性质

咳嗽无痰或痰量极少，称为干性咳嗽。干咳或刺激性咳嗽常见于急性或慢性咽喉炎、喉癌、急性支气管炎初期、气管受压、支气管异物、支气管肿瘤、胸膜疾病、原发性肺动脉高压以及二尖瓣狭窄等。咳嗽伴有咳痰称为湿性咳嗽，常见于慢性支气管炎、支气管扩张、肺炎、肺脓肿和空洞型肺结核等。

2. 咳嗽的时间与规律

突发性咳嗽常由于吸入刺激性气体或异物、淋巴结或肿瘤压迫气管或支气管分叉处所引起。发作性咳嗽可见于百日咳、支气管内膜结核以及以咳嗽为主要症状的支气管哮喘等。长期慢性咳嗽，多见于慢性支气管炎、支气管扩张、肺脓肿及肺结核。夜间咳嗽常见于左心衰竭和肺结核患者，引起夜间咳嗽的原因，可能与夜间肺淤血加重及迷走神经兴奋性增高有关。

3. 咳嗽声音的特点

咳嗽声音嘶哑，多为声带的炎症或肿瘤压迫喉返神经所致；鸡鸣样咳嗽，表现为连续阵发性剧咳伴有高调吸气回声，多见于百日咳、会厌、喉部疾患或气管受压；金属音咳嗽，常见于因纵隔肿瘤、主动脉瘤或支气管癌直接压迫气管所致的咳嗽；咳嗽声音低微或无力，见于严重肺气肿、声带麻痹及极度衰弱者。

【社区管理】

1. 咳嗽筛查

（1）社区卫生服务机构应对辖区内所有居民，在其第一次到乡镇卫生院、村卫生室、社区卫生服务中心（站）就诊时为其检查有无咳嗽症状。

（2）对咳嗽的居民在去除可能引起咳嗽的因素后预约其复查，24小时内咳嗽仍反复，可初步判定为咳嗽。

（3）如有必要，建议转诊到上级医院确诊，一周内随访转诊结果，对已确诊的患者纳入咳嗽的健康管理。

（4）对其他可疑疾病引起咳嗽的患者应及时转诊。

2. 咳嗽患者随访

对咳嗽患者，每月要提供至少两次面对面的随访。随访内容包括以下几方面。

（1）查看咳嗽的症状及性质，评估是否存在危机情况，如出现呼吸困难、体温升高、胸痛等危急情况之一，或存在无能力处理的其他疾病时，须紧急转诊，对于紧急转诊者，乡镇卫生院、卫生室、社区服务中心应在 3 天内主动随访转诊情况。

（2）若不需紧急转诊，应询问上次随访到此次随访期间的症状。

（3）测量体温、血压、心率、体重、体质指数（BIM）。

（4）询问患者生活习惯，包括吸烟、饮酒、饮食、运动、外出情况等。

（5）了解患者服药情况。

3. 干预与管理

根据患者的具体情况，对于不同的患者给予不同的有针对性的干预措施。

（1）对于咳嗽治疗满意，无药物不良反应、无新并发症或原有并发症无加重的患者，预约下一次的随访。

（2）对咳嗽治疗不满意或出现药物不良的患者，结合其服药情况进行指导，必要时增加药物剂量、更换或增加不同类的止咳药物，3 天内随访。

（3）对连续两次出现病情难以控制，出现新的并发症或原有并发症加重的患者建议其转到上级医院，3 天内主动随访转诊情况。

（4）对所有的患者进行针对性的教育，与患者一起制定生活方式改进目标并在下次随访时进行评估。指导患者出现异常时应立即就诊。

4. 健康体检

对于咳嗽的患者，每年进行一次较全面的体检，体检可与随访结合。内容包括体温、脉搏、呼吸、血压、身高、体重、腰围、皮肤、浅表淋巴结、心脏、肺部、腹部等常规体格检查，并对肺部情况进行仔细体检。对口腔、视力、听力和运动功能等进行初测判断。

【健康教育】

（1）向患者宣传咳嗽的基本知识，如病因、临床症状、预防措施等。指导患者加强日常锻炼，增强体质。

（2）教会患者有效咳嗽、咳痰的方法。

（3）指导患者增加营养，保证充足的休息时间，以增强机体对感染的抵抗能力。

（4）养成良好的饮食习惯，避免过敏食物的摄入。

（5）对老年人或慢性病的患者，应注意气温变化随时增减衣服，预防上呼吸道感染。

（6）对出院后需继续用药的患者应做好用药指导，告知复诊时间及所需资料。

第三节 支气管哮喘

【概念】

支气管哮喘简称哮喘，是由多种细胞（如嗜酸性粒细胞、肥大细胞、T淋巴细胞、中性粒细胞、气道上皮细胞等）和细胞组分参与的气道慢性炎症性疾病。

【危害性】

支气管哮喘与气道高反应性相关，通常出现广泛多变的可逆性气流受限，并引起反复发作性喘息、气急、胸闷等，如不及时诊治，随着病程的延长可产生气道不可逆性狭窄和气道重塑。

【病因】

哮喘的病因尚未完全明了，目前认为病因存在着很多因素，受遗传因素和环境因素双重影响，其中过敏体质及外界环境的影响是发病的危险因素。

1. 遗传因素

哮喘患者亲属患病率高于群体患病率，并且亲缘关系越近，患病率越高。在一个家系中，患者数越多，其亲属患病率越高，患者病情越严重，其亲属患病率也越高。研究表明：与气道反应性、IgE调节和特应性反应性相关的基因在哮喘的发病率中起着重要作用。

2. 环境因素

主要为哮喘的激发因素，大致有以下几种。

（1）吸入性应用原：如尘螨、花粉、真菌、动物毛屑、二氧化硫、氨气等各种特异和非特异性吸入物。

（2）感染：如细菌、病毒、原虫、寄生虫等。

（3）食物：如鱼、虾、蟹、蛋类、牛奶等。

（4）药物：如普萘洛尔（心得安）、阿司匹林等。

（5）其他：气候改变、运动、妊娠等。

【治疗要点】

1. 哮喘的治疗原则

达到并维持症状的控制，维持正常活动，包括运动能力，维持肺功能水平尽量接近正常，预防哮喘急性加重，避免因哮喘药物治疗导致的不良反应，预防哮喘导致的死亡。

2.**一般治疗和药物治疗**

(1)一般治疗:应尽可能避免或减少接触危险因素,包括变应原、病毒感染、污染物和烟草烟雾等,避免紧张。

(2)药物治疗:常用治疗哮喘药物可以分为控制哮喘发作药物和缓解药物两大类。

①控制药物是指需要长期使用的药物,包括全身用糖皮质激素、吸入型糖皮质激素、白三烯调节剂、茶碱、色苷酸钠等。

②缓解药物即按需要使用缓解喘息症状的药物,包括全身用激素、吸入性抗胆碱药物、短效茶碱等。

【临床表现】

1.**一般表现**

(1)典型的支气管哮喘,发作前有先兆症状如打喷嚏,流涕,咳嗽,胸闷等,如不及时处理,可因支气管阻塞加重而出现哮喘,严重者可被迫采取坐位或呈端坐呼吸,干咳或咯大量白色泡沫痰,甚至出现紫绀等,但一般可自行或用平喘药物等治疗后缓解,某些患者在缓解数小时后可再次发作,甚至导致哮喘持续状态。

(2)在临床上还存在非典型表现的哮喘,如咳嗽变异型哮喘,患者在无明显诱因咳嗽2个月以上,夜间及凌晨常发作,运动、冷空气等诱发加重,气道反应性测定存在有高反应性,抗生素或镇咳,祛痰药治疗无效,使用支气管解痉剂或皮质激素有效,但需排除引起咳嗽的其他疾病。

2.**并发症**

发作时可并发气胸、纵隔气胸、肺不张,长期反复发作和感染可并发慢性支气管炎、肺气肿、支气管扩张症、间质性肺炎、肺纤维化和肺源性心脏病。

【社区管理】

1.**哮喘筛查**

(1)社区卫生服务机构应对辖区内所有居民,每年在其第一次到乡镇卫生院、村卫生室、社区卫生服务中心(站)就诊时为其检查有无哮喘,并确定其引起的原因。

(2)对发现哮喘的居民在去除可能引起哮喘的因素后预约其复查,3日连续因过敏原刺激而发作哮喘,则可确定为哮喘。

(3)如有必要,建议转诊到上级医院确诊,一周内随访转诊结果,对已确定的患者纳入哮喘的健康管理。

(4)对其他可疑疾病引起哮喘的患者,及时转诊。

2.**哮喘患者随访**

对哮喘患者,每月要提供至少一次面对面的随访。随访内容有以下几方面。

（1）查看哮喘的症状及性质并评估是否存在危机情况，如出现营养不足、低氧血症、内分泌紊乱等危急情况之一，或存在不能处理的其他疾病时，须在处理后紧急转诊，对于紧急转诊者，乡镇卫生院、卫生室、社区服务中心应在3天内主动随访转诊情况。

（2）若不需紧急转诊，应询问上次随访到此次随访期间的症状。

（3）测量体温、血压、心率、体重、体质指数（BIM）、血液常规检查、痰液检查、呼吸功能检查、血气分析、胸部X线检查

（4）询问患者生活方式，包括吸烟、饮酒、饮食、运动等情况。

（5）了解患者服药情况。

3. 干预与管理

根据患者的具体情况，对于不同健康状况的患者给予不同的有针对性的干预措施。

（1）对于哮喘治疗满意无药物不良反应、无新并发症或原有并发症无加重的患者，预约下一次的随访。

（2）对第一次哮喘治疗不满意或出现药物不良反应的患者，结合哮喘的性质给予服药的情况进行指导，必要时增加药物剂量、更换或根据哮喘的性质给予去除病因治疗的药物，3天内随访。

（3）对连续两次出现病情难以控制以及出现新的并发症或原有并发症加重的患者建议其转到上级医院，3天内主动随访转诊情况。

（4）对所有的患者进行针对性的教育，与患者一起制定生活方式改进目标并在下次随访时进行评估。指导患者出现异常时应立即就诊。

4. 健康体检

对于哮喘的患者，每年进行一次较全面的体检，体检可与随访结合。内容包括体温、脉搏、呼吸、血压、身高，注意神志、营养状态、脱水、循环衰竭、贫血及发热、体重、腰围、皮肤、浅表淋巴结、血常规、心脏、肺部、X线检查、B超检查、内镜检查、心电图、头颅CT或MRI，了解病变的位置，大小以及转移情况等常规体格检查，并对口腔、视力、听力和运动功能等进行判断。进行痰液检查、呼吸功能检查、血气分析、胸部X线检查、特异过敏原的补体试验、皮肤敏感试验。

【健康教育】

1. 生活方式指导

（1）在明确过敏原后应避免与其再接触，如由于室内尘埃或螨诱发哮喘的发作，就应保持室内的清洁，勤晒被褥，而且应常开窗户通风，保持室内空气的清新。

（2）不宜在室内饲养猫、犬等小动物。

（3）平时应注意体格锻炼，如常用冷水洗浴，干毛巾擦身等进行皮肤锻炼，以便

肺、气管、支气管迷走神经的紧张状态得到缓和。

(4)加强营养,避免精神刺激、感冒和过度疲劳等对预防哮喘的发作也有着重要的作用。

(5)缓解紧张情绪,对减轻哮喘发作的症状和控制病情有重要意义。

2. 药物治疗指导

(1)监测服药与哮喘的关系,指导患者及家属了解各种药物的名称、用法、用量及注意事项。

(2)指导患者识别哮喘发作的先兆表现和病情加重的征象,学会哮喘发作时进行简易的紧急自我急救的处理方法。

(3)指导患者及家属掌握正确的药物吸入技术,遵医嘱使用 β2 受体激动剂和(或)糖皮质激素吸入剂。

第四节 发 热

【概念】

发热是由于致热原的作用使体温调定点上移而引起的调节性体温升高(超过0.5℃),称为发热。一般而言,当腋下温度超过 37℃ 或口腔温度超过 37.5℃,一昼夜体温波动在 1℃ 以上可称为发热。

【分类】

引起体温过高的原因甚多,根据致热源的性质和来源不同,可以分为感染性发热和非感染性发热两大类。感染性发热较多见,是社区中最常见的发热类型。

发热按温度的高低可分为低热、中等热、高热、超高热。分类以口腔温度和腋温为例(表 10-2)。

表 10-2 体温的分类

发热程度	口腔温度(℃)	腋下温度(℃)
低热	37.5~37.9	37.1~37.5
中热	38.0~38.9	37.6~38.5
高热	39.0~40.9	38.6~40.5
超高热	41 以上	40.6 以上

【病因】

发热本身可由多类疾病引起,如感染、肿瘤、自身免疫病和血液病等疾病引起,无法明确归类。

【治疗要点】

治疗目标使体温恢复正常范围,防止潜在并发症的发生,治疗包括非药物治疗及药物治疗两大类。

1. 非药物治疗

适用于低热的患者。

(1)合理膳食:给予能够提供足够热量、蛋白质和维生素的流质和半流质食物,补充发热引起的营养物质消耗。鼓励患者多饮水。

(2)物理降温:选择冰袋、冰帽等措施以逐渐降温为宜,防止虚脱。

2. 药物治疗

(1)用药选择:凡是具有降低体温的药物就是合理选择,以不引起明显副作用为宜。

(2)降温用药:遵医嘱给予降温药物(如布洛芬、尼美舒利、复方氨林巴比妥),并观察疗效和不良反应。应用降温药物时,注意不可将体温降的太低,以免大汗导致虚脱,老年人、儿童应特别注意是否有头昏、耳鸣等不良反应出现。

【临床表现】

发热的过程大致可分为 3 期,各期的临床症状有所差异。

1. 体温上升期

其特点为:产热大于散热,此期主要表现为皮肤苍白、干燥,畏寒或寒战,口唇发绀,自觉外界非常寒冷。

2. 高温持续期

其特点为:产热和散热在较高水平上趋于平衡,是体温达到高峰并保持一定水平的时期。主要表现为皮肤潮红而灼热,呼吸加速加强,头痛,烦躁和口渴等,此时可有小量出汗。

3. 体温下降期

其特点为:散热增加而产热趋于正常,由于机体的自卫作用,致热原已被清除,或因患者接受解热药物治疗,体温调节中枢会使机体产热减少、散热增多,从而导致体温逐渐下降,达到正常水平。此期多有大量汗液流出。

【社区管理】

1. 发热筛查

(1)社区卫生服务机构应对辖区内所有居民,在其第一次到乡镇卫生院、村卫生室、社区卫生服务中心(站)就诊时为其测量体温。

(2)对发现发热的居民,在去除可能引起体温上升的因素后,预约其复查,24小时连续 3 次体温高于正常,可初步判定为发热。

（3）如有必要，建议转诊到上级医院确诊，一周内随访转诊结果，对已确定发热的患者纳入发热的健康管理。

（4）对可疑其他疾病引起发热的患者，及时转诊。

2. **发热患者随访**

对发热患者，每周要提供至少一次面对面的随访。随访内容包括以下几方面。

（1）测量体温，评估是否存在危机情况，如出现头痛、头晕，皮肤潮红而灼热，呼吸加速、加强，头痛，烦躁、抽搐、心率过快等危急情况之一，或存在不能处理的其他疾病时，须在处理后紧急转诊。对于紧急转诊者，乡镇卫生院、卫生室、社区服务中心应在 3 天内主动随访转诊情况。

（2）若不需紧急转诊，应询问上次随访到此次随访期间的症状。

（3）测量体温、血压、心率、体重、体质指数（BIM）。

（4）询问患者生活方式，包括吸烟、饮酒、饮食、运动，外出地方等情况。

（5）了解患者服药情况。

3. **干预与管理**

根据患者的具体情况，对于不同健康状况的患者给予不同的有针对性的干预措施。

（1）对于发热治疗满意，无药物不良反应、无新并发症或原有并发症无加重的患者，预约下一次的随访。

（2）对发热治疗不满意或服药效果不佳的患者，结合其服药情况进行指导，必要时增加药物剂量、更换或增加不同类的退热药物，3 天内随访。

（3）对连续两次出现病难以控制，出现新的并发症或原有并发症加重的患者建议其转到上级医院，3 天内主动随访转诊情况。

（4）对所有的患者进行针对性的教育，与患者一起制定生活方式改进目标，并在下次随访时进行评估。指导患者出现异常时应立即就诊。

4. **健康体检**

对于感冒的患者，每年进行一次较全面的体检，体检可与随访结合。内容包括体温、脉搏、呼吸、血压、身高、体重、腰围、皮肤、浅表淋巴结、心脏、肺部、腹部等常规体格检查。

【健康教育】

1. **生活方式指导**

（1）避免感染、淋雨受寒、过度疲劳等。

（2）加强锻炼，增加营养。

（3）多饮水，多吃易消化的食物。

2．药物治疗指导

（1）强调按时足量服药的重要性，告知患者药物的不良反应。

（2）指导患者必须遵医嘱按时按量服药，严密观察药物的疗效及副作用。

（3）教育患者不能擅自停药，经治疗，体温达到正常范围内后，可以遵医嘱逐渐减少药量，甚至可以停药。

（4）告知患者保持愉悦的心情，增强患者的信心，积极配合治疗。

第五节 疼 痛

【概念】

疼痛是由于机体受到伤害性刺激而产生的痛觉反应。常伴有不愉快的情绪反应。

【危害性】

疼痛是人一生中体验最早、体验最多的主观内在感觉。世界卫生组织早在2000 年就提出"慢性疼痛是一类疾病"的论断。从当今世界范围来看，疼痛已经成为危害人类健康的主要"杀手"之一，也是造成人们劳动能力降低和出勤日减少的最普通、最直接的因素。

【分类】

在临床上，根据发病部位的不同，将疼痛划分成以下 3 类（见表 10 - 3）。

表 10 - 3 疼痛分类

类型	定义	特点
头痛	通常指局限于头颅上部，包括眉弓、耳轮上缘和枕外隆突连线上的疼痛	初期的头痛常位于病变的同侧
胸痛	主要由胸部疾病引起	疼痛固定于病变部位，且局部有压痛
腹痛	多由腹部脏器病变引起	一般多为内脏痛

【病因】

1. 头痛

（1）原发性头痛：也叫做功能性头痛，是指没有明显的头颈部病变或其他明确的疾病而出现的头痛。这一类头痛病程长，症状反复发作。实验室和影像学检查常无阳性体征。原发性头痛在人群中的发病率高,中国流行病学调查显示,在我国18～65岁的成年人群中,原发性头痛的患病率约为 23.8%。其中最常见的原发性头痛有以下几种。

①偏头痛:特征为反复发作的、多为单侧的中重度搏动样头痛,少数患者在头痛前有短暂的眼前闪烁亮光、皮肤针刺或麻木感、不能言语等先兆表现。头痛时常伴有恶心、呕吐、畏光、畏声等症状,不予治疗常持续 4～72 小时,日常活动可加重头痛,安静环境中休息则可能缓解。"偏头痛"并不只限于单侧头痛,也有少数患者为双侧或左右交替发作。

②丛集性头痛:男性中发病多于女性。特征是局限于单侧的以眶、颞、额等区为主的反复发作性头痛,疼痛剧烈,呈烧灼样或切割样,并伴有同侧的结膜充血、流泪、鼻塞、流涕、瞳孔缩小、眼睑下垂、眼睑浮肿、颜面部出汗等。一般情况下,丛集性头痛在数周或数月的丛集期内每日发作,每次持续 15 分钟至 3 小时,随后继以数月至数年的缓解期。

(2)继发性头痛:是指由明确的疾病引起的头痛,颅内、外的病变、全身性疾病,以及精神疾病都可继发头痛,如头颈面部外伤、脑血管疾病、脑炎、脑肿瘤、中毒、药物滥用、感染、代谢障碍疾病等所致头痛。这种头痛发生的时间比较短,患者除了头痛以外还可以有其他原发疾病的表现,结合实验室和影像学的检查,通常能够找到明确的病因。这类头痛只是某种疾病的症状之一,因此必须及时诊治,明确病因,以获取及时有效的治疗。

2. **胸痛**

胸痛的原因大致有以下三类。

(1)胸壁病变:胸壁病变所引起的胸痛最常见。疼痛的部位固定于病变处,且局部有明显压痛,深呼吸、咳嗽、举臂、弯腰等动作使胸廓活动疼痛加剧。

(2)心血管系统疾病:主要包括心绞痛、心肌梗死及心包炎等。心绞痛、心肌梗死引起胸痛主要是由于心肌缺血所致;心包炎是由于病变累及第五肋水平以下的心包壁层和邻近胸膜而出现疼痛,其共同特征为:疼痛多位于胸骨后或心前区,少数在剑突下可向左肩放射,疼痛常因体力活动诱发加重,休息后好转。

(3)纵隔及食管病变:纵隔肿瘤、纵隔炎等纵隔疾病时,由于纵隔内组织受压,神经或骨质受累等因素引起胸痛;食管炎、食管癌等食管疾病,由于炎症或化学刺激物作用于食管黏膜而引起胸痛。其特征为:胸痛位于胸骨后,呈持续进行性隐痛或钻痛常放射至其他部位,吞咽时疼痛加剧伴有吞咽困难。

3. **腹痛**

(1)急性腹痛的病因:①腹腔脏器急性炎症,包括急性胃肠炎、急性腐蚀性胃炎、急性胆囊炎、急性胰腺炎、急性阑尾炎、急性胆管炎等。②腹部脏器穿孔或破裂,包括胃及十二指肠溃疡穿孔、伤寒肠穿孔、肝脏破裂、脾脏破裂、肾破裂、异位妊娠破裂、卵巢破裂等。

(2)慢性腹痛的病因:①慢性炎症,包括反流性食管炎、慢性胃炎、慢性胆囊炎、慢性胰腺炎、炎症性肠病等。②腹腔内脏器的扭转或梗阻包括慢性胃肠扭转、肠粘连、大网膜粘连综合征等。

【临床表现】

1. 头痛

(1)急剧的头痛持续不减并且会伴有发热的头痛,常常是由于感染导致的,会出现偏头痛、呕吐,常伴有焦急,情绪紧张的状况,严重的患者出现全身症状。

(2)视力障碍、青光眼等,咳嗽,打喷嚏,摇头,弯腰都可以加剧头痛症状,应该及时去医院就诊。

(3)有些头痛发生在特定的时间,女性的头痛常常和月经期有关,多发生在早晨。

2. 胸痛

(1)胸痛的部位:胸壁皮肤炎症,罹患处皮肤出现红、肿、热、痛等改变;带状疱疹呈多数小水疱群,沿神经分布,不越过中线,有明显的痛感;流行性肌痛时可出现胸、腹部肌肉剧烈疼痛,可向肩部、颈部放射;非化脓性肌软骨炎多侵犯第1、2肋软骨,患部隆起、疼痛剧烈,但皮肤多无红肿;心绞痛与急性心肌梗死的疼痛常位于胸骨后或心前区;食管疾患、膈疝、纵隔肿瘤的疼痛也位于胸骨后;自发性气胸、急性胸膜炎、肺梗塞等常呈患侧的剧烈胸痛。

(2)胸痛的性质:肋间神经痛呈阵发性的灼痛或刺痛;肌痛则常呈酸痛;骨痛呈酸痛或锥痛;食管炎、膈疝常呈灼痛或灼热感;心绞痛常呈压榨样痛,可伴有窒息感;主动脉瘤侵蚀胸壁时呈锥痛;原发性肺癌、纵隔肿瘤可有胸部闷痛。

(3)影响胸痛的因素:心绞痛常在用力或精神紧张时诱发,呈阵发性,含服亚硝酸甘油片迅速缓解;心肌梗死常呈持续性剧痛,虽含服亚硝酸甘油片仍不缓解;心脏神经官能症所致胸痛,则常因运动反而好转;胸膜炎、自发性气胸、心包炎的胸痛常因咳嗽或深呼吸而加剧;过度换气综合征则用纸袋回吸呼气后胸痛可缓解;胸痛伴随下列症状,有提示诊断的意义:①伴咳嗽,常见于气管、支气管胸膜疾病。②伴吞咽困难,常见于食管疾病。③伴咯血,常见于肺结核、肺梗塞、原发性肺癌。④伴呼吸困难,常见于大叶性肺炎、自发性气胸、渗出性胸膜炎、过度换气综合征等。⑤心绞痛、心肌梗死常发病于高血压、动脉硬化的基础上。

3. 腹痛

(1)腹痛的性质和程度:腹痛的性质与病变所在脏器及病变的性质有关,如绞痛常表示空腔脏器梗阻,胀痛常为内脏包膜张力增大,系膜的牵拉或空腔器官胀气扩张所致。疼痛的程度有时和病变严重程度相一致,但由于个体差异,有时疼痛的程度并不反映病变的程度。

(2)腹痛部位:腹痛的体表位置常和脊髓的节段性分布有关。通常情况下疼痛所在部位即为病变所在部位,但有一些病变引起的疼痛放射至固定的区域,如急性胆囊炎可放射至右肩胛部和背部,阑尾炎引起的疼痛可由脐周转移至右下腹。

(3)伴随症状:腹痛伴随发热提示炎症、结缔组织病、恶性肿瘤等;伴呕吐提示食管、胃或胆道疾病;呕吐量多提示有胃肠梗阻;伴腹泻提示肠道炎症、吸收不良、胰腺疾病;伴休克,同时有贫血提示腹腔脏器破裂;心肌梗死、肺炎也可有腹痛伴休克的症状,应特别警惕;伴尿急、尿频、尿痛、血尿等,表明可能泌尿系感染或结石;伴消化道出血,如为柏油样便或呕血提示消化性溃疡或胃炎等;如为鲜血便或暗红色血便,常提示溃疡性结肠炎、结肠癌、肠结核等。

【治疗要点】

1. **头痛**

(1)积极处理和治疗原发病。

(2)遵医嘱使用解热止痛剂,如索米痛、米格来宁,或少量服用可待因、颅痛定等。

(3)对焦虑烦躁者遵医嘱可酌情使用安定剂或镇静剂,对有抑郁症表现的患者,加用抗抑郁剂。

2. **胸痛**

(1)心绞痛发作,立即吸氧,休息,舌下含硝酸甘油。

(2)胸膜炎或胸膜疾病引起的胸痛,可以用较宽的腹带在痛疼处固定胸壁,减轻呼吸时胸廓的运动度。

(3)立即去医院就诊,做心电图和 X 线等检查确诊,针对病因治疗。

(4)遵医嘱服用止痛药。

3. **腹痛**

(1)采用半卧位,以减轻腹痛。

(2)禁食与胃肠减压。

(3)病因治疗。

(4)解痉止痛。

(5)防治休克。

【社区管理】

1. **疼痛筛查**

(1)社区卫生服务机构应对辖区内所有居民,在患者第一次到乡镇卫生院、村卫生室、社区卫生服务中心(站)就诊时为其检查有无疼痛的症状,并确定为哪类的疼痛。

（2）对发现疼痛的患者，在去除可能引起疼痛的因素后预约其复查，24小时疼痛仍不好转，则可判定为疼痛。

（3）如有必要，建议转诊到上级医院确诊，一周内随访转诊结果，对已确定的患者纳入疼痛的健康管理。

（4）对可疑其他疾病引起疼痛的患者，及时转诊。

2. **疼痛患者随访**

对疼痛患者，每月要提供至少两次面对面的随访。随访内容包括以下几方面。

（1）查看疼痛的症状及性质，并评估是否存在危机情况，如出现视力障碍、青光眼、咳嗽、吞咽困难、呕吐等危急情况之一，须在处理后紧急转诊，对于紧急转诊者，乡镇卫生院、卫生室、社区服务中心应在3天内主动随访转诊情况。

（2）若不需紧急转诊，应询问上次随访到此次随访期间的症状。

（3）测量体温、血压、心率、体重、体质指数（BIM）。

（4）询问患者生活方式，包括吸烟、饮酒、饮食、运动等情况。

（5）了解患者服药情况。

3. **干预与管理**

根据患者的具体情况，对于不同健康状况的患者给予不同的有针对性的干预措施。

（1）对于疼痛治疗满意，无药物不良反应、无新并发症或原有并发症无加重的患者，预约下一次的随访时间。

（2）对第一次疼痛治疗不满意或服药效果不佳的患者，结合疼痛的性质给予服药的情况进行指导，必要时增加药物剂量、更换或根据疼痛的性质给予去除病因治疗的药物，3天内随访。

（3）对连续两次出现病情难以控制，出现新的并发症或原有并发症加重的患者建议其转到上级医院，3天内主动随访转诊情况。

（4）对所有的患者进行针对性的教育，与患者一起制定生活方式改进目标并在下次随访时进行评估。指导患者出现异常时应立即就诊。

4. **健康体检**

对于疼痛的患者，每年进行一次较全面的体检，体检可与随访结合。内容包括体温、脉搏、呼吸、血压、身高、体重、腰围、皮肤、浅表淋巴结、心脏、肺部、X线检查、B超检查、内镜检查、心电图、头颅CT或MRI，了解病变的位置，大小以及转移情况等常规体格检查，并对口腔、视力、听力和运动功能等进行初测判断。

【健康教育】

1. 生活方式指导

指导患者养成良好的生活习惯,学会转移或减轻疼痛的方法。

(1)减轻心理压力:紧张、忧郁、焦虑等均可加重疼痛的程度,而疼痛加剧反而又会影响心情,形成不良循环。

(2)分散注意力:可减少其对疼痛的感受强度如参加活动、音乐疗法、深呼吸、有节律的按摩、松弛疗法。

(3)告诉患者采取舒适的卧位也可减轻或解除疼痛。

2. 药物治疗指导

(1)指导患者正确用药,如用药的最佳时间、用药剂量,避免药物成瘾。

(2)注意观察药物的疗效及副作用。

第六节 眩晕症

【概念】

眩晕是因空间定位障碍产生的一种运动幻觉或错觉,患者出现主观空间定向觉错误,并且能够明确叙述自身转动或环境转动的现象。

【危害性】

眩晕症是多种神经、脑血管疾病的重要病因和危险因素,是造成残疾及死亡的主要原因之一。眩晕患者发作期会出现旋转、呕吐,同时还会造成迷路、前庭、耳蜗器官损害,造成耳蜗毛细胞死亡和前庭功能丧失,进而引起耳鸣、耳聋、共济失调等危害性。

【分类】

在临床上,根据损伤部位的不同,眩晕可分为中枢性眩晕和周围性眩晕。

1. 中枢性眩晕

为外物或自身的摇晃不稳感,或左右或前后晃动,注视活动物体时,或嘈杂环境下加重。症状较轻,伴发植物神经症状不明显,持续时间较长,可达数月之久,多见于脑部和眼部等疾患。

2. 周围性眩晕

呈阵发性的外物或本身的旋转、倾倒感、堕落感,症状重,多伴有明显的恶心、呕吐等植物神经症状,持续时间短,数十秒至数小时,很少超过数天或数周者。多见于前庭外周性病变。

【病因】

1. 脱水

大脑大部分由水组成,人体一旦脱水,大脑功能就会失常,脱水时血液黏稠度增加,体温升高,心跳加快。

2. 过敏

灰尘和花粉等过敏原也可能导致眩晕。英国萨里过敏诊所专家阿德里安·莫里斯博士表示,过敏会导致鼻窦和中耳产生黏液,影响内耳平衡器官,导致眩晕。

3. 药物副作用

抗高血压药、利尿剂和抗抑郁药,都会降低血压,诱发眩晕。英国心脏协会专家娜塔莎斯图尔特表示,一些心脏病患者服用利尿剂时会脱水,也会产生眩晕感。镇静剂抑制中枢神经,使大脑活动减速,也是导致眩晕的一大因素。

4. 游泳

游泳很容易导致耳朵进水,影响到内耳平衡器官,在耳内进水完全干之前,眩晕可持续几小时甚至几天。专家指出,游泳前及游泳过程中,情绪紧张会导致大脑血氧量下降,继而发生眩晕。

5. 缺铁

疲劳乏力是贫血的主要症状。由于身体缺铁,血红细胞减少,血红蛋白携氧量减少,大脑血氧量不足,因而产生眩晕感。

6. 偏头痛

眩晕常是偏头痛发作的前兆,其原因是大脑血管变窄,血流量减少。

7. 血压与缺氧问题

很多眩晕是由于体位改变等原因致血压突然降低,大脑短时间缺氧所致。如猛然起身或起床等。

【临床表现】

1. 一般表现

主要表现为眩晕、眼球震颤、平衡障碍等。

2. 伴随症状

根据病变部位不同程度的受损,会有眩晕、耳鸣、恶心、呕吐、多汗等伴随症状。

【社区管理】

1. 眩晕筛查

(1)社区卫生服务机构应对辖区内所有居民,在其第一次到乡镇卫生院、村卫生室、社区卫生服务中心(站)就诊时为其检查有无眩晕,并确定其是中枢性眩晕还是周围性眩晕。

(2)对发现眩晕的患者,在去除可能引起眩晕的因素后预约其复查,24 小时内症状无改善,则可诊断为眩晕。

(3)如有必要,建议转诊到上级医院确诊,3日内随访转诊结果。

(4)对其他可疑疾病引起眩晕的患者,及时转诊。

2．眩晕患者随访

对眩晕患者,每两周要提供至少一次面对面的随访。随访内容包括以下几方面。

(1)查看眩晕的症状及性质并评估是否存在危机情况,如出现恶心、呕吐、多汗、耳鸣等危急情况之一,或存在不能处理的其他疾病时,须在处理后紧急转诊,对于紧急转诊者,乡镇卫生院、卫生室、社区服务中心应在3天内主动随访转诊情况。

(2)若不需紧急转诊,应询问上次随访到此次随访期间的症状。

(3)测量体温、血压、心率、体重、体质指数(BIM)。

(4)询问患者生活方式,包括吸烟、饮酒、饮食、运动等情况。

(5)了解患者服药情况。

3．干预与管理

根据患者的具体情况,对于不同健康状况的患者给予不同的有针对性的干预措施。

(1)对于眩晕治疗满意,无药物不良反应、无新并发症或原有并发症无加重的患者,根据情况预约下一次的随访时间。

(2)对眩晕治疗不满意或药物不良的患者,结合眩晕的性质给予服药指导,必要时增加药物剂量、更换药物,3天内随访。

(3)对连续两次出现病情难以控制,出现新的并发症或原有并发症加重的患者建议其转到上级医院,3天内主动随访转诊情况。

(4)对所有的患者进行针对性的教育,与患者一起制定生活方式改进目标并在下次随访时进行评估。指导患者出现异常应立即就诊。

4．健康体检

对于眩晕的患者,每季度进行一次较全面的体检,体检可与随访结合。内容包括体温、脉搏、呼吸、血压、身高、体重、腰围、皮肤、浅表淋巴结、血常规、心脏、肺部、X线检查、B超检查、内镜检查、心电图、头颅CT或MRI,了解病变的位置,大小以及转移情况等常规体格检查,并对口腔、视力、听力和运动功能等评估。

【健康教育】

1．生活方式指导

(1)增加功能锻炼如打太极、按摩、适当的头部运动等。勿突然地扭转颈部及长时间仰头。保持心情舒畅、乐观。

(2)发病期间,应禁止食用刺激性饮食,戒烟、酒,严格限制水及钠盐的摄入,宜食易消化、富含营养及多种维生素的食物。

2．药物治疗指导

（1）遵医嘱按时、按量服药。

（2）要观察药物的疗效和副作用，告知患者其药物的不良反应。

（3）教育患者不能擅自停药，以免导致严重的并发症。

3．预防

由于眩晕症状涉及多个学科、多种疾病，所以在疾病预防方面较为困难。往往眩晕的发作并无先兆，有些诱因尚不确切，如周围性眩晕前庭神经炎，30%有前期感冒病史，病毒性感染是其发病因素。但大多数感冒不一定引起前庭神经炎，所以发病前期并无良好的干预手段。中枢性眩晕应早期检查 MRI、DSA，有助于相关疾病的诊治。

第七节 恶心与呕吐

【概念】

恶心是一种可以引起呕吐冲动的胃内不适感，常为呕吐的前驱感，但也可单独出现。呕吐是由于食管、胃或肠道呈逆蠕动，并伴有腹肌强力痉挛性收缩，迫使食管或胃内容物从口、鼻腔涌出。恶心与呕吐两者可单独发生，但多数患者先有恶心，继而呕吐。其可分为三个阶段，即恶心、干呕和呕吐，但有些呕吐可无恶心和干呕的先兆。

【分类】

根据病因可将呕吐分为三大类，即为反射性呕吐、中枢性呕吐、前庭障碍性呕吐。

【病因】

导致本病发生的原因有：消化道器质性梗阻、消化性感染性疾病、身体功能异常、脑神经系统疾病、中毒。

【治疗要点】

（1）积极补充水分和电解质，给予口服补液时，应少量多次饮用，以免引起恶心呕吐。如口服未能达到所需补液量时，应静脉输液以恢复液体的平衡状态。

（2）密切监测生命体征的变化，血容量不足时，可出现心率加快、呼吸急促、血压下降，特别是体位性低血压。持续性呕吐致大量胃液丢失而发生代谢性碱中毒时，患者呼吸变浅、慢。

（3）病因明确时，遵医嘱可给予止吐药及其他治疗，是患者逐步恢复正常饮食。

（4）禁食、禁饮水 4～6 小时，以防误入气管。呕吐停止后逐渐进食。

【临床表现】

（1）时间：清晨为妊娠呕吐；夜晚或凌晨为幽门梗阻。

（2）方式：中枢性呕吐不伴随恶心、呕吐，呈喷射状。常见脑肿瘤、隔脑炎、脑膜炎等颅内压升高的患者。反射性呕吐与进食有关，发生时间有规律，呕吐物可发现致病菌，且呕吐后可缓解不适感。

（3）性状：幽门梗阻的患者呕吐物为宿食；高位小肠梗阻的患者呕吐物常伴有胆汁；霍乱患者呕吐物为米泔样。

（4）量：成人胃内容量约 300ml，如呕吐物超过胃容量，应考虑有无幽门梗阻。

（5）颜色：若为鲜红色应考虑急性大出血；若为咖啡色应是陈旧性出血或出血相对缓慢；若为黄绿色则为胆汁反流；若为暗灰色是胃内容物有腐败性改变且滞留在胃内时间较长。

（6）气味：普通呕吐时为酸味；胃内出血者为碱味；含有大量胆汁是苦味；幽门梗阻者有腐臭味；有机磷农药中毒是大蒜味。

（7）伴随症状：伴腹痛腹泻者考虑急性胃肠炎或食物中毒；喷射性呕吐伴剧烈疼痛者为颅内高压；伴眩晕及眼球震颤者考虑前庭功能障碍。

【社区管理】

1. 呕吐筛查

（1）社区卫生服务机构应对辖区内所有居民，在其第一次到乡镇卫生院、村卫生室、社区卫生服务中心（站）就诊时为其检查有无呕吐，并确定其引起的原因。

（2）对发现呕吐的居民在去除可能引起呕吐的因素后预约其复查，24 小时内复查症状未减轻或消失，则可诊断。

（3）如有必要，建议转诊到上级医院确诊，一周内随访转诊结果，对已确定的患者纳入呕吐的健康管理。

（4）对其他可疑疾病引起呕吐的患者，及时转诊。

2. 呕吐患者随访

对恶心呕吐患者，每月要提供至少一次面对面的随访。随访内容包括以下几方面。

（1）查看呕吐的症状及性质并评估是否存在危机情况，如出现心率加快、呼吸急促、血压下降，特别是体位性低血压等危急情况之一，或存在不能处理的其他疾病时，须在处理后紧急转诊，对于紧急转诊者，乡镇卫生院、卫生室、社区服务中心应在 3 天内主动随访转诊情况。

（2）若不需紧急转诊，应询问上次随访到此次随访期间的症状。

（3）测量体温、血压、心率、体重、体质指数（BIM）、检查胃肠功能。

(4)询问患者生活方式,包括吸烟、饮酒、饮食等情况。

(5)了解患者服药情况。

3. 干预与管理

根据患者的具体情况,对于不同健康状况的患者给予不同的有针对性的干预措施。

(1)对于呕吐治疗满意,无药物不良反应、无新并发症或原有并发症无加重的患者,预约下一次的随访。

(2)对呕吐治疗不满意或药物不良的患者,结合呕吐的性质根据服药的情况进行指导,必要时增加药物剂量、更换或根据呕吐的性质给予去除病因治疗的药物,3天内随访。

(3)对连续两次出现病情难以控制,出现新的并发症或原有并发症加重的患者建议其转到上级医院,3天内主动随访转诊情况。

(4)对所有的患者进行针对性的教育,与患者一起制定生活方式改进目标并在下次随访时进行评估。指导患者出现哪些异常时应立即就诊。

4. 健康体检

对于呕吐的患者,每年进行一次较全面的体检,体检可与随访结合。内容包括体温、脉搏、呼吸、血压、身高、注意神志、营养状态、脱水、循环衰竭、贫血及发热、体重、腰围、皮肤、浅表淋巴结、血常规、心脏、肺部、X线检查、B超检查、内镜检查、心电图、头颅 CT 或 MRI,了解病变的位置,大小以及转移情况等常规体格检查,并对口腔、视力、听力和运动功能等进行粗侧判断。还应注意胃型、胃蠕动波、振水声等幽门梗阻表现。肠鸣音亢进、肠型等急性肠梗阻表现。腹肌紧张、压痛、反跳痛等急腹症表现,此外,还有无腹部肿块、疝等。

【健康教育】

1. 生活方式指导

(1)注意饮食卫生,不吃不洁、过期或剩下的食品。

(2)宜吃易消化、软、烂的食物;宜吃清淡少油、低脂低盐的食物。

(3)忌吃过硬、过冷、过期、过热甜腻、油炸、刺激性的食物。

(4)消除患者紧张的情绪,教会患者应用放松技术如深呼吸法、听音乐以及阅读等方法转移患者的注意力,减少呕吐的发生。

2. 药物治疗指导

(1)要求患者必须遵医嘱按时按量服药,如果随意减少药量,都可导致严重并发症的发生。

(2)教育患者不能擅自停药,经治疗呕吐得到有效控制后,可以逐渐减少剂量,当呕吐不再发生时,可以考虑停药;但如果突然停药,可导致呕吐频繁发生,出现水电解质紊乱、代谢性碱中毒,如果长期呕吐者可致营养不良。

第八节 腹 泻

【概念】

腹泻是指排便次数多于平日习惯的频率,粪质稀薄,水分增加,每日排便量超过 200g,或含未消化食物或脓血、黏液。

【危害性】

腹泻可降低身体的抵抗力,引起营养不良、贫血和维生素缺乏等,使人体对传染病及各种感染的抗病能力减弱,导致炎症容易扩散。腹泻还可使水电解质失调和酸碱平衡紊乱。严重脱水、电解质紊乱及酸中毒对机体产生严重损害,如不及时抢救,还可危及生命。

【分类】

在临床上,腹泻可分为急性腹泻和慢性腹泻(表 10-4)。

表 10-4 腹泻的分类

	急性腹泻	慢性腹泻
起病原因	感染及食物中毒	慢性感染、慢性非感染性炎症性疾患、吸收不良及肿瘤
病程长短	2~3 周	>2 个月
粪便性质	稀薄	稀薄
伴随症状	腹鸣、肠绞痛、里急后重	腹痛,发热,消瘦,腹部肿块或消化性溃疡

【病因】

腹泻的原因有很多,分为外在因素和内在因素。

1. **外在因素**

感染、消化不良、不洁食物、胃酸过少或缺乏,胃切除后内容物流入肠腔等均可引起腹泻。

2. **内在因素**

慢性胰腺炎、肠黏膜本身的病变、肠道乳糖酶缺乏,也可因吸收能力减退而引起腹泻。

【治疗要点】

治疗目标包括患者的腹泻及其引起的不适减轻或消失;能保证机体所需水分、电解质、营养素的摄入;生命体征、尿量、血生化指标在正常范围。治疗包括非药物治疗和药物治疗两大类。

1. 非药物治疗

（1）合理膳食：饮食以少渣、易消化食物为主，避免生冷、刺激性食物。急性腹泻应根据病情予以禁食、流质、半流质或软食。

（2）活动与休息：全身症状明显的患者应卧床休息，注意腹部保暖。可用热水袋热敷腹部，以减弱肠道运动，有利于腹痛等症状的减轻。

2. 药物治疗

病因治疗和对症治疗都很重要。在未明确病因之前，要慎重使用止痛药及止泻药，以免掩盖症状造成误诊，延误病情。

（1）应用止泻药时应注意观察患者的排便情况，腹泻控制应及时停药。

（2）抗感染根据不同病因选用相应的抗生素。

（3）纠正水电解质、营养失衡，酌情补充液体，补充维生素、氨基酸、脂肪乳剂等营养物质。

【临床症状】

1. 一般表现

腹泻通常起病急，可伴发热、腹痛。小肠病变引起的腹泻粪便呈糊状或水样，色较淡，量较多。病变位于直肠和（或）乙状结肠的患者多有里急后重，每次排便少，有时只排出少量气体和黏液，色较深，可混血液。

2. 并发症

严重腹泻时可引起脱水及电解质紊乱，甚至导致休克。老年人易因腹泻发生脱水，也易因输液速度过快引起循环衰竭。

【社区管理】

1. 腹泻筛查

（1）社区卫生服务机构应对辖区内所有居民，在其第一次到乡镇卫生院、村卫生室、社区卫生服务中心（站）就诊时为其检查有无腹泻，并确定其引起腹泻的原因。

（2）如有必要，建议转诊到上级医院确诊，3天内随访转诊结果，对已确定的患者纳入腹泻的健康管理。

（3）对其他可疑疾病引起腹泻的患者，及时转诊。

2. 腹泻患者随访

对腹泻患者，每周要提供至少一次面对面的随访。随访内容包括：

（1）查看腹泻的症状及性质并评估是否存在危机情况，如出现脱水及电解质紊乱等危急情况之一，或存在不能处理的其他疾病时，须在处理后紧急转诊。对于紧急转诊者，乡镇卫生院、卫生室、社区服务中心应在3天内主动随访转诊情况。

(2)若不需紧急转诊,应询问上次随访到此次随访期间的症状。

(3)测量体温、血压、心率、体重、体质指数(BIM)。

(4)询问患者生活方式,包括吸烟、饮酒、饮食等情况。

(5)了解患者服药情况。

3. 干预与管理

根据患者的具体情况,对于不同健康状况的患者根据不同的有针对性的干预措施。

(1)对于腹泻治疗满意,无药物不良反应、无新并发症或原有并发症无加重的患者,预约下一次的随访。

(2)对第一次腹泻治疗不满意或药物不良的患者,结合腹泻的性质根据服药的情况进行指导,必要时增加药物剂量、更换或根据腹泻的性质给予去除病因治疗的药物,3天内随访。

(3)对连续两次出现病情难以控制,及出现新的并发症或原有并发症加重的患者建议其转到上级医院,3天内主动随访转诊情况。

(4)对所有的患者进行针对性的教育,与患者一起制定生活方式改进目标并在下次随访时进行评估。指导患者出现哪些异常时应立即就诊。

4. 健康体检

对于腹泻的患者,每年进行一次较全面的体检,体检可与随访结合。内容包括体温、脉搏、呼吸、血压、身高、体重、腰围、皮肤、浅表淋巴结、血常规、心脏、肺部、X线检查、B超检查、内镜检查、心电图、头颅CT或MRI,了解病变的位置,大小以及转移情况等常规体格检查,并对肠道及粪便进行进一步检查,对口腔、视力、听力和运动功能等进行初测判断。

【健康教育】

1. 生活方式指导

(1)避免生冷,刺激性食物,注意饮食卫生。

(2)患者尽量卧床休息,可用热水袋进行腹部保暖。

(3)保持肛周皮肤清洁干燥。

2. 用药护理

(1)告知患者及其家属,腹泻时禁乱用止泻药和止痛药,以免掩盖病情。

(2)如应用止泻药时,腹泻得到控制需立即停药。

(3)应用解痉止痛药时,注意观察其不良反应如口干、视物模糊、心动过速等。

第九节 贫 血

【概念】

贫血是指外周血液在单位体积中的血红蛋白浓度、红细胞计数和(或)血细胞比容低于正常低限,贫血是一种症状,不是一个独立的疾病。

【分类】

(1)按贫血的病因和发病机制,可将其分为红细胞生成减少性贫血、红细胞破坏过多性贫血和失血性贫血三类。

(2)按血红蛋白的浓度分类,可将其分为四个等级(表10-5)。

表 10-5 贫血的严重程度

贫血的严重程度	血红蛋白浓度	临床表现
轻度	>90g/L	症状轻微
中度	60～90g/L	活动后感心悸气促
重度	30～59g/L	静息状态下仍感心悸气促
极重度	<30g/L	常并发贫血性心脏病

【病因】

1. 红细胞生成减少

常见于缺铁性贫血、巨幼红细胞贫血、再生障碍性贫血、白血病。

2. 红细胞破坏增多

常见于各种溶血性贫血,如遗传性球形红细胞增多症、自身免疫性溶血性贫血、脾功能亢进症等疾病。

3. 急慢性失血

常见于消化道大出血、溃疡病、钩虫病、痔出血、反复鼻出血、月经过多等疾病。

【治疗要点】

1. 去除病因

病因或原发病确诊后,必须积极治疗,这是纠正贫血、防止复发的关键环节。

2. 补充铁剂

补充铁剂包括含铁丰富的食物及药物。药物首选口服铁剂:硫酸亚铁每次0.3g,3次/天;富马酸亚铁每次0.4g,3次/天;口服铁剂可同服维生素C每次0.1g,3次/天,胃酸缺乏者可同服稀盐酸促进铁吸收。口服铁剂不能耐受,或病情要求迅速纠正贫血等情况可使用注射铁剂。常用右旋糖酐铁肌肉注射，成人首剂50mg深层肌肉注射，如无不良反应，次日改为0.1g/d，严格掌握注射剂量，避免过量导致铁中毒。

【临床表现】

1. 一般表现

疲乏、易倦是贫血最常见的症状，贫血严重时部分患者还可出现低热。

2. 心血管系统

活动后心慌、气短最为常见，部分严重贫血患者还出现心绞痛、心力衰竭，检查时可有轻度怵音，下肢消肿、心电图出现改变。

3. 神经系统

头痛、头晕、目眩、耳鸣，注意力不集中，失眠或晕厥，严重贫血可出现神志模糊或痴呆等症状，维生素 B_{12} 缺乏引起的贫血常伴肢体麻木，感觉障碍等。

4. 消化系统

食欲减退、腹胀、恶心较为常见，溶血性贫血患者可有黄疸脾脏肿大。

【社区管理】

1. 贫血筛查

(1)社区卫生服务机构应对辖区内所有居民，在其第一次到乡镇卫生院、村卫生室、社区卫生服务中心(站)就诊时为其检查有无贫血，并确定其属于哪种类型的贫血。

(2)对发现贫血的居民，在去除可能引起贫血的因素后预约其复查，24小时内复查还是贫血，则可诊断。

(3)如有必要，建议转诊到上级医院确诊，3天内随访转诊结果，对已确定的患者纳入贫血的健康管理。

(4)对可疑其他疾病引起贫血的患者，及时转诊。

2. 贫血患者随访

对贫血患者，每月要提供至少一次面对面的随访。随访内容包括以下几方面。

(1)查看贫血的症状及性质，评估是否存在危机情况，如出现皮肤黏膜苍白、头晕、心悸、气促等危急情况之一，或存在不能处理的其他疾病时，须在处理后紧急转诊，对于紧急转诊者，乡镇卫生院、卫生室、社区服务中心应在3天内主动随访转诊情况。

(2)若不需紧急转诊，应询问上次随访到此次随访期间的症状。

(3)测量体温、血压、心率、体重、体质指数(BIM)。

(4)询问患者生活方式，包括吸烟、饮酒、饮食等情况。

(5)了解患者服药情况。

3. 干预与管理

根据患者的具体情况,对于不同健康状况的患者给予不同的有针对性的干预措施。

(1)对于贫血治疗满意,无药物不良反应、无新并发症或原有并发症无加重的患者,预约下一次的随访时间。

(2)对贫血治疗不满意或出现药物不良反应的患者,结合贫血的性质给予服药的情况进行指导,必要时增加药物剂量、更换药物,3天内随访。

(3)对连续两次出现病情难以控制,以及出现新的并发症或原有并发症加重的患者建议其转到上级医院,3天内主动随访转诊情况。

(4)对所有的患者进行针对性的教育,与患者一起制定生活方式改进目标并在下次随访时进行评估。指导患者出现哪些异常时应立即就诊。

4. 健康体检

对于贫血的患者,每年进行一次较全面的体检,体检可与随访结合。内容包括体温、脉搏、呼吸、血压、身高、体重、腰围、皮肤、浅表淋巴结、血常规、心脏、肺部、X线检查、B超检查、内镜检查、心电图、头颅 CT 或 MRI,了解病变的位置,大小以及转移情况等常规体格检查。

【健康教育】

1. 生活方式指导

(1)适当休息,以减少组织细胞耗氧量。蛋白 $< 60 \times 10^9$/L,绝对卧床休息,避免劳累、避免感染等。

(2)高热量、高维生素、高蛋白等营养丰富食物。鼓励患者多吃含铁丰富且吸收率较高的食物(如动物肉类、肝脏、血、蛋黄、海带与黑木耳等)。家庭烹饪建议用贴纸器皿,可得到一定量的无机铁。

2. 药物治疗指导

(1)贫血补铁应坚持"小量、长期"的原则,要严格按医嘱服药,切勿自作主张,加大服药剂量,以免铁中毒。

(2)口服铁剂时应将药物放在舌面上,直接用水冲服,不要咀嚼药物这样以免染黑牙齿,影响美容。

(3)应在饭后服药,避免空腹服药以减轻药物对胃肠道的刺激而引起的恶心呕吐。同时服用维生素 C 或果汁,因酸性环境有利于铁的吸收。

(4)与含钙类食品(如豆腐)和高磷酸盐食品(如牛奶)等分开这些食物与铁剂能络合而生成沉淀,故应避免合用。

(5)口服铁剂期间,不要喝浓茶或咖啡,咖啡中含有大量鞣酸,能与铁生成不溶性的铁质沉淀,而妨碍铁的吸收。牛奶及其他碱性物质也可影响铁的吸收,应避免同时服用,或尽量少食用。

(6)注意药物对铁剂吸收的不良影响,喹诺酮、四环素族抗生素能与铁剂生成不溶性络合物,不利吸收,故应尽量避免同时应用。若两者必须应用,应间隔3小时以上。

(7)服用几个月后,临床症状改善、血色素正常后,不能立即停药应在医生指导下再服3～6个月,以补充体内的储存铁,防止贫血的复发。

(8)铁与大肠内硫化氢反应生成硫化铁,使大便颜色变为褐黑色,对此不必紧张,停用铁剂后即恢复正常。

第十节 低钾血症

【概念】

当人体血浆中钾离子浓度＜3.5mmol/L时称为低钾血,常见原因为摄取减少、流失过多,如腹泻、呕吐等及钾离子由细胞外液转移至细胞内液。

【危害性】

低钾血症是心血管系统的危险因素,是造成患者死亡的重要原因。当人体发生低钾血时,将影响人体的心脏血管、中枢神经、消化、泌尿及肌肉系统。另外,很多人对低钾血症的相关知识不了解,导致严重的后果。

【分类】

在临床上,根据细胞内外缺钾的程度及缺钾发生的速度分为以下两类(表10－6)。

表 10－6 低钾的分类

分类	特点
急性低钾血	发病急,病情重,常表现为肌张力减低,室颤,心衰等
慢性低钾血	病情缓慢,发作前常伴有肌无力,发作性软瘫

【病因】

临床上低钾血症颇为常见,因为钾在体内没有储备,每天都得靠饮食来补充。引起低钾血症的原因有三大种:即摄入不足、丢失增加和分布异常。

1. 摄入不足

常见于不能进食、偏食和厌食的患者,每天丢失的钾不能从饮食中得到补充,即发生低钾血症。

2. 丢失增多

钾的排出途径主要为肾脏,但消化道、皮肤、唾液也可排钾。

(1)消化道丢失:正常人粪便中约含 8～10mmol/L 的钾,但消化道每天分泌的消化液多达 6000ml,其中钾含量为 10mmol/L,故严重呕吐和腹泻、长期胃肠减压、胆道引流、服用泻药等都可使胃肠丢钾增多。

(2)肾脏丢失

①肾小管疾病:如肾小管性酸中毒、范可尼综合征、棉酚中毒和白血病伴溶菌酶尿。

②肾上腺糖、盐皮质激素分泌过多,如原发性和继发性醛固酮增多症,后者包括恶性高血压、巴特综合征和肾小球球旁细胞瘤(肾素瘤)等。前者有库欣综合征、类库欣综合征、噻嗪类利尿剂和碳酸酐酶抑制剂、甘露醇、甘草次酸、甘珀酸、去氧皮质酮和两性霉素 B;其他渗透性利尿药物(葡萄糖、甘露醇、山梨醇和尿素)。镁缺乏、重碳酸盐尿和氯离子分流到集合管减少等。

(3)皮肤丢失:高温作业出汗过多,钾未得到补充,血容量不足引起继发性醛固酮增多也是钾丢失的因素。

3. 钾分布异常

钾分布异常即细胞外钾移入细胞内,体内总体钾并不缺乏。见于低钾性周期性麻痹、治疗高钾血症时胰岛素用量过大等。

【治疗要点】

1. 饮食护理

适当给予患者高热量、高维生素、富含钾的食物,如肉类、水果及蔬菜等易消化的饮食。鼓励其多饮水,保持体液平衡,少食多餐,忌高碳水化合物食品,限制钠盐。指导患者进食含钾高的食物,如海藻、冬瓜、西瓜、马铃薯、香蕉、花生、瘦肉、海带等;大量出汗后,不要马上饮用过量白开水或糖水,可适量饮用果汁或淡盐水,防止血钾过低。

2. 药物治疗

应根据血钾水平而决定。血钾在 3.5～4mmol/L 者不必额外补钾,只需鼓励患者多吃含钾多的食品;血钾在 3.0～3.5mmol/L 时,要根据患者具体情况确定是否补钾。如果患者过去曾患心律不齐、充血性心力衰竭、正在用洋地黄治疗的心衰、缺血性心脏病及有心肌梗死病史者则应及时补钾。

(1)轻症只需口服钾,以 10％氯化钾为首选药。1g 氯化钾可提供 13.4mmol 的钾。每次 10～20ml,分次服,氯化钾对所有低钾血症患者均适用,可增加尿中重碳酸盐丢失以消除代偿性碱中毒,有代谢性酸中毒者除外,氯化钾味苦,片剂易引起肠溃疡出血和狭窄,可溶于冷水或橘汁中服,患者较易接受;氯化钾(补秀)(肠溶氯化钾制剂)适用于慢性缺钾患者,以减少氯化钾对胃肠的刺激;代谢性酸中毒者则选用重碳酸钾或枸橼酸钾。

(2)重症患者(包括有心律不齐、快速心室率、严重心肌病、家族性周期性麻痹)应静脉滴注钾制剂,在滴注过程中应监测血钾及心电图变化;对合并有酸中毒或不伴低氯血症者宜补给 31.5% 的谷氨酸钾溶液 20ml 加入 5% 葡萄糖液中,缓慢静滴。

静脉补钾过程中应注意以下几方面。

①尿量每天在 700ml 以上,或每小时尿量为 30ml,在补钾过程中应进行严密监测。

②补钾溶液的钾浓度一般为 0.3% 的氯化钾,每天补氯化钾量一般为 3~8g。

③滴速以缓慢静滴为原则。一般每小时补氯化钾为 1g,严重者可每小时补 2g。

④细胞内缺钾恢复比较慢,在停止静脉补钾后,还应继续口服钾制剂 1 周,才能使细胞内缺钾得到完全纠正。

⑤对静脉补钾疗效不好,低钾血症难以完全纠正时,应检查血镁浓度。在缺镁情况下,低钾血症难以纠正,补镁后,血钾很快恢复正常水平。

⑥低钾血症合并有低钙血症时,补钾过程中可出现手足搐搦症,此时应给予补钙。

【临床表现】

1. 神经肌肉系统

常见症状为肌无力和发作性软瘫,发作以晚间及劳累后较多。受累肌肉以四肢最常见,头颈部肌肉一般不受累,但可累及呼吸肌而出现呼吸困难。发作前可有四肢麻木感,继而乏力,最后自主活动完全消失。一般近端肌肉较远端肌肉症状稍轻。患者不能站立、行走、自行翻身,也可发生痛性痉挛或手足抽搐。中枢神经系统大都正常,神志清醒,可有表情淡漠、抑郁、思睡、记忆力和定向力减退或丧失等精神方面的症状,脑神经罕见受累。神经浅反射减弱或完全消失,但深腱反射、腹壁反射较少受影响。

2. 心血管系统

低钾可使心肌应激性减低和出现各种心律失常和传导阻滞。轻症者有窦性心动过速、房性或室性期前收缩、房室传导阻滞;重症者发生阵发性房性或室性心动过速,甚至心室纤颤。缺钾可加重洋地黄和锑剂中毒,导致死亡。周围末梢血管扩张,血压下降;心肌张力减低可致心脏扩大,重者发生心衰。

3. 泌尿系统

长期低钾可使肾小管受损而引起缺钾性肾病。肾小管浓缩、氨合成,钠排泄功能或重吸收钠的功能也可减退,导致代谢性低钾、低氯性碱中毒。

4．内分泌代谢系统

低钾血症可有糖耐量减退,长期缺钾的儿童生长发育延迟。低钾血症患者,尿钾排泄是减少的($<30mmol/24h$),但由肾小管性中毒和急性肾功能衰竭引起者,尿钾排泄量增多($>40mmol/24h$)。尿钾排泄在低钾血症情况下仍然增多,常提示有醛固酮分泌增多,是诊断醛固酮增多症的线索。

5．消化系统

缺钾可使肠蠕动减慢。轻度缺钾者只有食欲缺乏、腹胀、恶心和便秘;严重缺钾者可引起麻痹性肠梗阻。

【社区管理】

1．低钾血症筛查

(1)社区卫生服务机构应对辖区内所有居民,在患者其第一次到乡镇卫生院、村卫生室、社区卫生服务中心(站)就诊时为其检查有无低钾血症,并确定其是慢性还是急性。

(2)对发现低钾血症的居民在去除可能引起低钾血症的因素后预约其复查,一日内反复检查还是低钾血症,则可判断为低钾血症。

(3)如有必要,建议转诊到上级医院确诊,3天内随访转诊结果,对已确定的患者纳入低钾血症的健康管理。

(4)对可疑其他疾病引起低钾血症的患者,及时转诊。

2．低钾血症患者随访

对低钾血症患者,每月要提供至少一次面对面的随访。随访内容包括以下几方面。

(1)查看低钾血症的症状及性质并评估是否存在危机情况,如出现表情淡漠、食欲缺乏、腹胀、恶心等危急情况之一,或存在不能处理的其他疾病时,须在处理后紧急转诊。对于紧急转诊者,乡镇卫生院、卫生室、社区服务中心应在3天内主动随访转诊情况。

(2)若不需紧急转诊,应询问上次随访到此次随访期间的症状。

(3)测量体温、血压、心率、体重、体质指数(BIM)、检查补钾状况。

(4)询问患者生活方式,包括吸烟、饮酒、饮食、运动等情况。

(5)了解患者服药情况。

3．干预与管理

根据患者的具体情况,对于不同健康状况的患者给予不同的有针对性的干预措施。

(1)对于低钾血症治疗满意,无药物不良反应、无新并发症或原有并发症无加重的患者,根据情况,预约下一次的随访时间。

(2)对低钾血症治疗不满意或药物不良的患者,结合低钾血症的性质根据服药的情况进行指导,必要时增加药物剂量、更换或根据低钾血症的性质根据去除病因治疗的药物,3天内随访。

(3)对连续两次出现病情难以控制,出现新的并发症或原有并发症加重的患者建议其转到上级医院,3天内主动随访转诊情况。

(4)对所有的患者进行针对性的教育,与患者一起制定生活方式改进目标并在下次随访时进行评估。指导患者出现异常时应立即就诊。

4. 健康体检

对于低钾血症的患者,每季度进行一次较全面的体检,体检可与随访结合。内容包括体温、脉搏、呼吸、血压、身高、体重、腰围、皮肤、浅表淋巴结、血常规、心脏、肺部、X线检查、B超检查、内镜检查、心电图、头颅 CT 或 MRI,了解病变的位置、大小以及转移情况等常规体格检查,并对口腔、视力、听力和运动功能等进行初测。

【健康教育】

1. 生活指导

根据患者的情况,耐心向患者及家属讲解低钾血的原因、临床表现,并向患者解释补钾治疗的机制,及时满足患者需要,关心、体贴和鼓励患者,使之解除思想顾虑,树立战胜疾病的信心,配合治疗。

2. 治疗指导

教育患者按医嘱正确服药,学会观察药效及不良反应,不随便停药或减量。告知患者服药后如病情发生变化或加重,应立即就医。

第十一节 心 悸

【概念】

心悸是指患者自觉心中悸动,甚至不能自主的一类症状。发生时,患者自觉心跳快而强,并伴有心前区不适感。

【危害】

1. 心悸会引起失眠

心悸是失眠常见的原因之一。而且,心悸就是患者自觉心跳或心伴心前区不适感,引起心悸的原因有:情绪波动、精神紧张、惊吓、体育锻炼、重体力劳动、大量吸烟、过量饮酒、喝浓茶等。

2. 心悸可使血液循环失常

当发生心律失常时,心房和心室收缩程序改变,能使心排血量下降30％左右,引起患者心虚、胸闷、无力等症状。

3. 心悸可引起心律失常

心悸较严重可致窦性停搏、窦房阻滞和心动过缓,出现心动过速综合征(又称慢-快综合征)。

4. 心悸可导致猝死

发生猝死最多的原因是心律失常,其中以室性心动过速、室颤及传导阻滞引起猝死的发生率最高。

【病因】

引起心悸的病因很多,包括生理性和病理性的,但最常见的是过早搏动、窦性心动过速、室上性心动过速、阵发性心房颤动等心律失常。神经官能症患者也比较多见。

1. 生理性因素

主要包括剧烈运动、过度紧张、精神兴奋、吸烟、饮酒、浓茶、咖啡等。

2. 病理性因素

(1)心律失常:如心动过缓、心动过速、期前收缩、心房扑动、心房颤动等。

(2)心室肥大:如高血压性心脏病、主动脉瓣关闭不全、二尖瓣关闭不全、动脉导管未闭、室间隔缺损、脚气病性心脏病。

(3)高动力循环状态:如甲状腺功能亢进症、嗜铬细胞瘤、重度贫血、高热、缺氧、维生素 B_1 缺乏性心脏病、低血糖、β受体功能亢进症。

(4)精神性:主要包括焦虑症、神经循环无力症、心血管神经官能症。

(5)药物:包括利尿剂、氨茶碱、阿托品、麻黄素、肾上腺素、甲状腺素、硝苯地平。

【临床表现】

1. 一般表现

发作性心慌不安,不能自主,或一过性、阵发性,持续时间较长,或一日数次发作,或数日一次发作。常伴有胸闷气短,神疲乏力,头晕、喘促,不能平卧,以至出现晕厥。

2. 并发症

面色苍白,大汗淋漓,四肢厥冷,喘促欲脱,神志淡漠,口唇紫绀,意识丧失,肢体抽搐,甚至晕厥。

【社区管理】

1. 心悸筛查

(1)社区卫生服务机构应对辖区内所有居民,在其第一次到乡镇卫生院、村卫生室、社区卫生服务中心（站）就诊时为其检查有无心悸。

（2）对发现心悸的居民在去除可能引起心悸的因素后预约其复查，24 小时内心悸症状反复发作，即可诊断。

（3）如有必要，建议转诊到上级医院确诊，一周内随访转诊结果，对已确定的患者纳入心悸的健康管理。

（4）对可疑其他疾病引起心悸的患者，及时转诊。

2. 心悸患者随访

对心悸患者，每月要提供至少一次面对面的随访。随访内容包括以下几方面。

（1）查看心悸的症状及性质并评估是否存在危机情况，如出现，面色苍白，口唇紫绀，突发意识丧失，肢体抽搐，大汗淋漓，四肢厥冷，神志淡漠等危急情况之一，须在处理后紧急转诊，对于紧急转诊者，乡镇卫生院、卫生室、社区服务中心应在三天内主动随访转诊情况。

（2）若不需紧急转诊，应询问上次随访到此次随访期间的症状。

（3）测量体温、血压、心率、体重、体质指数（BIM）。

（4）询问患者生活方式，包括吸烟、饮酒、饮食等情况。

（5）了解患者服药情况。

3. 干预与管理

根据患者的具体情况，对于不同健康状况的患者根据不同的有针对性的干预措施。

（1）对于心悸治疗满意，无药物不良反应、无新并发症或原有并发症无加重的患者，预约下一次的随访时间。

（2）对心悸治疗不满意或出现药物不良反应的患者，结合心悸的性质根据服药的情况进行指导，必要时增加药物剂量、更换药物，3 天内随访。

（3）对连续两次出现病情难以控制，以及出现新的并发症或原有并发症加重的患者建议其转到上级医院，3 天内主动随访转诊情况。

（4）对所有的患者进行针对性的教育，与患者一起制定生活方式改进目标并在下次随访时进行评估。指导患者出现哪些异常时应立即就诊。

4. 健康体检

对于心悸的患者，每年进行一次较全面的体检，体检可与随访结合。内容包括体温、脉搏、呼吸、血压、身高、体重、腰围、皮肤、浅表淋巴结、血常规、心脏、肺部、X线检查、B超检查、内镜检查、心电图、头颅 CT 或 MRI，了解病变的位置，大小以及转移情况等常规体格检查，重点检查心脏功能。并对口腔、视力、听力和运动功能等进行初测判断。

【健康教育】

1. 生活方式指导

(1)避免情绪紧张、激动,保持心情舒畅。

(2)饮食低盐、低脂、清淡易消化,多进蔬菜、水果。忌烟酒、少饮浓茶咖啡。禁忌辛辣、刺激性食物。

(3)保持良好的生活习惯,保证睡眠充足。

(4)活动量要适度,可选择打太极拳、慢跑等。

(5)睡前用温水泡脚,并按摩涌泉穴 5～10 分钟,以促进睡眠。

2. 药物指导

(1)严格遵医嘱按时按量服用,严禁随意增减药物剂量、停药或善用其他药。

(2)如服用洋地黄类药物,服药前检查心率,当每分钟低于 60 次,或出现恶心、呕吐、头痛、黄视、绿视等症状时,应立即停药报告医生处理。

(3)定期检查心电图,学会自测脉搏,急救药品随身携带。

第十一章
社区特殊人群的护理

　　社区特殊人群是指社区保健服务的特殊人群，包括儿童、青少年、妇女和中老年人等。特殊人群的社区护理是应用临床护理理论、技术及全科医学的相关知识，对其进行预防、保健、咨询、健康教育等方面的护理服务，它是社区保健服务的重点内容。本章主要介绍社区特殊人群的社区保健意义、内容和方法，疾病的普查普治和转诊，通过家庭访视进行健康评估和指导，以及护士在我国养老机构中的作用和定位。其中，重要的内容包括：儿童的身体检查、疫苗接种和健康指导等；妇女保健、婚前产前检查、疾病筛查等；中老年人健康体检、慢性病管理、健康教育等。在日常生活中，社区特殊人群的护理对相关人群有着重要的指导意义。

第一节 社区儿童及青少年保健护理

儿童及青少年是社区的特殊保护人群之一。根据小儿的发育阶段,一般可分为新生儿期、婴幼儿期、学龄前期、学龄期和青少年期5个阶段。各期之间既有联系又有区别,不能截然分开,了解各期的特点及其影响因素,有助于社区护士对各发展阶段儿童及青少年的健康管理。

一、社区儿童及青少年保健的意义

（一）基本概念

1. 新生儿期（neonatal period）

新生儿期是指从母体娩出断脐到满28天之前的一段时期,此阶段是新生儿离开母体后开始独立生活的关键时期。此期的主要保健任务为新生儿健康检查、日常生活指导和育儿知识的传授等。

2. 婴幼儿期（infancy and toddlerhood）

婴幼儿期是指出生后28天到3岁期间,其中婴儿期指的是1～12个月之间。婴幼儿期的主要保健任务为喂养与婴幼儿营养,促进感知觉、语言和动作的发展,做好预防接种工作,养成良好生活习惯以及预防意外伤害的发生等。

3. 学龄前期（preschool period）

学龄前期是指3～6岁的幼儿。此期的主要保健任务为平衡膳食,促进儿童思维的发展,指导入幼托机构的准备以及协助幼托机构进行儿童保健。

4. 学龄期（school age period）

学龄期是指6～12岁的小学生,也称童年期。此期的主要保健任务为协助学校做好儿童的保健工作,包括形成良好生活习惯,预防疾病及意外伤害,防止家庭内及学校虐待和性早熟儿童的健康管理。

5. 青少年期（adolescence）

青少年期又称青春期,指12～18岁的少年,是由儿童发育到成人的过渡时期,是生长发育的突增期,其生理、心理上发生巨大变化。此期的主要保健任务为协助学校进行体格检查、健康指导等。

（二）社区儿童及青少年保健的意义

儿童的健康状况是衡量一个国家社会发展、经济、文化、卫生水平的重要指标之一。社区儿童及青少年保健旨在做好新生儿、婴幼儿、学龄前儿童、学龄期儿童和青少年各阶段的系统管理,依据小儿不同的生理特点和保健重点,实施整体、连续的保健服务,促进儿童生长发育,增强体质,预防儿童常见病、多发病,降低儿童常见病和多发病的患病率和死亡率,推广科学育儿,提倡母乳喂养,促进早期教育,降低新生儿、婴幼儿死亡率。开展社区儿童及青少年保健是实现人人享有卫生保健的有效策略,是动员全社会共同参与的重要手段,是合理利用卫生资源的可靠措施。

二、社区儿童及青少年保健的内容

社区儿童及青少年保健工作主要以防治社区内儿童及青少年的健康问题为主,满足社区儿童及青少年健康的基本需要。具体内容包括对儿童及青少年的健康教育、保健指导、心理咨询、体格检查、生长发育监测、计划免疫、常见病防治等。

1. **促进儿童及青少年的生长发育**

(1)评估社区儿童及青少年的生长发育和健康状况:利用我国生长发育的标准,定期评估儿童及青少年的生长发育状况,及时发现生长发育有问题的儿童及青少年,指导其家长积极诊治,找到影响儿童及青少年生长发育的真正原因。

(2)维持儿童及青少年良好的营养状态:主动了解儿童及青少年的营养状况,指导家长及育儿机构保证摄入必要的营养。

(3)促进建立和谐的亲子关系:向其家长介绍亲子关系对孩子成长的重要意义,指导家长建立良好亲子关系的方法和技巧。

2. **预防保健及健康教育**

(1)开展健康教育:运用黑板报、宣传册、讲座、游戏等各种媒介,宣传母乳喂养相关知识、常见病的防治知识、意外伤害预防知识、儿童心理健康等。

(2)预防接种:宣传预防接种的重要性,促进社区内儿童按时进行预防接种。

(3)幼托机构和学校的健康指导:社区护士要密切联系幼托机构和学校等相关机构及其人员进行儿童的体格检查,保健知识的指导和饮食卫生、环境卫生的指导。

3. **常见健康问题的管理**

做好常见病、多发病和传染病的防治工作,依据季节的变化,做好传染病的宣传工作,必要时进行家庭访视,积极配合医师进行治疗。常见健康问题有新生儿黄疸、龋齿、急性呼吸道感染、小儿腹泻、营养性缺铁性贫血、肥胖、维生素D缺乏性佝偻病、营养不良、性健康和心理行为问题等。

4. **建立社区儿童健康档案**

及时记录儿童的健康状况,为每一位社区内的儿童建立健康档案。档案内容包括儿童的姓名、性别、年龄、出生情况、生长发育状况、营养状况、社会心理状况、疾病及计划免疫情况、家庭状况等。

三、新生儿期保健指导

（一）生长发育特点

新生儿平均身长为男婴 51.6cm，女婴 49.9cm；平均体重为男婴 3.15kg，女婴 3.06kg。呼吸方式为胸腹联合呼吸，安静时频率为 35～50 次/分；脉搏 130～140 次/分。出生 12～24 小时后体温可以保持在 36～37℃，每天睡眠时间维持在 20 小时左右。皮肤呈淡粉色，可在臀部、腰部、背部等部位出现青色斑。有反射性匍匐动作、踏步反射和立足反射。新生儿听觉灵敏，能够辨别父母的声音、音调的高低、语速的快慢，对光反射敏感，喜欢看人脸。新生儿出生时嗅觉中枢及神经末梢已发育成熟，因此哺乳时闻到乳香会积极地寻找乳头。对不同的味觉会产生不同的反应，出生后 2 小时就能对甜味表示愉快，尝柠檬汁会皱眉。新生儿的触觉有高度灵敏性，尤其是眼、前额、口周、手掌、足底等部位。另外，新生儿可有生理性黄疸、假月经、乳腺肿大甚至溢乳现象。

依据皮亚杰的认知发展理论，新生儿期最关键的是父母与新生儿间亲子关系的促进，而在亲子关系的建立中，父母与其新生儿的依恋关系最为重要。这种依恋关系影响到新生儿的生存与发展，甚至将来与其他人之间关系的建立。而喂奶时父母与新生儿之间最早也是最重要的沟通方式，尤其是母乳喂养，不仅令新生儿感到温暖、安全和满足，同时也促进依恋关系的发展。

（二）社区保健指导

新生儿期开始，新生儿脱离母体开始独立生活，建立自己独立的呼吸，适应与子宫内不同的环境，但其身体各器官、生理功能尚未发育成熟，免疫功能低下，因此，新生儿期是小儿最脆弱的时期，不仅发病率高，死亡率也极高。新生儿期保健工作的重点是观察孩子有无健康问题、新生儿生活环境是否适宜、父母育儿知识的掌握程度以及母亲的心理调适情况。

1. 健康检查

（1）询问：了解妊娠、分娩过程有无危险因素，特别是高危婴儿的危险因素。

（2）观察：新生儿头部大小、形状、触摸囟门；容貌、眼球运动、鼻翼呼吸状态和口腔；颈部有无胸锁乳突肌硬结；新生儿呼吸频率，有无呼吸急促等异常情况；腹部形状，有无凹陷、疝气、非对称等情况；脐部是否干燥；皮肤有无黄染、贫血、湿疹、出血点、色素沉着等。

（3）测量：新生儿体重、身长、头围、胸围，评价从出生到现在的身体发育状况。

（4）检查：新生儿姿态、肌张力、运动、反射、哭声和吸吮力；四肢关节活动度及有无水肿；新生儿有无损伤。

2. 日常保健指导

（1）合理喂养：提倡母乳喂养。母乳喂养是最自然、最合理的喂养方式。母乳中含有新生儿生长发育所必需的营养物质，比例适当，易被吸收和利用；母乳温度适中，清洁卫生；母乳喂养可以促进新生儿智力发育，促进母子感情。母乳喂养时应注意：①按需哺乳：在新生儿期提倡按需哺乳，然后逐渐过渡到每隔3～4小时的按时哺乳。但应适当减少夜间哺乳的次数，增加白天哺乳的次数，以免夜间频繁哺乳影响母亲休息，不利于乳汁分泌。②母乳分前奶和后奶，哺乳开始部分是前奶，其蛋白质含量丰富而脂肪含量低于1%；哺乳最后部分是后奶，其脂肪含量达7%～8%，因此哺乳时，让新生儿先吸空一侧乳房，再吸吮另一侧，下次哺乳时可以从另一侧乳房开始，这样可以保证新生儿吃到含蛋白质丰富的前乳，又可以吃到含脂肪丰富的后乳，以满足新生儿对营养的需求。③多吸和频吸能促进乳汁分泌。④指导正确的哺乳方法：哺乳前先给新生儿更换干净的尿布，清洗双手后，采取母婴均舒适的体位哺乳，使新生儿贴近母亲，让新生儿含住乳头和大部分乳晕，并注意不能堵住新生儿的鼻子。每次喂奶时间控制在15～20分钟，不要超过半小时，避免养成新生儿含乳头睡觉的习惯。哺乳完毕后，将新生儿竖抱起，轻轻拍其背部将胃内吸入的空气排出，以防溢奶。

若无母乳或母乳不足，指导正确的混合喂养和人工喂养方法。混合喂养就是用牛奶、配方奶粉或其他代乳品补充母乳的不足。应先哺母乳，待母乳吸尽后，再给予其他乳品。注意每日母乳喂养不少于3～4次，若由于各种原因不能进行母乳喂养时，应将乳汁挤出或吸出，否则影响乳汁的分泌。人工喂养就是用配方奶粉等代乳品进行喂养的方法。用配方奶粉进行喂养时依据月龄选择奶嘴及奶瓶，并注意奶具的清洁消毒；奶的浓度依照奶粉包装上的说明进行调制；每次喂奶前，喂奶者应先在自己手腕内侧试温，温度合适方可喂奶，避免烫伤婴儿等。

（2）居住环境：社区护士通过评估新生儿的居住环境，指导家长新生儿居住环境应保持适宜的温度，大约在22～24℃，湿度保持在50%左右。寒冷季节要注意保暖，使新生儿体温维持在36～37℃。并注意开窗通风，避免长时间使用空调。寒冷季节教会家长正确使用热水袋或其他保暖用品，防止烫伤。

（3）清洁：保持清洁，每天沐浴。沐浴前用物准备：浴盆、大小毛巾、小儿衣服、尿布、小儿沐浴产品、小儿润肤露、棉签等。沐浴前环境准备：关紧门窗、室温维持在 26~28℃,水温控制在 38~40℃,可以手腕内侧来测试温度。沐浴时间勿选择在喂奶后 1 小时内。沐浴顺序:面、头、颈、上肢、躯干、下肢、腹股沟、臀和外生殖器。沐浴时注意:①擦洗眼睛时应由内眦擦向外眦;②洗头时防止耳朵进水,切勿按前囟处;③应注意皮肤皱摺处的清洁,如耳后、腋窝、腹股沟等处;④每次沐浴后,在脐部用蘸有 75%酒精棉签涂擦,并保持脐部清洁、干燥。新生儿的衣服应式样简单,采用柔软的棉布制作,不用纽扣。尽量宽松易于穿脱,并使新生儿有自由活动的空间。

(4)抚触:小儿抚触可以促进母婴情感交流,促进新生儿神经系统的发育,加快免疫系统的完善,提高免疫力,加快新生儿对食物的吸收。抚触时小儿应在温暖的环境中,婴儿体位舒适,安静不烦躁,不能在饥饿或刚吃完奶时抚触。抚触者的双手要温暖、光滑,指甲要短,无倒刺,不戴首饰,以免划伤皮肤。可以倒些婴儿润肤液于手掌中,起到润滑作用。婴儿抚触的顺序:头部—胸部—腹部—上肢—下肢—背部—臀部。抚触的步骤和手法:①头部:a. 用两手拇指指腹从眉间向两侧滑动(图 11-1A);b. 两手拇指从下颌上、下部中央向外侧、上方滑动;让上下唇形成微笑状(图 11-1B)。②胸部:两手分别从胸部的外下方(两侧肋下缘)向对侧上方交叉推进,至两侧肩部,在胸部划一个大的交叉,避开新生儿的乳头(图 11-2)。③腹部:食、中指依次从新生儿的右下腹至上腹向左下腹移动,呈顺时针方向画半圆,避开新生儿的脐部(图 11-3)。④四肢:两手交替抓住婴儿的一侧上肢从腋窝至手腕轻轻滑行,然后在滑行的过程中从近端向远端分段挤捏。对侧及双下肢的做法相同(图 11-4)。⑤手和足:用拇指指腹从婴儿手掌面或脚跟向手指或脚趾方向推进,并抚触每个手指或脚趾(图 11-5)。⑥背、臀部:以脊椎为中分线,双手分别放在脊椎两侧,从背部上端开始逐步向下渐至臀部(图 11-6)。

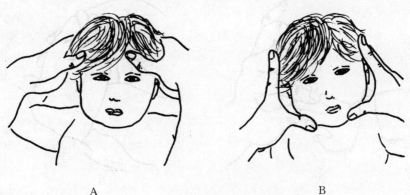

A   B

图 11-1　新生儿抚触步骤与手法(头部)

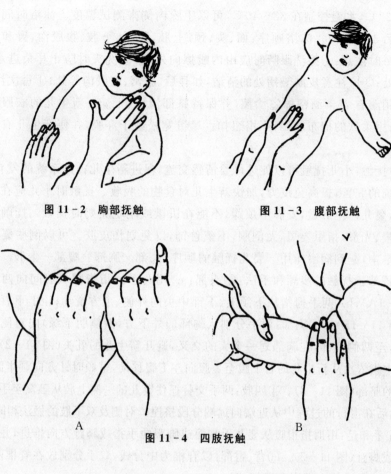

图 11-2　胸部抚触　　　　　　　　　图 11-3　腹部抚触

A　　　　　　　　　　　　　　　　B

图 11-4　四肢抚触

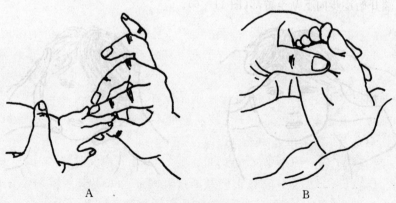

A　　　　　　　　　　　　　　　　B

图 11-5　手、足抚触

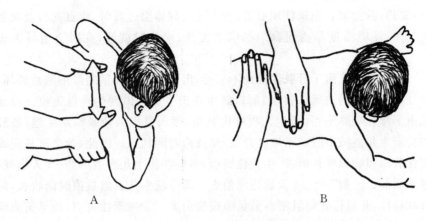

A   B

图 11 - 6　背、臀部抚触

　　抚触注意事项:确保抚触时不受打扰,可伴放一些柔和的音乐帮助彼此放松。以每日 3 次,每次 15 分钟为宜;选择适当的时间进行抚触,当婴儿觉得疲劳、饥饿或烦躁时都不适宜抚触;抚触最好在婴儿沐浴后或给他穿衣服时进行,抚触时房间需保持温暖;做抚触之前,要将双手指甲修平,并将首饰摘掉;抚触前需温暖双手,将婴儿润肤液倒在掌心,先轻轻抚触,随后逐渐增加压力,以便婴儿适应。

　　3. 预防疾病和意外

　　(1)预防新生儿肺炎:新生儿由于分泌型 IgA 的缺乏,呼吸道抵抗能力较差,发生上呼吸道感染时容易导致新生儿肺炎。因此,指导家长做好新生儿预防保健:新生儿沐浴时调节好浴室温度,沐浴时间不宜超过半小时;寒冷季节及开窗通风时注意保暖;家人感冒时,应戴口罩后接触新生儿;减少亲友探视以避免交叉感染。

　　(2)预防脐部感染:新生儿脐带一般在出生后 7～10 天脱落。若新生儿沐浴后脐部处理不当、一次性尿布使用不当等情况下易导致新生儿脐部发生感染,甚至败血症。所以社区护士应指导家长正确使用一次性尿布,并做好脐部护理:每次沐浴后,在脐部用棉签涂 75% 的酒精,并保持脐部清洁、干燥。

　　(3)预防肠道感染:新生儿由于免疫功能的不完善,容易发生肠功能紊乱及肠道感染,特别是人工喂养的新生儿。因此,应指导家长,母乳喂养前应洗手,清洁乳头。人工喂养者正确调配牛奶的浓度,每次喂养后,用具应及时清洁,用开水冲洗,有条件者定期消毒。并指导家长正确判断母乳喂养及人工喂养新生儿的大便性状、次数。如果新生儿大便性状改变、次数增多时,应首先了解是否由于喂养不当,如果怀疑是肠道感染,应及时就诊。

4.教会家长识别异常症状

(1)发热:教会家长正确使用肛表,新生儿出现体温过高时,应首先检查衣服是否穿得过多,环境温度是否过高。如确为发热,应及时就诊,在医生指导下服用药物。

(2)黄疸:新生儿由于肝脏功能尚不完善,出生后体内大量的红细胞被破坏,释放的胆红素在短时间内无法排出,所以新生儿出生后会出现生理性黄疸。而部分新生儿由于母乳喂养不当(新生儿吸吮次数少,摄入量少而使肠蠕动减慢,肠肝循环增加使新生儿血液中胆红素浓度升高)使黄疸时间延长。因此,教会家长正确识别生理性黄疸和病理性黄疸:①生理性黄疸:黄疸在新生儿出生后2～3天出现,黄疸仅限于面部。一般10～14天后逐渐消失。部分新生儿虽然黄疸时间较长,但精神和食欲较佳,并且停止母乳喂养后黄疸很快消失。②病理性黄疸:如果黄疸颜色加深、范围扩大,应及时就诊。

5.促进新生儿良好情感建立

新生儿与亲人之间良好的情感联络是小儿心理社会发展的基础。研究也表明,新生儿抚触有利于亲子感情的建立,并有利于小儿良好个性的培养和智力的发育。因此,鼓励家长与新生儿进行交流、拥抱,以促进新生儿良好情感的建立。

四、婴幼儿期保健指导

（一）生长发育特点

儿童生长发育包括体格、骨骼与牙齿、神经、精神心理和智能的发育。

1.身高

身高的增长也是年龄越小增长越快。新生儿出生时身高平均值为50cm,6个月时达65cm,1周岁时约为75cm,2周岁时约85cm。2岁以后平均每年增长5cm左右。身高计算公式如下:

$$2～12\ 岁婴儿身长(cm)＝年龄(岁)×7＋70$$

2.体重

体重在一定程度上说明儿童的骨骼、肌肉、皮下脂肪和内脏质量增长的综合情况。它和身高的比例还可以辅助说明儿童营养状况。婴儿体重增长很快,1岁内婴幼儿体重计算公式如下:

(1)6个月以内婴儿体重(kg)＝出生时体重(kg)＋月龄×0.7

(2)7～12个月婴儿体重(kg)＝6(kg)＋月龄×0.25

(3)2～12岁体重稳步增长,平均每年增加2kg。2岁后幼儿体重计算公式如下:

$$2\sim12岁婴儿体重(kg)= 年龄(岁)\times2+7(或\,8)$$

3. 头围和胸围

头围反映了脑和颅骨的发育程度。出生时,新生儿头围平均为 34cm,6 个月为 42cm,1 岁为 46cm,2 岁为 48cm,5 岁为 50cm。胸围反映胸廓、胸背肌肉、皮下脂肪及肺的发育程度。出生时新生儿胸围平均为 32.4cm(较头围小 1～2cm)。1 岁以后,胸围超过头围,头、胸围之差约等于其岁数。

4. 颅骨发育

颅骨的发育可通过头围、囟门大小和骨缝闭合的情况来衡量。前囟门出生时约为 1.5～2.5cm,至 1～1.5 岁闭合。后囟门在 2～3 个月内闭合。颅骨骨缝一般在 6 个月以内闭合。

5. 牙齿发育

小儿于 4～10 个月开始出牙,2～2.5 岁出齐,共出乳牙 20 个。小儿于 6 岁出恒牙,先出第一磨牙;7～12 岁恒牙萌出,并逐个替换乳牙,共 20 个;12 岁左右出第二磨牙;17～18 岁以后出第三磨牙,但也有终身不出者。

依据皮亚杰的认知发展理论,婴幼儿期为感觉运动期,分为 5 个阶段:1～4 个月,为初期循环反应,此期婴儿会反复练习学会的动作,如挥手、移动肢体等,并开始形成对物体的概念,将自己与他人区别开;4～8 个月,为二期循环反应,此期婴儿具有"物体恒存"的概念,会寻找被隐藏的物体,探索环境中的食物;8～12 个月,为第二级基膜协调反应,此期婴儿具有有目的的行为,会伸手去抓想要的东西,了解物体的形状与大小的恒常性,能逐渐将象征性食物与事件联想起来;12～18 个月,为三期循环反应,幼儿发现不同的动作会产生不同的结果,于是他开始变化动作来观察不同的结果;18～24 个月,为心灵表象阶段,幼儿运用心智来探索环境。

（二）社区保健指导

1. 日常生活指导

(1)合理喂养:婴儿膳食以高能量、高蛋白的乳类为主,并注意鱼肝油的补充。母乳是 0～6 个月婴儿最合理的营养餐,能提供 6 个月以内婴儿所需的全部营养。因此在生命的最初 6 个月提倡纯母乳喂养,以实现婴儿的最佳生长发育和营养需要。婴儿长到 4～6 个月后酌情添加辅助食品,辅食添加以由少到多、由稀到稠、由细到粗、由一种到多种为原则,同时提醒家长观察婴儿的粪便以了解婴儿对食品的适宜情况。给婴儿添加辅食的顺序:4～6 个月,强化铁米粉、菜泥、果泥;6～7 个月,稀饭、烂面条、菜末、蛋黄、鱼泥、豆腐;8～9 个月,肉末、动物内脏、烤馒头片、磨牙棒(饼)、鸡蛋;10～12 个月,稀粥、软饭、碎肉、碎菜、馄饨。断奶宜选择秋冬季为宜。开始断奶时,先逐步减少每日哺乳的次数,以配方奶粉、粥等代替。断奶时不建议采用在乳头上涂苦、辣味的东西或骤然停止母乳的方式,应逐渐断奶,以免突然断奶造成婴儿心理压力而产生情绪变化。

(2)卫生和睡眠:注意皮肤护理,每天给婴儿洗澡。婴儿睡眠方式个体差异较大,注意经常更换婴儿的位置,以免面部和头部变形。鼓励婴幼儿定时独立睡眠,睡眠时嘴里不含东西。

(3)训练排便:家长应及时对幼儿进行大小便训练,训练应考虑幼儿生理上的成熟,其作息时间以及气候等相关因素。通常大便训练宜在1岁以后,幼儿可以久坐或可以站立,大便有规律,每次大便都有特殊表情或声音时,即可开始训练。小便训练通常在1.5~2岁,幼儿小便次数减少而量增多时,开始训练。大小便训练应避免冬季。

(4)衣着:选择具有保暖、吸湿、透气、柔软的棉布,衣服款式以宽大、易穿脱为宜。幼儿期小儿应穿满裆裤。

2. 促进感知觉发展

感知觉是一种简单的基本认识过程,它是人类对客观事物认识的第一步,因此,应积极促进婴幼儿的感知觉发展。结合婴幼儿的特点和生活实践,训练婴幼儿由近及远认识生活环境,培养他们的观察能力,促进感知觉的发展。

3. 预防意外伤害

应向家长特别强调预防事故,因为意外事故是婴儿期死亡的第一原因,包括吸入异物、窒息、中毒、烧伤、烫伤等。指导家长把婴儿放在安全的地方,防止跌倒或坠床、烧伤和烫伤,让婴儿远离火源、热源和电源,妥善放置药品或有毒物品。防止包裹过严、溺水等造成窒息。

4. 预防接种

(1)预防接种的途径:根据接种药物的特性,预防接种可采取口服、注射(皮下注射、肌内注射)等途径。

(2)预防接种的方法:进行预防接种时,社区护士应严格执行操作程序及规则。

①接种场所应光线明亮,空气流通,冬季室内应温暖。

②严格查对制度,注意接种的时间、间隔及次数(一般接种活菌苗需间隔4周,接种死菌苗需间隔2周)。认真询问病史及传染病接触史,发现禁忌证。接种者应衣帽整洁,洗手、戴口罩。对家长和懂事的小儿交代、解释接种过程中及接种后可能出现的反应及相应的处理措施,消除其紧张及恐惧感,争取配合。

③接种所用疫苗(菌苗)、口服或注射所需物品、急救物品以及登记本等应有序地放在规定和方便的位置上;严格按照口服给药法或注射法的要求准备疫苗(菌苗),疫苗应保管在2~8℃的冰箱中;接种前,检查药物有无异常,有无过期及变质;准备好的疫苗在室内放置一般不超过2小时。

④受种时应携带小儿接种手册,并由熟悉的人陪伴;接种前一天应洗澡或清洁接种部位,穿清洁内衣。

⑤在接种过程中应认真核实接种对象和疫苗,用75％乙醇消毒局部皮肤,尽量做到无痛注射。

⑥接种后应观察小儿的反应15～20分钟,无反应者方可离去;并按操作规则整理用物;对已开启但未使用完的疫苗应焚烧处理,对未打开的疫苗应放入冰箱内冷藏,并在有效期内使用;在接种手册(卡、证)上登记接种日期及疫苗名称等;向受种者亲属交代,小儿在接种当日多饮水、不洗澡,保持接种部位清洁,防止感染;接种后2天内避免剧烈运动,如出现高热、痉挛时应及时与社区医务人员联系,及时予以处理。

(3)预防接种的禁忌证。

①一般禁忌证:发热、患活动性肺结核、肝病、急性传染病等不宜进行预防接种,待症状消失或恢复后方可接种。

②特殊禁忌证:结核菌素试验阳性、湿疹、化脓性皮肤病、中耳炎及水痘患儿不宜接种卡介苗。患有自身免疫性疾病,恶性肿瘤,血液病,中枢神经系统疾病,严重心、肝、肾脏疾病等,不能进行任何生物制品的接种。

(4)预防接种常见的不良反应。

①局部反应:指接种局部的红、肿、热、痛等现象,可伴有附近淋巴结肿痛,约在接种后几小时至24小时内出现,一般不需要作处理,2～3天后消失。局部反应重者,可局部热敷。

②全身反应:表现为发热,可伴有寒战、头痛、全身不适、食欲减退、恶心、呕吐、腹痛或腹泻等症状。除注意休息,多饮水外,无须特殊处理。全身反应重者,可给解热镇痛药对症处理,体温恢复正常后,其他症状也自行消退。

③异常反应:指接种同一批生物制品的人群中,只有少数人发生而需要及时做医疗处理的反应。

④过敏性休克:在注射后数秒钟或数分钟内发生,表现为患者突然感到胸闷、气急、出冷汗、四肢厥冷、脉搏细弱、血压下降、惊厥甚至昏迷等。一旦发生应立即使患儿平卧,皮下注射肾上腺素,予以吸氧保暖等抢救处理。

⑤晕针:个别人由于空腹、紧张、疲劳等原因在注射过程中或注射后数分钟内可发生昏厥。一旦发生昏厥应立即取头低平卧位,松解衣领,予以温开水或糖水饮用。

⑥过敏性皮疹:以荨麻疹最常见,服用抗组胺类药物后即可痊愈。

五、学龄前期保健指导

（一）生长发育特点

学龄前期是指3周岁后到入学前,一般指6～7岁。学龄前期的特点是体格发育速度减慢,呈稳步增长趋势。智能发育却更趋于完善,此期求知欲很强,对外界事物好奇、好问、好模仿,能做较复杂的动作,学会照顾自己。语言和思维能力有了进一步的发展,具有较大的可塑性是这个时期的重要特点。故此时是培养各种良好的习惯及意志品质的好时机。传染病及意外事故在此期时有发生,应注意加强防范。

1. 行为特点

(1)感觉:学龄前儿童已能精细地分辨物体的粗细、软硬。3～4岁儿童可以辨认天蓝、紫、橙色,可临摹几何图形。5～6岁可区别斜线、垂直线;能明确分辨两个同样大小而质量不同的物体盒子的轻重。随着年龄的增长,视觉逐渐发展成为有目的、有意识的过程。

(2)知觉:这个时期开始有了空间知觉和时间知觉,但整个学龄前期,儿童的时间知觉发展的水平较低,既不准确也不够稳定。

(3)注意与记忆:此期儿童对周围的新鲜事物日益发生兴趣,喜欢探索。容易受鲜明、直观、具体、形象的刺激物所吸引,注意仍多以无意注意为主。5～6岁逐渐独立地控制自己的注意力可持续约5分钟。学龄前儿童随着语言的发育,开始注意使自己的行动服从成人提出的要求,从而形成了有意注意。

(4)思维与想象:学龄前期儿童主要为具体形象思维,即联想事物的具体形象进行思维。语言对儿童的思维发展有直接影响。学龄前期儿童的想象也主要以无意想象和再造想象为主,想象没有固定的目的,只能在具体形象的水平上进行。

(5)情感:学龄前儿童情感仍不稳定,意识性和有意性情感很低。随着年龄的增长,与各种事物有关的稳定情感在不断发展,如爱父母、爱朋友、爱动物等。有时能控制自己情感的外部表现,故意不哭等。

(6)意志:学龄前儿童的各种意志品质在逐步发展,如自觉性、自制力等。如果儿童完全理解行动的目的,并对该项活动有较浓厚的兴趣,就有较好的表现。

(7)个性初步形成:此期的儿童开始从轻信成人的评价到初步独立的自我评价,但情绪性较大;学龄前儿童在道德认识上有一定的倾向,已具有初步相对稳定的道德情感。

(8)语言:4～5岁时,成人说话可完全被听懂。遇到困难,产生怀疑,出现自言自语。语言习惯上,逐步掌握语言的基本语法。6岁时,说话流利,语法正确。

2. 学龄前期生长发育

学龄前期生长发育见表11-1。

表 11-1　学龄前期生长发育

年龄(岁)	体重(kg)	身高(cm)
3~4	13~16	95~100
4~5	15~18	100~110
5~6	17~22	100~120

（二）社区保健指导

1. 平衡膳食

此期儿童饮食接近成人,每日三餐,另加一餐点心,每日饮牛奶200ml左右。避免进食过于油腻、辛辣、刺激性大的食品。膳食搭配力求多样化、粗细交替,以供儿童生长发育需要。小儿食欲受活动和情绪影响较大,指导家长掌握促进食欲的技巧,并给予营养知识、食品卫生等健康教育。

2. 促进思维发育

家长可以有计划的组织一些游戏,让幼儿在其中扮演一些角色,体验社会中的各种人际关系,培养幼儿感知、计划、综合判断能力和集体主义精神,促进幼儿的思维发育。

3. 保护视力

家长要向孩子讲清近视的危害,使孩子养成良好的用眼习惯,指导孩子不要歪着头趴在桌子上或躺在床上看书,不在暗淡的光线下看书等。定期带孩子去医院检查视力,以便及早发现视力障碍并及时矫治。

4. 入园准备

设法使孩子与幼儿园老师亲近起来,教育孩子有礼貌地向老师打招呼,主动与同学交流,相互介绍姓名,共同玩耍。帮助孩子熟悉学校规定、学校环境和纪律约束。教育孩子每天准时上学,放学及时做作业,自己收拾书包,准备第2天的学习用品。

5. 安全教育

学龄前期儿童好动又缺少生活经验,易发生意外事故,应结合日常生活对孩子进行安全教育,例如不在马路上追跑打闹。不玩打火机和电器,不去无围栏的河边嬉戏等。

6. 社区健康管理

为4~6岁儿童每年提供一次健康管理服务。散居儿童的健康管理服务应在乡镇卫生院、社区卫生服务中心进行,集体儿童可在托幼机构进行。服务内容包括询问上次随访到本次随访期间的膳食、患病等情况,进行体格检查,评估生长发育和心理行为发育,血常规检测和视力筛查,进行合理膳食、心理行为发育、意外伤害预防、口腔保健、中医保健、常见疾病防治等健康指导。在每次进行预防接种前均要检测有无禁忌证,若无,体检结束后接受疫苗接种。对健康管理中发现的有营养不良、贫血、单纯性肥胖等情况的儿童应当分析其原因,给出指导或转诊建议。对口腔发育异常(唇腭裂、高腭弓、诞生牙)、龋齿、视力低下或听力异常儿童应及时转诊。

六、托儿机构儿童保健护理

托幼机构是托儿所、幼儿园等儿童集体生活的场所,是儿童进行教育的初始地。同时托幼机构又是社区内的一个群体组织,社区护士应与托幼机构内的医务人员一起做好儿童群体的保健护理和管理工作。具体分三步走:第一步,建立健全托幼机构的各项卫生保健制度;第二步,根据各项卫生保健制度的细则制定出保健工作执行的评价标准,如入园体检率、预防接种执行登记率等;第三步,根据各项工作的实际记录及统计指标进行评价。重点介绍托幼机构需要建立健全的各项卫生保健制度。

(1)建立合理的生活制度:根据年龄、需要、季节的变化等理性地安排作息时间,如午休时间的长短、进餐的次数与量、游戏的时间与内容等。从小就培养良好的生活习惯,促其身心健康发展。

(2)为儿童提供合理的营养:根据大、中、小、全托班的年龄特点、营养需求选择食物的种类及数量,并严格执行《食品卫生法》进行膳食制作,既要注意食品卫生无毒又要注意食物营养均衡、花样更新,同时还注重儿童良好饮食习惯的培养。

(3)建立体格锻炼制度:根据各年龄期儿童生长发育特点,有组织、有计划地安排不同形式的游戏和体格锻炼项目,户内户外相结合,并在原有的基础上不断更新。

(4)健全卫生消毒、隔离制度:备有消毒隔离设备,定期对食具、毛巾、桌椅、教具、玩具、便具等进行清洁、消毒,被服定期清洗、晾晒。保持室内通风、空气新鲜、阳光充足。注意培养儿童良好的卫生习惯。

(5)制定各种安全制度:定期检查和维修房屋、桌椅、玩具、电器、煤气、门窗及阳台等室内防护设施;妥善保管药物、刀、剪等危险物品,建立托幼机构接送制度,做好安全预防工作。定期培训托幼机构的工作人员,使其在发生骨折、划伤、气管异物、虫咬伤等突发事件时能予以紧急处理。

(6)建立健康检查制度:儿童及托幼机构的工作人员入园前须到指定的医疗保

健机构进行体格检查,经检查证明身体健康及近期无传染病接触史者方可入园;每天坚持在入园时对儿童进行简单的健康检查;还要执行好国家卫生部规定的儿童阶段的定期体格检查。

(7)做好疾病防治:按照计划免疫的程序对小儿进行预防接种。对传染病患儿做到早发现、早隔离,减少交叉感染的机会,保护易感儿童。对于儿童常见的上呼吸道疾病、消化道疾病能予以积极处理,并对患者加强生活护理及营养照顾。

(8)做好环境卫生、个人卫生及美化绿化工作,为儿童创造安全、整洁、优美的环境。

(9)对儿童进行健康教育,学习自我保健的技能,养成健康的生活习惯。

七、学龄期儿童保健指导

(一)生长发育特点

学龄期是指从入小学起(6~7岁)到青春期(女孩约12岁,男孩约13岁)。学龄期的特点是体格仍稳步增长,除生殖系统外其他器官发育到本期已接近成人水平,脑的形态已基本与成人相同,智能发育较学龄前期更成熟,控制、理解、分析等综合能力增强,是长知识、接受文化科学教育的重要时期。此时表现出积极勤奋的态度,力求将事情做得完美。如果得不到支持将使其产生自卑感,并进而影响以后的生活和学习。在此时期,小儿的道德观从为得到别人的赞同而遵守社会习俗,发展为理解什么是法律纪律,为什么要遵纪守法等。此期发病率较前明显降低,但要注意预防近视眼、龋齿等疾病。学龄期儿童思维特征是从以具体形象思维为主要形式过渡到以抽象逻辑思维为主要形式,并以具体、直观的形式理解概念、事物。学龄初期儿童自我独立评价能力较差,评价他人时大多依据行为的外部表现。随着年龄的增长和不断的学习,儿童不仅能够比较全面地评价他人的行为,更能从关注行为效果转为注意行为动机,并将行为和效果结合分析。

个性特质越来越固定,个性倾向也越发明显,是形成自信或自卑的关键时期。同伴关系,老师的评价,家长的态度,交往的能力,都是影响其今后个性倾向成型的重要因素。通过学习以及参加集体和社会活动,不断体验人与人、人与集体之间的关系,体验团结友爱、互帮互助的积极情感和友好氛围。但每个人生长环境不同,性格各异,也有儿童会体验到孤独、嫉妒甚至自我封闭的消极情感,缺乏毅力和责任感等。视、听觉感受性、视力调节能力不断发展,辨别音调的能力逐渐提高。知觉的目的性和持续性逐步加强,能辨认自己的左右方向,掌握左右方位。体重每年增加2~3 kg,身高逐年增加约5 cm,12~13岁身高是出生时的3倍。从6岁开始长出第一颗恒牙,根据长出的顺序,由下中门齿开始,乳牙逐渐掉落,取而代之的是恒牙。恒牙长出时间和顺序(见表 11-2)。

表 11-2 恒牙长出顺序

恒牙部位	颗数	年龄(岁)
第一磨牙	4	6
切牙	8	7~9
前磨牙	8	10~12
尖牙	4	11~12
第二磨牙	4	13
第三磨牙	4	17~22

(二)社区儿童保健指导

社区护士协助学校保健医,重点做好如下几方面的保健工作。

1. 培养良好的生活习惯

(1)加强营养,注意饮食:保证足够的营养摄入,合理安排进餐时间,尤其要注意早餐的质和量。培养良好的饮食卫生习惯,纠正偏食、吃零食、暴饮暴食等坏习惯。

(2)合理安排作息时间:家长要教会孩子合理安排学习、睡眠、游戏和运动的时间,不熬夜,不贪睡。

(3)养成良好的卫生习惯和用眼卫生:学龄期儿童的生活基本自理,注意孩子的个人卫生、饮食卫生和口腔卫生。养成不吸烟、不饮酒、不随地吐痰的良好习惯。读书写字要求孩子保持与书本的距离达 30cm 以上,并保证良好的光线。避免不良用眼习惯,教会儿童简单有效的视力保健方法,定期进行视力检查,可及早发现弱视、斜视、近视等。

2. 培养正确的坐、立、走姿势

儿童期是骨骼生长发育的重要阶段,如果长时间的弯腰、歪头、歪肩等,会影响孩子脊柱、骨骼的正常发育,甚至造成畸形,所以,良好的坐、立、走姿势非常重要。

3. 预防疾病和意外伤害

免疫性疾病如风湿热等是学龄儿童好发的疾病,而上呼吸道感染、过敏体质也是此类疾病的诱因,一方面应注意预防,另一方面应积极治疗,降低疾病对孩子生活和学习的影响。另外,做好近视、龋齿、脊柱弯曲等常见疾病的预防和矫治。此外,车祸、运动中的意外创伤,溺水、自杀等是学龄期儿童常见的意外伤害,因此要加强宣教和防范措施。

4. 防止学校或家庭虐待

学习及教育相关的矛盾是导致此期家庭关系紧张的重要因素,因此应多与孩子交流,解除其困惑,防止不良情绪的产生。社区护理应及早发现问题家庭,及早发现家庭虐待的症状,防止发生严重后果。

5. 正确对待性早熟

性早熟是指女孩在 8 周岁以前,男孩在 9 周岁以前出现第二性征,或女孩在 10 周岁以前出现月经。而如今,儿童性早熟发生率上升,社区护士协助学校进行性健康教育,同时指导家长正确对待性早熟,避免造成儿童心理不良影响。

八、青少年期保健指导

青少年时期即青春发育期,是儿童向成人转变的特殊时期。这个时期的精神和身体发育最旺盛,身体各系统都经过一个巨大的变化,尤其是生殖系统,可以说是一个性成熟的时期。

(一)生长发育特点

青少年时期是人生长发育的第二高峰期,在形态、生理、生化、内分泌以及心理、智力、行为发生突变的同时,生殖系统也发生了质的变化。在此阶段,男女发育有很大差别,特别明显的是性器官变化。躯体突增这一变化是青少年发育过程中的突出表现之一,男性在青春期可长高 10~30cm,体重可增加 7~30kg;女性在青春期可长高 5~25cm,体重可增加 7~25kg。生长发育的起止时间、突增的幅度受遗传、营养、体格锻炼等多方面因素的影响存在明显的差异。但最后都会形成男青年魁梧健美的体型,女青年圆润丰满体态;随年龄的增加,胸围与肺活量也不断地增大。一般男性的肺活量高于同年龄的女性。经常参加锻炼的青少年,其胸围及肺活量比不锻炼的青少年要大得多。第二性征发育逐渐明显并趋向成熟,男性主要表现在阴毛、腋毛和胡须的生长及喉结突起并声音变粗,性腺、生殖器官也逐渐发育成熟,开始出现遗精现象。女性进入青春期,生殖器官发育趋于成熟,子宫体增大,卵巢增大,开始分泌激素,月经来潮和第二性征发育,主要表现为乳房丰隆、声调变高并有阴毛、腋毛的增长。同时皮下脂肪增多,骨盆变大,臀部变圆,出现女性特有的体型。循环、呼吸、消化、泌尿、肌肉、神经、免疫等系统均在此期迅速发育,生理功能逐渐增强,各项生理指标逐渐接近成人标准。

(二)社区青少年期保健指导

1. 合理营养指导

膳食中各营养成分必须能满足青少年的生长发育,食物应多样化,注意主副食搭配、荤素搭配、粗细搭配,使营养成分作用互补。定时定餐。克服吃零食、偏食等不良饮食习惯,同时,亦注意节制饮食,避免营养过剩,预防肥胖症。

2. 保持心理平衡

教育青少年要有自己的理想和抱负,把目标和要求设立在自己能力可及的范围之内。学会宽容,不钻牛角尖,遇到难解的问题时,可以选择逃避,提供青少年缓解压力的方法,如听音乐、体育活动,与同学谈心等。家长应注意与青少年的沟通方式,青少年精力充沛、求知欲强、思维敏捷、记忆清晰、独立意识逐步形成,同时他们反抗性也增强,因此父母应仔细了解子女的情况,循循善诱,耐心开导,尊重孩子,使他们顺利度过这段独特的时期。

3. 健康行为指导

家长应和学校老师一起关心青少年的心理成长。积极配合学校性生理、性心理、性道德、性疾病等教育,排除他们的困扰,使青少年正确的对待自身的生理变化和心理状态,明确自己的性别角色,培养自尊、自爱、自信的优良品质。

4. 自信心和责任感的培养

在家庭中,应给予青少年足够的信任、鼓励和尊重,让他们相信自己的能力。除此之外,还应对他们进行道德、法制和死亡教育,使他们学会责任、懂法律、珍惜自己的生命。教导孩子应把主要精力放在学习、文体活动和劳动上,发展健康的男女同学关系,正确对待压力和挫折。

5. 培养良好的心理品质

心理品质包括对事物良好的认知力和感受力,处理问题要理智、情绪稳定,性格乐观开朗,积极进取,勇敢豁达。提高主动能力和适应能力,克服缺点,改变不足,培养广泛的兴趣爱好,加强与人的交流与沟通,热爱生活与社会。

6. 定期体格检查

通过定期体格检查,及早发现青少年风湿性疾病、矮小、月经紊乱、龋齿、肥胖、近视、网络游戏成瘾、神经性厌食、缺铁性贫血等常见健康问题,积极进行治疗。并通过各种形式的健康专题讲座,提供有效防治各种疾病的信息,促进青少年的心身健康发展。

九、学校卫生保健特点及工作内容

1990年6月4日,国家教育委员会和卫生部联合颁布了经国务院批准的《学校卫生工作条例》,规定学校卫生工作的主要任务是监测学生健康状况,对学生进行健康教育,培养学生良好的卫生习惯,改善学校卫生环境和教学卫生条件,加强对传染病、学生常见病的预防和治疗。使学校卫生工作有据可依,真正步入法制化管理的轨道。学校卫生工作的具体内容包括以下几方面。

1. 健康教育

学校健康教育是学校卫生工作的基础,学校应当把健康教育纳入教学计划,并开展学生健康咨询活动。使每位学生都能获得健康知识,帮助学生培养有关个人健康的行为,协助学生养成自觉的健康行为,如个人卫生、饮食卫生、体育锻炼、青春期生理卫生和心理卫生等各方面。

2. 学校卫生服务

学校卫生服务主要包括定期体格检查和提供计划免疫两部分,以此来预防疾病及了解学生的健康状况和生长发育水平。

3. 学校环境卫生

学校环境对学生的学习效果有直接的影响。学校环境一般包括物理环境、社会心理环境和文化环境。学校应为学生提供一个安全、舒适、愉快的学习环境。

4. 学校体育

体育课可以提供给学生活动的机会,有规律的体育锻炼是健康生活方式的一个组成部分。通过体育锻炼可促进学生健康。

5. 学校心理卫生与咨询

学生由于作业负担过重,感情和交友方面的压力,常常出现心理问题,如自卑、焦虑、抑郁等。学校可通过专业人员提供辅导与咨询,解决学生的心理问题,促进学生心身健康。

6. 学校营养卫生与服务

在学生中开展营养教育,强化平衡膳食的观念,纠正不良饮食习惯。

7. 学校与社区卫生相结合

家庭和社区是学生的第二课堂。学校卫生服务应与社区卫生服务相结合,双方密切合作,为学生提供一致的健康信息,共同发现和处理学生的健康问题。

第二节 | 社区妇女保健护理

妇女的健康和卫生知识水平直接影响到家庭和社会的卫生水平。自从国际组织提出了"儿童优先,母亲安全"的倡议后,妇女保健工作的开展在世界范围内进入了一个全新的时期。

一、社区妇女保健概述

妇女占人口数量的一半,妇女的健康直接关系到子孙后代的健康,关系到国家的昌盛和民族素质的提高。因此,妇女保健是我国卫生保健事业的重要组成部分。

社区护士必须掌握妇女保健的理论知识和技术,更好地在社区开展妇女预防保健工作。

（一）妇女保健的概念

妇女保健(women health protection)是以维护和促进妇女健康为目的,通过采取以预防为主,保健为中心,基层为重点,社区妇女为对象,防治结合,开展以生殖健康为核心的保健工作。社区妇女保健工作包括青春期保健、围婚期保健、孕期保健、产褥期保健、围绝经期保健等各项工作。

（二）我国妇女保健的意义

随着医学科学的进步,公共卫生工作的加强,我国妇女保健工作也开始迅速发展。目前,我国城市、农村及少数民族地区已建立妇女保健机构,农村基本形成了以县妇女保健机构为中心,以乡、村为基础的妇女保健网。有些地方通过建立健全三级妇女保健网,健全分级分工和逐级转诊制度,普及服务面,合理利用有限的资源,使我国妇女保健工作取得显著成效。为了进一步促进妇女保健事业的发展,我国政府于 1992 年颁发了《女职工保健工作规定》,1994 年全国人民代表大会颁布了《中华人民共和国母婴保健法》,使妇女保健工作步入法制管理的新阶段。为了保护妇女健康,提高妇女健康水平,医务人员坚持宣传和推行妇女各期保健,定期对妇女进行普查普治,积极防治妇女恶性肿瘤,控制性传播疾病,同时,提倡晚婚晚育,计划生育,普及避孕节育技术。目前,我国妇女死亡率已接近发达国家水平,妇女保健工作获得稳定发展,但全国各地仍有很大差异。随着医学发展,妇女平均寿命的延长,妇女保健工作将面临新的挑战。

社区妇女保健意义在于通过积极的普查、预防保健及监护和治疗措施,开展以维护生殖健康为核心的贯穿妇女青春期、围婚期、妊娠期、产褥期和围绝经期的各项保健工作,降低孕产妇及围生儿死亡率,减少患病率和伤残率,控制某些疾病的发生和性传播疾病的发生,从而促进妇女身心健康。

二、社区妇女保健内容

妇女保健工作内容包括:妇女各期保健、计划生育技术指导、常见妇女疾病及恶化肿瘤的普查普治以及妇女劳动保护等。

（一）妇女各期保健

1. 青春期保健(adolescence care)

根据青春期女性的生理、心理和社会行为特点,为培养良好的健康行为而给予保健指导。同时通过学校保健、定期体格检查,早期发现各种疾病和行为异常,减少或避免诱发因素。

2. **围婚期保健**（premarital period care）

围婚期指从婚前择偶到结婚后怀孕前这一阶段,围婚期保健是指围绕结婚前后,为保障婚配双方及其后代健康所进行的一系列保健服务措施,包括婚前一些检查、围婚期健康教育及婚前卫生咨询。做好围婚期保健可以避免近亲间、传染病及遗传病患者间不适宜的婚配或生育,保证婚配双方的健康,使婚姻生活和谐美满,减少遗传疾病的延续,促使下一代的健康,从而提高生活质量和人口素质。

3. **性成熟期保健**（reproductive period care）

此期保健的主要目的是维护正常的生殖功能。主要工作是给予计划生育指导,避免妇女在性成熟期内因孕育或节育引发各种疾病;根据妇女的生理、心理及社会特征,加强疾病普查及卫生宣传,以便早期发现疾病,早期治疗,确保妇女身心健康。

4. **围生期保健**（perinatal health care）

围生期保健是指从妊娠前开始历经妊娠期、分娩期、产褥期、哺乳期、新生儿期,持续为孕产妇和胎婴儿提供高质量、全方位的健康保健措施,降低围生儿及孕产妇死亡率。

5. **围绝经期保健**（perimenopausal period care）

围绝经期指妇女从 40 岁左右开始至停经后 12 个月内的时期。围绝经期妇女的卵巢功能逐渐减退直至消失,雌激素分泌亦相应减少,出现由于性激素水平下降所致的一系列身体及精神心理症状。此期保健指导要在对症治疗的同时,提高围绝经期妇女的自我保健意识和生活质量。

6. **老年期保健**（elderly care）

国际老年学会规定,60～65 岁为老年前期,65 岁以后为老年期。由于生理上的变化,使老年人的心理和生活发生改变,产生各种心理障碍,易患各种疾病。指导老人定期体检,适度参加社会活动和从事力所能及的工作,保持生活规律,防治老年期常见病和多发病,以利身心健康,提高生活质量是社区护理工作的内容之一。

其中,围婚期、妊娠期、产褥期和围绝经期是生殖、生理和心理功能发生明显变化的时期,是社区妇女保健工作的重点。

（二）计划生育技术指导

积极开展计划生育知识的健康教育及技术咨询,使育龄妇女了解正确的生育知识、各种节育方法的安全性和有效性,指导夫妇双方选择适宜的节育方法可以减少因节育措施而产生的不良心理影响,降低人工流产手术率及妊娠中期引产率,预防性传播疾病。

（三）常见妇女疾病及恶性肿瘤的普查普治

健全妇女保健网络,定期对育龄妇女进行妇女常见病及良恶性肿瘤的普查普治工作,每1～2年普查1次,做到早发现、早诊断、早治疗,提高妇女生命质量。针对普查结果,拟定预防措施,降低发病率,提高治愈率,维护妇女健康。

（四）妇女劳动保护

在职业性有害因素的作用下,妇女的生殖器官功能可能受到影响,并且可能通过妊娠、哺乳等影响胎儿及婴儿的健康。因此,根据妇女生理特点,做好妇女劳动保护是社区护理工作的重要内容之一。

三、社区围婚期妇女保健指导

围婚期保健是指结婚前后,为保证婚配双方及其下一代健康所进行的一系列保健工作,其内容包括婚前检查、异常情况分类指导、婚育知识指导和婚前卫生咨询。围婚期保健的目的是保证健康的婚配,防止各种疾病,尤其是遗传性疾病的发生;婚前双方做好心理准备,保障婚后生活健康幸福;为贯彻落实计划生育提供保证,并为优生打下基础。

（一）婚前检查

婚前检查是指对准备结婚的男女双方可能患有的影响结婚和生育的疾病进行医学检查,其内容包括以下几方面。

(1)询问健康史:包括双方的健康状况,有无遗传病、传染病、精神病等。是否进行过治疗及目前的状况如何。询问男方的遗精史和女方的月经史。

(2)了解家族史:两代以内的直系旁系亲属的健康状态,尤其是遗传病、畸形等。婚配双方是否近亲结婚。

(3)体格检查:全身检查包括身高、体重、血压、视力、心、肺、肝、脾等的检查;第二性征发育情况,如体型、喉结、乳房等;了解生殖器官的发育情况,有无疾病、畸形等。

(4)实验室检查:进行胸部X线片、血细胞和尿液分析、肝功能、肝炎抗原抗体、阴道滴虫和真菌等检查,必要时做染色体、精液及性病等检查。

婚前检查是一项政策性、技术性很强的工作,必须注意以下几个问题:①对未婚女性的检查须取得受检者的同意。一般只做直肠腹部双合诊检查。②对男女双方有关性方面的问题,如处女膜是否完整等应当保密。③对已怀孕者应视对象的年龄、健康等具体情况区别对待。④婚前检查发现有影响婚育的疾病时应慎重处理,根据具体情况进行指导,如发现近亲婚配者或严重智力低下者应禁止结婚;患有某些传染病或精神病等应暂缓结婚,给予治疗;患有严重的遗传性疾病者可以结婚但不宜生育。

（二）计划生育的咨询与指导

计划生育是指用科学的方法，有计划地生育子女，是我国的一项基本国策。计划生育的要求是晚婚晚育，少生优生。社区护士应根据夫妇自己的意愿，结合家庭经济、社会、宗教等背景，以及年龄、生育能力、生育要求和全身健康因素，指导妇女科学合理受孕。

计划生育措施主要包括避孕、绝育及避孕失败的补救措施。社区护士须根据夫妇对避孕及生育的要求，指导新婚夫妇选择合理简单且不影响生育能力的避孕方法。

1. 避孕

避孕是指用科学的方法使妇女暂时不受孕。其原理主要有：阻止精子与卵子结合；改变宫腔内环境，使其不适于受精卵的植入和发育；抑制排卵。主要包括工具避孕方法、药物避孕方法、安全避孕法、紧急避孕等。

（1）工具避孕方法：是利用工具防止精子和卵子结合或通过改变宫腔内环境达到避孕的方法，其中包括避孕套、宫内节育器和阴道隔膜。

（2）药物避孕方法：是通过药物抑制下丘脑，使垂体分泌促卵泡激素（FSH）和促黄体激素（LH）减少，从而抑制排卵，改变子宫内膜形态与功能，使受精卵不能着床；使宫颈黏液度增加而量少，不利于精子穿透以达到避孕目的。主要有复方短效口服避孕药、长效口服避孕药和缓释系统避孕药等。

（3）安全避孕法：也称自然避孕法，是指根据妇女的自然生理规律，选择在月经周期中不易受孕期内进行性交而达到避孕目的。多数正常孕龄妇女排卵多发生在下次月经前 14 天左右，排卵前后 4～5 天内为易受孕期。采用安全期避孕法，应根据妇女的基础体温测定值、宫颈黏液检查或月经规律确定排卵日期。但由于排卵过程可受情绪、健康状况、性生活及外界环境等多种因素影响，可发生额外排卵，因此安全期避孕法并不十分可靠。

（4）紧急避孕：指在无保护性生活或避孕失败后的 3 天内，妇女为防止非意愿妊娠而采取的避孕方法。有宫内节育器和服用紧急避孕药两种方法。①宫内节育器（IUD）：常用带铜 IUD，在无保护性生活后 5 天（120 小时）内放置。其有效率达99%以上，适合希望长期避孕，并无放置 IUD 禁忌证的妇女。②紧急避孕药：在无保护性生活 3 天（72 小时）内服用紧急避孕药，主要是激素类和非激素类药物。激素类，如左炔诺酮片；非激素类，如米非司酮，在无保护性生活后 12 小时内服用有效。该方法只能一次性起保护作用，一个月经周期只能用一次。

2. 绝育

绝育是指通过手术或药物，达到永久不育的目的，女性绝育方法主要有经腹输卵管结扎术、经腹腔输卵管绝育术和经阴道穹窿输卵管绝育术。

3. 避孕失败补救

因避孕失败所致的意外妊娠,可在妊娠早期采取措施终止妊娠。早期妊娠可采取药物流产和手术流产,中期妊娠可采取引产术。术后康复期应加强营养,注意休息,提供避孕指导,如有异常及时就诊。

（三）最佳生育年龄与受孕时间

1. 最佳生育年龄

女性生殖器官一般 20 岁以后才逐渐发育成熟,23 岁左右骨骼发育成熟。如果骨骼未发育成熟前怀孕,不仅影响母亲的骨骼发育,而且所生的新生儿体重较轻,引起畸形儿的较多。因此,生育年龄应在 23 岁以后为宜。

2. 最佳受孕时间

青年夫妇应在生理、心理处于最佳状态,工作和学习都较轻松的时期受孕。怀孕前注意工作与学习的环境,避免接触对胎儿有害的物质,如化学物质、放射线、生物制品等。如有接触,应停止与有害物质接触后过一段时间再受孕,如用药物避孕者应先停用药物,改用工具避孕半年后再受孕。同时注意避免感染各种病毒性疾病,如风疹、流感、腮腺炎等,以免造成胎儿畸形。

四、社区孕期妇女保健指导

孕期妇女保健是指妇女怀孕到生产这一段时期的保健。此期保健的目的主要是优生优育和保证孕期母婴保健。社区护士应针对不同时期孕期的特点,提供相应的孕期健康教育,使其顺利度过妊娠期。

（一）孕期生理和心理卫生指导

1. 生理卫生指导

(1)个人衣着与卫生:孕期新陈代谢旺盛,汗腺及皮脂腺分泌增多。护士应指导孕妇保持个人卫生,勤换衣服。孕妇阴道分泌物增多,每天清洁外阴并更换内裤。洗澡应采用淋浴或擦浴,尤其是有阴道出血或妊娠末 3 个月时应避免盆浴。着装应宽松、透气性好,贴身衣服以棉织品为宜。穿平底、轻便的鞋,不穿高跟鞋,因孕妇体重增加,重心后移,容易引起腰背痛及跌倒。

(2)运动、休息与工作:指导孕妇做孕期操,有益于增强肌张力和促进新陈代谢。孕妇可进行适当的活动,如家务劳动、散步等,但避免剧烈运动,以防引起流产等。无不良反应者,可继续日常工作,但以不引起疲劳为限,并避免接触有害物质。孕妇应保持充足的睡眠,一般每天睡 8～10 小时,尽可能采用左侧卧位,以减少增大的子宫对腹主动脉及下腔静脉的压迫,保证子宫组织和胎盘的血液供应,减轻下肢水肿。保持室内空气新鲜和流通,定时开窗通风。

(3)乳房保健:为保证产后能正常哺乳,孕期应做好乳房锻炼。用拇指和食指轻轻捏住乳头做环形转动,每天 10~20 次。妊娠 7 个月后,每天用温水毛巾轻擦乳头,增加皮肤韧性,以防哺乳期乳头皲裂。乳头扁平或凹陷者每天 1~2 次向外牵拉乳头。

(4)口腔护理:孕期应保持良好的口腔卫生,由于体内激素水平改变,牙龈易肿胀出血,刷牙应选用软毛牙刷且动作要轻柔,适当补充维生素 C 和 B 族维生素。

2. 心理卫生指导

孕期通常可分为孕早期、孕中期、孕晚期。社区护士应了解不同孕期的心理反应和心理需求,协助和指导孕妇,使之心情舒畅。

(1)孕早期(孕 12 周以前):由于胎儿对孕妇是一种异体,孕妇对其产生应激反应即早孕反应。此期孕妇心里既高兴又担心,情绪不稳定,依赖性增强。社区护士应指导孕妇尽快适应怀孕,减少焦虑。

(2)孕中期(孕 13 周至 27 周末):孕妇已接纳怀孕的事实,适应能力增强,妊娠反应减轻,甚至消失。孕妇的情绪相对稳定,特别是胎动的出现,使孕妇感到了胎儿的存在,开始对胎儿产生情感,对分娩感兴趣。社区护士应给孕妇提供怀孕、分娩的知识及胎儿有关的信息。与其一起分享喜悦,并根据孕妇的需要给予指导。

(3)孕晚期(孕 28 周以后):随着胎儿的长大,孕妇各脏器负担加重,对分娩既期待又恐惧,常感到焦虑不安。社区护士应鼓励孕妇说出自己的担心和害怕,并进行心理指导,让孕妇了解这些都是怀孕期间正常的心理反应,以减轻其焦虑。

(二)孕期营养

孕期由于母体新陈代谢旺盛,加上胎儿在母体内生长发育所需的营养也靠母体供给,故孕妇应摄入全面、足够的营养。母体摄入营养的质和量,不仅直接影响胎儿的发育,还与妊娠和分娩经过也有密切关系。妊娠不同时期,孕妇的营养需要量也有差异,因此,必须合理均衡地安排孕妇的膳食。孕妇应避免油炸食物和辛辣刺激食物,盐的摄入每天不超过 4g,且不宜吸烟、饮酒。

(1)孕早期受早孕反应影响,应少食多餐,选择自己喜爱吃的食物。

(2)孕中期宜加强营养,鼓励进食多糖类碳水化合物和富含蛋白质的食物。应摄入足够的维生素、微量元素和矿物质。特别注意补充叶酸,多食含铁、锌丰富的食物。

(3)孕晚期胎儿迅速发育生长,需大量营养物质,故应增加零食和夜餐,提高营养量,注意多食营养价值高的食物,特别注意补充铁、钙、蛋白质和维生素等。贫血的孕妇更需要加强营养,食物应多样化。

（三）孕期用药

研究表明，多数药物可通过胎盘输送给胎儿，对胎儿产生影响。因此，妊娠期应慎重用药。受精后 7 天内，受精卵尚未种植，一般不受药物影响。受精后 8～15 天虽已种植，但组织尚未分化，如有影响多会流产。受精后 15～55 天，即末次月经 30～70 天，是胚胎各脏器的分化阶段，最易受药物的影响而致畸。受精 8 周后胚胎初具人形，药物会影响胎儿发育及器官功能，严重者宫内死亡、致癌等。因此孕妇用药必须谨慎，避免不必要的用药。社区护士应指导孕妇正确用药。

（四）孕期性生活

妊娠后前 3 个月，性生活刺激可引起盆腔充血、子宫收缩而引起流产。妊娠晚期性生活可诱发早产、早破水，可能导致感染。因此，妊娠 12 周前及 32 周以后，应避免性生活。

（五）孕期自我监护

社区护士应指导孕妇和其亲属监护胎儿的健康状态，包括数胎动、听胎心率。孕妇一般从妊娠 18～20 周开始感觉到胎动，正常情况下，胎动每小时 3～5 次。孕妇可在妊娠 30 周后开始数胎动，每天 3 次，每次 1 小时，3 次胎动次数乘以 8 为 1 天的胎动。胎动在 30 次以上提示胎儿情况良好，若胎动不足 30 次并继续减少，提示胎儿宫内缺氧，应立即就医。指导亲属掌握听胎心的方法，胎心率正常为每分钟 120～160 次，每天定时听胎心并记录。

（六）产前检查与健康教育

自怀孕初期开始至怀孕结束，孕妇要进行产前检查，一般孕 12 周之前进行初诊；复诊时间为孕 12 周之后，每 4 周 1 次；孕 28 周后每 2 周 1 次；孕 36 周后每周 1 次。社区护士协助孕妇定期进行产前检查，及早发现高危妊娠或妊娠并发症等情况，以便及时诊治。社区护士还应根据孕妇不同的妊娠阶段，将产前教育对象集中在一起，通过集体讲课、座谈、幻灯、图片、健康宣传册等形式讲解有关妊娠分娩的生理知识、异常妊娠的先兆及产后的相关知识。针对她们的需要，给予相应的指导，介绍产前各种检查、化验、护理的必要性，解除其紧张心理，取得她们的合作与理解。

（七）孕期常见症状的管理指导

1. 早孕反应

妊娠早期约有 50% 以上的妇女出现食欲不好、恶心、呕吐等反应，症状在证实妊娠前出现，妊娠 7 周或 8 周达到高峰，12 周左右消失。可给予清淡、营养、少油食品。有的孕妇可出现剧吐，重者导致脱水、少尿等。为避免造成胎儿损害，需住院治疗。

2．便秘

子宫增大压迫结肠与直肠,使肠道平滑肌的收缩和蠕动受到影响,加上孕妇活动量减少,易造成便秘。鼓励孕妇多食富含纤维素的蔬菜和水果,多饮水,养成定时排便习惯,必要时使用缓泻药。

3．呼吸改变

妊娠后期,子宫增大,肺部受压,孕妇呼吸稍急促,应避免劳累,卧床时将枕头垫高。

4．下肢浮肿

孕晚期因增大的子宫使下腔静脉回流受阻,下肢出现浮肿,尤以足踝部水肿常见。孕妇不宜长时间坐或站立,休息时抬高下肢,严重浮肿者应多卧床休息。

5．腰背痛

妊娠后增大的子宫使腰椎弯曲度增加,孕妇身体重心后移,导致背肌持续紧张产生腰背痛。孕妇应经常变换体位,减轻关节及肌肉的疲劳。

（八）分娩的准备指导

1．确定分娩地点

社区护士在产前协助产妇及早选定合适的分娩地点并尽可能了解其情况。

2．识别产兆

帮助孕妇及家属了解分娩先兆,做好分娩准备。

(1)假临产:孕妇在分娩发动前,常会出现假临产,其特点为不规律子宫收缩,宫缩的强度不加强,常在夜间出现,白天消失。

(2)胎儿下降感:随着胎先露下降入盆,宫底随之下降,多数孕妇会感觉上腹部变得舒适,呼吸轻快,常出现尿频症状。

(3)见红:在分娩开始前24～48小时,经阴道排出少量血液,即见红,是分娩即将开始的比较可靠的征象。

3．分娩准备

分娩准备是产前社区护理工作中重要的一环,孕妇在分娩前做好充分的精神和身体方面的准备是保证安全分娩的必要条件。

(1)精神准备:指导产妇从精神上和身体上做好迎接新生儿诞生的准备,并建议家属给予孕妇充分的关怀和爱护,同时医护人员也须给产妇一定的支持和帮助。

(2)身体准备:分娩时体力消耗较大,因此分娩前须保证充足的睡眠时间,接近预产期的孕妇应尽量不外出旅行,但也不必整天卧床休息。同时指导孕妇做好入院前的身体清洁。

(3)物质准备:分娩时所需要的物品,妊娠期间都要准备好,妊娠晚期要把这些东西归纳一起,放在家属都知道的地方。包括医疗证(包括孕妇联系卡)、夫妻双方的身份证、医保卡;婴儿的用品:内衣、外套、包布、尿布、小毛巾、围嘴、婴儿被褥等均准备齐全;产妇入院时的用品:牙膏、牙刷、大小毛巾、卫生巾、卫生纸、内衣、内裤等。

4. 分娩相关知识介绍

向孕妇介绍有关分娩的过程,如宫颈口扩张和伸展、分娩的产程划分、分娩经过、胎先露的下降,以及分娩过程中可能的治疗和护理等,便于孕妇正确看待分娩的全过程和加强应对分娩过程的信心。

分娩过程中的疼痛和产妇对疼痛的恐惧、自我控制能力的下降等各种心理反应,直接影响产程的顺利进展。充分的分娩前准备能帮助产妇更好地应对分娩过程中的压力。

五、社区产褥期妇女保健指导

产褥期妇女保健是对从胎盘娩出到产妇全身各器官除乳腺外,恢复或接近正常未孕状态的一段时期,一般为 6 周。这一时期,产妇不仅需要生理的调适,同时要抚育婴儿,产妇及其家庭需经历心理和社会的适应过程。因此社区护士可通过产后家庭访视等为产妇提供良好的产褥期保健指导。

(一)产褥期妇女的生理和心理变化

1. 产褥期妇女的生理变化

(1)生殖系统:子宫复旧需 6 周,包括子宫体的复旧、子宫内膜的再生和子宫颈的复原。分娩后阴道壁肌张力逐渐恢复,但仍不能恢复至未孕时的紧张度。盆底肌及其筋膜由于分娩时过度扩张导致弹性减弱,且常伴有肌纤维部分断裂。

(2)乳房:主要变化是泌乳。乳汁的分泌量与婴儿吸吮的频率密切相关,也与产妇的营养、睡眠、情绪及健康状况相关。

(3)血液及其循环系统:产后 72 小时内,产妇循环血容量增加 $15\% \sim 25\%$,应注意预防心力衰竭的发生。产褥早期血液处于高凝状态,有利于胎盘剥离面形成血栓,减少产后出血量。

(4)消化系统:妊娠期胃肠道肌张力及蠕动减弱,产妇胃液中胃酸分泌减少,产后约需 $1 \sim 2$ 周恢复。因分娩时能量消耗以及体液大量的流失,产后 $1 \sim 2$ 天内产妇常感口渴。另外,产褥期活动减少,加之腹肌和盆底肌肉松弛,易发生便秘。

(5)泌尿系统:产后 1 周内尿量增加。在产褥期,膀胱肌张力降低,加之外阴切口疼痛、不习惯卧床排尿等原因,易导致尿潴留的发生。

(6)内分泌系统:月经复潮与恢复排卵的时间受哺乳的影响,不哺乳产妇一般在产后 6～10 周月经复潮,哺乳产妇月经复潮延迟,平均在产后 4～6 个月恢复排卵。产后较晚月经复潮者,首次月经来潮前多数有排卵,因此哺乳期产妇月经虽未复潮,却有受孕的可能。

(7)腹壁的变化:皮肤受妊娠子宫增大影响,部分弹力纤维断裂,腹直肌呈不同程度分离,使产后腹壁明显松弛,其紧张度约需产后 6～8 周恢复。妊娠期出现的下腹正中线色素沉着,在产乳期逐渐消退。初产妇腹部紫红色妊娠纹变为银色的。

2. 产褥期妇女的心理变化

经过分娩的母亲,尤其是初产妇将要经历不同的心理感受,表现为:高涨的热情、希望、高兴、满足感、幸福感,同时有失眠、失望、抑郁等情绪不稳定表现。产后抑郁症是分娩后常见的一种心理障碍。特征包括:注意力无法集中、健忘、心情不平静、时常哭泣或掉泪、依赖、焦虑、疲倦、伤心、易怒暴躁、无法忍受挫折、负向思考方式等。产后抑郁症一般在产后第 1 天至第 6 天之间发生,而产后第 1～10 天被认为是发生产后抑郁症的危险期。

(二)产后家庭访视

产褥期是产妇身心恢复的一个关键时期,照护质量是影响产妇身心恢复的一个重要因素。产后家庭访视是产褥期保健工作的重要措施之一。社区护士通过询问、观察、一般体检和妇科检查,必要时进行辅助检查,对产妇恢复情况进行评估。

1. 访视频率和时间

在产褥期,社区护士一般进行家庭访视 2～3 次,分别于出院后 3 天、产后 14 天和产后 28 天进行。高危产妇或发现异常情况者应酌情增加访视次数。

2. 访视前准备

访视前社区护士通过电话或面谈等形式与产妇家庭建立联系,了解其确切的休养地点及路线,确定访视对象和访视时间;简要了解产妇的一般状况,准备访视用物。

3. 访视内容

(1)产妇:测量生命体征,了解产妇的精神、睡眠、心理社会状态、饮食和大小便等情况;检查子宫收缩情况、恶露的性状、腹部或会阴部伤口的愈合情况、乳房有无肿胀及乳汁分泌情况,如发现异常及时处理。

(2)新生儿:询问新生儿哺乳、睡眠、大小便情况;检查新生儿面色,皮肤有无黄疸、脓疱,脐带有无感染;指导产妇为新生儿进行口腔、脐带、臀部和皮肤护理;检查新生儿觅食、拥抱和握持等生理反射、肌张力、视力、听力等情况。

每次访视后均应记录访视内容及指导意见。满月访视后填写小儿生长发育表。产后 42 天,产妇应到医院做产后健康检查,了解生殖器恢复情况,同时应带婴儿到医院进行一次全面检查。

(三)产褥期妇女的保健指导

1. 日常生活指导

(1)清洁与舒适:产后休养环境要做到安静、舒适,室内保持良好的通风,空气清新,防止过多的探视。室内温度保持在 22~24℃,相对湿度保持在 50%~60%。产后一周皮肤代谢功能旺盛,排出大量汗液,应每天用温水擦浴并漱口。同时每日冲洗外阴,保持会阴部清洁,预防感染。如伤口肿胀疼痛,可用 50%硫酸镁湿热敷。禁止盆浴,以防逆行感染。

(2)合理饮食与营养:协助产妇制定适当和均衡的饮食计划,保证足够的热量,促进恢复健康。哺乳期的产妇应多吃富含蛋白质的汤汁食物,如鸡汤、鱼汤、排骨汤等,少食多餐,同时适当补充维生素和铁剂;不哺乳的产妇进食量应与怀孕前相同。

(3)休息与睡眠:充分的休息和睡眠可以消除疲劳、促进组织的修复、增强体力,对保证乳汁分泌也十分重要,因此社区护士嘱产妇学会与婴儿同步休息,每天保证 8 小时睡眠,生活要有规律。

2. 心理指导

评估产妇在疼痛不适、睡眠、饮食、哺喂母乳、情绪和产后卫生教育等方面的需求,给予心理及社会方面相应的护理措施。指导产妇尽早与婴儿接触,用温柔抚慰的语言和婴儿说话或唱歌,使母子之间建立独特的牢固关系。此外,还要关心、帮助产妇,鼓励产妇独立,促进其与亲友互动,增加舒适感,预防产后抑郁。

3. 活动与运动

社区护士应根据产妇的情况指导产妇尽早做产褥保健操(见图 11-7),运动量由小到大,由弱到强循序渐进练习。有利于促进腹壁、生殖器官和会阴盆底肌肉张力恢复。一般在产后第 2 天开始,每 1~2 天增加 1 节,每节做 8~16 次。

第 1 节:仰卧,深呼气,收腹,然后呼气。

第 2 节:仰卧,两臂直放于身旁,进行缩肛与放松动作。

第 3 节:仰卧,两臂直放于身旁,双腿轮流上举与并举,与身体呈直角。

第 4 节:仰卧,髋与腿放松,分开稍屈,脚底放在床上,尽力抬高臀部与背部。

第 5 节:仰卧起坐。

第 6 节:跪姿,双膝分开,肩轴垂直,双手平放床上,腰部进行左右旋转动作。

第 7 节:全身运动,跪姿,双臂支撑在床上,左右腿交替向背后高举。

指导产妇在进行产后运动时应注意:①由简单的项目开始,依个人的耐受程度逐渐增加活动量,避免过于劳累;②持之以恒,肌张力的恢复需 2~3 个月。③运动

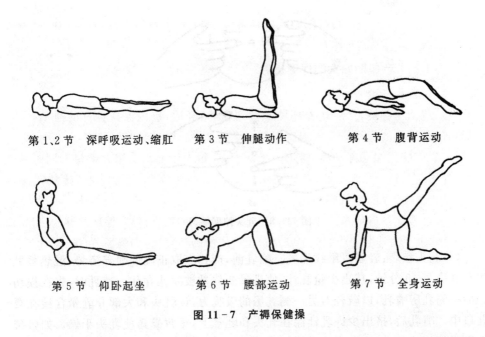

第1、2节　深呼吸运动、缩肛　　第3节　伸腿动作　　　第4节　腹背运动

第5节　仰卧起坐　　　　第6节　腰部运动　　　　第7节　全身运动

图11-7　产褥保健操

时有出血或不适感,应立即停止;④剖宫产术后可先执行促进血液循环的项目,如深呼吸运动,其他项目待伤口愈合后再逐渐进行。

4.乳房护理

(1)一般护理:乳房应保持清洁。每次哺乳前用柔和的清水擦拭,切忌用肥皂水等。哺乳时应让新生儿吸空一侧乳房后再吸另一侧,两侧乳房交替哺乳。哺乳后佩戴适中棉质乳罩,避免过松或过紧。推荐母乳喂养,按需哺乳,早接触,早吸吮,早开奶。

(2)平坦及凹陷乳头:常见原因为产妇先天性乳头短平、个别内陷乳头因乳房过度充盈累及乳晕部分,使乳头较平坦婴儿很难吸吮到乳汁。可指导产妇做如下练习:①乳头伸展练习:将两拇指平行放在乳头两侧,慢慢由乳头向两侧外方拉开,牵拉乳晕皮肤及皮下组织,使乳头向外突出。接着将两拇指分别放在乳头上侧和下侧,将乳头向上向下纵行拉开(图11-8)。此练习多次重复,做满15分钟,每天2次。②乳头牵拉练习:用一只手托乳房,另一只手的拇指和中、示指向外牵拉乳头,重复10～20次,每天2次。此外指导产妇改变喂哺姿势,以利婴儿含住乳头和乳晕,也可利用负压吸引的作用使乳头突出。

(3)乳房胀痛:多因乳房过度充盈及乳腺管阻塞所致。可指导产妇于产后半小时尽早开奶,哺乳前热敷或按摩乳房。若乳汁丰富,则需把多余的乳汁挤出,防止乳汁淤积。

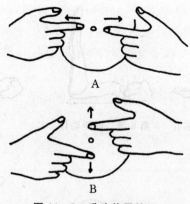

图 11 - 8　乳头伸展练习

(4)乳头皲裂:轻者可继续哺乳。哺乳前,产妇应取正确的喂养姿势,湿热敷乳房和乳头 3～5 分钟,挤出少量乳汁,使乳晕变软易被婴儿含住。哺乳时,先在损伤轻的一侧乳房哺乳,以减轻对另一侧乳房的吸吮力,让乳头和大部分乳晕含接在婴儿口中。哺乳后,挤出少许乳汁涂在乳头和乳晕上,短暂暴露使乳头干燥。如皲裂严重时暂停哺乳,可将乳汁挤出或用吸奶器吸出后用小杯或小匙喂养婴儿。

(5)催乳:对于出现乳汁分泌不足的产妇,应指导其正确的哺乳方法,按需哺乳,调节饮食,同时鼓励产妇树立信心。可结合中药或针刺合谷、外关、少泽等穴位进行护理。

(6)退乳:产妇因病不能哺乳,应尽早退乳。停止哺乳,少进汤汁类食物。出现乳房胀痛者,可用芒硝 250g 分装两个纱布袋,敷于两个乳房,湿硬时更换还可用生麦芽水煎服。

5. 母乳喂养指导

(1)哺乳时间:原则是按需哺乳。产妇于产后半小时内开始哺乳,此时乳房内乳量虽少,但通过新生儿吸吮动作可刺激乳汁分泌。产后 1 周内,是母体泌乳的过程,哺乳次数应频繁些,每 1～3 小时哺乳 1 次,开始吸吮时间 3～5 分钟,以后逐渐延长,但不要超过 15～20 分钟,以免使乳头浸渍、皲裂而导致乳腺炎。世界卫生组织建议母乳喂养到 1 岁,最好 2 岁。

(2)哺乳方法:哺乳前洗手,并用柔和的清水擦拭乳头、乳房。哺乳时,母亲和新生儿均应选择最舒适的位置,一手拇指放在乳房上,其余四指放在乳房下方,将乳头和乳晕大部分放入新生儿口中,用手托乳房,防止乳房堵住新生儿鼻孔。哺乳后,挤出少许乳汁涂在乳头上。

(3)注意事项:每次哺乳时都应该吸空一侧乳房后,再吸吮另一侧乳房。每次哺乳后应将新生儿抱起轻拍背部 1～2 分钟,排出胃内空气,以防吐奶。哺乳的产妇服用药物,必须事先咨询医护人员,以确定是否会对婴儿造成伤害。世界卫生组织最新指出,4～6 个月内婴儿只需母乳,不必添加水或其他饮料。哺乳母亲上班期间应摄入足够的水分和营养,可于上班前挤出乳汁存于冰箱内,婴儿需要时由他人哺喂,下班后坚持自己喂养,并告诉产妇和家属如遇到母乳喂养问题时可咨询社区医护人员。

(4)哺乳期间加强营养,膳食应富含蛋白质、维生素、矿物质及充足的能量;保持心情愉快,保证充足的睡眠。

6. 家庭的适应与协调

产褥期是充满压力的角色适应期。面对新成员的加入,家庭发展任务发生了变化,夫妻增加了父母角色,如果他们不适应其角色,可能影响产妇身心健康的恢复及新生儿的生长发育。社区护士可以通过访视指导产妇及丈夫做好接纳新成员的心理准备和行为准备,确立父母角色,相互分担照顾婴儿的责任、相互关心与爱护。同时教会家庭成员换尿布、洗澡等照顾新生儿基本技能。鼓励父母与新生儿接触,建立互动。

(四)产褥期妇女常见健康问题的护理

1. 乳腺炎

产妇产后身体抵抗力下降,若乳汁淤积,会促进细菌的生长繁殖,如乳头破损或皲裂,使细菌侵入易造成感染。

(1)预防:除乳房的一般护理外,还应避免乳汁淤积,每次哺乳应吸尽乳汁,如有婴儿吃不完的乳汁,按摩乳房并及时排空乳汁。此外,保持婴儿口腔清洁,婴儿不可含乳头入睡。

(2)护理措施:①炎症初期可进行哺乳。在哺乳前,湿热敷乳房 3～5 分钟,并按摩乳房,哺乳时先哺患侧乳房,有利于吸通乳腺管。在哺乳的同时按摩乳房,防止乳汁淤积,并保证充分休息。②炎症期应停止哺乳,定时按摩排空乳汁(尽量不要用吸奶器),用宽松的乳罩托起乳房,以减轻疼痛肿胀,给予局部热敷、药物外敷或理疗,以促进局部血液循环和炎症的消散,遵医嘱早期使用抗菌药物。③脓肿形成期:行脓肿切开引流术,切口应符合美容要求并防止损伤乳管,保持引流通畅,定时更换敷料,保持其清洁干燥。

2. 产后抑郁

引起产后抑郁的病因主要有:分娩因素、内分泌因素、社会因素、遗传因素、心理因素等,最主要的是产妇的个性特征,一般性格内向保守固执的产妇容易发生产后抑郁。另外产妇对婴儿的期待、对母亲角色的不适应、对分娩的恐惧感,均可造成产妇的心理问题。主要预防和护理措施如下:倾听产妇诉说心理问题,做好产妇心理疏导工作,解除不良的社会心理因素、减轻心理负担和躯体不适症状;对于有不良个性的产妇,给予相应的心理指导,减少或避免精神刺激,减轻生活中的应激压力;促进和帮助产妇适应母亲的角色,指导产妇与婴儿进行交流和接触,使其逐渐参与到护理孩子的日常生活中,逐步建立亲子依附关系;发挥社会支持系统的作用,改善家庭关系,合理进行家庭任务分工,避免产妇劳累;为产妇提供自我护理指导和常见问题的处理方法,减少产妇的困惑及无助感;高度警惕产妇的伤害性行为,注意安全保护,重症患者需要请心理医师或精神科医师给予治疗。

六、社区围绝经期妇女保健指导

围绝经期是指妇女绝经前后的一段时期(从 45 岁左右开始至停经后 12 个月内的时期),包括从接近绝经出现与绝经有关的内分泌、生物学和临床特征起至最后 1 次月经后 1 年。是正常的生理变化时期。绝经分为自然绝经和人工绝经。围绝经期是在妇女的一生连续统一体中的一个阶段,绝大部分女性绝经前后经历平均 4~5 年的绝经过渡期,此时期的健康往往决定于以前的健康状况、生殖类型、生活方式和环境因素。因此,应对此期妇女给予特殊的保健与关心。

(一)围绝经期妇女的生理和心理社会变化

1. 生理变化

由于卵巢功能的减退,体内激素水平下降,导致绝经期妇女出现一系列生理改变。

(1)生殖器官的变化:卵泡的数目是随年龄而逐渐减少,其重量和体积也随增龄而逐渐减轻和萎缩。随年龄增长子宫肌层和内膜层亦逐渐萎缩,子宫体与子宫颈也随之变小。外生殖器的变化主要表现在阴毛稀疏、阴阜及大小阴唇呈萎缩状。

(2)内分泌的变化:围绝经期妇女的生理变化实际上是两个方面的作用:一是卵巢功能减退所引起的内分泌改变;另一方面是由机体自然老化所引起,两者交织在一起共同起作用,而以前者影响更大,主要是雌激素水平下降。

(3)骨质疏松:绝经后妇女雌激素分泌减少,使骨质吸收增加,出现阴道干燥、性交困难和反复阴道感染,排尿困难、尿痛、尿急及反复发生的尿路感染。

(4)其他:潮热、出汗为雌激素降低的典型症状。其特点为反复出现的短暂的面部和颈部及胸部皮肤发红,伴有潮热、继之出汗,持续时间长短不一。严重者可影响妇女的工作、生活和睡眠。此外,还常出现心悸、眩晕、头痛、失眠、耳鸣等自主神经失调的症状。

2. 心理社会变化

由于激素水平的变化及自主神经功能不稳定,围绝经期妇女在精神状态及心理状态方面发生变化，往往会表现出紧张、焦虑、抑郁、易激动、心悸、头痛、头晕、失眠、精力减退、注意力不集中，甚至出现情绪低落、性格及行为的改变。

（二）围绝经期妇女保健指导

由于围绝经期妇女个人健康状况、性格特点、文化水平、道德观念和生活阅历的不同，可出现不同程度的情绪变化和心理反应。社区护士应正确评估围绝经期妇女的生理、心理和社会状况，有针对性地给予保健指导。

1. **提供信息**

开展围绝经期科学知识讲座，让妇女了解围绝经期的正常生理、心理特点，掌握必要的卫生保健常识，正确对待围绝经期，消除绝经变化产生的恐惧心理；同时学会并加强自我监测能力，定期进行自我监测并做好记录。

2. **心理调整**

可通过多种途径，如宣传资料、广播、电视、网络、科普读物等介绍有关围绝经期的知识，让围绝经期妇女认识到围绝经期症状的出现是人体生理变化的一种自然过渡，在这一时期机体为适应这种变化而出现一些暂时的症状，经过一段时间机体的自行调整，这些症状大多会自然消失。鼓励以平静的心态、愉快的心情迎接此期出现的各种生理和心理上的变化，参加社区组织的集体活动，培养广泛的兴趣爱好，增加人际交往，保持乐观性格和良好的心理状态，放松思想，营造良好的生活环境，不断提高生活质量。

3. **合理饮食**

平衡膳食，限制摄入高脂肪、高胆固醇食物，多食富含纤维素的水果蔬菜，避免过多高糖食物，适量补充钙剂。尤其是牛奶、豆浆等易于消化的富含丰富蛋白质的食物为每日的常规食物。适当控制饮食量，防止肥胖。

4. **活动与运动**

运动是减缓身体各组织器官衰老的重要条件。社区护士应指导围绝经期妇女参加各项体育活动，根据个人爱好及具体情况选择运动方式，使运动成为经常的项目，以每周 3～4 次为宜。

5. **性生活指导**

绝经后随着雌激素逐渐下降，最普遍遇到的问题是阴道黏膜萎缩，分泌物减少，阴道润滑度减弱，造成性生活困难。社区护士应从妇女个人的生理和心理考虑，指导其保持每月 1～2 次性生活，有助于保持生殖器官的良好状态。

6. **定期进行健康检查**

（1）常规疾病普查：根据普查结果，掌握、总结、分析社区妇女疾病的发生发展规律、特点和相关的致病因素，制订切实可行的妇女疾病防治目标与对策，促进和维护身体健康。

(2)恶性肿瘤的普查:开展肿瘤防治宣传教育是控制或消除致癌因素、预防肿瘤发生的重要措施之一。通过社区护士宣传教育,使围绝经期妇女了解恶性肿瘤的主要危险因素,改变不良的生活方式,增强自我保健意识,减少恶性肿瘤的发生。建议围绝经期妇女每年进行一次体检,及早发现病变。包括做宫颈黏液涂片细胞学检查、专科医师乳房检查,并针对个人具体情况选择性地进行其他项目的检查,如宫颈活检、乳房 B 超、乳房 X 线检查等,做好疾病的早期发现和早期治疗。

乳腺癌是危害妇女健康的主要恶性肿瘤之一。随着生活方式的改变,药物避孕、终止妊娠、拒绝母乳喂养、独身女性的增加,乳腺癌的发病年龄有所提前,发病率也有所增加。早发现、早诊断、早治疗的效果和预后均较好。对 20 岁以上妇女,特别是伴有危险因素的女性,每月自我检查乳房一次,是早期发现乳腺肿块的有效措施。自查乳房最好选择在月经结束后 4～7 天进行,此时乳房最松弛,病变容易被检出。

(三)围绝经期妇女常见健康问题的护理

1. 骨质疏松症

骨质疏松症是以低骨量、骨微细结构异常并导致骨脆性增加,易骨折为特征的一种全身代谢疾病,围绝经期过程中约 25%的妇女患有骨质疏松症。对于这类人群主要健康指导内容如下:

(1)注意合理补充营养素:其中钙、维生素 D、蛋白质是主要的营养素。应及早增加并长期补充含钙质丰富的食物,如牛奶、排骨、豆类等。必要时可服用钙片。

(2)良好的生活习惯:根据个人身体状况选择适宜的运动项目,如慢跑、快速步行等小负荷锻炼,避免吸烟、酗酒、过量饮用咖啡、跌倒等。

(3)及早就医,规范治疗:必要时及时就医,接受治疗。

2. 功能性子宫出血

围绝经期妇女,由于卵巢功能不断衰退,卵巢对促性腺激素敏感性降低,或下丘脑和垂体对性激素反馈调节的反应性降低,出现无排卵性功能性子宫出血。这类人群主要健康指导如下。

(1)加强营养,改善全身情况:可补充铁剂、维生素 C 和蛋白质。推荐含铁较多的食物,如猪肝、豆角、蛋黄、胡萝卜、葡萄干等。按照饮食习惯,制订合适的饮食计划。

(2)预防感染:保持会阴清洁。出血量较多者,嘱其卧床休息,避免过度疲劳和剧烈活动。

(3)指导用药:帮助患者了解用药目的、药物剂量、适应证、禁忌证及用药时可能出现的反应。激素替代治疗需在专业医师指导下进行,不得随意停服和漏服,用药期间注意观察,定期随访,如出现子宫不规则出血应做好妇科检查,并做诊断性刮宫,排除子宫内膜病变。

第三节 社区中老年人保健护理

一、人口老龄化现状

(一)世界人口老龄化现状

人口老龄化(aging of population)指在社会人口的年龄结构中,60 岁或 65 岁以上的老年人口系数增加的一种发展趋势。人口老龄化是世界人口发展的普遍趋势,是所有国家共有的现象,是科学与经济不断发展进步的标志。但人口老龄化的程度和地区存在差异,发达国家 65 岁以上老年人口的比例较高,发展中国家老年人口增长速度快。

世界人口老龄化发展的现状与趋势有以下 5 个特征。

(1)老龄化的速度加快预计到 2050 年,老年人数量将增到 19.64 亿,占世界总人口的 21%,平均每年增长 9000 万。

(2)人口老龄化的区域分布不均衡,发展中国家的老年人口增长最快 1950—1975 年老年人口比较均匀地分布在发展中地区和国家及发达地区和国家。随着世界人口老龄化的的发展,重心已从发达国家向发展中国家转移。20 世纪后期开始,发展中国家的老年人口急剧增加,预计到 2050 年,世界老年人口约有 82%(16.1 亿)将生活在发展中地区和国家,仅有 3.6 亿老年人将生活在发达地区和国家。

(3)人类平均预期寿命延长近半个世纪以来,世纪各国的平均寿命都有不同程度的增加。19 世纪许多国家的平均寿命只有 40 岁左右,20 世纪末则达到 60~70岁,日本等一些国家已经超过 80 岁。

(4)高龄老年人增长速度快,75 岁以上老年人是老年人口增长最快的群体。1950~2050 年,80 岁以上人口以平均每年 3.8% 的速度增长,大大超过 60 岁以上人口平均 2.6% 的增长速度。日本高龄老年人增长速度最快,预计到 2025 年,每3 个日本老年人中就有 1 个高龄老人。

(5)老年女性在老年人口中占多数,由于老年男性死亡率高于老年女性,使女性老年人占老年人口总数的比例加大。如美国女性老年人的平均预期寿命比男性老年人高 6.9 岁,日本为 5.9 岁,法国为 8.4 岁,中国为 3.4 岁。

（二）中国人口老龄化现状

以 2010 年 11 月 1 日零时为标准时点的第六次全国人口普查结果显示:全国总人口为 1 339 724 852 人,60 岁及以上人口占 13.26%,比 2000 年人口普查上升 2.93 个百分点,其中 65 岁及以上人口占 8.87%,比 2000 年人口普查上升了 1.91 个百分点。我国人口年龄结构的变化,说明随着我国社会经济快速发展,人民生活水平和医疗卫生保健事业的巨大改善,生育率持续保持较低水平,老龄化进程逐步加快。

2006 年 2 月 23 日全国老龄工作委员会办公室发布的百年预测《中国人口老龄化发展趋势预测研究报告》指出,中国 1999 年进入了老龄化社会,目前是世界上老年人口最多的国家,占全球老年人口总数的 1/5。

中国人口老龄化具有以下 7 个特征。

1. 人口处于快速老龄化阶段

中国人口老龄化发展趋势可以划分为三个阶段:第一阶段为 2001—2020 年的快速老龄化阶段;第二阶段为 2021—2050 年是加速老龄化阶段;第三阶段为 2051—2100 年是稳定的重要老龄化阶段。

2. 老年人口规模巨大

2004 年底,中国 60 岁及以上老年人口为 1.43 亿,2014 年将达到 2 亿,2037 年超过 4 亿,2051 年达到最大值,之后将一直维持在 3 亿～4 亿的规模,是 21 世纪世界上老年人口最多的国家之一。

3. 老龄化发展迅速

65 岁以上老年人占总人口比例从 7% 提升到 14%,发达国家用了 45 年的时间,而中国将只用 27 年。并且中国将长时期保持很高的老龄化递增速度,进入老龄化速度最快国家之列。

4. 地区发展不平衡

中国人口老龄化发展具有明显的由东向西的区域梯次特征,东部沿海经济发达地区明显快于西部经济欠发达地区。最早进入人口老年型城市行列的上海(1979 年)和最迟进入人口老年型城市行列的宁夏(2012 年)比较,时间跨度长达 33 年。

5. 城乡倒置显著

目前,中国农村的老龄化水平高于城镇 1.24 个百分点,这种城乡倒置的状况将一直持续到 2040 年。到 21 世纪后半叶,城镇的老龄化水平才将超过农村,并逐渐拉开差距。这是中国人口老龄化不同于发达国家的重要特征之一。

6. 女性老年人口数量多于男性

21世纪下半叶,多出的女性老年人口基本稳定在1700万～1900万人。这些女性老年人口中50％～70％都是80岁及以上年龄段的高龄女性人口。

7. 老龄化超前于现代化

发达国家是在基本实现现代化的条件下进入老龄社会的,属于先富后老,或富老同步,而中国则是在尚未实现现代化,经济尚不发达的情况下提前进入老龄社会,属于未富先老。

二、社区中老年人的健康需求

(一)社区中年人的健康需求

1. 中年人(middle-aged person)的特点

中年期是人生中最长的时期,是人一生中最具贡献力的阶段,他们在家庭和社会中都是重任在肩,但中年期也是身心负担最重的时期,因而中年人的生理和心理具有其独特的特点。

(1)生理特点:人到中年,无论从体力上还是从脑力上,既是稳定而健全的时期,又是处于生理的衰退期。在30岁以后,人体的功能便开始减退,大体上每增长1岁,减退1％。

1)形态方面的变化:中年以后,身体外表的改变最为明显。由于骨骼和肌肉逐渐减弱,骨密度降低,关节软骨再生能力缺乏,脊柱变短且弯曲,背部和下肢各部的肌肉强度减弱,因而出现身高降低和驼背。中年人活动和运动量不足,热量消耗少,过剩的蛋白质、糖变成脂肪积聚于体内,导致发胖,体重增加,脂肪积聚、肌肉松弛。40岁以后,由于皮肤失水,皮下脂肪与弹性组织逐渐减少,人的容貌逐渐发生变化,面部最早出现皮肤皱纹,上眼睑皮肤松弛,开始下垂,鼻唇沟加深,脱发,甚至秃顶,中年晚期多两鬓斑白。

2)主要系统器官功能的改变:中年人的系统器官功能的变化表现在以下方面。

①心脏和血管:人到中年以后,血管壁弹性下降,外周血管阻力增加,心脏负荷增大,心肌收缩力减弱、心搏出量和心排血量逐渐减少,使各脏器血流量相应减少,组织供氧受影响。同时中年以后,对血压的反射性调节能力减退,容易出现高血压或直立性低血压。中年人所能承受的运动和劳动强度都不及青年人,过重的体力负荷或高度的精神紧张,导致心肌耗氧量过度增加,冠状动脉供血不足,有可能出现心律失常甚至猝死。

②呼吸功能:中年期,人的肺泡和小支气管的口径随年龄的增长而扩大,肺扩张能力和肺组织弹性下降,肺活量减少,最大通气量减少,呼吸肌的肌力下降,致呼

吸运动功能降低。

③消化和代谢:进入中年以后,消化功能和代谢率均明显下降,到 50 岁以后,消化能力可下降 2/3。同时,随着年龄的增长,热量的需要和基础代谢率日渐降低,身体代谢能力也有所减弱。胰岛的功能减退,胰岛素分泌减少,血糖易升高,糖尿病的发病率明显升高。

④泌尿和生殖:进入中年期后,人体的排泄功能和生殖功能也随年龄的增加而降低。由于肾小动脉硬化,肾脏的储备能力下降。女性于 45～50 岁卵巢开始萎缩而月经逐渐失调,出现围绝经期表现,一般为时 2 年,症状可自然消失,少数患者需要治疗。此后,月经完全停止,生育能力丧失。男性进入 40 岁以后,睾丸的功能便开始减退,在 55～65 岁之间也可能出现男性更年期表现,但症状较女性轻,发生率也较低。

⑤大脑及神经系统:随着年龄的增长,大脑发生萎缩性变化及动脉硬化性变化。脑细胞从 28～29 岁起,每天可死亡 10 万个,到 60 岁时脑细胞约减少 30%,脑重量减轻 50～100g。因而,中年人的反应速度和反应能力减退。

⑥其他感官:中年以后,各种感觉器官的功能均开始衰退。40 岁以后,视力逐渐减弱,听力、嗅觉在 50 岁以后开始下降,皮肤触觉在 55 岁以后明显迟钝。

(2)心理特点:人到中年,虽然生理功能逐渐衰退,但心理能力继续发展。主要表现为以下几方面。

①成熟和稳重:中年时期,智力的发展和知识的积累都达到了较高的水平,有独立思考问题和解决问题的能力,中年人的情绪趋于稳定状态,遇事冷静能控制自己的情绪和情感,是一个人发挥创造力,事业上多出成果的阶段。

②个性稳定、意志坚定:人到中年,其稳定的个性表现出每个人自己的风格,中年人的自我意识明确,善于根据自己的能力和所处的社会地位,决定自己的言行;在调节个人活动方面更为妥当,这利于困难的克服和目的的实现。

(3)亚健康状态特点:中年人在中年前期,由于生理上的变化不明显,知识和能力仍处于积累上升阶段,努力进取,表现出稳定不惑的特点。到中年后期,由于生理上的衰退,对事物的兴趣和好奇心不如年轻人,社会角色转换相对较困难,所以在心理上逐渐产生一种求稳怕变的趋势,唯恐失去已经取得的成就。加之沉重的生活负担,常常使他们感到力不从心、疲惫不堪,心理压力较大,易形成角色紧张。这些来自心理或社会环境中的压力,都可诱发情绪或精神方面的各种障碍,表现出精神及身体上的不适感,如疲乏、头晕、耳鸣、紧张、抑郁、腰膝酸软、食欲缺乏等亚健康状态。

2. 健康需求

中年人作为社会栋梁,不仅是社会财富的创造者,而且需要赡养老人、抚育幼儿,承受着繁重的家庭负担,因而中年人更需要强壮的身体,所有这些均表明中年人有着巨大的健康需求。主要反映在如下几个方面。

(1)获取健康信息:获取健康相关信息,以提高自我保健意识,发挥促进健康的潜能,预防慢性病和癌症。

(2)建立健康行为:借助外部的支持,戒除吸烟、酗酒、吸毒等危害健康的行为,尽早建立锻炼身体、保持心理调适、定期体检等促进健康的行为。

(3)应对生理和环境变化:接受健康教育和行为指导,顺利度过更年期等特殊生理阶段,并从容应对各种来自家庭、工作岗位和社会环境的变化与紧张刺激。

(4)增强自我防护意识,预防各种职业性危害。

（二）社区老年人的健康需求

1. 老年人（aged people）的特点

(1)生理变化特点:衰老或老化是生命过程的自然规律。衰老是随着年龄的增长,人体对内外环境的适应能力、代偿能力逐渐减退的过程。人体衰老后,主要有以下生理改变。

①形体的变化:身高下降、体重减轻;须发变白,脱落;皮下脂肪和弹力纤维减少,皮肤变薄、松弛、失去光泽,皱纹加深,眼睑下垂,眼球凹陷,皮肤色素沉着;牙龈萎缩,牙齿松动脱落;关节活动不灵活。

②生理功能的变化:突出表现为器官功能的下降,如视力和听力的下降;嗅觉减退;味觉敏感性降低;皮肤感觉迟钝;呼吸功能减退;心搏出量减少,血管弹性调节作用降低;消化吸收不良,药物代谢速度减慢,代偿功能降低;肾脏清除功能减弱;生育能力与性功能下降;脑组织萎缩、骨质疏松;免疫系统功能下降,防御能力低下等。由此,导致老年人器官储备能力减弱,对环境的适应能力下降,容易出现各种慢性退行性疾病。

(2)心理变化特点:随着年龄的增长,老年人的心理过程也发生了明显的变化。

①记忆与思维的改变:记忆的变化是一个比较敏感的指标。老年人记忆的变化表现在回忆、机械记忆能力下降,而逻辑记忆能力没有明显下降。老年人由于在记忆方面的衰退,导致思维的敏捷程度、流畅性、灵活性、独特性以及创造性明显下降,出现思维迟钝、强制性思维以及逻辑障碍等表现。

②情绪情感与意志:老年人的情绪情感过程和意志过程因社会地位、生活环境、文化素质、个性特点的不同而有较大差异。

③人格:老年人的人格较为稳定。老年人的人格改变主要表现为不同性质的行为障碍,如过于谨慎、固执、多疑、保守;因各种原因而引起的孤独感、焦虑不安、怀旧和发牢骚。

(3)社会生活改变特点:进入老年后,老年人社会角色的改变和一些生活事件的发生,也导致老年人的社会生活必然会发生变化。

①生活方式的变化:老年人离退休后,工作生活方式发生了很大的变化,退休后家庭成为老年人活动的主要场所。老年人离退休后在家中时间延长,工作内容减少,在家庭中的角色发生了改变,这就使老年人感到极为不适,会引起老年人一系列的健康问题。

②不幸生活事件发生:在人的一生中,总会遇到一些不幸的生活事件,如丧偶、再婚阻力、晚年丧子(女)、家庭不和睦、经济困窘等,这些生活中的变化给人带来烦恼、忧愁与痛苦。在晚年遭遇到这样的生活事件,对老年人的精神打击尤为沉重,不仅留下心灵创伤,也可诱发一些躯体疾病,如冠心病、脑血管意外等,甚至在精神压力下加速老年人的衰老和死亡。

2. 健康需求

进入老年期后,老年人健康意识逐渐增强,不仅关注自己身患的疾病,同时也更加关注自己健康的程度,对疾病防治、康复、身心健康、饮食营养等都较为重视,希望能早期发现、早期治疗疾病,能获得相关的预防保健知识以及家庭护理照顾。社区老年人的健康需求主要集中在以下几个方面。

(1)因生理功能衰退所引起的老年常见疾病的治疗与护理需求。

(2)因生理功能减退所带来的在居住、衣着、营养等方面的特殊需要。

(3)因活动受限所带来的生活自理能力障碍方面的帮助与照料。老年人因机体老化和衰退以及疾病的影响,生活自理能力逐渐降低。而且随着"4-2-1"家庭结构的迅速增多,家庭养老功能减弱,越来越多的城市家庭无法满足高龄老年人尤其是患病的高龄老年人身体健康照顾的需求,老年人护理的社会化问题日趋突出。

(4)因心理状态的变异和人际交往的障碍所带来的一系列心理反应的护理需求。

三、社区中老年人的保健指导

(一)社区中年人的保健指导

中年人随着年龄的增长,其生理功能、对社会环境的适应能力逐渐下降,一些来自心理或社会环境中的刺激,都可诱发情绪或精神方面的各种障碍。目前,中年保健问题已引起了广泛的重视。加强中年人保健护理是远离亚健康,保持和促进健康的十分重要且有效的途径。

1. 健康教育

充分利用中年人判别能力强、社会责任感明确等优点,着重针对中年期常见的健康问题实施教育,提高其自我保健意识。

(1)预防慢性病健康教育:慢性病主要指高血压、冠心病、脑卒中、糖尿病、慢性萎缩性胃炎等,其发病近年来呈持续上升趋势,发病初始年龄提前,中年期是慢性病高发期,在中年死因分析中位次呈提前趋势。主要原因见于:①随着生活水平提高,饮食结构出现高热量、高脂、高糖、低纤维素变化;②生活和工作方式现代化,体力活动减少;③生活节奏加快,紧张因素增多等。健康教育主要围绕改变不良生活方式、遏制和减缓退化趋势两方面进行。

(2)预防癌症健康教育:传授预防癌症的知识和方法,提高中年积极防癌意义的认识,学会癌症的早期信号,争取早期发现,早期治疗。

(3)更年期保健教育:指导更年期可能出现的症状,使其做好充分的思想准备,学会心理调适技巧,同时提供必要的治疗。

2. 指导合理膳食

一些中年期的常见病、多发病,如高血压、高脂血症、心脏病和脑血管病等的发生均与饮食、生活方式有密切的关系,而这些疾病的发生往往是在中年后期。中年人由于代谢的降低及活动量的减少,摄入的热量应适当减少,适度的摄取糖类、脂肪类食物,以防热量摄入过多导致身体肥胖。社区护士因重视从生活的角度对中年人进行饮食指导。

(1)膳食的评估:社区护士有必要通过调查,收集整理和分析指导对象的营养摄取、饮食生活和饮食习惯等资料,找出问题,进行有针对性的膳食指导。

(2)膳食平衡:平衡摄取饮食是保证机体营养平衡的最好方法(图 11-9 膳食平衡食谱)。注意膳食平衡的具体方法是:

1)了解食物的种类:每天摄入的主要食物种类包括四大类:①谷类食物;②蔬菜和水果;③鱼、禽、肉、蛋等动物性食物;④奶类和豆类食物。

2)每日摄取食物多样化:每日摄取的食物多样化,如米饭和面类食品等含糖和能量的主食,鱼肉等副食品为中心的含有蛋白质和脂肪的副食,以及含有维生素、微量元素和矿物质的蔬菜类。指导时应了解目前缺少哪类食物,填补缺少的食物。

3)适当的能量(热量)摄取:能量摄取主要取决于性别、年龄、身高和平时的活动强度。指导中年人每日热量的摄入量,另外还要使他们了解自己是否有购买食物过多、活动量少、用摄食来缓解压力、进餐速度比一般人快等行为,做到有针对性的指导。

4)控制脂肪的摄取:中年人脂肪的摄取应占总热量的 $20\%\sim25\%$。脂肪和糖摄取过多,运动不足易引起高脂血症,从而导致动脉硬化,产生心脑血管病。脂肪摄取过少往往易伴有蛋白质摄取过少,可成为引发高血压和脑卒中的诱因。食物脂肪合理的摄取应当是:动物性脂肪与植物性脂肪之比为 $1:2\sim1:1$。

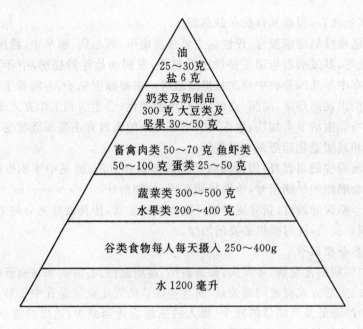

油
25~30克
盐 6 克

奶类及奶制品
300 克 大豆类及
坚果 30~50 克

畜禽肉类 50~70 克 鱼虾类
50~100 克 蛋类 25~50 克

蔬菜类 300~500 克
水果类 200~400 克

谷类食物每人每天摄入 250~400g

水 1200 毫升

图 11－9　平衡膳食宝塔

5)高胆固醇者的保健指导:血浆胆固醇由低密度脂蛋白(LDL)和高密度脂蛋白(HDL)构成,LDL 的功能是将来自于肝脏和肠道的胆固醇搬运到全身末梢组织。HDL 的功能是将末梢组织的胆固醇返回到肝脏,阻止游离胆固醇沉积于动脉壁,因此被认为是抗动脉硬化因子之一。LDL 升高和 HDL 降低易导致糖尿病、高血压、缺血性心脏病、肥胖。每日胆固醇摄取量要控制在 7.8mmol/L(300mg/dL)以内。摄取 1 个鸡蛋,血中胆固醇含量 6.5mmol/L(250mg/dL),所以每天吃 1 个鸡蛋就可以维持正常含量。其具体方法如下:①适当摄取热量,脂肪摄取限制在总热量的 20%~25%,饱和脂肪酸摄取限制在总热量的 10% 以内。②尽量避开动物内脏和蛋黄等食物,不吃或少吃奶油和奶酪等;吃鱼和瘦肉或家禽肉和植物油。③坚持运动,可以增加 HDL,减少 LDL。

(3)食盐的摄取:控制食盐摄入有助于预防高血压和脑卒中的发生。《中国居民膳食指南(2007 年)》建议每日食盐量不超过 6g。控制食盐摄入的要点:食用醋或香料等调味;有盐菜和无盐菜配合吃;吃减盐酱油;少吃咸菜;不要喝炒菜的汤;注意熟食品中盐含量等。

3. 工作与休息

中年人是家庭和工作单位的主力,也是承担多种压力最大的人群,因此职业健康保护十分重要。

（1）避免工作疲劳：工作疲劳常见于平时加班时间过长、休息日工作等长期工作状态；机械和高噪声环境中品种单一的重复性工作；同一姿势长时间持续的工作；责任重大等心理负担大的工作；工作中人际关系紧张等。过度疲劳导致劳动力下降、工作效率下降、机体抵抗能力降低而引起的疾病。因此，社区护士应指导合理调适和减轻疲劳的方法和技巧。

（2）工作与休息的指导：首先评估其工作状况，有针对性的进行指导。评估内容包括一日的劳动时间、通勤所用的时间、职业、工作姿势，加班、夜班和休息日的情况，工作责任大小、工作中人际关系、工作态度等。根据评估结果进行有针对性的指导。指导内容主要有以下内容。

①减轻工作劳累，避免疲劳长期蓄积，合理安排作息时间，建立休息、工作与运动的平衡。

②放松身心，减轻疲劳的方法有瑜伽和呼吸训练法、音乐疗法及森林浴等。

③做些自己喜好的运动，或与家人、亲友聊天等，保持情绪稳定，心情舒畅，以减轻精神上的疲劳。

4．合理的运动

中年期运动减少可使肌力下降，出现腰痛，并导致肥胖、高血压、糖尿病的发生。因此运动是去除以上患病因素和解除压力的最好办法。对于有心血管疾病家族史的肥胖中年人，运动可增加机体代谢率导致心脏负荷加重，因此应进行全面体检，证明没有影响运动的因素后才可以开始运动。中年人的运动应在社区护士的正确指导下进行。

（1）有氧运动：有氧运动是指长时间、大量补氧的全身运动，常见的运动有快速步行、长跑、游泳、交际舞、网球、自行车越野等。90%的有氧运动是产生在运动10分钟以后，所以平时做以上运动应至少坚持20分钟以上，才能起作用。

（2）运动强度的计算：表示运动量的指标有最大心率、能量消耗量和能量代谢率。①最大心率的简便计算方法是：最大心率＝220－年龄；②能量消耗按每消耗1L的氧气可产生5kJ的热量计算；③能量代谢率的计算公式为：

$$\frac{运动代谢}{基础代谢}=\frac{运动时的摄氧量-安静时的摄氧量}{安静时的摄氧量}$$

（3）运动指导：指导内容包括运动的种类、强度、持续时间、间隔时间等。

①一日的运动量：一日的运动量是一日平均摄取能量减去一日基础代谢能量和维持日常生活所需能量后的主动运动量，大约为300kJ，相当于每天走一万步；②减轻体重的运动：减少体内脂肪1kg需9000kJ的运动，也就是要步行30~45分钟或骑自行车26~60分钟；③增强机体持久力的运动：增强机体持久力可以预防中年人常见疾病的发生。有氧运动可以增强机体持久力，这样的运动需要一定的

强度,一般每次需要 60 分钟左右,其中包括运动前的准备,每周 2～3 次以上。要逐渐增加运动强度,运动强度不能超过最大脉搏(表 11－3)。

表 11－3 不同年龄段每周运动时间与目标心率

年龄段(岁)	20～30	30～40	40～50	50～60	60 以上
1 周运动时间(分钟)	180	170	160	150	140
目标心率(次/分)	130	125	120	115	110

5. 纠正不良行为习惯

(1)吸烟:据统计,中年人吸烟者占整个吸烟者的 1/4 左右。香烟中的有害物质主要有尼古丁、焦油、亚硝酸和一氧化碳,另外,每支烟内含铅量可达 0.8μg。长期大量吸烟不仅增加肺癌的患病率,也可使慢性支气管炎、肺气肿等慢性阻塞性肺疾病的发病率增高。这主要与烟中尼古丁、焦油和亚硝酸等有害物质降低机体免疫力,刺激支气管黏膜,破坏呼吸器官的天然防御能力等有关。调查显示 40 岁以上的人群,吸烟者患动脉粥样硬化的几率比不吸烟者高 2.1 倍。吸烟是导致缺血性心脏病的三大因素之一,这主要与烟中尼古丁导致心率加快、血压升高、四肢末梢血管收缩等有关。由于烟中含有的尼古丁等成分使人成瘾,加之很多人认为吸烟是社交、解除压力和解愁消闷的一种方式,所以养成吸烟习惯后很难戒烟。社区护士指导戒烟和减少吸烟的方法:①提高戒烟动机,要通过案例教育烟中有害物质对人体的危害,提高吸烟者的戒烟动机;②了解吸烟的规律,在吸烟时间吃戒烟糖、做深呼吸或做些自己喜好的运动等;③减少每天吸烟量,吸尼古丁和焦油含量低的烟,避免烟在口中长时间停留或缩短一支烟的吸烟时间,烟头尽量留长些,以减少烟吸入肺部的量。

(2)饮酒:饮酒是人际交流的一种手段,适量饮酒可以使人心情舒畅。调查显示少量饮酒能延长平均寿命,但长期大量饮酒可以导致脂肪肝、慢性肝炎进而发展至肝硬化而死亡。另外饮酒可增高甘油三酯,甘油三酯会促进动脉硬化的形成,从而导致心脑血管病。1g 乙醇能产生 7kJ 的热量,过度饮酒易引起肥胖和糖尿病。下酒菜咸味食品较多,调查显示经常饮酒的人高血压患病率较高;乙醇刺激胃黏膜导致胃溃疡;乙醇成瘾造成酒精依赖,导致情感、思维、智能及行为方面的异常。高浓度乙醇对肾上腺皮质、甲状腺、性腺有直接的破坏作用,影响生长发育。社区护士对适度饮酒的指导方法:①用案例教育饮酒给人带来的危害,使中年人认识到大量饮酒对身体的危害及其带来的后果;②告知中年人每天饮白酒不超过 50g,啤酒不超过 1 瓶,是不造成脏器损害的饮酒量;③从对身体的危害角度让中年人理解并做到不空腹饮酒,不强劝饮酒,不养成每天饮酒的习惯。

6. 学会应对压力

中年人由于面对的问题复杂而繁多,产生许多的压力。长期持续的压力可使人的血压升高,胆固醇升高,机体免疫力低下。应对压力的方法:①认识自己存在的压力,并努力寻找压力的根源,寻找自己最担心和感到负担、压力大的事情以及导致这些事情产生的原因。②检查自己面对压力的方式,是积极应对,还是否认、紧张、退缩或药物滥用;学会积极面对现实,寻求外界的帮助,使用可以利用的资源,改变不良生活方式,进行喜好的运动或轻松的户外活动,保持理智并控制情绪,保持乐观进取的人生态度。③用适当的方式来发泄自己的心理压力,如倾诉法、活动转移法等来调节自己的情绪。

7. 坚持定期健康检查

定期健康体检是指在一定的时间内(一般为1年,也可以根据体检者个人的情况具体确定),进行一次全面的体检。它能早期诊断常见病、多发病、职业病、传染病、地方病、遗传病,并从前后健康检查资料的对比分析中了解健康状态的动态变化,进行追踪观察,促进有效的自我健康管理。

(1)中年人应定期检查的项目

1)血压:血压值较高者常与原发性高血压、脑卒中、动脉硬化有关。40岁后每年测量一次血压,高血压就容易被发现,有利于早期治疗。

2)眼底:老年性白内障发病在中年期,原发性青光眼也常在中年期发病;脑动脉硬化能从眼底反映出来;患有高血压、冠心病、糖尿病及过度肥胖者,也需检查眼底。

3)尿液:尿液检查可以早期发现肾脏病、糖尿病;对于高血压、冠心病患者等检查尿液有利于了解有无肾动脉硬化。

4)血脂:血脂过高对动脉粥样硬化的发生发展起着推波助澜的作用,动脉硬化常可导致冠心病、心肌梗死的严重后果。步入中年后,需每年进行一次血脂检查。

5)心电图:心电图检查有助于早期发现冠心病。有胸闷、心悸者,更应做检查。

6)胸部X线:胸部X线检查可以早期发现有无肺部疾病,如肺癌、肺结核等尤其嗜好吸烟者更应该定期检查。

7)大便隐血检查:大便隐血检查可以早期发现胃癌、结肠癌等消化道疾病。

8)肛门指检:人到中年,由于前列腺开始衰退,结缔组织增生,容易出现前列腺肥大,甚至出现恶性病变。通过肛门指检有助于早期发现前列腺病变,同时,肛门指检也可以发现直肠癌。

9)妇科检查:对于女性来说,在中年期,乳腺癌、宫颈癌等妇科疾病的发病率较高,应定期做好妇科检查。

10)癌症筛查:中年人免疫系统功能衰退,防御能力降低,这就为细胞癌变创造了条件。由于原发性肝癌多见于中年人,应每年检测甲胎蛋白一次。特别是患乙型肝炎的患者,更应该注意定期检查。

(2)中年人必须警惕疾病信号:进入中年后,随着年龄的增长,人体的免疫力下降,难免出现一些问题,应注意如下几方面的疾病信号。

1)晚上口渴或尿频,尤其是夜尿增多,尿液滴沥不尽,考虑糖尿病、前列腺肥大或前列腺癌。

2)上楼梯或斜坡时就气喘、心慌,经常感到胸闷、胸痛,可能是高血压和脑动脉硬化的前兆。

3)近来咳嗽痰多,时而痰中带有血丝。与支气管扩张、肺结核、肺炎、肺癌等有关。

4)食欲不振,吃一点油腻或不易消化的食物,就感到上腹部闷胀不适,大便也没有规律。可考虑胃病、肝胆疾病或胃癌、结肠癌等。

5)胃部不适,常有隐痛、反酸、嗳气等症状。可能与慢性胃病,尤其是与胃溃疡或胃癌有关。

6)脸部、眼睑和下肢常水肿,血压高,伴有头痛,腰酸背痛,则可能是有肾脏系统疾病。

(二)社区老年人的保健指导

社区护士要帮助老年人恢复健康、消除各种障碍,同时指导老年人进行自我保健,减缓老年人机体运动功能的衰退,减少意外伤害的发生,保持身体健康,恢复基本的生活功能,使其能够适应生活,提高生活质量。

1. 娱乐与运动

老年人因机体运动功能逐渐衰退,娱乐和健康活动也随之减少,如长期不活动,新陈代谢就会减弱,组织器官会加速退行性变化,甚至出现早衰。科学地进行体育锻炼,可促进血液循环,增强心肺功能,增加肠蠕动,促进消化液的分泌,活跃神经系统,促进代谢产物的排出,调畅情志,延缓身体功能的衰退。因此,要鼓励老年人进行适宜的娱乐和健康活动。

(1)运动原则

1)重视有助于心血管健康的运动:如散步、慢跑、游泳、骑车等。

2)重视适度的重量训练:如握小杠铃、举小沙袋、拉轻型弹簧带等,重量不宜过重,每次不宜时间过长,以免受伤。适量的重量训练对减缓骨质丧失、防止肌肉萎缩、维持各器官的正常功能均有重要作用。

3)注意维持"平衡"体能运动:"平衡"体能运动包括肌肉伸展、重量训练、弹性训练等多种方面的运动。运动的搭配,视个人状况而定。

4)高龄老年人和体质衰弱者的运动:尽量选择副作用较小的运动,如以慢走代替跑步,游泳替代健身操等。

5)关注与锻炼相关的心理因素:老年人在锻炼时往往会产生一些负面情绪,因此保健指导者在为老年人制定科学的健身计划时,应关注这些负面情绪,并加以调整。

(2)娱乐与运动项目:适合老年人的娱乐运动项目较多,可根据年龄、性别、体质状况、锻炼基础、兴趣爱好和周围环境等因素综合考虑选择适宜的项目进行活动。适宜老年人健身的项目有唱歌、跳舞、散步、慢跑、游泳、体操、太极拳、气功等。卧床的老年人,可在床上做肢体屈伸、翻身、梳头、洗脸等活动,争取坐起、下床、辅助行走。

(3)运动时注意事项。

1)空腹及饱餐后不宜立即运动:老年人机体血糖调节能力下降,空腹运动可能导致低血糖的发生。

2)注意病情、气候变化:年老体弱、患有多种慢性病的老年人,根据医嘱实施运动。急性疾病、心绞痛或呼吸困难、精神受刺激以及恶劣天气情况下,老年人应暂停锻炼。

3)运动量不宜过大:运动量应循序渐进,不能操之过急。

4)活动动作应柔和:行走、转头、弯腰不宜过快,动作不宜过猛,以免导致跌倒或引起扭挫伤。

5)合理安排运动时间:刚开始运动时,运动时间不宜过长,可根据自身情况安排,形成规律后,可每天活动 1~2 次,每次半小时左右,一天运动时间以不超过 2 小时为宜。气温适宜时运动最好选择在早晨。

6)选择合适的运动场地:公园、树林、操场、疗养院等,空气清新,环境优美,即可以提高运动效果,也可以保证老年人运动时的安全。

7)自我监测运动强度:适宜的运动量对老年人的健康非常重要,运动时的最大心率可反映机体的最大摄氧量,摄氧量又是机体对运动负荷耐受的一个指标。运动后最适宜心率(次/分)=170－年龄,身体健康者可用 180 作被减数。监测时应结合自我感觉综合判断,如运动中出现严重的胸闷、心绞痛或心率减慢,甚至心律失常,应立即停止运动,及时治疗。运动结束后在 3 分钟内心率恢复到运动前水平,表明运动量较小;在 3~5 分钟之内恢复到运动前水平,表明运动量适宜;在 10 分钟以上才恢复者,表明运动量过大,应减少运动量。

2. 营养与饮食

70 岁以后味蕾数量急速减少,对甜、咸味感觉阈值升高,势必增加糖、盐的摄入量,这成为老年人内分泌疾病和心血管疾病发生的主要诱因。另外,胃酸分泌减少,营养吸收障碍等原因导致老年人消化吸收功能低下,常导致消瘦、贫血等疾病的发生。因此,社区护士应该在了解老年人生理功能下降情况的前提下,结合老年人活动量减少的情况,指导老年人选择合理膳食,既改善其营养状态,又避免因饮食结构不合理等造成高血压、糖尿病、高脂血症、肥胖症等的发生。

(1)营养平衡与饮食搭配:老年人由于基础代谢率降低,活动量逐渐减少,能量消耗降低,机体内脂肪组织增加,每天应适当控制热量摄入,避免高糖、高脂肪食物的摄入,应多食蔬菜、水果等。同时,老年人由于年龄的增加,在衰老过程中对蛋白质的利用率下降,易引起负氮平衡。因此,应在条件允许的情况下给予生物价值高的优质蛋白质,如瘦肉、蛋、鱼、奶、大豆等。提倡食用植物油和低盐饮食。此外,老年人容易发生钙代谢的负平衡,特别是绝经后的女性,由于内分泌功能的明显改变,容易发生骨质疏松,骨折的发生率也明显增加。因此,应适当增加钙质丰富的食物摄入,如奶类及奶制品、豆类及豆制品、核桃、花生等。鼓励老年人多饮水,每天饮水量在 1500ml 左右为宜,对于稀释血液、降低血液黏度、降低血液循环阻力、避免脑血管意外和便秘的发生均有好处。

(2)饮食烹调:烹调的时间不宜过长,以减少食物中对人体有益的维生素的损失。在烹调上可将食物加工成菜汁、菜泥、肉沫、膏、羹等,既可以避免老年人因咀嚼困难而影响进食,又可以促进营养物质的吸收;适当加酸味及香辛调味品以刺激胃酸分泌、提高食欲,避免老年人糖、盐摄入过多;烹调过程中注意饮食色泽的搭配,从视觉上激发老年人的食欲;尽量避免油炸、过黏和过于油腻的食物。

(3)进餐准备:保证空气新鲜,老年人的居室先通风换气,排除异味。清除周围的污染物、便器等。洗清双手,提醒老年人"准备就餐",使其在精神上做好准备,提高食欲。选择合适的体位,根据老年人的体质状况,尽量取坐位或半坐位。

(4)进餐方式:有自理能力的老年人,应鼓励其自己进餐;进餐有困难者可用一些特殊餐具,尽量维持老年人进餐的能力;自己不能进餐者,应喂食,喂食速度不可过快,注意老年人的配合;不能经口进食者可在专业人员的指导下,通过鼻饲、肠道高营养等方法为老年人输送食物和营养。

(5)注意事项:注意饮食卫生、餐具卫生,防止病从口入。不吃烟熏、烧焦或发霉的食物,预防癌症的发生。适当多食含纤维素丰富的食物,预防便秘,减少结肠癌的发生。强调饮食定时定量、少量多餐、不宜过饱。饮食要有规律、不偏食、细嚼慢咽,不暴饮暴食、不食过冷过热和辛辣刺激的食物,一般早餐多食含蛋白质丰富的食物,如牛奶、豆浆、鸡蛋等;午餐食物种类丰富;晚餐以清淡食物为佳,不宜过饱。鼓励老年人和家人或亲友共同进餐,这样可以使老年人充分享受进餐的乐趣。

3.休息与睡眠

(1)休息:休息与活动在老年人的生活中占有重要的位置。休息有利于解除疲劳,有利于疾病的恢复。老年人在一天中应适当安排休息时间,从事某种活动时间不可太长,注意经常变换体位。另外,老年人在改变体位时,应注意防止直立性低血压或跌倒等意外发生。起床时应先在床上休息片刻,活动肢体后再准备起床。总之,良好的休息可以促进老年人的健康。

(2)睡眠:由于大脑皮质的调节功能下降,睡眠的质量下降,老年人的健康会受到影响。部分老年人为补充睡眠,日间卧床休息,睡眠时间过多,又产生头晕目胀、食欲下降、四肢无力等症状。因此,调整好老年人的睡眠对老年人的健康是十分必要的。社区护士应在尊重老年人的睡眠习惯的基础上,逐步调整老年人的睡眠,使其养成良好的睡眠习惯。顺应四时季节的变化,安排老年人睡眠的时间。另外,合理安排老年人的日常生活,劳逸结合,减少浅睡眠时间,提高睡眠质量,改善老年人的健康状态。

4. 安全与防护

老年人由于各系统组织器官功能退化、平衡失调、感觉减退或其他方面的问题,如体质虚弱等,常常会发生一些意外事故。最常见的事故有跌倒、呛噎、坠床、服错药、交叉感染等。意外事故是老年人第五大死因,对老年人的身心造成了很大的损害,同时也给家人增加了经济及照顾的负担。因此,社区护士应注意采取必要的措施保证老年人的安全。

(1)预防跌倒:老年人由于机体老化、脑组织萎缩、身体控制平衡能力下降、听力和视力减退、直立性低血压等内在原因,或其他如穿着不合体,地面打滑、不平,光线过暗等外部原因,易引起跌倒。社区护士应对老年人起居等情况进行评估,通过讲座等方式,让老年人认识到安全的重要性,并与老年人及其家属共同制订计划,采取安全保护措施预防跌倒。具体措施如下。

①光线充足:老年人所居住的环境应有足够的采光,夜间室内应有照明,特别在卧室与卫生间之间应有良好的夜间照明设施。光线宜分散柔和,避免强而集中的光线。

②居室布置合理:老年人生活环境的布局应结合老年人的生活习惯和生活需要,室内布置无障碍物,家具的选择与摆设应着重与老年人的使用方便和安全舒适。

③穿着合体:老年人的衣裤不宜过长,鞋不宜过大,裤腿过长会影响行走,甚至直接导致跌倒。鞋袜合脚,有利于维持走路的身体平衡,尽量不穿拖鞋。

④地面平整防滑:各居室间尽量不设置门槛,地面应防湿、防滑。盥洗室应安装坐便器和扶手。浴室不宜过高,以便于老年人进出;浴室边要垫防滑胶毡,防止老年人滑倒。洗澡时间不宜过长,水温不宜过高,提倡坐式淋浴。浴室的门宜为外

开式，以便发生意外时可入室救助。对有直立性低血压者，尽量夜间不要去厕所大小便，可在睡前准备好夜间所需物品和便器，需要下床时应有人陪伴。

⑤动作适度：老年人在变换体位时动作不宜过快，以防止直立性低血压。在行走前应先站稳，再起步；对行动不便者，应有人搀扶或使用拐杖。

⑥注意外出安全：老年人外出，应避开上下班高峰，并鼓励老年人穿戴色彩鲜艳的衣帽，以便引起路人和驾驶员的注意，减少意外伤害的危险。

（2）预防坠床：睡眠中翻身幅度较大或身材高大的老年人，在条件允许的情况下尽量选用宽大舒适的床具，必要时睡觉前于床边安放椅子加以挡护。夜间卧室内应留置光线柔和的长明灯，以避免因看不清床界而坠床。意识障碍的老年人应加用床档或请专人陪护。

（3）预防呛噎：平卧位进食或进食速度过快、进食过程中说笑、看电视等易发生呛噎。因此老年人进食体位应合适，尽量采取坐位或半卧位。进食速度宜慢，宜小口进食。进食时应集中注意力，不要说笑或看电视。吃干食易噎着，尽量少吃干食，必要时于进食时准备水或汤；进稀食易呛着，可将食物加工成糊状。

（4）用药安全：大多数药物经肝脏解毒后经肾脏排泄，老年人由于肝肾功能减退，很多药物代谢速度缓慢，分解能力减退，药物排泄缓慢，血液中药物浓度增高，易引起蓄积中毒。因此老年人用药应注意：宜先就医后用药；用药种类宜少不宜多；用药剂量宜小不宜大；用药时间宜短不宜长；药性宜温不宜剧；中西药不要重复使用；严格控制抗生素及滋补药的使用；对长期用药者，要坚持服用，并注意观察不良反应。鼓励老年人多锻炼身体，以预防为主，勿滥用药，必要时帮助老年人正确合理用药，避免不必要的不良反应。

①遵守医疗原则：用药种类宜少，服用的药物应有明确的标志，详细注明服用的时间、剂量和方法，以防发生药物过量、误服等意外。

②注意服药安全：服药时尽量避免取卧位，而应取站立位、坐位或半卧位，以免发生呛咳，并有利于药物顺利进入胃内以尽快发挥作用。

③足量温水服药：指导老年人用温水服药后，再多饮几口水，使药片能顺利咽下，避免因药片粘在食管壁而刺激局部黏膜，并影响药物的吸收。

④观察药物的不良反应：观察药物的不良反应，如有不良反应发生，及时就医。另外，指导家属协助监督其准确合理用药，以保证老年人用药安全。

5. 预防感染

老年人免疫力低下，对疾病的抵抗力较弱，应尽量避免患者之间相互走访，尤其是患有呼吸道感染或发热的老年患者，不要到人多的公众场合。

四、社区卫生服务中心中护士的角色

（一）健康评估者

1. 生活方式和健康状况评估

通过问诊及中老年人健康状态自评，了解其基本健康状况、体育锻炼、饮食、吸烟、饮酒、慢性疾病常见症状、既往所患疾病、治疗及目前用药和生活自理能力等情况。

2. 体格检查

体格检查包括一般生命体征、身高、体重、腰围、皮肤、浅表淋巴结、心脏、肺部、腹部等常规体格检查，并对口腔、视力、听力和运动功能等进行初步判断。

3. 辅助检查

辅助检查项目包括血常规、尿常规、肝功能（血清谷草转氨酶、血清谷丙转氨酶和总胆红素）、肾功能（血清肌酐和血尿素氮）、空腹血糖、血脂和心电图监测。

4. 观察病情变化

根据需要测量生命体征并做记录，制订出切实可行且能确保患者健康安全的护理计划。

（二）健康指导者

社区护士详细了解准备接受教育者的社会人口学特征，如职业、年龄、知识水平及其他社会背景，据此选择相应的教育形式和方法。根据人群在不同年龄阶段的健康需求，选择不同的教材和重点教育内容。告知中老年人健康体检结果并进行相应的健康指导。

（1）对发现已确诊的原发性高血压和 2 型糖尿病等患者纳入相应的慢性病患者健康管理。对患有慢性病的中老年人进行饮食、运动、合理用药、合理就医指导。对于高危中老年人，进行健康指导、行为危险因素干预。

（2）对体检中发现有异常的中老年人建议定期复查。

（3）进行健康生活方式以及疫苗接种、骨质疏松预防、防跌倒措施、意外伤害预防和自救等健康指导。

（4）告知或预约下一次健康服务的时间。

（5）对相应人群的教育、培训，提高跌倒的预防知识和技能。①对老年人：利用健康讲座或开发制作图文并茂的折页，宣传个人预防跌倒的知识和技能，提高其知晓率并采取健康行为；在宣传资料制作方面，应考虑到老年人大多视力不佳，宣传资料以"形式多样、图文结合"为宗旨，"漫画为主、文字为辅"为特点，采用宣传单、手册、固定展板和宣传栏相结合的方式，在健康教育的过程中耐心解答老年人的疑问。②对老年人家庭的子女和看护人员：培训家庭环境的评估方法；对老年人跌倒后的处理和家庭护理等。③对其他社区卫生服务人员：培训老年人跌倒风险的综合评估方法和社区伤害预防的综合干预方法、服务技能等。④对社区管理人员：提高社区管理人员在降低老年人跌倒预防工作中的社区管理技能等。

（6）护士除完成对中老年患者的基本健康指导外，还应有针对性的对中老年人进行健康教育。指导中老年人的体力和智力活动，延缓衰老过程。如原发性高血压、糖尿病、脑血管病等的预防，营养与健康促进、环境与健康、运动与中老年人生活质量等，培养中老年人的自我保健意识。

（三）直接护理服务者

1. 社区护理服务

社区护士定期对社区中老年人群进行服务需求评估，提供医疗、护理、康复、保健服务及精神慰藉、舒缓治疗服务。

2. 家庭护理服务

（1）疾病治疗护理：家庭护士应了解老年人的病情，熟悉治疗方法，掌握治疗器械和药物的使用目的、方法和注意事项。能熟练进行各项基本的护理操作技术，配合和协助医师完成老年病治疗过程中的护理工作。

（2）日常生活护理：社区护士在家庭护理中指导或亲自为家庭成员有健康需求者提供身心全方位的护理。同时，与他们建立良好的关系，以便于护理措施的实施。对日常活动能力缺失和减弱的中老年人，社区护士提供专业的基础护理技术来帮助和指导家属满足患者的需求。家庭基础护理要做到：①六洁。口腔、脸及头发、手足、皮肤、会阴、床单清洁。②五防。防压疮、防直立性低血压、防泌尿系统感染、防呼吸系统感染、防交叉感染。③三无。无粪便、无坠床、无烫伤。

（3）精神心理护理：老年人一般比较固执，常有悲观、怕孤独等心理状态，护士在对老年患者进行心理护理时应做到"微笑、周到、体贴、随和、热情"等。护士在家庭护理中要特别注意维护其自尊心，同时要耐心地对家庭照顾者和家庭其他成员进行心理护理指导，使老年人处处感到别人的尊重与关心，较好的配合治疗。

（4）康复护理：根据老年人体弱多病，不宜负荷过重的特点，除治疗护理手段外，采取与日常生活活动有密切联系的运动治疗、作业治疗的方法，鼓励老年人做力所能及的活动，如广播操、太极拳、气功、散步等，注意劳逸结合，动静结合，以保持肢体良好的功能状态，通过评估和调整，逐渐恢复日常生活自理能力，提高老年人的生活质量。

（四）心理保健指导者

社区护士对社区中老年人群进行心理保健指导：①应树立积极的生活目标，热心公益活动,保持良好精神状态;②应避免情绪强烈波动,避免各种心理刺激因素,保持轻松、稳定的情绪。当不良情绪产生时,要学会转移和化解;③应利用各种机会学习自己感兴趣的知识,培养兴趣、坚持脑力活动;④保持一定范围的友好人际交往,通过聊天和倾听缓解或消除不良情绪;⑤合理安排每天的时间,有张有弛,有劳有逸,使生活充实而不紧张,丰富而不忙乱;⑥定期接受心理健康教育和心理咨询,学会控制情绪,调节心理。

五、社区养老机构中的护士角色

社区养老机构包括敬老院、养老院、老年护理院、福利院、老年公寓等。随着人们观念的改变,越来越多的人愿意选择在养老机构度过自己的晚年,在老人院或者敬老院之类的养老机构里居住的老人,除部分老年人身体健康外,其他老年人通常多合并不同系统、不同程度的慢性疾病,包括一些疾病的急性发作阶段,需要有关人员接送老人至高级医疗机构。在长期养老机构中,护士承担着管理、教育、护理等多种角色。

（一）管理者

养老机构中的护士需发挥管理作用,组织工作人员,评估老年人的健康状况,制定照护计划,明确工作的目标,持续监测,及时发现问题并采取恰当的措施,评价照护措施的有效性和适当性,协调各种服务以保证服务质量;组织进行护理员的任用、培训等工作,有计划的培养一批适应社会和市场经济发展需求的老年护理工作者;选择适合地区养老院护理的护理观点和技术,拓宽养老服务的思路,促进地区养老院护理事业的开拓与发展。

（二）培训者

养老机构作为社会养老护理的主体,为老年人提供各种照料和服务,包括生活护理、医疗康复护理和心理(精神)护理等。养老护理员素质和能力的高低是决定老年疾病转归和生活质量优劣的前提保障。社区护士可通过多种途径实施专业理论和技能培训,讲授疾病及护理知识、心理护理知识、安全知识、生活护理知识,提高他们照顾老年人的技能和服务水平。让护理员充分了解老年人的生活习惯和病情,除了看护老年人和照顾起居饮食外,更重要的是懂得如何科学地、人性化地护理患病老人。因而有针对性地对护理员进行相关知识的正规教育和技能培训,有助于增强他们的综合素质,提高护理服务质量,延缓病情进展,从而提高老年人的生活质量,减轻社会负担。

（三）健康指导者

养老院是全部由老年人构成的特殊社会服务机构,需要专业护理人员针对老年人机体功能下降、急慢性疾病患病率高的特点进行必要的健康指导。养老院健康指导可以采取集体讲座、阅览室订阅老年健康杂志书籍、定期组织体检等集体形式,同时为特殊身体条件的老年人制定针对个人的健康指导方案。由于老年人生活习惯难以改变,养老院护理人员需要采取相应措施逐步改变老人的生活方式。养老院可设置专门的吸烟休息室,杜绝被动吸烟;统一配备饮食,合理搭配适合老人肠胃功能的膳食营养;控制入住老人的饮酒量。向居住于养老机构的老人提供有关疾病的预防治疗和自我照顾等医学知识和技能。组织入驻老人举行多种活动,提高老人娱乐生活质量。

（四）直接护理服务者

在养老机构中,护士护理工作内容包括:①常见病和慢性病的护理,对有功能障碍的老年人进行康复训练,生活护理的指导,急重症老年人的抢救;②心理护理:保持入住老年人的心理健康也是养老院护理工作的重要内容。随着当今社会观念的转变,意识状态良好的老年人入住养老院往往持乐观自愿的心态,与同龄老年人的交往、丰富的娱乐活动和好的生活水平,使养老院入住老年人大部分能保持健康向上的生活态度。但有些老年人入住养老院后,由于生理上的衰老变化和外界环境的改变,在思想、情绪、生活习惯和人际关系等方面,往往不能适应而产生不同程度的心理变化。护士要根据入住老年人的个人状况及日常生活反映决定其是否需要心理护理支持。老年人遇到特殊事件时,应激能力差,接受能力下降,护理人员要及时协助老年人改善心理状况,进行心理沟通和疏导,保持老年人的心理健康。与少数民族的老年人进行沟通往往会有语言上的障碍,护士要主动与语言不同的老年人及其家属进行交流,掌握简单生活用语,鼓励老年人参加棋牌、健身等娱乐活动,防止这类老年人因无法与人交流产生抑郁等心理问题。

第十二章
慢性病的社区管理

　　慢性非传染性疾病，简称慢性病。随着医学科学的发展和人民生活水平的提高，以及生活方式的改变，疾病谱和死亡谱发生变化，慢性病已逐渐取代急性传染病而成为我国社区居民的主要健康问题，如心脑血管疾病、糖尿病、恶性肿瘤等。而慢性病通常是终身性疾病，疼痛、伤残、昂贵的医疗费用等都影响着慢性病患者的健康状况和生活质量，也给社会带来巨大的经济负担。慢性病患者的多数时间是在家庭和社区生活中度过，在社区中加强慢性病患者的预防和护理，对控制慢性病的发病率和死亡率，提高患者的生存质量具有积极的作用。

第一节 | 慢性病概述

一、慢性病的概念

美国慢性病学会于 1956 年将慢性病定义为"慢性病具有以下一个或多个特征：是永久性的、会造成残疾、有不可逆转的病理变化、根据病情需要特殊的康复和长期的照顾"。美国疾病控制中心将其定义为"一种长期的、不能够自然消退、几乎不能完全治愈的疾病"。总之，慢性病是对一类起病隐匿，病程长且病情迁延不愈，缺乏确切的传染性生物病因证据，病因复杂，且有些尚未完全被确认的疾病的概括性总称。

二、慢性病的现状

19 世纪初，随着医学科学的发展和社会文明的进步、环境及饮食卫生的改善、平均期望寿命的延长、老龄人口的增加，以及工业化和郊区及农村城市化进程的加速等，人们疾病谱和一些生活方式发生了改变，使急性传染性疾病和肺炎等感染性疾病的发病率和死亡率降低，慢性病的发病率和死亡率呈逐年上升的趋势。我国 60 岁以上人口已经超过总人口的 1/10(1.3 亿人)，其中患慢性病者占 80%。近年来，年轻人患慢性病的比例呈逐渐上升趋势。常见的慢性病有高血压、糖尿病、冠心病和慢性阻塞性肺疾病等。

据世界卫生组织 2003 年公布的全球"莫尼卡方案"研究结果表明，我国冠心病发病率为 60/10 万，其中男性发病率＞70/10 万，女性发病率＜30/10 万；我国脑卒中发病率为 250/10 万，居世界第二位；我国糖尿病患病率从 1978 年的 1.21% 增加到 90 年代中期的 3.62%，10 年间增长了近 3 倍，目前估计全国 20 岁以上糖尿病患者数超过 2000 万人，糖耐量减低患者人数超过 3000 万人。目前全球每年约有 320 万人死于糖尿病诱发的并发症。糖尿病患者的数量正以惊人的速度增长，估计到 2025 年，世界范围将有 3 亿人患糖尿病。我国恶性肿瘤的年发病例数约为 160 万，死亡约为 130 万人，现患癌症的患者人数达 200 多万。为应对慢性病的挑战，卫生部 1994 年将卫生防疫司更名为疾病控制司，设立了专门的机构，以组织和开展全国慢性病的防治工作，并在 1997 年发布了《全国慢性非传染性疾病综合防治草案(试行稿)》，以指导全国各地慢性非传染性疾病的防治。

三、慢性病的危险因素

慢性病的主要危险因素可分为行为因素、环境因素和不可改变因素三大类。其中年龄、性别、遗传等因素是不可改变的,而行为和环境因素是可改变的。

（一）行为因素

行为因素包括吸烟、酗酒、不合理膳食及缺乏体力活动等。

1. 吸烟

烟草中含有苯和焦油,还有多种能致癌的放射性物质。吸烟会引起肺部、心血管、胃肠道疾病和各种肿瘤,加重糖尿病,引起老年性痴呆。吸烟可导致不孕不育,孕妇吸烟影响胎儿的正常发育。

2. 饮酒

饮酒与冠心病、原发性高血压密切相关,中度饮酒即可增加脑卒中和原发性高血压发生的危险性。饮酒可增加某些癌症的发病率,资料表明,饮酒与咽喉癌、口腔癌和食管癌相关。饮酒和吸烟的协同作用可使许多癌症的发病率明显增加。

3. 不合理膳食

根据国家统计局有关数据显示,近十年来我国肉类和食油类消费持续上升,城市居民膳食中脂肪热能比已接近 WHO 推荐水平的最高限 30%。而城市居民中谷类消费呈持续下降趋势,其热能比低于 50%。营养失衡造成一些相关慢性病发病率升高。另外,我国常见的不良饮食习惯及烹调习惯也是重要的危害健康的因素。

4. 缺乏体力活动

现代社会中,很多体力劳动被工具取代,越来越多的人采取了静息的生活发式。热量摄入增加而消耗减少,使得体重超重和肥胖的人数增加。体重超重或肥胖会导致 2 型糖尿病、冠心病、高血压、社会心理问题和某些类型的恶性肿瘤。

（二）环境因素

环境因素包括自然环境、社会环境和心理环境。

1. 自然环境

环境污染破坏了生态平衡和人们正常的生活条件,对人体健康产生直接、间接或潜在的有害影响。汽车尾气、工业废气、废水对外部大环境的污染,以及室内装修、厨房烹调油烟对生活环境的污染,都是导致肺癌、白血病等恶性肿瘤以及慢性阻塞性肺部疾病的危险因素。

2. 社会环境

政府的卫生政策、卫生资源的配置、医疗系统的可利用程度、社会风俗习惯、人口的构成与流动状况、个人的受教育程度、社会经济地位等社会因素也影响着居民

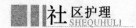
的健康。

3. 心理环境

现代社会生活工作节奏加快,竞争激烈,人际关系复杂,使生活中的紧张刺激增加,心理因素和情绪反应已成为一个重要的致病因素。愤怒、恐惧、焦虑、忧愁、悲伤、痛苦等情绪虽然是适应环境的一种必要反应,但强度过大或时间过久,都会使人的心理活动失去平衡导致神经系统功能失调,对健康产生不良影响。如果这些消极情绪经常反复出现,引起长期或过度的精神紧张,还可产生如神经功能紊乱、内分泌失调、血压持续升高等病变,从而导致某些器官、系统的疾病。

（三）不可改变因素

不可改变因素包括年龄及遗传因素,这些因素在目前的医疗条件下是不可改变的。例如,许多慢性病的发病率与年龄成正相关,即年龄越大,患病的机会越大。

四、慢性病的特点、分类及发病经过

（一）慢性病特点

1. 病因复杂,潜伏期与患病时间长

慢性病的发病原因复杂,往往是由许多复杂的因素交互影响而逐渐形成的。慢性病由于早期没有明显症状,难以发现,其潜伏期较长。另外患病后持续时间较长,可达数年或几十年,甚至终生。

2. 在发病初期的症状和体征不明显

一般慢性病的症状和体征在发病初期不明显,常在体检或感冒等就诊检查时发现,或者在某些症状反复迁延出现并逐渐加重,患者不能忍受或认为应去就医时才得以确诊,此时多数是已经伴有并发症或进入晚期。

3. 具有不可逆转的病理变化而不易治愈

慢性病不能根治,是因为它有不可逆的病理过程,如原发性高血压、糖尿病、心血管病等。虽然这些疾病不易治愈,但经过长期用药和治疗,通过良好的自我健康管理或得到良好的护理和照顾,可以控制或暂时终止疾病发展,缓解症状,延缓并发症的出现,从而降低残疾的发病率或阻止疾病的进一步恶化,降低死亡率。

4. 需要长期的治疗和护理

慢性病由于疾病本身或长期卧床的影响,可致身体不同程度的残障,日常生活能力降低或生活不能自理。患者需要长时间用药和康复治疗,日常生活需要进行自我健康管理或他人的护理及照顾,对个人、家庭及社会造成沉重的负担。

（二）慢性病分类

从慢性病对个人或家庭影响的角度出发,罗兰在 1987 年将慢性病从四个方面

加以分类，现分别说明如下。

1. 发病形态

发病形态指发病时呈现急发性或渐发性的症状。如脑卒中和心肌梗死的临床症状突然出现是属于急发性的，但其实身体内已有相当长时间的病理生理改变；风湿性关节炎和风心病属渐发性，其临床症状出现后会经过或长或短的一段时间才能确定诊断。急发性的慢性疾病对患者及家庭造成的压力较渐发性的慢性疾病大，因其需要在短时间内做出很多的适应，包括家庭结构、个人角色和情绪等；渐发性的慢性疾病则需要较多的精力与耐力应对，也有较多的时间可以让患者与其家庭调适。

2. 疾病病程

慢性疾病依病程可分为 3 期。

(1)进行期：疾病在进行期时，症状与严重度都在不断持续的进行，而家庭成员需要不断地调适。为照顾患者，家属可运用外部资源或需要较多的精力与耐力应对，也有较多的时间可以让患者与其家庭调适。

(2)稳定期：是身体状况相对稳定的一段时间，慢性疾病在此阶段可能有明显的功能缺陷，如瘫痪或认知障碍，而导致身体承受压力减少或活动受限。

(3)复发期：慢性疾病经过一段稳定期之后骤发或恶化，这种可能复发慢性疾病的家庭必须要更有弹性，要能做随时应付突发情况的准备。其家人所承受的压力视复发的频率及"不知何时会有再发"的不确定感而定。

3. 疾病结局

慢性病对于患者产生的影响程度是不同的，有些慢性疾病为进行性和致命性，如艾滋病、肿瘤等；有些慢性病显然不至于威胁生命，如关节炎、痛风、胆石症、支气管哮喘、青光眼、白内障、出生缺陷、创伤或烧伤后遗症等。某些慢性疾病亦可能介于此两者之间而较难预料后果，如高血压、冠心病、脑出血、脑梗死、慢性肾衰竭、血友病、先天性心脏病、风湿病等。所有的慢性病几乎都会对患者心理上造成或多或少的失落感；患者会失去对自己身体的控制，担心自己无法存活；家属担心自己会成为孤独的存活者；患者与家属彼此担心即将分离而哀伤。

4. 疾病造成的损伤

不同疾病会造成不同程度的损伤。如脑性麻痹、老年痴呆和中风患者会有记忆、判断、语言等认知方面的障碍；脑卒中、多发性硬化和帕金森病患者会导致运动障碍；失明和耳聋引发感觉障碍。还有一些疾病如神经性纤维瘤、严重烧烫伤造成外形的改变可能会影响正常的社交活动。

（三）慢性病发病经过

慢性病的发生经过一般都有发病期、疾病进展期、稳定期及复发恶化期等几个阶段。

1. 发病期

慢性病的病因复杂,受机体本身的因素、致病因素及诱发因素的影响,多数慢性病的症状及体征在发病之初并不明显,常在例行的身体健康检查中发现,或在某些症状反复迁延出现并逐渐加重,患者不能忍受或不容患者忽视而就诊时得到证实。

2. 进展期

进展期疾病的症状及其严重程度不断发展,进展的快慢依疾病的性质及个人的体质不同而有一定的差异,有快有慢。根据慢性病进展的速度可分为快速进展期与慢速进展期。

3. 稳定期

患者的身体状况在经过一段时间的治疗及护理后,症状和体征基本得到了控制,会出现一个相对稳定期,在稳定期内,患者的病情变化不大,疾病基本上处于缓解、相对静止的状态。虽然一般的慢性疾病在稳定期疾病的变化不大,但也有可能会带有明显的结构或功能障碍。

4. 复发恶化期

患者在经过一段无症状的稳定期后,疾病可能会忽然复发或恶化。给患者的身体、心理、精神等带来很大的伤害,有时恶化会危及患者的生命。

五、慢性病的影响

(一)慢性病对患者的影响

1. 对生理功能及自理能力的影响

慢性病患者的身体抵抗力低下,容易发生感染及其他并发症;慢性病患者常由于多种原因出现食欲减退,使患者出现因蛋白质、铁、钙等营养素缺乏而引起的营养不良表现;慢性病可影响排泄功能,使患者出现便秘、尿失禁、尿潴留等问题;排泄功能障碍又可使患者容易发生压疮或感染;慢性病患者由于长期缺乏运动及锻炼,会产生关节挛缩变形、骨质疏松、肌肉废用性萎缩、泌尿道结石、循环系统功能障碍、体位性低血压、坠积性肺炎等生理功能障碍。同时,由于慢性病造成的永久性病理损害可影响患者的自理能力。

2. 对心理方面的影响

慢性病不仅给患者造成身体上的损伤,更带来心理上的冲击,几乎所有的慢性病都会造成患者心理上不同程度的压力。由于慢性病的影响,尤其是当疾病造成身体功能障碍时,患者可出现忧郁感和无力感。其他常见的心理及行为反应有:失落感及失控感、隔离感、依赖性增加及行为幼稚、情绪不稳定等。由于慢性病对患者产生多方面的影响,需要患者进行生活方式或生活型态的调整,以适应慢性病的病程或疾病所带来的变化。

3. 对工作职业的影响

慢性病可能使患者的生活方式发生一定程度的改变,必将对患者的工作性质、工作时间、工作责任等方面产生影响。如果患者在身体上和心理上的适应良好则可继续工作,否则需要患者调换工作,甚至不能继续工作而提前退休。对于工作顺利、事业成功者,职业的影响可使患者产生悲观厌世的心理。

4. 对社交活动的影响

慢性病可能影响患者对社交活动的参与,造成社交生活的隔离。由于慢性病患者身体衰弱,出现慢性病病容或病态,特别是当身体有残障时,患者不愿意将自己身体的残缺暴露出来,而拒绝参加社会活动,导致性格孤僻、情绪低落,甚至丧失生活的信心。

(二)慢性病对家庭的影响

1. 增加家庭成员的心理压力

慢性病给整个家庭带来压力。通常家庭成员会经历一个哀伤的过程,有时还伴随着一些罪恶感和对患者的歉疚感;也可能由于家人过度地补偿患者而助长患者的依赖行为,也有家人对患者的依赖行为不理解又无法了解患者的真正需要而产生厌烦的现象。由于患者的痛苦、对患者的照顾及经济等方面的问题,会使家庭成员对患病后的亲人出现内疚、焦虑不安、否认、退缩、愤怒等心理反应。

2. 需要家庭成员的角色调整与适应

在日常生活中,每个人在家庭中都承担着一定的角色,疾病势必会影响患者的家庭角色。急发性慢性病要求患者家属在短时间内适应疾病所带来的角色变化,可使家庭成员出现角色冲突等问题。由于慢性病患者身体功能的改变使家人彼此间的期待发生变化,需要家庭成员角色的重新调整及适应,以承担患者的照顾及代替患者以往所承担的家庭角色,否则可能造成家庭原有和谐关系的破坏,出现家庭适应困难或家庭问题。

3. 影响家庭的收入和支出

慢性病患者需要长期的治疗和休养,医疗护理费用的支付具有长期性。疾病影响患者的工作职业而使收入减少,如果家庭成员参与照顾患者也可能影响收入,加之患者的营养需要及各种医疗护理器械的购入,都会给家庭带来沉重的经济负担,甚至使患者的家庭陷入贫困。

❀（三）慢性病对社会的影响

1. 社会负担加重

慢性病患者工作能力的衰退和生活自理能力的下降，从整体上降低了社会工作效率，随着家庭结构的变化，传统大家庭逐渐被核心家庭所代替，患者照顾更多地依赖社会，均加重了社会负担。

2. 需要完善医疗保险制度和福利保障体系

由于慢性病患者需要终身性的疾病治疗，目前的医疗费用又不断上涨，使得慢性病患者对社会医疗保健制度的完善和社会互助措施等福利保障体系的需求更为迫切。

第二节 社区慢性病的管理

随着我国工业化、城镇化和人口老年化进程加快，我国居民医疗卫生服务需要量明显增加，尤其是慢性疾病持续上升，疾病负担日益加重。过去十年，平均每年新增近 1 000 万例。慢性病通常是终身性疾病，疼痛、伤残、昂贵的医疗费用等都影响着慢性病患者的健康状况和生活质量，也给社会带来巨大的经济负担和压力。在社区中加强慢性疾病的干预和预防，对促进社区慢性疾病患者群的健康、控制慢性病的发病率和死亡率、提高患者的生存质量具有积极作用。

一、社区慢性病管理原则

1998 年 WHO 慢性非传染性疾病行动框架指出，强调个人在慢性非传染性疾病防治中的责任，建立伙伴关系等等。任何地区和国家在制订慢性病防治策略和选择防治措施时，都至少要考虑以下的原则：

（1）强调在社区及家庭水平上降低最常见慢性病的共同危险因素（吸烟、不合理膳食、静坐生活方式），进行生命全程预防。

（2）三级预防并重，采取以健康教育、健康促进为主要手段的综合措施，把慢性非传染性疾病作为一类疾病来进行共同的防治。

（3）全人群策略和高危人群策略并重。

（4）传统的卫生服务内容、方式向包括鼓励患者共同参与、促进和支持患者自我管理加强患者定期随访，加强与社区和家庭合作等内容的新型慢性非传染性疾病保健模式发展。

（5）加强社区慢性非传染性疾病防治的行动。

（6）改变行为危险因素预防慢性非传染性疾病时，应以生态健康促进模式及科学的行为改变理论为指导，建立以政策及环境改变为主要策略的综合性社区行为危险因素干预项目。

二、慢性病的社区管理

（一）慢性病社区卫生服务中心的建立

慢性病患者的治疗及康复是一个长期的过程，患者一般在社区或家庭接受相应的治疗及护理。慢性患者的治疗涉及社会政治、医疗计划、社会福利计划等各个方面。可以在社区建立慢性病患者服务中心，服务中心一般由全科医生、社区护士、营养师、职业治疗师、理疗师、心理学家及社会工作者等组成，共同满足患者的需要。社区卫生服务机构应有一定的物质及其他资源，使慢性病患者能够获得长期的、良好的社区支持。为保证医疗卫生服务活动的有效性，要建立有关慢性疾病的管理体制，要完善慢性病患者的社区及居家护理体系，制定明确的服务收费标准，并制定长期的发展规划，使社区和居家护理从整个医疗保健体制上得到保证。

（二）慢性病护理中社区护士的作用和任务

社区护士在慢性病的防治工作中起着重要的作用，其作用主要是：提供预防性和促进健康的服务，提供咨询与转介服务，提供诊断及治疗服务，促进康复服务，进行公众咨询及社会工作服务，以及提供居家护理及长期照护服务。

（三）慢性病护理的服务形式

1. 家庭护理

目前慢性病发病率在增高，许多慢性病患者多为老年人，需要经常去医院接受检查或治疗，他们之中有一部分人由于各种原因不能住医院，但这部分人需要家庭护理。慢性病患者在生理、心理及社会生活等方面有广泛需求，尤其是老年慢性病患者在疾病和生活照顾等方面需求更多。慢性病患者由于受到疾病、社会、心理、文化及环境因素的影响，其健康状况存在差异。护理者应能对患者的现状及行为进行综合性评价，这就需要照料者具备多学科的知识。

2. 康复护理

目前，对康复护理的研究可以说是处于发展阶段，脑卒中、外伤残疾后的功能锻炼、骨折的修复等越来越引起人们的重视，康复护理与家庭健康保健有一个共同的目标，就是使患者独立和自我护理。两者均是在对患者照顾的前提下，培养患者的独立性，增长其自我照顾能力。

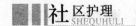

3. 社区护理

社区卫生服务是集医疗、预防、保健、康复、健康教育于一体,面向各种人群及家庭,建立社区卫生保健网络,对慢性病防治有着积极意义。社区护理是人民群众健康服务需求不断增加的产物,有一些慢性病患者、晚期癌症患者、伤残康复期患者以及院内急性患者经治疗病情稳定后,均可在家中由社区保健人员提供治疗和护理,由此减轻家属的负担。社区护士主要作用是管理所辖区内的慢性病患者,进行家庭访视,提供健康教育、治疗与护理等。

三、慢性病的自我管理

慢性病自我管理方法(chronic disease self-management approach)是近年来在国际上兴起的针对慢性病患者的治疗及管理方法。它是指在医疗专业人员的协助下,患者承担一定的预防性和治疗性保健、治疗任务,在自我管理技能指导下进行自我保健。其特点有以下几方面。

(1)注重以技能培训为主的健康教育,而非简单的知识培训。在管理中患者是积极的参与者,承担一定自我保健职责,包括自我监测病情,如血压、血糖,报告病情等;专业医师是患者的伙伴、顾问、老师,为患者提供建议。医师患者共同参与,互为支持。

(2)关注患者担心的问题,以患者意识到的和关注的问题为前提。如对糖尿病患者,医师不仅要教其如何服降糖药、进行体育锻炼、控制体重,同时也要关注患者关心的问题,如"我还能否像正常人一样与家人正常进餐""能否保持过去的社会交往"等问题。

第三节 | 常见慢性病的社区管理

一、慢性阻塞性疾病

【概述】

(一)概念

慢性阻塞性肺疾病(chronic obstructive pulmonary disease,COPD)是一种以不完全可逆性气流受限为特征,呈进行性发展的肺部疾病。

(二)相关概念

COPD 与慢性支气管炎和肺气肿密切相关。慢性支气管炎(chronic bronchitis,简称慢支)是指气管、支气管黏膜及其周围组织的慢性非特异性炎症,临床上以咳嗽、咳痰或伴有喘息及反复发作的慢性过程为特征。病情若缓慢进展,常并发阻塞性肺气肿,甚至肺动脉高压、肺源性心脏病。它是一种严重危害人民健康的常见病,尤以老年人多见。根据咳嗽、咳痰或伴喘息,每年发病持续 3 个月,持续 2 年或以上,并排除其他心、肺疾患(如肺结核、尘肺、哮喘、支气管扩张、肺癌、心脏病、心力衰竭等)时,可作出诊断。如每年发病持续不足 3 个月,而有明确的客观检查依据(如 X 线表现、呼吸功能等)亦可诊断。肺气肿(pulmonary emphysema)是指终末细支气管远端气腔出现异常持久的扩张,并伴有肺泡壁和细支气管的破坏而无明显肺纤维化。当慢性支气管炎和(或)肺气肿患者肺功能检查出现气流受限并且不能完全可逆时,则诊断为 COPD。

【危害性】

COPD 是呼吸系统疾病中的常见病和多发病,其患病率和死亡率高。目前 COPD 居全球死亡原因第四位,WHO 研究预计至 2020 年 COPD 将仅次于缺血性心脏病、脑血管疾病成为全球范围第三大死亡原因,并居世界疾病经济负担第五位。

【病因】

COPD 确切原因不清楚,主要与下列因素有关。

1. 吸烟

吸烟为重要的发病因素,吸烟者慢性支气管炎的患病率比不吸烟者高 2～8 倍,吸烟时间越长,吸烟量越大,COPD 患病率越高。被动吸烟也可引起 COPD 的发病。

2. 职业粉尘和化学物质

职业粉尘和化学物质如烟雾、变应原、工业废气及室内空气污染等,浓度过高或时间过长时,均可导致 COPD 的发生。

3. 空气污染

大气中二氧化硫、二氧化氮、氯气等有害气体及微小颗粒物可损害气道黏膜,并为细菌感染创造条件。

4. 感染因素

病毒、细菌和支原体是 COPD 发生发展的重要因素之一。

5. 蛋白酶-抗蛋白酶失衡

蛋白水解酶对组织有损伤和破坏作用,抗蛋白酶对蛋白酶有抑制作用。

【临床表现】

（一）症状

1. 慢性咳嗽

晨间起床时咳嗽明显，白天较轻，睡眠时有阵咳或排痰。随病程发展可终身不愈。

2. 咳痰

一般为白色黏液或浆液性泡沫性痰，偶可带血丝，清晨排痰较多。急性发作期痰量增加，可有脓性痰。

3. 气短或呼吸困难

早期在劳动时出现，后逐渐加重，以致在日常活动甚至休息时也感到气短，是COPD 的标志性症状。

4. 喘息和胸闷

部分患者特别是重度患者或急性加重时出现喘息。

5. 其他

晚期患者有体重下降，食欲减退等。发热可间断出现，见于感染急性发作时。

（二）体征

早期体征可不明显，随着病情的发展，可出现桶状胸，呼吸运动减弱，触诊语颤减弱或消失；叩诊呈过清音，心浊音界缩小或不易叩出，肺下界和肝浊音界下降；听诊心音遥远，呼吸音普通减弱，呼气延长，并发感染的肺部可有湿啰音。如剑下出现心脏搏动及其心音较心尖部位明显增强时，提示并发早期肺心病。

（三）病程分期

COPD 按病程可分为急性加重期和稳定期，前者指在短期内咳嗽、咳痰、气短和（或）喘息加重、脓痰量增多，可伴发热等症状；稳定期指咳嗽、咳痰、气短等症状稳定或轻微。

【治疗要点】

1. 稳定期治疗

劝导吸烟的患者戒烟是减轻肺功能损害最有效的措施。因职业或环境粉尘、刺激性气体所致者，应脱离污染环境；应用药物如支气管扩张剂、祛痰药、糖皮质激素治疗，有助于减少急性发作频率，提高生活质量；配合家庭氧疗、呼吸功能锻炼等。

2. 急性加重期治疗

选择敏感的抗菌药物、支气管舒张剂及糖皮质激素治疗。

【社区管理】

（一）COPD筛查

应对吸烟者、职业性接触粉尘者及空气污染严重地区人群进行评估,高危人群进行筛查,及早发现COPD。

（二）干预与管理

1. 戒烟

戒烟可有效延缓肺功能的进行性下降,并避免被动吸烟。

(1)加强健康教育,树立戒烟的决心和信心。

(2)采取逐步戒烟的方法,如逐步减少每天吸烟的支数,逐步延迟吸烟的间隔时间。

(3)避免诱发吸烟的因素,如不和吸烟的人聚会,不随身带烟、打火机等。

(4)家庭成员应随时提醒戒烟者,注意吸烟的危害。

(5)采用替代疗法,如用戒烟糖或戒烟茶代替吸烟。

2. 避免诱因

嘱患者尽量避免或防止粉尘、烟雾及有害气体吸入。

3. 肺功能检查

肺功能检查是判断气流受限的主要客观指标,对COPD诊断、严重程度的评价、疾病进展、预后及治疗反应等有重要意义。检查的方法是吸入支气管舒张剂后,第一秒用力呼气容积占用力肺活量百分比即FEV1/FVC小于70%,表明为不完全可逆气流受限。

（三）COPD随访

开展门诊随诊、电话回访。指导患者当出现呼吸困难加重、发热等症状时,应去医院就诊。

【健康教育】

1. 休息与运动

视病情安排适当的活动,以不感到疲劳,不加重症状为宜。急性发作期应卧床休息,急性期过后可以进行适当运动,如进行缩唇呼吸、腹式呼吸训练,目的通过呼吸肌的功能锻炼可加强胸、膈呼吸肌的肌力和耐力,改善呼吸功能。以及步行、慢跑、太极拳等体育锻炼,增加机体抵抗力,预防感冒。

2. 饮食指导

呼吸功的增加可使热量和蛋白质消耗增多,导致营养不良,应给高蛋白、高热量、高维生素饮食。

3. 心理指导

以积极心态对待疾病,培养生活兴趣,如听音乐、养花种草等爱好,以分散注意力,减少孤独感,缓解焦虑、紧张的精神状态。

4. 保持呼吸道通畅

痰液黏稠,难以咳出时应多饮水,以达到稀释痰液的目的,也可以进行雾化吸入。有效咳嗽,如晨起时咳嗽,排除夜间聚积在肺内的痰液,就寝前咳嗽排痰有利于患者的睡眠。

5. 家庭氧疗指导

对伴有慢性呼吸衰竭的 COPD 患者长期家庭氧疗可改善机体各脏器的缺氧状态,降低肺动脉压力,是心、肺功能得到改善,提高患者生活质量和生存率。氧流量 $1\sim2L/min$,吸氧持续时间 $10\sim15h/d$,避免吸入氧浓度过高而引起二氧化碳潴留,加重呼吸衰竭。家庭用氧注意事项:①用氧安全最为重要,供氧装置应防震、防油、防火;②控制氧流量 $1\sim2L/min$,且应调好氧流量再使用;③氧疗装置如鼻导管、湿化瓶等应定期清洁、消毒;④氧气的湿化,湿化瓶内应加 $1/2$ 的冷开水;⑤购买制氧机的患者应仔细阅读说明书后再使用。

6. 呼吸功能锻炼

(1)缩唇呼吸:闭口经鼻吸气,然后通过缩唇(吹口哨样)缓慢呼气,吸气与呼气时间比为 $1:2$ 或 $1:3$。其作用是提高气道压力,防止呼气时小气道过早陷闭,以利肺泡气体排出。

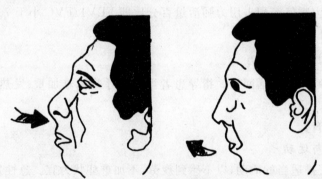

图 12-1 缩唇呼吸法

(2)腹式呼吸:患者可取立位、平卧位或半卧位,两手分别放于前胸部和上腹部,用鼻缓慢吸气时,膈肌最大程度下降,腹肌松弛,腹部鼓起,手感到腹部向上抬起。呼气时缩唇缓慢呼气,腹肌收缩,膈肌随腹腔内压增加而上抬,推动肺部气体排出,手感到腹部下降,腹部回缩。呼气时间比吸气时间长 $1\sim2$ 倍,每次 $5\sim10$ 分,每日 $2\sim3$ 次。

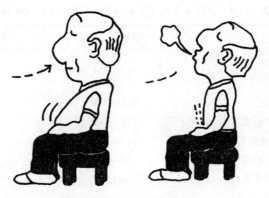

图 12 - 2　腹式呼吸法

7. 疾病预防指导

戒烟是预防 COPD 的重要措施；避免减少有害粉尘、烟雾或气体的吸入；防治呼吸道感染对预防 COPD 也十分重要；对患有慢性支气管炎的患者应指导其进行肺通气功能监测，及早发现慢性气流阻塞，及时采取措施。

二、高血压

【概念】

高血压是以体循环动脉血压增高为主要临床表现的一种常见病、多发病。

【危害性】

高血压是多种心、脑血管疾病的重要病因和危险因素，是造成残疾及死亡的主要原因之一，且随着经济和生活水平的不断改善，发病率逐年增长，严重危害社区居民的健康。因此高血压被认为是危害社区居民健康最严重的疾病之一，被列为国家社区慢性病管理和预防的重点疾病。

【分类】

在临床上，根据病因的不同，高血压又分为原发性高血压和继发性高血压两类，其中原发性高血压简称为高血压，占所有高血压患者的 90% 以上，是社区居民中最常见的高血压类型。

目前我国采用国际上统一的高血压诊断标准，即收缩压≥140mmHg 和（或）舒张压≥90mmHg，即诊断为高血压。在未服降压药物状态下，两次或两次以上非同日多次测量血压所得平均值高于正常才能确诊为高血压，仅一次血压升高者尚不能确诊，但需随访观察。1999 年世界卫生组织和国际高血压学会（WHO/ISH）和中国高血压防治指南提出的高血压标准，详见表 12 - 1。

表 12 - 1　血压水平的定义和分类(WHO/ISH,1999 年)

类别	收缩压(mmHg)	舒张压(mmHg)
理想血压	<120	<80
正常血压	<130	<85
正常高值	130~139	85~89
1 级高血压("轻度")	140~159	90~99
亚组:临界高血压	140~149	90~94
2 级高血压("中度")	160~179	100~109
3 级高血压("重度")	≥180	≥110
单纯收缩期高血压	≥140	<90
亚组:临界收缩期高血压	140~190	<90

注:当收缩压和舒张压分属于不同分级时,以较高的级别作为标准

【病因】

原发性高血压的病因尚未阐明,目前认为病因为多因素,可分为遗传因素和环境因素两个方面。通俗地讲,高血压危险因素可分为不可改变因素和可改变因素。

(一)不可改变因素

遗传、年龄的性别是高血压不可改变的危险因素。高血压的发病以多基因遗传为主,有较明显的家族聚集性。发病率和危险度随年龄而升高;男性发病率高于女性,但 60 岁以后性别差异缩小。

(二)可改变的危险因素

超重和肥胖、膳食高钠低钾、吸烟、饮酒、缺少体力活动、心理因素是高血压可改变的危险因素。

1. **超重和肥胖或腹型肥胖**

超重和肥胖是高血压的主要危险因素之一。

2. **膳食高钠低钾**

钠盐的摄入量与血压水平呈显著相关。高钠摄入可使血压升高而低钠摄入可降低血压。

3. **饮酒**

长期大量饮酒是高血压的重要危险因素之一。

4. **吸烟**

吸烟是公认的心脑血管疾病发生的重要危险因素。香烟中的尼古丁可使血压一过性升高,增加降压药物的剂量。

5. 缺少体力活动

缺少体力活动是造成超重和肥胖的重要原因之一。它可增加高血压患者心血管病发生危险。

【临床表现】

（一）症状

原发性高血压通常起病缓慢，早期常无症状，可偶于体格检查时发现血压升高，少数患者则在发生心、脑、肾等并发症后才被发现。高血压患者可有头痛、眩晕、疲劳、心悸、耳鸣等症状，但并不一定与血压水平相关，也可出现视力模糊、鼻出血等较重症状。

（二）体征

听诊可闻及主动脉瓣区第二心音亢进、主动脉瓣区收缩期杂音或收缩早期喀喇音；长期持续高血压可有左心室肥厚并可闻及第四心音。

（三）恶性或急进型高血压

发病急骤，血压显著升高，舒张压可持续高于130mmHg，伴有头痛、视力模糊，眼底检查可发现眼底出血、渗出和视乳头水肿。肾损害突出，表现为持续蛋白尿、血尿与管型尿，进展迅速，预后差，如不及时治疗可发展为肾衰竭、脑卒中或心力衰竭而死亡。

（四）并发症

1. 高血压危象

患者表现为头痛、烦躁、眩晕、恶心、呕吐、心悸、胸闷、气急、视力模糊等严重症状，以及伴有动脉痉挛累及的靶器官缺血症状。多由于紧张、劳累、寒冷、突然停服降压药物等引起血压急剧升高。

2. 高血压脑病

血压极度升高突破了脑血流自动调节范围，可发生高血压脑病，临床以脑病的症状与体征为特点，表现为严重头痛、恶心、呕吐及不同程度的意识障碍、昏迷或惊厥，血压降低即可逆转。

3. 脑血管病

脑血管病包括脑出血、脑血栓形成、腔隙性脑梗死、短暂性脑缺血发作。

4. 心力衰竭

左心室负荷长期增高可致心室肥厚、扩大，最终导致心力衰竭。

5. 慢性肾衰竭

长期持久血压升高可致进行性肾小球硬化，并加速肾动脉粥样硬化的发生，可出现蛋白尿、肾损害，晚期出现肾衰竭。

6. 主动脉夹层

严重高血压可促使主动脉夹层形成，血液渗入主动脉壁中层形成夹层血肿，并沿着主动脉壁延伸剥离，为严重的血管急症，常可致死。

（五）老年人高血压

年龄超过 60 岁而达高血压诊断标准者即为老年人高血压。

(1)半数以上以收缩压升高为主，即单纯收缩期高血压。

(2)部分是由中年原发性高血压延续而来，属收缩压和舒张压均增高的混合型。

(3)老年人高血压患者心、脑、肾靶器官并发症较为常见。

(4)易造成血压波动及体位性低血压。

【治疗要点】

使血压降至正常范围；防止和减少心血管及肾脏并发症，降低病死率和病残率。治疗包括非药物治疗及药物治疗两大类。

（一）非药物治疗

适合于各级高血压患者。

1. 合理膳食

(1)限制钠盐摄入，一般每天摄入食盐量以不超过 6g 为宜。

(2)减少膳食脂肪，补充适量蛋白质，多吃蔬菜及水果，摄入足量钾、镁、钙。

(3)限制饮酒。

2. 减轻体重

可通过降低每天热量的摄入，加强体育活动等方法达到减轻体重的目的。

3. 适当运动

运动不仅有利于血压下降，且对减轻体重，增强体力，降低胰岛素抵抗有利。运动频度一般每周 3~5 次，每次持续 20~60min。

4. 气功及其他生物行为疗法

长期的气功锻炼可使血压控制良好，减少降压药量，并可使脑卒中发生率降低。

5. 其他

保持健康心态、减少精神压力、戒烟等均十分重要。

（二）降压药物治疗

1. 用药选择

凡能有效控制血压并适宜长期治疗的药物就是合理选择，包括不引起明显副作用、不影响生活质量等。

2. 降压目标及应用方法

(1)降压目标:有效的治疗必须使血压降至正常范围,即在 140/90mmHg 以下。对于中青年患者(<60 岁),若合并糖尿病或肾脏病变,治疗应使血压降至 130/85mmHg 以下。

(2)应用方法:原发性高血压一旦确立,通常需要终身治疗(包括非药物治疗)。对于轻、中型高血压患者,宜从小剂量或一般剂量开始,2~3 周后如血压未能满意控制可增加剂量或换用其他类药,必要时可用 2 种或 2 种以上药物联合治疗。尽可能用每日 1 片的长效制剂,便于长期治疗且可减少血压波动。

【社区管理】

(一)高血压筛选

(1)对辖区内 35 岁及以上常住居民,每年在其第一次到乡镇卫生院、村卫生室、社区卫生服务中心(站)就诊时为其测量血压。

(2)对第一次发现收缩压≥90mmHg 的居民在去除可能引起高血压升高的因素后预约其复查,非同日 2 次血压高于正常,可初步诊断为高血压。如有必要,建议转诊到上级医院确诊,2 周内随访转诊结果,对已确诊的原发性高血压患者纳入高血压患者健康管理。

(3)对可疑继发性高血压患者,及时转诊。

(4)高危人群每半年至少测量 1 次血压,并接受医护人员的生活方式指导。

(二)高血压患者随访

对原发性高血压患者,每年要提供至少 4 次面对面的随访。随访内容包括以下几方面。

(1)测量血压并评估是否存在危急情况,如出现收缩压≥180mmHg 和(或)舒张压≥110mmHg;意识改变、剧烈头痛或头晕、恶心、呕吐、视力模糊、眼痛、心悸、胸闷、喘憋不能平卧及处于妊娠期或哺乳期同时血压高于正常等危急情况之一,或存在不能处理的其他疾病时,须在处理后紧急转诊。对于紧急转诊者,乡镇卫生院、村卫生室、社区卫生服务中心(站)应在 2 周内主动随访转诊情况。

(2)若不需紧急转诊,询问上次随访到此次随访期间的症状。

(3)测量体重、心率,计算体质指数(BMI)。

(4)询问患者疾病情况和生活方式,包括心脑血管病、糖尿病、吸烟、饮酒、运动、摄盐等情况。

(5)了解患者服药情况。

（三）干预与管理

（1）对血压控制满意（收缩压＜140mmHg且舒张压＜90mmHg）、无药物不良反应、无新发并发症无加重的患者，预约进行下一次随访时间。

（2）对第一次出现血压控制不满意，即收缩压≥140mmHg和（或）舒张压≥90mmHg，或出现药物不良反应的患者，结合其服药依从性，必要时增加现用药物剂量、更换或增加不同类的降压药物，两周内随访。

（3）对连续两次出现血压控制不满意或药物不良反应难以控制以及出现新的并发症或原有并发症加重的患者，建议其转诊到上级医院，两周内主动随访转诊情况。

（4）对所有的患者进行针对性的健康教育，与患者一起制订生活方式改进目标并在下一次随访时评估进展，指导患者出现哪些异常时应立即就诊。

（四）健康体检

对原发性高血压患者，每年进行1次较全面的健康检查，可与随访相结合。内容包括体温、脉搏、呼吸、血压、身高、体重、腰围、皮肤、浅表淋巴结、心脏、肺部、腹部等常规体格检查，并对口腔、视力、听力和运动功能等进行粗测判断。

【健康教育】

1. 生活方式指导

（1）对正常人群、高危人群、处于高血压正常高值者以及所有高血压患者，不论是否接受药物治疗，均需针对危险因素进行改变不良行为和生活方式的指导。

（2）中国高血压防治指南指出，针对高血压发病的3个主要危险因素的预防措施是减重、限酒和低盐。此外，高血压患者还应合理膳食、戒烟、平衡心理、预防便秘、提高服药的依从性，规范监测血压等。

2. 药物治疗指导

（1）监测服药与血压的关系，指导患者及家属测量血压，并记录血压与服药的关系。

（2）强调长期药物治疗的重要性，用降压药是血压降至理想水平后，应继续服用维持量，以保持血压相对稳定，对无症状者更应强调。

（3）要求患者必须遵医嘱按时按量服药，如果患者随意增减药物都可导致血压波动，出现心、脑、肾并发症，或导致心、脑、肾等重要脏器供血不足出现头晕，甚至发生休克、急性脑血管病、肾功能不全等。

（4）教育患者不能擅自突然停药，经治疗血压得到满意控制后，可以逐渐减少剂量，甚至可考虑停药；但如果突然停药，可导致血压突然升高，出现停药综合征，冠心病患者突然停用β受体阻滞剂可诱发心绞痛、心肌梗死等。

3. **直立性低血压的预防和处理指导**

(1)症状:首先要告诉患者直立性低血压表现为乏力、头晕、心悸、出汗、恶心、呕吐等,在联合用药、服用首剂药物或加量时应特别注意。

(2)预防:避免长时间站立,尤其在服药后最初几小时改变姿势,特别是从卧位、坐位起立时动作宜缓慢;服药时间可选在平静休息时,服药后继续休息一段时间再下床活动;如在睡前服药,夜间起床排尿时应注意;避免用过热的水洗澡,更不宜大量饮酒。

(3)处理:在直立性低血压发生时,去头低足高位平卧,指导患者抬高下肢超过头部,屈曲股部肌肉和摇动脚趾,以促进下肢血液回流。

4. **血压监测指导**

指导内容主要包括检测频率、血压控制目标、血压测量方法及注意事项。患者在家中应监测以下几种情况的血压。

(1)上午 6—10 时和下午 4—8 时:这两个时间段的血压是一天中最高的,测量这两个时段的血压可以了解血压的高峰值。特别是每日清晨睡醒时,此时的血压水平可以反映服用的降压药物的降压作用能否持续到次日清晨。

(2)服药后:在药物的降压作用达到高峰时测量。短效制剂一般在服药后 2 小时测量,中效药物一般在服药后的 2~4 小时测量,长效药物一般在服药后 3~6 小时测量。

(3)血压不稳定或更换治疗方案时:应连续测 2~4 周,掌握自身血压规律,了解新方案的疗效。

5. **高血压患者的降压目标**

(1)普通患者血压降至<140/90mmHg。

(2)年轻患者、糖尿病患者及肾病患者血压降至<130/80mmHg。

(3)老年人收缩压降至<150mmHg,如能耐受,还可以进一步降低。

三、冠心病

冠状动脉粥样硬化性心脏病(coronary atherosclerotic heart disease)指冠状动脉粥样硬化导致血管腔狭窄或阻塞,或因冠脉功能性痉挛引起心肌缺血缺氧或坏死而导致的心脏病,简称冠心病。

据根据世界卫生组织 2011 年的报告,中国冠心病的死亡人数已列为世界第二位。估计,目前国内冠心患者数达到 8000 万~1 亿,也就是说每 13 个中国人就有一个患有冠心病,更为可怕的是,冠心病新发患者数以每年约 600 万左右增长,患病年龄构成中 55%是 45~64 岁人口,23%是 15~44 岁人口,冠心病患者呈现年轻化趋势。WHO 报告预测:2020 年冠心病将占全球疾病负担 5.9%,为全球最大的疾病负担,至2030年冠心病的死亡人数将占世界总死亡人数的13.1%。

根据病变的程度和心肌缺血缺氧的范围不同,1979年WHO将冠心病分为5型:无症状性心肌缺血(隐匿型冠心病)、心绞痛、心肌梗死、缺血性心脏病和猝死。本部分主要介绍心绞痛和心肌梗死。

四、心绞痛

【概述】

稳定型心绞痛是在冠状动脉狭窄的基础上,由于心肌负荷的增加而引起心肌急剧的、暂时的缺血与缺氧的临床综合征。不稳定型心绞痛是除典型的稳定型劳力性心绞痛以外的缺血性胸痛统称。

稳定型心绞痛典型特点为阵发性的前胸压榨性疼痛,主要位于胸骨后部,可放射至心前区和左上肢尺侧,常发生于劳力负荷增加时,持续数分钟,休息或用硝酸酯制剂后消失。而不稳定型心绞痛不仅是基于对不稳定的粥样斑块的深刻认识,也表明这类心绞痛患者临床上的不稳定型和进展至心肌梗死的危险性。

【危害性】

稳定型心绞痛患者大多数能生存很多年,但有发生急性心肌梗死和猝死的危险。不稳定性心绞痛继发于冠脉阻塞的急性加重,因此其疼痛更强,持续时间更长,较低的活动量就可诱发,休息时可自发出现。大约30%的不稳定型心绞痛患者在发作后3月内可能发生心肌梗死,必须予以足够的重视。详细内容见表12-2。

表12-2 不稳定性心绞痛临床危险度分层

组别	心绞痛类型	发作时 ST↓幅度	持续 时间	肌钙蛋白 T 或 I
低危 险组	初发、恶化劳力型,无静息时发作	≤1mm	<20min	正常
中危 险组	A. 1个月内出现的静息心绞痛,但 48h内无发作者(多数由劳力型心 绞痛进展而来) B. 梗死后心绞痛	>1mm	<20min	正常或 轻度升高
高危 险组	A. 48h内反复发作静息心绞痛 B. 梗死后心绞痛	>1mm	>20min	升高

【病因】

最常见的病因是冠状动脉粥样硬化引起的动脉管腔狭窄和痉挛,常在劳动或情绪激动时发生。

1. 吸烟

与不吸烟者比较,冠心病的发病率和病死率增高 2～6 倍,且与每日的吸烟量呈正比。被动吸烟也是危险因素。吸烟年龄越小,冠心病的相对患病危险性愈高。

2. 血脂异常

脂质代谢异常是动脉粥样硬化最重要的危险因素。总胆固醇、三酰甘油、低密度脂蛋白或极低密度脂蛋白增高,相应的载脂蛋白 B 增高;高密度脂蛋白 A 减低,载脂蛋白 A 降低都被认为是危险因素。

3. 年龄、性别

本病多见于 40 岁以上的中老年人,49 岁以后进展较快。近年来,临床发病年龄有年轻化趋势。男性与女性相比,女性发病率较低,但更年期后发病率增加。年龄和性别属于不可改变的危险因素。

4. 高血压

血压增高与冠心病关系密切。60%～70%的冠状动脉粥样硬化患者有高血压,患高血压病者较血压正常者的血压高 3～4 倍。收缩压和舒张压增高都与冠心病密切相关。

5. 糖尿病

糖尿病不仅是冠心病的独立危险因素,而且是最重要的危险因素。糖尿病患者冠心病的患病率较非糖尿病者高数倍,且病变进展迅速,预后差。糖尿病患者往往同时存在脂质代谢异常、胰岛素抵抗、高血压、凝血和纤溶系统异常,因此还可增加其他危险因素的危险性。

6. 代谢综合征

肥胖与血脂异常、高血压、糖尿病和糖耐量异常同时存在时称为"代谢综合征"。它是心血管疾病重要的危险因素,可使冠心病和脑卒中的发病率增加 3～5 倍。

【临床表现】

（一）症状

心绞痛以发作性胸痛为主要临床表现,有以下特点。

1. 部位

主要在胸骨体上中段后方,可波及心前区,手掌大小范围,甚至横贯前胸,界限不很清楚。常放射至左肩、左臂内侧达无名指和小指,或至颈、咽或下颌部、牙齿,或后背部。

2. 性质

胸痛常为压迫、发闷、紧缩性、烧灼感,但不尖锐,不像针刺或刀扎样痛,偶伴濒死的恐惧感。发作时,患者往往不自觉地停止原来的活动,直至症状缓解。

3. 诱因

体力劳动或情绪激动、饱食、寒冷、吸烟、心动过速、休克、排便等亦可诱发。疼痛发生于劳力或激动的当时,而不在一天或一阵劳累之后。典型的心绞痛常在相似的条件下发生,但有时同样的劳力只在早晨而不在下午引起心绞痛,提示与晨间痛阈较低有关。

4. 持续时间

疼痛出现后常逐步加重,在 3～5 分钟内逐渐消失,偶有持续 15～20 分钟。可以反复发作。

5. 缓解方式

一般在停止原来诱发症状的活动后即缓解。舌下含用硝酸甘油也能在几分钟内使之缓解。

(二)体征

一般无异常体征。心绞痛发作时常见心率增快、血压升高、表情焦虑、皮肤冷或出汗,有时出现第四或第三心音奔马律,暂时性心尖部收缩期杂音。

【治疗要点】

(一)稳定型心绞痛

稳定型心绞痛治疗原则是避免诱发因素;改善冠状动脉的血供和降低心肌的耗氧,减轻症状和缺血发作;治疗动脉粥样硬化,预防心肌梗死和猝死,改善生存,提高生活质量。

1. 发作时的治疗

(1)休息:发作时应立即休息,一般患者停止活动后症状即可消除。

(2)药物治疗:宜选用作用较快的硝酸酯制剂,这类药物除可扩张冠状动脉增加冠状动脉血流量外,还可扩张外周血管,减轻心脏负荷,从而缓解心绞痛。①硝酸甘油 0.3～0.6mg 舌下含化,1～2 分钟内显效,约 30 分钟后作用消失。②硝酸异山梨酯 5～10mg,舌下含化,2～5 分钟显效,作用维持 2～3 小时。

2. 缓解期的治疗

(1)硝酸酯制剂:硝酸异山梨酯 5～20mg 口服,每天 3 次,服后半小时起作用,持续 3～5 小时。缓释制剂可维持 12 小时,可用 20mg,每天 2 次。

(2)β 受体阻滞剂:抗心绞痛作用主要是通过降低血压、减慢心率,降低心肌收缩力,降低心肌氧耗量。常用药物有美托洛尔、普萘洛尔(心得安)、阿替洛尔等口服。

(3)钙通道阻滞剂:抑制钙离子进入细胞内,抑制心肌收缩,减少氧耗,并通过扩张冠状动脉,扩张外周血管、减轻心脏负荷,从而缓解心绞痛,还可以降低血黏度,抗血小板聚集,改善心肌的微循环。常用药物有维拉帕米、硝苯地平缓释制剂、地尔硫卓。

(4)抗血小板药物:阿司匹林 100～300mg,每天 1 次。

(5)调整血脂药物:可选用汀类、贝特类等药物,治疗目标水平应达到 TC＜4.68mmol/L(180mg/dL)、TG＜1.69mmol/L(150mg/dL)、LDL－C＜2.60mmol/L(100mg/dL)。

(6)中医治疗:如活血化瘀药物、针刺或穴位按摩等。

3. 经皮穿刺

腔内冠状动脉成形及支架植入术。

4. 外科治疗

可行主动脉-冠状动脉旁路移植术。

5. 运动锻炼疗法

合理的运动锻炼有利于促进侧支循环的建立,提高体力活动的耐受量而改善症状。

（二）不稳定型心绞痛

不稳定型心绞痛病情发展常难以预料,应使患者处于医生的监控之下,疼痛发作频繁或持续不缓解及高危组的患者应立即住院。

1. 一般处理

卧床休息 1～3 天,床边 24 小时心电监护,严密观察血压、脉搏、呼吸、心率、心律变化,给予吸氧。

2. 药物治疗

(1)烦躁不安、剧烈疼痛者可给予吗啡 5～10mg 皮下注射。硝酸甘油或硝酸异山梨酯含服或持续静滴,直至症状缓解。

(2)硝酸酯类制剂静脉滴注疗效不佳,而无低血压等禁忌证者,应及早开始用β受体阻滞剂,口服 β 受体阻滞剂的剂量应个体化。少数情况下,如伴血压明显升高,心率增快者可静脉滴注艾司洛尔 $250\mu g/(kg \cdot min)$,停药后 20 分钟内作用消失。

(3)治疗变异型心绞痛以钙通道阻滞剂的疗效最好。本类药也可与硝酸酯同服,其中硝苯地平尚可与 β 受体阻滞剂同服。停用这些药时宜逐渐减量然后停服,以免诱发冠状动脉痉挛。

3. 抗栓（抗凝）

应用阿司匹林、肝素或低分子肝素以防止血栓形成，阻止病情进展为心肌梗死，是重要的治疗措施。溶栓药物有促发心肌梗死的危险，不推荐应用。

4. 急性冠状动脉介入治疗

对于个别病情极严重者，保守治疗效果不佳，心绞痛发作时 ST 段压低＞1mm，持续时间＞20min，或血肌钙蛋白升高者，在有条件的医院可行急诊冠脉造影，考虑 PCI 治疗。

【社区管理】

冠状动脉粥样硬化始于儿童和青少年，持续进展，发病于中老年。有资料表明，自 40 岁开始，每增加 10 岁，冠心病的患病率增加 1 倍。男性 50 岁，女性 60 岁以后冠状动脉硬化发展迅速，同样心肌梗死的危险也随年龄的增加而增加。

在社区内，通过对人群进行包括性别、年龄、体重指数、腰围、血压、血糖及血脂、是否吸烟、饮食结构、日常运动量等个人信息的收集，实施个体化的健康指导。

（一）早期筛查

(1)成年人应每 3～5 年评估冠心病主要风险因素患病及控制情况。

(2)具有 2 个或 2 个以上危险因素的患者应该评估其 10 年冠心病发病风险，并进一步评价其是否需要进行一级预防。

(3)已有明确冠心病或有冠心病等危症（如外周动脉疾病、糖尿病、慢性肾病或 10 年冠心病发病风险大于 20％）的患者应严格进行二级预防。

（二）疑诊不稳定心绞痛患者的早期处理

(1)根据病史、体格检查，若最初的十二导联心电图和心肌标记物正常，应留观，并且动态复查心电图（或持续十二导联心电监测）和心肌标记物。

(2)如果动态复查的十二导联心电图和心肌标记物测定正常，负荷试验（运动或药物）应该在具有及时处理能力的门诊进行；负荷试验阴性的低危患者可在门诊随访。

(3)对于明确诊断或高度怀疑急性冠脉综合征的患者，应立即转往上级医院。转运前需要卧床休息、吸氧、持续心电监测，同时立即开始药物治疗，给予阿司匹林 300mg 嚼服，控制心绞痛发作可给予硝酸甘油含服或静滴硝酸酯类药物，若仍不能控制疼痛症状，需应用强镇痛剂如吗啡以缓解疼痛。

（三）建立随访制度

不稳定型心绞痛患者出院后，低危险组患者应 1～2 月随访一次；中、高危险组患者无论是否进行介入治疗，都应至少 1 个月随访一次。

（四）社区干预和管理

不稳定型心绞痛经治疗病情稳定,出院后应继续采取二级预防措施以促使斑块稳定。具体内容见表 12 - 3。

表 12 - 3　不稳定型心绞痛二级预防措施

分类	内容
A	①阿司匹林(Aspirin) ②ACEI ③ARB
B	①β受体阻滞剂 ②控制血压(BP Control) ③控制体重(BMI Control)
C	①调脂治疗(Cholesterol) ②戒烟(Cigaret Quitting) ③中医中药(Chinese Medicine)
D	①控制糖尿病(Diabetes Control) ②合理膳食(Diet) ③补充复合维生素(Decavitamin)
E	①健康教育(Education) ②运动(Exercise) ③调节情绪(Emotion)

在冠心病的二级预防中,阿司匹林和降胆固醇治疗是最重要的。作为预防用药,阿司匹林宜采用小剂量,每日 50～150mg 即可。降低胆固醇的治疗应参照国内降血脂治疗的建议,即血清胆固醇＞4.68mmol/L(180mg/dL)或低密度脂蛋白胆固醇＞2.60mmol/L(100mg/dL)均应服他汀类降胆固醇药物,并达到有效治疗的目标。血浆甘油三酯＞2.26mmol/L(200mg/dL)的冠心病患者一般也需要服降低甘油三酯的药物。其他二级预防的措施包括向患者宣教戒烟、治疗高血压和糖尿病、控制危险因素、改变不良的生活方式、合理安排膳食、适度增加活动量、减少体重等。

（五）健康体检

健康体检可与随访相结合,内容包括以下几方面。

(1)了解患者日常状况,包括:体力活动水平下降与否;治疗耐受程度;是否有新的伴随疾病,已有的伴随疾病的严重程度,对其治疗是否加重了心绞痛;心绞痛发作的频率和严重程度加重与否;是否成功地消除了危险因素并增加了对危险因素的认识。

(2)当前使用的各种药物及抗血小板治疗情况。

(3)评估患者生活方式,血糖、血脂、血压的控制情况以及心功能情况。

(4)体重、血压、脉搏、心电图、血脂、血糖、肝功能、肾功能、运动试验等。

【健康教育】

1. **生活方式的改变**

改变生活方式是治疗冠心病的基础,指导患者从以下方面进行调整。

(1)合理膳食,控制体重:饮食以低盐,低脂,低胆固醇,多维生素为原则,注意少量多餐,控制体重,以减轻心脑负担。多食蔬菜水果和粗纤维食物,如芹菜、糙米,限制动物脂肪及高胆固醇的食物,如肥肉、动物内脏、蛋黄等,向患者推荐鲫鱼、瘦猪肉、牛肉等胆固醇含量较低的食物,肥胖者特别要限制食量,减轻体重,从而减少心脏负担。合并糖尿病者需降低血糖。如有贫血、甲亢、心力衰竭者均应注意避免使用任何增加心肌耗氧的药物。

(2)适当运动:以有氧运动为主,运动强度和运动时间因病情和个体差异而不同,但避免过度劳累。

(3)戒烟。

(4)保持情绪稳定,减轻精神压力:逐渐改变急躁易怒的性格,保持平和的心态,可采用放松的技术或与他人交流的方式缓解压力。研究表明放松训练具有良好的抗应激效果。放松技术的基本方法有缓慢呼吸,闭目静卧依次放松全身部位肌肉。集中注意力选择某一物品作为注意对象,每日3次,每次15~30分钟,或看电视、听广播分散患者注意力。

2. **避免诱发因素**

告知患者及家属过劳、情绪激动、饱餐、寒冷刺激等都是心绞痛的诱发因素,应尽量避免。

3. **病情自我监测指导**

教会患者及家属心绞痛发作时的缓解方法,胸痛发作时应立即停止活动舌下含服硝酸甘油。如含服硝酸甘油不缓解,或疼痛发作比以往频繁、程度加重、疼痛时间延长,应立即到医院就诊,警惕心肌梗死的发生。不典型心绞痛发作时可能表现为牙痛、上腹痛等,为防止误诊,可先按心绞痛发作处理并及时就医。

4. **用药指导**

指导患者出院后遵医嘱按时服药,不要擅自停增减药量,自我监测药物的不良反应。外出时随身携带硝酸甘油以备应急。硝酸甘油见光易分解，应保存棕色瓶内于干燥处，药瓶开封后 6 个月更换一次。此外，嘱重者用药后不要突然站立，以防体位性低血压。病情严重者应尽早做冠脉造影以采取有效的治疗方案，防止急性心肌梗死的发生。

5．定期复查

告知患者应定期复查心电图、血糖、血脂等。

五、心肌梗死

【概念】

急性心肌梗死是指因持久而严重的心肌缺血所致的部分心肌急性坏死。临床表现常为持久的胸骨后剧烈疼痛、急性循环功能障碍、心律失常、心力衰竭、发热、白细胞计数和血清心肌损伤标记酶的升高以及心肌急性损伤与坏死的心电图进行性演变。

【危害】

急性心肌梗死病死率较高，急性期住院监护治疗后是 15％左右，采用溶栓后降至 8％左右，住院 90 分钟内施行介入治疗后降至 4％左右。死亡多发生在第一周内，尤其在数小时内，发生严重心律失常、休克或心力衰竭者，病死率尤高。

【分类】

目前，强调以心肌梗死患者心电图上 ST 段是否抬高进行分类。

1．ST 段抬高性心肌梗死（STEMI）

当心肌缺血心电图上出现相应区域 ST 段抬高时，除变异心绞痛外，已表明此时相应的冠脉已经闭塞而导致心肌全层损伤，并伴有心肌标志物升高。

2．非 ST 段抬高性心肌梗死（NSTEMI）

胸痛如不伴有心电图上 ST 段抬高，常提示相应的冠状动脉尚未完全闭塞，心肌缺血损伤尚未波及心肌全层，心电图可表现为 ST 段下移及（或）T 波倒置等。此类患者血中心肌标志物或心肌酶升高。

【病因和发病机制】

心肌梗死的发生，其基本病因是冠状动脉粥样硬化（偶为冠状动脉栓塞、炎症、畸形、痉挛和冠状动脉口阻塞所致），造成管腔严重狭窄和心肌供血不足，而侧支循环尚未充分建立，在此基础上，一旦供血急剧减少或中断，使心肌严重持久地急性缺血达 1 小时以上，即可发生心肌梗死。常见原因有以下几种。

（1）冠脉管腔迅速血栓形成，粥样斑块内或其下发生出血或血管持续痉挛，使箍状动脉完全闭塞。

（2）在管腔狭窄基础上发生心排血量骤降如休克、脱水、出血或严重心律失常、外科手术等,致使心排血量骤降,冠状动脉血流量锐减。

(3)重体力活动,情绪过分激动,或血压剧升,致左心室前负荷明显加剧。儿茶酚胺分泌增多,心肌需氧量猛增,冠状动脉供血明显不足。

(4)餐后血脂增高,血液黏稠度增高,血小板黏附性增强引起局部血流缓慢,血小板易于聚集而致血栓形成。

(5)其他。睡眠时迷走神经张力增高,易使冠脉痉挛,用力大便时心脏负荷加重,都可加重心肌缺血而致坏死。

心肌梗死发生后的严重心律失常、休克或心衰,均可使冠状动脉的血流量进一步减少,使心肌坏死面积扩大。

【临床表现】

与心肌梗死面积的大小、部位、侧支循环情况密切相关。

(一)先兆

大多数患者发病前数日可有乏力、胸部不适、活动时心悸、气急、烦躁及心绞痛等前驱症状,以新发心绞痛或原有心绞痛加重最为突出。心绞痛发作较以往频繁、性质较剧、持续时间长、硝酸甘油疗效差、诱发因素不明显,疼痛时伴有恶心、呕吐、大汗和心动过速,或伴有心功能不全、严重心律失常、血压大幅波动等,同时心电图示 ST 段一过性明显抬高或压低,T 波倒置或增高,应警惕近期内发生心肌梗死的可能。发现先兆,及时住院处理,可使部分患者避免发生心肌梗死。

(二)症状

1.疼痛

疼痛为最早出现的最突出的症状,多发生于清晨。疼痛的性质和部位与心绞痛相似,但多无明显诱因,程度较重,持续时间较长,可达数小时或数日,休息和含服硝酸甘油多不能缓解。患者常烦躁不安、出汗、恐惧或有濒死感。少数患者无明显疼痛,或疼痛不典型,如上腹痛、颈背痛。

2.全身症状

发病 1～2 天后可有发热、心动过速、白细胞增高及血沉增快等,体温一般在 38℃左右,很少超过 39℃,持续 1 周左右。此时发热为心肌坏死物质的吸收引起。

3.胃肠道症状

疼痛剧烈时常伴恶心、呕吐、上腹部胀痛,与迷走神经受坏死心肌刺激和心排血量降低,组织灌注不足等有关。

4.心律失常

心律失常见于 $75\%\sim95\%$ 的患者,多发生于起病后 1～2 天,24 小时内最多见,以室性心律失常尤其是室性期前收缩最多见,如室性期前收缩频发(每分钟 5

次以上）、成对出现或短阵室性心动过速、多源性或落在前一心搏的易损期（RonT现象），常为心室颤动的先兆。下壁心肌梗死易发生房室传导阻滞。

5. 休克

休克见于约20%的患者，多在起病后数小时至1周内发生，表现为收缩压低于80mmHg，烦躁不安、面色苍白、皮肤湿冷、脉搏细速、尿量减少、神志迟钝甚至昏厥。

6. 心力衰竭

心力衰竭发病率约为32%～48%，主要为急性左心衰竭，可在起病最初几日内发生，或在疼痛、休克好转阶段发生。表现为呼吸困难、咳嗽、发绀及烦躁等，重者出现肺水肿。

（三）体征

心浊音界增大，心率增快或减慢，心尖区第一心音减弱，可闻及舒张期奔马律；部分患者出现心包摩擦音，血压下降，心律失常、休克及心力衰竭时有相应的体征。

（四）并发症

1. 乳头肌功能失调或断裂

二尖瓣乳头肌因缺血、坏死等使收缩功能发生障碍，造成二尖瓣脱垂及关闭不全。轻者可以恢复，重者可严重损害左心功能致使发生急性左心功能不全，最终导致死亡。

2. 心脏破裂

心脏破裂较少见，常在起病一周内出现，多为心室游离壁破裂，偶有室间隔破裂。

3. 心室壁瘤

心室壁瘤主要见于左心室，发生率5%～20%，较大的心室壁瘤体检时可有心脏扩大。超声心动图可见心室局部有反常运动，心电图示 ST 段持续抬高。后期可导致左心功能不全、心律失常、栓塞等。

4. 栓塞

栓塞发生率1%～6%，见于起病后1～2周。如为左心室腹壁血栓脱落所致，则引起脑、肾、脾或四肢等动脉栓塞。由下肢静脉血栓脱落所致，则产生肺动脉栓塞。

5. 心肌梗死后综合征

心肌梗死后综合征发生率10%。于心肌梗死后数周至数月内出现，可反复发生，表现为心包炎、胸膜炎或肺炎，有发热、胸痛等症状，可能为机体对坏死组织的过敏反应。

【治疗要点】

治疗原则是保护和维持心脏功能,挽救濒死的心肌,防止梗死扩大,缩小心肌缺血范围,及时处理严重心律失常、泵衰竭和各种并发症,防止猝死,保持尽可能多的有功能的心肌。

（一）监护和一般治疗

对明确或怀疑 AMI 诊断的患者应立即收入冠心病监护病房(CCU)。

1. 休息

急性期卧床休息 1 周,保持环境安静。减少刺激,解除焦虑。

2. 吸氧

最初几日间断或持续通过鼻管或面罩吸氧。

3. 监测

进行心电图、血压和呼吸的监测,必要时监测肺毛细血管压和中心静脉压。

4. 护理

心理、生活、饮食、活动等的护理与指导。

5. 建立静脉通路

6. 用药

立即嚼服阿司匹林 150～300mg。

（二）解除疼痛

(1)吗啡 5～10mg 皮下注射或哌替啶 50～100mg 肌内注射,注意呼吸功能的抑制。

(2)疼痛较轻者可以使用罂粟碱或可待因,或安定(地西泮)10mg 肌内注射。

(3)试用硝酸酯类药物含服或静脉滴注。

(4)心肌再灌注治疗可有效地缓解疼痛。

（三）再灌注心肌

再灌注心肌是急性心肌梗死早期最重要的治疗措施。本方法是一种使闭塞血管恢复再通、心肌得到再灌注的积极治疗措施,又称早期血运重建,可以缩小梗死范围,降低死亡率,改善预后。

1. 介入治疗（PCI）

(1)直接 PTCA:如有条件可作为首选治疗。适应证:为 ST 段抬高和新出现的左束支传导阻滞的心肌梗死;心肌梗死并发心源性休克;适合再灌注治疗而有溶栓禁忌证;无 ST 段抬高的心肌梗死,但狭窄严重,血流≤TIMI Ⅱ级;发病 12 小时以上者不宜行该治疗。

(2)支架置入术:可以对 PTCA 的患者实行该方法。

（3）补救性 PCI：溶栓后仍然胸痛，ST 段未降低，造影显示血流≤TIMI Ⅱ级，宜实行补救性 PCI。

（4）溶栓治疗再通者的 PCI：溶栓成功，可在 7～10 天后行冠状动脉造影及 PCI。

2. 溶栓治疗

（1）目标：尽早开通梗死相关冠状动脉；尽可能挽救濒死心肌，限制梗死面积，保存左室功能；降低死亡率，改善远期预后；预防缺血或梗死再发。

（2）适应证：心电图至少两个以上相邻导联出现 ST 段抬高，病史提示急性心肌梗死伴左束支传导阻滞，发病<12 小时，年龄<75 岁；ST 段抬高心肌梗死患者>75 岁，可以谨慎进行溶栓治疗；ST 段抬高心肌梗死起病 12～24 小时，仍然有胸痛及 ST 段抬高者。

（3）禁忌证：近 1 年内的脑血管意外；3 周内进行过大手术或严重外伤或分娩；2～4 周有活动性内脏出血或溃疡病出血；2 周内穿刺过不能压迫止血的大血管；疑有或确诊有主动脉夹层；头颅损伤或已知的颅内肿物或动静脉畸形；正在使用治疗剂量的抗凝剂或有出血倾向者；重度未控制的高血压（>180/110mmHg）或慢性严重的高血压病史；2～4 周内有心肺复苏史。

（4）常用的溶栓药物：尿激酶（UK），链激酶（SK），重组组织型纤溶酶原激活剂（rt - PA）等。

（5）溶栓疗效评价：冠状动脉造影直接观察；临床再通的标准：①开始给药后 2 小时内，缺血性胸病缓解或明显减轻。②开始给药后 2 小时内，心电图相应导联升高的 ST 段比用药前下降≥50％。③开始给药后 2～4 小时内出现再灌注心律失常。④CK - MB 的峰值前移到距起病 14 小时以内。但单有"a"或"c"不能判断为再通。

【社区管理】

（一）病情观察

1. 急性心肌梗死的早期发现

（1）突然严重的心绞痛发作或原有心绞痛程度加重，发作频繁，时间延长或含服硝酸甘油无效并伴有胃肠道症状者，应立即通知医师，并加以严密观察。

（2）心电图检查 S - T 段一时性上升或明显下降，T 波倒置或增高。

2. 三大合并症观察

（1）心律失常。

①室性早搏，即早搏出现在前一心搏的 T 波上。

②频发室性早搏，每分钟超过 5 次。

③多源性室性早搏或室性早搏呈二联律。以上情况有可能发展为室性心动过速或心室颤动,必须及时给予处理。

(2)心源性休克:患者早期可以出现烦躁不安,呼吸加快,脉搏细速,皮肤湿冷,继之血压下降、脉压变小。

(3)心力衰竭:心衰早期患者突然出现呼吸困难、咳嗽,心率加快,舒张早期奔马律,严重时可出现急性肺水肿,易发展为心源性休克。

(二)对症护理

1. 疼痛

患者绝对卧床休息,注意保暖,并遵医嘱给予解除疼痛的药物,如硝酸异山梨酯,严重者可选用吗啡等。

2. 心源性休克

应将患者头部及下肢分别抬高 30°～40°,高流量吸氧,密切观察生命体征、神志、尿量,必要时留置导尿管观察每小时尿量,保证静脉输液通畅,有条件者可通过中心静脉或肺微血管楔压进行监测。应做好患者的皮肤护理、口腔护理、按时翻身预防肺炎等并发症,做好 24 小时监测记录。

3. 密切观察

密切观察生命体征的变化,预防并发症,如乳头肌功能失调或断裂、心脏破裂、室壁瘤、栓塞等。

(三)一般护理

1. 休息与环境

有条件的患者应置于单人抢救室或心血管监护室给予床边心电、呼吸、血压的监测,尤其在前 24 小时内必须连续监测,室内应配备必要的抢救设备和用物,如氧气装置吸引装置、人工呼吸机、急救车,各种抢救机械包以及除颤器、起搏器等。急性心肌梗死患者应完全卧床休息 3～7 天,一切日常生活由护理人员帮助解决,避免不必要的翻动,并限制探视,防止情绪波动,从第二周开始,非低血压者可鼓励患者床上做四肢活动,防止下肢血栓形成。两周后可扶患者坐起、病情稳定患者可逐步离床,在室内缓步走动,对有并发症者应适当延长卧床休息时间。

2. 饮食

按心绞痛患者饮食常规,但第一周应给予半量清淡流质或半流质饮食,伴心功能不全者应适当限制钠盐。

3. 保持大便通畅

了解患者日常的排便习惯、排便次数及形态,指导患者养成每日定时排便的习惯。多食蔬菜和水果等粗纤维食物,无糖尿病者可服用蜂蜜水;每日行腹部环形按摩以促进肠蠕动,也可遵医嘱给予缓泻剂,必要时给予甘油灌肠。嘱患者便时避免用力,以防诱发心力衰竭、肺梗死甚至心脏骤停。

4.心理护理

疼痛发作时应有专人陪伴,鼓励患者表达内心感受,给予心理支持。向患者讲明病情的任何变化都在严密监护下,并能得到及时的治疗,以缓解患者的恐惧心理。简要地解释疾病过程与治疗要点,说明不良情绪会增加心肌耗氧量,不利于病情的控制。医护人员进行各项抢救操作时,应沉着、冷静、正确和熟练,给患者以安全感。及时向家属通告患者的病情和治疗情况,解答家属的疑问,协助患者和家属提高应对疾病的能力,维持其心理健康。

【健康教育】

(1)积极治疗高血压、高脂血症、糖尿病等疾病。

(2)合理调整饮食,适当控制进食量,禁止食用刺激性食物及烟、酒,少吃动物脂肪及胆固醇较高的食物。

(3)避免各种诱发因素,如紧张、劳累、情绪激动、便秘、感染等。

(4)注意劳逸结合,当病程进入康复期后可适当进行康复锻炼,锻炼过程中应注意观察有无胸痛、呼吸困难、脉搏增快,甚至心律、血压及心电图的改变,一旦出现应停止活动,并及时就诊。

(5)按医嘱服药,随身常备硝酸甘油等扩张冠状动脉的药物,并定期复查、随访。

(6)指导患者及家属在病情突然变化时应采取简易应急措施。据医学统计治疗表明,在心肌梗死发生的最初几小时是最危险的时期,大约有 2/3 的患者在未就医之前死亡。而此时慌乱搬动患者、背负或搀扶患者勉强行走去医院,都会加重心脏负担使心肌梗死的范围扩大,甚至导致患者死亡。因此,急救时患者保持镇定的情绪十分重要,家人或救助者更不要惊慌,应就地抢救,让患者慢慢躺下休息,尽量减少其不必要的体位变动。并立即给予 10mg 安定口服,同时呼叫救护车或医生前来抢救。在等待期间,如患者出现面色苍白、手足湿冷、心跳加快等情况,多表示已发生休克,此时可使患者平卧,足部稍垫高,去掉枕头以改善大脑缺血状况。如患者已昏迷、心脏突然停止跳动,家人且不可将其抱起晃动呼叫,而应立即采用拳击心前区使之复跳的急救措施。若无效,则立即进行胸外心脏按摩和口对口人工呼吸,直至坚持到医生到来。

六、糖尿病

【概念】

糖尿病是由遗传和环境因素相互作用而引起的一组以慢性高血糖为特征的代

谢异常综合征。因胰岛素分泌和作用缺陷，或两者同时存在而引起碳水化合物、蛋白质、脂肪、水和电解质等代谢紊乱。随着病程延长可出现眼、肾、神经、心脏、血管等多系统损害，引起功能缺陷及衰竭。重症或应激时可发生酮症酸中毒、高血糖高渗状态等急性代谢紊乱。

【危害性】

糖尿病是冠心病的等危症，是多种心、脑血管疾病的重要病因和危险因素，糖尿病各种急慢性并发症是糖尿病患者致残致死的主要原因。随着我国人口的老龄化及生活水平的提高，生活方式的改变，糖尿病患病率逐年增长。据文献报道，我国糖尿病患病率11.6%，患者数居世界第一，严重危害社区居民的健康。因此，糖尿病被认为是危害社区居民健康最严重的疾病之一，被列为国家社区慢性病管理和预防的重点疾病。

【分类】

糖尿病分为4种：1型糖尿病、2型糖尿病、其他特殊类型糖尿病和妊娠糖尿病。妊娠糖尿病是指在妊娠期间首次发生或发现的糖耐量减低或糖尿病，不包括在糖尿病诊断之后妊娠者。特殊类型糖尿病是指病因相对明确，如胰腺炎、库兴综合征等引起的一些高血糖状态。

【病因】

糖尿病的病因与发病机制极为复杂，至今未完全阐明。

（一）1型糖尿病

绝大多数1型糖尿病是自身免疫性疾病，遗传因素和环境因素共同参与其发病过程。

（二）2型糖尿病

目前对2型糖尿病病因仍然认识不足，可能是一种特异型情况。其发生、发展分为4个阶段。

1. 遗传易感

2型糖尿病有更明显的家族遗传基础，有研究表明其与人类"节约基因"有关。

2. 胰岛素抵抗和 β 细胞功能缺陷

胰岛素抵抗是指胰岛素作用的靶器官（主要是肝脏、肌肉和脂肪组织）对胰岛素作用的敏感性降低。

3. 糖耐量减低和空腹血糖调节受损

糖耐量减低是葡萄糖不耐受的一种类型。空腹血糖调节受损是一类非糖尿病性空腹血糖异常，其血糖浓度高于正常，但低于糖尿病的诊断值。

4. 临床糖尿病

此期血糖增高,并达到糖尿病的诊断标准。

【临床表现】

1型糖尿病多在 30 岁以前的青少年期起病,起病急,症状明显,有自发酮症倾向。2 型糖尿病多发生在 40 岁以上成年人和老年人,但近年来发病趋向低龄化,尤其在发展中国家,儿童发病率上升。患者多肥胖,体重指数多高于正常。

❀（一）代谢紊乱症候群

1. 三多一少

糖尿病的临床表现常被描述为"三多一少",即多饮、多食、多尿、体重减轻。

2. 皮肤瘙痒

由于高血糖及末梢神经病变导致皮肤干燥和感觉异常,患者常有皮肤瘙痒。女患者可因尿糖刺激局部皮肤,出现外阴瘙痒。

3. 其他症状

四肢酸痛、麻木、腰痛、性欲减退、阳痿不育、月经失调、便秘、视力模糊等。

❀（二）并发症

1. 糖尿病急性并发症

(1)糖尿病酮症酸中毒:糖尿病代谢紊乱加重时,脂肪动员和分解加速,大量脂肪酸在肝脏经 β 氧化产生大量乙酰乙酸、β-羟丁酸和丙酮,三者统称为酮体。血清酮体积聚超过肝外组织的氧化能力时,血酮体升高,称酮血症,尿酮体排出增多称酮尿,临床上统称为酮症。而乙酰乙酸和 β-羟丁酸均为较强的有机酸,大量消耗体内储存碱,若代谢紊乱进一步加剧,血酮继续升高,超过机体的处理能力时,便发生代谢性酸中毒称为糖尿病酮症酸中毒。

(2)高血糖高渗状态:以严重高血糖、高血浆渗透压、脱水为特点,无明显酮症酸中毒,常有不同程度的意识障碍和昏迷。多见于 50～70 岁的老人,男女发病率相似,约 2/3 患者发病前无糖尿病病史或仅为轻症。

(3)感染:疖、痈等皮肤化脓性感染多见,可致败血症和脓毒血症。足癣、甲癣、皮肤癣等皮肤真菌感染也较常见,女性患者常并发真菌性阴道炎。肺结核发病率高,进展快,易形成空洞。肾盂肾炎和膀胱炎常见,尤其多见于女性,常反复发作,可转为慢性肾盂肾炎。

(4)低血糖:一般将血糖≤2.8mmol/L 作为低血糖的诊断标准,而糖尿病患者血糖值≤3.9mmol/L 就属于低血糖范畴,但因个人差异,有的患者血糖不低于此值也可出现低血糖症状。

2. 糖尿病慢性并发症

(1)糖尿病大血管病变:是糖尿病最严重而突出的并发症,患病率比非糖尿病患者群高,发病年龄较轻,病情进展快,这与糖尿病的糖代谢和脂质代谢异常有关,主要变现为动脉粥样硬化。大、中动脉粥样硬化主要侵犯主动脉、冠状动脉、大脑动脉、肾动脉和肢体外周动脉等。

(2)糖尿病微血管病变:微血管病变是糖尿病的特异性并发症。病变主要发生在视网膜、肾、神经、心肌组织,尤以肾脏和视网膜病变最为重要。

(3)糖尿病神经病变:发生机制涉及大血管、微血管病变,免疫机制以及生长因子不足等。以周围神经病变最常见,通常为对称性,下肢较上肢严重,病情进展缓慢。患者常先出现肢端感觉异常,如袜子或手套状分布,伴麻木、灼烧、针刺感或如踏棉垫感,有时伴痛觉过敏;随后有肢体疼痛,呈隐痛、刺痛,夜间及寒冷季节加重;后期累及运动神经,可有肌力减弱以及肌萎缩和瘫痪。糖尿病患者自主神经损害也较常见,临床表现为瞳孔改变、排汗异常、胃排空延迟、腹泻或便秘等胃肠功能紊乱,以及尿潴留、尿失禁、阳痿等。

(4)糖尿病足:指与下肢远端神经异常和不同程度的周围血管病变相关的足部(踝关节或踝关节以下)感染、溃疡和(或)深层组织破坏。根据病因可分为神经性、缺血性和混合型三类。其主要症状表现为足部溃疡和坏疽,是糖尿病患者截肢和致残的主要原因之一。

【治疗要点】

糖尿病治疗强调早期、长期、综合治疗以及治疗方法个体化等原则。综合治疗包括两个含义:饮食治疗、运动锻炼、药物治疗和自我监测4个方面,以及降糖、降压、调脂和改变不良生活习惯4项措施。治疗目标是通过纠正患者不良的生活方式和代谢紊乱,防止急性并发症的发生和减低慢性并发症的风险,提高患者生活质量和保持良好的心理状态。

(一)饮食治疗

饮食治疗是所有糖尿病治疗的基础,是糖尿病自然病程中任何阶段预防和控制糖尿病必不可少的措施,也是年长者、肥胖型、少症状轻型患者的主要治疗措施,对重症和1型糖尿病患者更应严格执行饮食计划并长期坚持。饮食治疗的目的是维持理想体重,保证未成年人的正常生长发育,纠正已发生的代谢紊乱,使血糖、血脂达到或接近正常水平。

(二)运动疗法

适当的运动有利于减轻体重,提高胰岛素的敏感性,改善血糖和脂代谢紊乱,还可减轻患者的压力和紧张情绪。运动治疗的原则是适量、经常性和个体化。应根据患者的年龄、性别、体力、病情及有无并发症等安排适宜的活动，循序渐进，并长期坚持。

（三）药物治疗

1. 口服药物治疗

口服药物治疗主要包括促胰岛素分泌剂（磺脲类和非磺脲类药物）、增加胰岛素敏感性药物（双胍类和胰岛素增敏剂）和 α-葡萄糖苷酶抑制剂。

2. 胰岛素治疗

（1）适应证：1 型糖尿病；糖尿病伴急、慢性并发症者或处于应激状态，如急性感染、创伤、手术前后，妊娠合并糖尿病和消耗性疾病者；2 型糖尿病患者经饮食、运动、口服降糖药治疗血糖控制不满意者，β 细胞功能明显减低者。

（2）制剂类型：胰岛素制剂一般为皮下或静脉注射液体，按作用快慢和维持时间长短，可分为速效、短效、中效、长效、预混胰岛素 5 类。根据胰岛素的来源不同还可将其分为：动物胰岛素（猪、牛）、基因重组人胰岛素和胰岛素类似物 3 种。

（3）使用原则和方法

使用原则：胰岛素剂量取决于血糖水平、β 细胞功能缺陷程度、胰岛素抵抗程度、饮食和运动状况等。一般从小剂量开始，根据血糖水平逐渐调整。

使用方法：联合用药，胰岛素＋磺脲类和双胍类或 α 葡萄糖苷酶抑制剂；常规胰岛素治疗，早餐和晚餐前各注射 1 次预混胰岛素或早餐前用混合胰岛素，睡前用中效胰岛素，常用于 2 型糖尿病；强化治疗，1 型糖尿病或新诊断的 2 型糖尿病或 2 型糖尿病后期患者提倡早期使用胰岛素强化治疗，在短时间内把血糖控制在正常范围，这样可以改善高糖毒性，保护胰岛 β 细胞的功能，但应注意低血糖反应。

（4）注意事项：一部分 1 型糖尿病患者在胰岛素治疗后一段时间内病情部分或完全缓解，胰岛素剂量可减少或完全停用，称"胰岛素蜜月期"，通常持续数周或数月，此期应密切关注血糖。当从动物胰岛素改为人胰岛素或胰岛素类似物时，发生低血糖的危险性增加，应密切观察。胰岛素制剂类型、种类、注射技术和部位、患者反应差异性、胰岛素抗体形成等均可影响胰岛素起效时间、作用强度和维持时间。

3. 胰升糖素样多肽 1 类似物

胰升糖素样多肽 1（GLP-1）由肠道 L 细胞分泌，主要作用是通过刺激胰岛 β 细胞分泌胰岛素、抑制胰高血糖素分泌、改善外周组织对胰岛素的敏感性、延迟胃内容物排空和抑制食欲，使 2 型糖尿病患者血糖降低。此外，GLP-1 还可促使胰岛 β 细胞增殖，减少凋亡，增加胰岛 β 细胞的数量。

4. 人工胰岛

由血糖感受器、微型电子计算机和胰岛素泵组成。

5. 胰腺和胰岛细胞移植

治疗对象主要为 1 型糖尿病患者,目前尚局限于伴终末期肾病的患者。因其复杂的外分泌处理和严重并发症而受到限制,尚处在临床试验阶段。

6. 手术治疗

2009 年美国糖尿病学会在 2 型糖尿病治疗指南中正式将代谢手术列为治疗肥胖症伴 2 型糖尿病患者的措施之一。

7. 糖尿病急性并发症的治疗

(1)糖尿病酮症酸中毒的治疗:对于早期酮症患者,仅需给予足量短效胰岛素及口服液体,严密观察病情,定期复查血糖血酮,调节胰岛素剂量。对于出现昏迷的患者应立即抢救,具体措施如下。

①补液:输液是抢救糖尿病酮症酸中毒的首要和关键措施。

②小剂量胰岛素治疗:即每小时每千克体重 0.1U 的短效胰岛素加入生理盐水中持续静滴或静脉泵入,以达到血糖快速、稳定下降而又不易发生低血糖反应的效果,同时还能抑制脂肪分解和酮体产生。

③纠正电解质及酸碱平衡失调:根据治疗前血钾水平及尿量决定补钾时机、补钾量及速度。

④防治诱因和处理并发症:包括休克、严重感染、心力衰竭、心律失常、肾衰竭、脑水肿、急性胃扩张等。

(2)高血糖高渗状态的治疗基本同糖尿病酮症酸中毒。

(3)低血糖的治疗 反复发生低血糖或较长时间的低血糖昏迷可引起脑部损伤,一旦确定患者发生低血糖,应尽快补充糖分,解除脑细胞缺糖症状。

8. 糖尿病慢性并发症的治疗

(1)糖尿病足的治疗。

①全身治疗:严格控制血糖、血压、血脂。改善全身营养状况和纠正水肿等。

②神经性足溃疡的治疗:处理的关键是彻底清创、引流、保湿、减轻压力、促进肉芽组织生长、促进上皮生长和创面愈合。适当的治疗可以使 90% 的神经性溃疡愈合。

③缺血性病变的处理:对轻度缺血或没有手术指征者,可以采取内科保守治疗,静脉输入扩血管和改善血液循环的药物。

④感染治疗:有骨髓炎和深部脓肿者,必须早期切开排脓减压,彻底引流,切除坏死组织、不良肉芽、死骨等。

(2)其他糖尿病慢性并发症的治疗:定期进行各种慢性并发症的筛查,以便早期诊断处理。防治策略是全面控制危险因素,包括积极控制血糖、血压、血脂,抗血小板,控制体重,戒烟和改善胰岛素敏感性等。

【社区管理】

⊗（一）糖尿病筛查

社区卫生服务机构应对管辖区内 35 岁及以上的 2 型糖尿病患者进行规范管理。对工作中发现的 2 型糖尿病高危人群进行有针对性的健康教育,建议其每年至少测量 1 次空腹血糖,并接受医护人员的健康指导。

⊗（二）糖尿病患者随访

对确诊的 2 型糖尿病患者,社区卫生服务机构应定期监测空腹、餐后血糖及血压,并进行面对面随访。

(1)测量血糖和血压,并评估是否存在危急情况,如出现血糖≥16.7mmol/L 或血糖≤3.9mmol/L;收缩压≥180mmHg 和（或）舒张压≥110mmHg;有意识或行为改变、呼气有烂苹果样丙酮味、心悸、出汗、食欲减退、恶心、呕吐、多饮、多尿、腹痛、有深大呼吸、皮肤潮红;持续性心动过速（心率超过 100 次/分）;体温超过 39℃或有其他的突发异常情况,如视力突然骤降、妊娠期及哺乳期血糖高于正常等危险情况之一,或存在不能处理的其他疾病时,须在处理后紧急转诊。对于紧急转诊者,乡镇卫生院、村卫生室、社区卫生服务中心（站）应在两周内主动随访转诊情况。

(2)若不需紧急转诊,询问上次随访到此随访期间的症状。

(3)测量体重,计算体质指数（BMI）,检查足背动脉搏动。

(4)询问患者疾病情况和生活方式,包括心脑血管疾病、吸烟、饮酒、运动、主食摄入情况等。

(5)了解患者服药情况,是否坚持按时服药,有无随意停药及增减药量,药物的不良反应等。

⊗（三）分类干预

根据患者的具体情况,对处于不同健康状况糖尿病患者给予不同的有针对性的干预措施。

(1)对血糖控制满意（空腹血糖＜7.0mmol/L,餐后 2 小时血糖＜10 mmol/L）,无药物不良反应、无新发并发症或原有并发症无加重的患者,预约进行下一次随访。

(2)对第一次出现空腹或餐后血糖控制不满意（空腹血糖值≥7.0mmol/L）或药物不良反应的患者,结合其服药依从情况进行指导,必要时增加现有药物剂量、更换或增加不同类的降糖药物,2 周内随访。

(3)对连续两次出现空腹或餐后血糖控制不满意或药物不良反应难以控制以及出现新的并发症或原有并发症加重的患者,建议其转诊到上级医院,2 周内主动随访转诊情况。

（4）对所有的糖尿病患者进行针对性的健康教育，与患者一起制定饮食、活动计划及治疗目标并在下一次随访时评估进展。告诉患者出现哪些异常情况时应立即就诊。

（四）健康体检

对确诊的 2 型糖尿病患者，每年进行 1 次较全面的健康体检，体检可与随访相结合。内容包括体温、脉搏、血压、血脂、身高、体重、腰围、皮肤、心、脑、肾脏、肺部、腹部、血管等常规体格检查，并对口腔、视力、听力和运动功能等进行粗测判断。

【健康指导】

1. 饮食指导

合理饮食是糖尿病综合治疗的基础，无论糖尿病的类型、病情的轻重，也不论是否用药物治疗，都必须持之以恒地坚持饮食治疗。糖尿病饮食控制的总原则：①控制总热量，均衡营养；②定时定量，少量多餐；③饮食清淡，避免高糖、高脂、高盐饮食；④适当增加膳食纤维的摄入；⑤多饮水，限制饮酒，坚决戒烟。

2. 运动指导

运动治疗是糖尿病治疗的一项基础措施，糖尿病患者运动指导的具体内容包括以下几方面。

（1）运动要保证一定的强度和频率，一般每周运动 3～5 次，每次运动至少 30 分钟；应尽量选择中等强度的有氧运动，如慢跑、快走、爬山、爬楼梯、骑车、游泳等；老年糖尿病患者可适当选择低强度的运动，如散步、快走、气功、太极拳、保健操等。

（2）选择合适的运动时间，选在饭后半小时或 1 小时为宜，不宜在空腹时进行运动。

（3）运动过程要注意安全，包括选择合适的运动场地、穿合适的服装和鞋袜，随身携带易于吸收的含糖食物，如糖块、甜果汁等，预防低血糖的发生。

（4）有下列情况的患者不宜运动：血糖未得到较好控制（血糖＞14mmol/L，尿酮体阳性）或血糖不稳定者；合并严重眼、足、心、肾并发症者，如近期有眼底出血，尿蛋白在＋＋以上，足部有破溃、心功能不全等；新近发生血栓者。

3. 药物治疗指导

糖尿病药物治疗包括口服降糖药物治疗和胰岛素治疗。口服降糖药物治疗的患者，社区护士应指导患者遵医嘱服药，根据所服用药物的特点，掌握正确的服药方法，同时熟悉药物可能引起的不良反应，并做好应对。指导注射胰岛素治疗的患者规范的胰岛素注射方法、注射部位的轮换、胰岛素的储存、注意事项及如何预防低血糖。

4. 自我监测与检查指导

糖尿病患者应进行病情的自我监测和定期复查，有助于及时了解血糖控制情况,为药物治疗和非药物治疗的调整提供依据;也有助于早期发现糖尿病急慢性并发症,早期治疗,减少因并发症而导致的严重后果。

5. 足部护理指导

糖尿病足溃疡和坏疽是糖尿病患者致残、致死的重要原因之一,在日常生活中,糖尿病患者应重视足部护理,防止足部发生外伤,或发生之后能及时处理,防止足部感染和病情进一步发展。

(1)应每天检查足部:检查内容包括双足有无皮肤破损、裂口、水疱、小伤口、红肿、鸡眼、胼胝等;尤其要注意足趾之间有无红肿、皮肤温度是否过冷或过热、足趾间有无变形,触摸足背动脉搏动是否正常。如发现皮肤有破损、水疱等,应去医院处理。如有胼胝、鸡眼等,也应在专业医师指导下处理,切勿自行用针头刺破水疱,或以锐器刮除胼胝,或用鸡眼膏等腐蚀性药物处理,这些都可能引起足部感染。

(2)应养成每日用温水洗脚的良好习惯:水温不宜太冷或太热,一般不超过40℃;洗脚时间不宜太长,以 10～15 分钟左右为宜。洗脚前用手腕掌侧测试水温,若已对温度不太敏感,应请家人代劳或用水温计测量;洗完后用柔软洁净的毛巾拭干,注意擦干两脚趾缝之间的位置;如足部比较干燥,可涂抹适量的润肤乳,以保持足部皮肤润滑,防止发生皲裂。

(3)定期修剪趾甲:对于糖尿病患者而言,正确修剪趾甲亦非常重要,修剪趾甲方法不当,趾甲过短或过长折断都容易伤及甲周组织,引起甲沟炎。正确修剪趾甲的方法:一般在洗脚后,用趾甲刀横向直剪,因为洗脚后的趾甲较软,比较容易修剪,同时横着剪不容易伤及皮肤;趾甲长度与趾尖同一水平即可,不要太短;另外,对于足部感觉减退的患者,剪的时候要确认剪刀的两刃之间是否夹住了皮肤。

(4)选择合适的鞋袜:糖尿病患者鞋袜的选择一定要非常注意,如果穿着不合脚的鞋袜,不仅不能保护足部,反而会引起足部的损伤。袜子最好选择透气性好、吸水性强的纯棉、浅色的袜子,袜口不要太紧,以免影响血液循环;如袜子有破损,尽量换新的袜子,不要修补后再穿,因为修补的位置不平整,长期摩擦,容易引起足部损伤。鞋子应选择透气、合脚的棉质布鞋或真皮皮鞋,不宜穿露出脚趾的凉鞋,不要穿跟过高的鞋或鞋头过尖、过紧的鞋。患者尽量选择中午或黄昏去买鞋,因为此时双脚会比早上略大,买回来的鞋不致过紧,新鞋开始时穿的时间不宜过久,可第一天穿半小时,然后逐渐延长时间。

(5)防止冻伤、烫伤、外伤:糖尿病患者由于足部感觉神经病变,足部的感觉不敏感,容易受到创伤;一旦发生创伤,由于血管病变,破损的伤口不易愈合,且容易发生感染。因此,糖尿病患者在生活中应注意保护足部,避免发生冻伤、烫伤和一切外伤。冬天应注意足部保暖,但严禁用热水袋、火炉等给足部取暖;每次穿鞋前注意检查鞋内有无异物等。

(6)定期到专科门诊复查:一般糖尿病病程在 5 年以上的患者,至少应每年到医院检查足部血管、神经,测量踝肱比(ABI),有助于早期发现血管、神经病变,早期治疗。

6. 低血糖的预防指导

低血糖是糖尿病治疗过程中常见的急性并发症,尤其是接受胰岛素或长效磺脲类药物治疗的患者、老年患者及肾功能不全者容易发生低血糖。社区护士应指导糖尿病患者加强低血糖的预防,熟悉低血糖的症状,发现低血糖并及时处理。低血糖预防的原则包括以下几方面。

(1)遵医嘱服药,定时定量,不要擅自加大药物剂量,也不要随意调整服药时间,尤其胰岛素注射的患者,胰岛素注射过早、量过大很容易引起低血糖。

(2)患者饮食应规律,定时定量,如由于各种原因引起的食欲减退、进食量少或胃肠道疾病引起呕吐、腹泻时,应相应减少药物剂量。

(3)运动要适时适量,糖尿病患者的运动最好在餐后 1 小时左右进行,选择强度适宜的运动,避免过量运动。

(4)尽量减少饮酒,尤其是勿空腹饮酒。

(5)平时应随身携带糖果,以备发生低血糖时急用。

(6)随身携带糖尿病患者保健卡(图 12-3)卡上注明姓名、诊断、家属电话等,一旦出现严重低血糖,便于其他人了解病情、紧急施救并通知家人。当患者出现饥饿感、乏力、头晕、心慌、出虚汗、双手颤抖、手足口唇麻木、视力模糊、面色苍白等症状,应高度怀疑低血糖。有血糖监测条件者,立即测定血糖以明确诊断;无血糖监测条件时,应先按低血糖处理。

糖尿病患者保健卡(随身携带)

姓名: 年龄:

家庭住址:

医生电话:

亲人电话:

治疗情况:

用药用量:

我是糖尿病患者,如果发现我神志不清、出冷汗或行为怪异,请立刻送我到医院及通知我的亲人。非常感谢您的帮助。

图 12-3 糖尿病患者保健卡

（7）低血糖紧急处理包括：①清醒的患者，应尽快吃一些含糖高的食物或饮料，如糖果、果汁、蜂蜜、饼干等。②意识不清的患者，则应将患者侧卧，并拨打急救电话，尽快送医院抢救，有条件者可先静脉推注 50％葡萄糖 20～40ml。但千万不要给患者喂食或饮水，因为容易引起窒息。

7. 糖尿病患者心理指导

糖尿病是一种慢性终身性疾病，在患糖尿病之初以及在长期的治疗过程中，患者都可能发生各种心理问题。调查显示，糖尿病患者心理障碍的发生率高达 30％～50％。而焦虑、抑郁等消极情绪也会影响血糖的控制。因此，加强糖尿病患者的心理护理，使患者保持良好的心态，积极应对糖尿病，是社区糖尿病患者护理的重要内容。糖尿病患者心理调适指导的内容包括：

（1）提供糖尿病的相关知识，使患者正确认识疾病，糖尿病虽然不可治愈，但并不是不可控制，要协助患者建立对糖尿病的信心。

（2）认真倾听患者的叙述并观察患者的心理活动，对患者的不遵医行为不做评判，给患者提供充分的理解与支持，及时肯定患者取得的进步。

（3）鼓励患者家属支持和积极参与糖尿病控制，使患者感到家人的支持与关心。

（4）教给患者一些心理调适的技巧，包括如何放松情绪、宣泄疗法、音乐疗法等。

第十三章
社区特殊情况的护理

传染病、精神病的护理及常见病的康复护理、中医护理，是社区卫生中的重要部分，是我国社区卫生服务中心的特色。传染病和精神病是社区护理中的特殊疾病，社区居民对于这些疾病的认识不如其他常见病、多发病程度深入。但是，传染病和精神病的突发性与危害性却非常严重，因此，了解这些疾病的发生发展规律、基本护理常识对于预防疾病、及时发现、减轻疾病带来的危害具有重要的意义。此外，本章节还讲述了社区常见的康复技术和疾病的康复知识与方法，以及社区常见的中医护理，对于社区居民的疾病康复和预防保健有非常重要的指导意义。

第一节 传染病概述

一、传染病的概念

传染病,即传染性疾病,是由病原体引起的能在人与人、动物与动物或人与动物之间相互传染的疾病,它是许多种疾病的总称。

二、传染过程

传染过程有 5 种表现。

1. 病原体被清除
不出现病理损害及临床表现。

2. 隐性感染(亚临床感染)
机体被病原体侵袭后,不引起或只引起轻微的组织损伤,不出现临床表现,只能通过免疫学检查才能发现。

3. 显性感染(临床感染)
病原体侵入人体后,因免疫功能改变,致使病原体不断繁殖,并产生毒素,导致机体出现病理改变,临床出现传染病特有的临床表现。

4. 病原携带状态
病原体侵入机体后,存在于机体的一定部位,其共同特点是不出现临床症状,但能向外排出病原体。这类人群主要包括带病毒者、带菌者、带虫者等。

5. 潜伏性感染
人体内保留病原体,潜伏一定部位,不出现临床表现,病原体也不被向外排出,当人体抵抗力降低时,病原体活跃增殖引起发病。

三、传染病的基本特征

传染病一般都具有以下特点。

1. 病原体
绝大多数传染病都有其特异的病原体(包括微生物和寄生虫),比如水痘的病原体是水痘病毒,猩红热的病原体是溶血性链球菌。病原体主要分为细菌、病毒(比细菌小、无细胞结构)、真菌(癣的病原体)、原虫(疟原虫)、蠕虫(蠕虫病的病原体),少数传染病的病原体至今仍不太明确。

2. 传染性

病原体从宿主排出体外,通过一定方式,到达新的易感染者体内,呈现出一定传染性,其传染强度与病原体种类、数量、毒力、易感者的免疫状态等因素有关。每种传染病都有比较固定的传染期,排出病原体,污染环境,传染他人。

3. 有流行病学特征

传染病能在人群中流行,其流行过程受自然因素和社会因素的影响,并表现出多方面的流行特征。

(1)流行性:按传染病流行过程的强度和广度分为散发、流行、大流行和暴发四种。

①散发:是指传染病在人群中散在发生。

②流行:是指某一地区或某一单位,在某一时期内,某种传染病的发病率,超过了历年同期的发病水平。

③大流行:指某种传染病在某个短时期内迅速传播、蔓延,超过了一般的流行强度。

④暴发:指某一局部地区或集体中,短时间内突然出现大批患同一传染病的人。

(2)地方性:地方性是指某些传染病或寄生虫病的中间宿主,受地理条件、气候条件变化的影响,常局限在一定的地域范围内发生。如疟疾等虫媒传染病,鼠疫等自然疫源性疾病。

(3)季节性:季节性是指传染病的发病率在年度内出现季节性升高,如流行性乙型脑炎多在夏秋季节流行。

4. 免疫性

传染病痊愈后,人体对同一种传染病病原体产生抵抗力,一段时间内再次遇到该病原体的入侵而不会再感染,称为免疫。大多数患者在疾病痊愈后,都可产生不同程度的免疫力。不同的传染病,病后的免疫状态有所不同,有的传染病患病一次后可终身免疫,有的还可再感染。

四、传染病的流行过程

传染病能够在人群中流行,必须同时具备三个基本环节。

1. 传染源

传染源指体内有病原体生长繁殖并能将其排出体外的人和动物,包括患者、隐性感染者、病原携带者、受感染的动物。

2. 传播途径

传播途径指病原体从传染源体内排出,侵入另一个易感者所经过的途径。常见的传播途径如下所示。

（1）水与食物传播：如菌痢、伤寒、甲型肝炎等。

（2）空气飞沫传播：如流感、结核等。

（3）虫媒传播：如疟疾、流脑、鼠疫等。

（4）接触传播：包括直接接触如性病、狂犬病及间接接触，如流感、菌痢。

（5）经血传播：如乙型肝炎、艾滋等。

（6）垂直传播（母婴传播）：如乙型肝炎、艾滋等。

3. 易感人群

易感人群是指对某种传染病的病原体缺乏特异性免疫的人群。人群作为一个整体对传染病的易感程度称为人群易感性，人群易感性的高低取决于该人群中易感个体所占比例。与之相对应的是群体免疫力，即人群对于某种传染病的侵入和传播的抵抗力，儿童及青少年由于身体抵抗力及免疫功能发育不完善，良好的个人卫生习惯尚未养成，自我保护能力差，因而较为容易受到传染病的侵袭，在儿童中开展有计划的疫苗接种就是要提高儿童的群体免疫水平。

这三个环节缺少其中任何一个环节，传染病就流行不起来。预防传染病的一般措施也就是针对这三个方面进行的。

四、传染病的临床特点

传染病一般要经过潜伏期、前驱期、发病期、恢复期几个阶段。

（一）病程发展的阶段性

1. 潜伏期

潜伏期指病原体自侵入人体起，至出现首发症状的时期，潜伏期是确定传染病检疫期的重要依据。

2. 前驱期

前驱期指从发病至开始出现明显症状时的短暂时间，此期症状无特异性，一般1～3天。

3. 症状明显期

症状明显期是各传染病随病程发展陆续出现该病特有症状和体征的时间。

4. 恢复期

恢复期是临床症状陆续消失的时期，少数疾病可留有后遗症。

（二）复发与再燃

有些传染病患者进入恢复期后，已稳定退热一段时间，由于潜伏于组织内的病原体再度繁殖至一定程度，使初发病的症状再度出现，称为复发，见于伤寒、疟疾、菌痢等。有些患者在恢复期时，体温未稳定下降至正常，又再发热时，称为再燃。

（3）常见的症状与体征

1. 发热

发热是许多传染病所共同的表现，常见热型包括稽留热、弛张热、间歇热等。

2. 发疹

发疹是许多传染病特征之一，在发热的同时伴有发疹，疹子的出现时间、分布部位和先后次序对诊断和鉴别诊断有重要参考价值

3. 毒血症状

病原体及其毒素进入血液循环扩散至全身，出现中毒症状。常见的毒血症状包括毒血症、菌血症、败血症、脓毒血症等。

五、传染病的控制原则

由于传染病的传播必须同时具备以上三个条件：传染源、传染途径和易感人群（宿主），即所谓的传染链，因此，控制传染病的蔓延也必须针对这几个条件采取相对应的预防措施。

（一）管理和控制传染源

传染源是引发传染病的根源之所在，因此控制和消除传染源是控制与消灭传染病的根本措施。例如，对非典型肺炎患者和疑似患者进行隔离治疗、严格诊治和管理，对患者家属加以严密监控和检疫，就是控制非典型肺炎流行的传染源；流行性出血热的传染源是老鼠，消灭老鼠就是消灭流行性出血热的传染源；狂犬病的传染源是狗，国家对养犬的管理就是控制狂犬病的传染源。

（二）切断传播途径

传播途径是传染病传播的通道，因此，切断传播途径，是控制与消灭疾病的关键措施。病原体离开传染源后，需经一定的途径才会传染给正常人，如通过咳嗽产生的飞沫、蚊虫叮咬、水源污染、输血等途径。消灭蚊子可以预防疟疾；搞好饮食卫生可以减少痢疾、伤寒的发生；开窗通风、避免与患者近距离接触、戴口罩等措施可以预防经空气传播的呼吸道传染病。

（三）保护易感人群

保护易感人群是控制与消灭传染病的重要措施，一种传染病是否能在人群中发生、流行（包括流行的强度），均与这些人群是否具有对该病的易感性有关。人群易感性高，说明该人群具备发生该病流行的可能性较大，一旦有传染源传入，并且有适宜的传播途径，即可形成暴发或流行。

对于一种新的传染病而言，从来没有感染过这种疾病的人群都是易感者。注

射疫苗是保护易感人群的最好方法,现在很多传染病可以通过注射疫苗来控制。

此外,传染病的流行还受自然环境与社会环境的影响,自然环境与社会环境对传染病流行的三个条件的存在均可发挥重要的作用。

第二节　社区常见传染病护理

一、流行性感冒患者的社区护理与管理

【概念】

流行性感冒简称流感,是由流感病毒引起的急性呼吸道感染,也是一种传染性强、传播速度快的疾病。

【危害性】

流感比一般的感冒要重,有发热、头痛,全身酸痛等症状,且症状持续时间比较长。流感可以引起很多严重并发症,特别是对老年人和孩子,远远超过流感本身对人们健康的危害。流感并发肺炎、心肌炎、脑膜炎、中耳炎、支气管炎等,甚至会有导致死亡的危险。根据 WHO 报道,全球每年因为流感死亡的人数有几十万,如不及时控制,易引起暴发或大流行。

【分类】

流感分为甲、乙、丙三个类型。

【病因】

流感病毒所致,流感病毒主要通过感染呼吸道内各类细胞,并在细胞内复制,导致细胞损伤和死亡而致病。该病毒不耐热,对含氯消毒剂等敏感,对紫外线敏感,耐低温和干燥。

【临床表现】

1. 一般表现

早期可出现鼻塞、流涕、打喷嚏、干咳等,随后出现头痛、发热、畏寒、乏力、全身酸痛等症状。

2. 并发症

并发症急性化脓性扁桃体炎、支气管炎、肺炎等,可出现高热,剧烈咳嗽,痰呈脓性,呼吸困难等。

【治疗要点】

1. 一般治疗

强调卧床休息和支持治疗。

2. 对症治疗

高热者可用解热镇痛药,酌情选用安乃近、苯巴比妥钠等,如有呼吸困难,给予吸氧。

3. 抗病毒治疗

应早期用药。

(1)金刚烷胺和甲基金刚烷甲胺,只对甲型流感病毒有效。

(2)奥司他韦可抑制病毒复制。

(3)利巴韦林对各型流感均有疗效,不良反应少。

(4)中草药如金银花、黄芪、连翘等可以杀灭病毒和细菌。

4. 抗生素的应用

应积极防治继发性细菌感染,下列情况可考虑用磺胺类药物或抗生素。

(1)继发细菌感染。

(2)有风湿病史者。

(3)抵抗力差的幼儿、老人,尤其是慢性心肺疾病患者。

【社区管理】

1. 流行性感冒筛选

(1)对有鼻塞,流涕,打喷嚏,干咳等症状的患者,及时进行筛查,并接受医护人员的生活方式指导。

(2)抵抗力差的幼儿、老人,尤其是慢性心肺疾病患者,有上述症状,及时转诊。

2. 流行性感冒随访

(1)如出现高热、剧烈咳嗽、痰呈脓性,呼吸困难等症状,须在处理后紧急转诊。对于紧急转诊者,乡镇卫生院、村卫生室、社区卫生服务中心(站)应主动随访转诊情况。

(2)若不需紧急转诊,询问上次随访到此次随访期间的症状。

(3)询问患者疾病情况和生活方式。

(4)了解患者服药情况。

3. 干预与管理

(1)对流感症状控制满意,无药物不良反应,无新发并发症及无加重的患者,预约进行下一次随访时间。

(2)对出现高热,剧烈咳嗽,痰呈脓性,呼吸困难等症状难以控制以及出现新的并发症或原有并发症加重的患者,建议其转诊到上级医院,主动随访转诊情况。

(3)对所有的患者进行针对性的健康教育,与患者一起制订生活方式改进目标并在下一次随访时评估进展,指导患者出现哪些异常时应立即就诊。

4．健康体检

对免疫力低下人群及既往反复发生流感人群在流感高发季节进行预防体检，内容包括体温、脉搏、呼吸、血压、血常规、胸片等。

【健康教育】

1．生活方式指导

(1)发热患者应加强休息，多饮水，出现高热者，给予物理降温，应及时擦身，勤换衣裤，注意保暖。

(2)保证充足的热量与营养，进食高蛋白，高热量，高维生素的食物，增强机体抵抗力。

(3)应避免外出，外出时要戴口罩，咳嗽、打喷嚏时用双层纸巾掩住口鼻，严禁随地吐痰。

(4)居室要经常开窗通风，患者使用过的食具应煮沸消毒，衣物、被褥等用品要经常洗晒，阳光下暴晒2小时消毒。

(5)适当运动，如散步、打太极拳等。

2．隔离措施

早期发现患者并早期隔离，室内保持通风，每天紫外线消毒，有条件者单居一室，加强居住环境的消毒隔离。

3．预防措施

(1)老年人，儿童可接种流感疫苗，可以显著降低发病率和病死率。

(2)加强营养，保证睡眠，适当的体育锻炼，提高免疫力。

(3)养成良好的生活卫生习惯，房间经常通风换气，注意个人卫生，流感流行时，尽量减少到公共场所或人口密集的地方，以减少感染和传播的机会。

(4)集体单位如有流行趋势，应做到早发现、早报告、早诊断、早隔离、早治疗。

4．用药指导

向患者强调坚持全程，合理用药的重要性，不能随意停药，督促患者治疗期间定期复查胸片和血常规，指导患者观察药物疗效和不良反应，若出现药物不良反应应及时就诊，定期随访。

5．心理指导

教会患者排解不良情绪的方法，保持乐观心态，增强战胜疾病的信心。

二、病毒性肝炎患者的社区护理与管理

【概念】

病毒性肝炎简称肝炎，是由于多种肝炎病毒引起的，以肝脏病变为主的传染性疾病。目前确定的肝炎病毒有甲型、乙型、丙型、丁型及戊型，各型病原不同，但临

床表现基本相似。临床以疲乏、食欲减退、肝大、肝功能异常为主要表现,部分病例可出现黄疸。

【危害性】

病毒性肝炎对人体的危害主要包括以下几项。

(1)病毒性肝炎会使患者的消化系统出现胆管炎、胆囊炎、肝炎后脂肪肝等疾病。

(2)病毒性肝炎会影响到患者的神经系统,会出现颅神经受累、急性多发性神经根炎、脑膜脑炎等症状。

(3)病毒性肝炎会影响到患者的血液系统,会出现全血细胞减少、急性溶血性贫血、再生障碍性贫血、肝炎后高胆红素血症等。

(4)病毒性肝炎会影响到患者心脏,使心脏受到损害,出现心律不齐、心肌炎、心包炎等症状。

【分类】

分为急性肝炎、慢性肝炎及重症肝炎。

【病因】

各型病毒性肝炎的发病机制目前尚未完全明了。

1. 甲型肝炎

甲型肝炎病毒(HAV)侵入后引起短暂的病毒血症,继而侵入肝脏,在肝细胞内增殖,病毒由胆道进入肠腔,最后由粪便排出。病毒增殖并不直接引起细胞病变,肝细胞损伤机制可能是通过免疫介导引起,如细胞毒性 T 细胞攻击感染病毒的肝细胞。

2. 乙型肝炎

国内外对乙型肝炎的发病机制进行了很多种研究,但仍有许多问题有待阐明。乙型肝炎病毒(HBV)进入机体后,迅速通过血液到达肝脏和其他器官,包括胆管、胰腺、血管、肾小球基底膜等肝外组织,引起肝脏及肝外相应组织的病理改变和免疫功能改变,多数以肝脏病变最为突出。

目前认为,HBV 并不直接引起明显的肝细胞损伤,肝细胞损伤主要由病毒诱发的免疫反应引起,即机体免疫反应在清除 HBV 的过程中造成肝细胞损伤,而乙型肝炎的慢性化则可能与免疫耐受有关。此外,还可能与感染者年龄、遗传因素有关,儿童期感染或某些 HLA 基因型易出现慢性肝炎。

3. 丙型肝炎

丙型肝炎病毒(HCV)引起肝细胞损伤的机制与 HCV 的直接致病的作用及免疫损伤有关。HCV 的直接致病作用可能是急性丙型肝炎中肝细胞损伤的主要原因,而慢性丙型肝炎则以免疫损伤为主。

丙型肝炎慢性化的可能机制：①HCV易变异，从而逃避机体免疫；②HCV在血中的水平很低，容易产生免疫耐受；③HCV具有泛嗜性，不宜清除；④免疫细胞可被HCV感染，导致免疫紊乱。

4. 丁型肝炎

丁型肝炎病毒（HDV）的外壳是HBsAg成分，其发病机制类似于乙型肝炎，但一般认为HDV对肝细胞有直接致病性。

5. 戊型肝炎

戊型肝炎是由一种RNA病毒引起的急性病毒性肝炎。

【治疗要点】

病毒性肝炎目前仍无特效治疗。治疗原则为综合性治疗，以休息、营养为主，辅以适当药物治疗，避免使用损害肝脏的药物。

1. 一般治疗

急性肝炎及慢性肝炎活动期，需住院治疗，卧床休息，合理营养，保证热量、蛋白质、维生素供给，严禁饮酒，恢复期应逐渐增加活动。慢性肝炎静止期，可做力所能及的工作，重型肝炎要绝对卧床，尽量减少饮食中的蛋白质，保证热量、维生素的摄入，可输入血白蛋白或新鲜血浆，维持水、电解质平衡。

2. 抗病毒治疗

急性肝炎一般不用抗病毒治疗，仅在急性丙型肝炎时提倡早期应用干扰素防止慢性化，而慢性病毒性肝炎需要抗病毒治疗。

(1)干扰素：重组DNA白细胞干扰素（IFN-α）可抑制HBV的复制。隔天肌注，连续6个月，仅有30%～50%患者获得较持久的效果。丙型肝炎的首选药物为干扰素，可与利巴韦林联合应用。

(2)拉米夫定：是一种合成的二脱氧胞嘧啶核甘类药物，具有抗HBV的作用。口服拉米夫定，血清HBV DNA水平可明显下降，服药12周HBV DNA转阴率达90%以上。长期用药可降低ALT，改善肝脏炎症，但HBeAg阴转率仅16%～18%，治疗6个月以上，可发生HBV的变异，但仍可继续服用本药，副作用轻，可继续服用1～4年。

(3)泛昔洛韦：是一种鸟苷类药物，它的半衰期长，在细胞内浓度高，可以抑制HBV-DNA的复制。本药副作用轻，可与拉米夫定、干扰素等联合应用提高疗效。

(4)其他抗病药物：如阿昔洛韦、阿德福韦、膦甲酸钠等均有一定抑制HBV的效果。

3. 免疫调节剂

常用的包括：①胸腺素α₁（日达仙）有双向免疫调节作用，可重建原发、继发性免疫缺陷患者的免疫功能。②胸腺素可参与机体的细胞发生免疫反应，诱导T淋巴细胞的分化成熟,放大 T 细胞对抗原的反应,调节 T 细胞各亚群的平衡。③免疫核糖核酸:在体内能诱生干扰素而增强机体免疫功能。

4. 导向治疗

新的免疫治疗(如 DNA 疫苗免疫复合物治疗等)、基因治疗(反义核酸治疗转基因治疗)正在研究中。

5. 护肝药物

护肝药主要包括:①促肝细胞生长素可促进肝细胞再生,对损伤肝细胞有保护作用,并能调节机体免疫功能和抗纤维化作用。②水飞蓟素有保护和稳定肝细胞膜作用。③甘草酸二铵(甘利欣)具有较强的抗炎,保护细胞膜及改善肝功能的作用,适用于伴有谷丙转氨酶升高的慢性迁延性肝炎及慢性活动性肝炎。④腺苷蛋氨酸(思美泰):补充外源性的腺苷蛋氨酸有促进黄疸消退和肝功能恢复的作用。

6. 中医中药

中医辨证治疗对改善症状及肝功能有较好疗效,如茵陈、栀子、赤芍、丹参等。

【临床表现】

1. 急性肝炎

分为急性黄疸型肝炎和急性无黄疸型肝炎,潜伏期在 15~45 天之间,平均 25 天,总病程 2~4 个月。

(1)黄疸前期:有畏寒、发热、乏力、食欲不振、恶心、厌油、腹部不适、肝区痛、尿色逐渐加深,本期持续平均 5~7 天。

(2)黄疸期:热退、巩膜、皮肤黄染,黄疸出现而自觉症状有所好转,肝大伴压痛、叩击痛,部分患者轻度脾大,本期持续 2~6 周。

(3)恢复期:黄疸逐渐消退,症状减轻至消失,肝脾恢复正常,肝功能逐渐恢复,本期持续 2 周至 4 个月,平均 1 个月。

2. 慢性肝炎

既往有乙型、丙型、丁型肝炎或 HBsAg 携带史或急性肝炎病程超过 6 个月,而目前仍有肝炎症状、体征及肝功能异常者,可以诊断为慢性肝炎。常见症状为乏力、全身不适、食欲减退、肝区不适或疼痛、腹胀、低热,体征为面色晦暗、巩膜黄染、可有蜘蛛痣或肝掌、肝大、质地中等或充实感,有叩痛,脾大严重者,可有黄疸加深、腹腔积液、下肢水肿、出血倾向及肝性脑病。根据肝损害程度临床可分为轻、中、重度三种。

(1)轻度:病情较轻,症状不明显或虽有症状或体征,但生化指标仅 1~2 项轻度异常者。

(2)中度:症状、体征,居于轻度和重度之间者,肝功能有异常改变。

(3)重度:有明显或持续的肝炎症状,如乏力、纳差、腹胀、便秘等,可伴有肝病面容、肝掌、蜘蛛痣或肝脾肿大,而排除其他原因且无门脉高压症者。实验室检查血清,谷丙转氨酶反复或持续升高:白蛋白减低或 A/G 比例异常,丙种球蛋白明显升高,凡白蛋白≤32g/L,胆红素＞85.5μmol/L,凝血酶原活动度 40%～60%,三项检测中有一项者,即可诊断为慢性肝炎重度。

3.重型肝炎

(1)急性重型肝炎:起病急,进展快,黄疸深,肝脏小。起病后 10 天内,迅速出现神经精神症状,出血倾向明显并可出现肝臭、腹腔积液、肝肾综合征、凝血酶原活动度低于 40%而排除其他原因者,胆固醇低,肝功能明显异常。

(2)亚急性重型肝炎:在起病 10 天以后,仍有极度乏力、纳差,重度黄疸(胆红素＞171μmol/L)、腹胀并腹腔积液形成,多有明显出血现象,一般肝缩小不突出,肝性脑病多见于后期肝功能严重损害:血清 ALT 升高或升高不明显,而总胆红素明显升高,即酶胆分离,A/G 比例倒置,丙种球蛋白升高,凝血酶原时间延长,凝血酶原活动度＜40%。

(3)慢性重型肝炎:有慢性肝炎肝硬化或有乙型肝炎表面抗原携带史,影像学、腹腔镜检查或肝穿刺支持慢性肝炎表现者,并出现亚急性重症肝炎的临床表现和实验室改变为慢性重型肝炎。

4.淤胆型肝炎

起病类似于急性黄疸型肝炎,但自觉症状常较轻,有明显肝大、皮肤瘙痒、大便色浅,血清碱性磷酸酶、γ-转肽酶、胆固醇均有明显增高,黄疸深,胆红素升高以直接增高为主,转氨酶上升幅度小,凝血酶原时间和凝血酶原活动度正常。较轻的临床症状和深度黄疸不相平行为其特点。

5.肝炎后肝硬化

早期肝硬化必须依靠病理诊断、超声和 CT 检查等,腹腔镜检查最有参考价值。临床诊断肝硬化,指慢性肝炎患者有门脉高压表现,如腹壁及食管静脉曲张、腹腔积液、肝脏缩小,脾大,门静脉、脾静脉内径增宽,且排除其他原因能引起门脉高压者,依肝炎活动程度分为活动性和静止性肝硬化。

【社区管理】

1.病毒性肝炎的筛查

对于以下情况的人群应该引起高度重视。

(1)静脉药瘾史者。

(2)有职业或其他原因(纹身、穿孔、针灸等)所致的针刺伤史者。

(3)有医源性暴露史,包括手术、透析、不洁口腔诊疗操作、器官或组织移植者。

(4)有高危性行为史,如多个性伴、男性同性恋者。

(5)HCV 感染者的性伴及家庭成员。

（6）HIV 感染者及其性伴。

（7）HCV 感染母亲所生的子女。

（8）破损皮肤和黏膜被 HCV 感染者血液污染者。

（9）有输血或应用血液制品史者（主要是 1993 年前有过输血或应用血制品者）。

（10）1996 年前的供血浆者。

2. 病毒性肝炎患者的随访

慢性乙肝和丙肝患者需到正规医院进行检查，根据医生的建议，每 6～12 个月定期检查，根据病情进行规范化治疗。慢性乙肝和丙肝患者的抗病毒治疗是关键，只要有适应证，且条件允许，就应进行规范的抗病毒治疗。

3. 干预与管理

（1）管理传染源：传染病的报告制度是早期发现传染病的重要措施，必须要严格遵守。

（2）切断传播途径：甲型、戊型消化道隔离 30 日，乙型血液隔离至临床痊愈。严格执行消毒隔离、手卫生、医废消毒处理制度。

（3）提高人群的免疫力：提高人群免疫力可以从两个方面进行。第一，改善营养，锻炼身体等措施可以提高机体的非特异性免疫力。第二，通过预防接种提高人群的主动或被动特异性免疫力。

（4）已被感染人群，应定期到医院复查肝功能测定，以便及时发现异常，预防并发症。

4. 健康体检

急性肝炎的患者出院后第一个月复查 1 次，以后每 1～2 个月复查 1 次，半年后每 3 个月复查 1 次，定期复查 1～2 年。慢性肝炎患者定期复查肝功能、病毒的血清学指标、肝脏 B 超和与肝纤维化有关的指标，以指导调整治疗方案。

【健康教育】

1. 疾病预防指导

甲型和戊型肝炎应预防消化道传播，重点在于加强粪便管理，保护水源，严格饮用水的消毒，加强食品卫生和食具消毒。乙、丙、丁型肝炎预防重点在于防止通过血液和体液传播，对供血者进行严格筛查，做好血源监测，推广使用一次性注射用具，重复使用的医疗器械要严格消毒灭菌。大力推广安全注射（包括针灸的针具），并严格遵循医院感染管理中的标准预防原则。服务行业所用的理发、刮脸、修脚、穿刺和纹身器具也应严格消毒。注意个人卫生，不和任何人共用剃须刀和牙具等用品。若性伴侣为 HBsAg 阳性者，应接种乙型肝炎疫苗或采用安全套；在性伴侣健康状况不明的情况下，一定要使用安全套以预防乙型肝炎及其他血源性或性传播疾病。HBsAg、HBeAg、HBV DNA 和 HCV RNA 阳性者应禁止献血和从事托幼、餐饮业工作。

2. 生活方式的指导

(1)饮食。急性肝炎患者给予清淡的流质或半流质,进食少者可由静脉补充水分及维生素,维持身体的各种需要。食欲改善后,适当增加热量及蛋白质,鼓励多吃水果和蔬菜,不食不洁食物,不食高糖和高脂肪食物,防止并发糖尿病及脂肪肝。

(2)活动。各型肝炎在活动期均要注意休息,症状减轻,则动静结合。发病期以卧床休息为主,恢复期可以从事轻工作,适当进行体育锻炼,以无疲乏感为度,临床治疗三年内均应避免剧烈体育活动及重体力劳动。

3. 疾病知识的指导

慢性乙型及丙型肝炎可反复发作,诱因常为过度劳累、暴饮暴食、酗酒、不合理用药、感染、不良情绪等。应宣传病毒性肝炎患者的家庭护理和自我保健知识。慢性患者和无症状病毒携带者应做到:①正确对待疾病,保持乐观情绪。②恢复期患者应生活规律,劳逸结合。③加强营养,适当增加蛋白质摄入,但要避免长期高热量、高脂肪饮食,戒烟酒。④不滥用药物,如吗啡、苯巴比妥类、磺胺类及氯丙嗪等药物,以免加重肝脏损害。⑤患者的食具、用具和洗漱用品应专用,家中密切接触者可行预防接种。

4. 用药指导与复查时间及指征

病毒性肝炎特别是慢性肝炎出现病程反复,应坚持复诊,一般肝功正常后三个月内每半个月进行肝功复查,三个月后每一月复查一次,半年后每年二次。如出现乏力、纳差、恶心、呕吐、尿黄、皮肤巩膜黄染、腹部不适等情况须及时就诊。

三、艾滋病患者的社区护理与管理

【概念】

艾滋病又称获得性免疫缺陷综合征(AIDS)是由人类缺陷病毒(HIV)所引起的慢性致命性传染病。主要通过性接触和血液传播。HIV 特异性侵犯并破坏辅助型 T 淋巴细胞,并使机体多种免疫细胞受损,最终并发各种严重的感染和恶性肿瘤。

HIV 是一种极为细小的球形病毒,其结构简单,外壳是由蛋白质组成、核心部分是一种称为核糖核酸(RNA)的遗传物质,医学上称这类病毒为逆转录病毒。HIV 进入人体后主要寄生于免疫系统的 T4 淋巴细胞内,经过逆转录后,病毒中的 RNA 就转为病毒 DNA(脱氧核糖核酸),并直接嵌入到淋巴细胞内固有的细胞 DNA 上(DAN 是遗传基因的主要物质),两者紧紧地联在一起,人体没有能力分开它,如果真能把病毒 DNA 杀灭,势必也同时杀灭了淋巴细胞 DNA。当 HIV 侵入人体后由潜伏状态进入活跃状态时,细胞内的病毒 DNA 会受到激发而复制出数以千计的 HIV 来,而新合成的 HIV 会从细胞中释出,并侵袭其他健康的 T4 淋巴细胞。就这样,HIV 不断地增殖,而 T4 淋巴细胞则不断地受到破坏,最终导致全身免疫力的渐渐丧失,引发众多合并症而死亡。

【危害性】

HIV 在人体内的潜伏期平均为 8~9 年,患艾滋病以前,可以没有任何症状地生活和工作多年。它可将人体免疫系统中最重要的 T4 淋巴细胞作为主要攻击目标,大量破坏该细胞,使人体丧失免疫功能,因此,人体易于感染各种疾病,并可发生恶性肿瘤,病死率较高。

【病因】

艾滋病的病原体为 HIV,是一种逆转录病毒,分为 HIV-I 型和 HIV-II 型。HIV 侵入人体后,侵犯细胞膜上有 CD4 分子的细胞,引起淋巴细胞数减少,T4/T8 淋巴细胞比值≤1,并发生严重的细胞免疫功能缺陷,导致各种机会性感染及恶性肿瘤。HIV 感染单核巨噬细胞后,成为病毒的储存场所,不易被人体免疫机制清除,并可通过血脑屏障,感染脑、脊髓及神经组织引起炎症。

艾滋病的多器官多系统损害,其发生与以下因素有关。

1. HIV 的直接损伤

如 HIV 脑膜炎、HIV 心肌炎和 HIV 相关肾病等。

2. 机会性感染波及各器官各系统

与免疫监视功能缺陷、天然杀伤细胞及细胞毒性细胞的杀伤活性下降和某些淋巴因子(如白细胞介素-2)的水平降低有关。

3. 多种恶性病变累及多器官多系统

HIV 系慢病毒,可引起细胞染色体畸变和无限增殖,从而发生间变和癌变;T 细胞数量减少,功能降低,使机体对肿瘤的监视机能下降,不能识别和杀伤初生的肿瘤细胞;T 细胞对 B 细胞的制约功能减低后,B 细胞功能相对亢盛,当其受抗原刺激后即可产生封闭因子,它可以封闭肿瘤细胞表面的结合点,使几种免疫细胞不能发挥灭瘤作用。

4. 细胞免疫与体液免疫异常导致的免疫病理损害

从临床看,艾滋病的多系统损害酷似某些结缔组织病,部分病例在艾滋病诊断标准尚未具备前,就已出现明显的血液学改变,如全血细胞减少,故有的学者提出,艾滋病是由 HIV 感染引起的自身免疫性疾病。实验室资料也提示艾滋病患者有高免疫球蛋白血症、多克隆激活、循环免疫复合物的形成和自身抗体的产生,如抗核抗体、抗红细胞、白细胞和血小板抗体、抗淋巴细胞抗体以及阳性 Coombs 试验;尸检还证实艾滋病者的胸腺有严重破坏;某些病例,在给予抗病毒和抗机会性感染治疗的同时,联合使用免疫抑制剂如环孢菌素 A、小剂量环磷酰胺或强的松等可使症状缓解。由此可证明免疫病理损害在艾滋病多器官多系统病变中的作用。当然,有的学者亦认为,自身免疫机制虽可解释艾滋病的一些临床和血液学特征,但目前尚无充分证据来肯定或否定将其归类于自身免疫疾病。特别是艾滋病患者有 T4 细胞进行性减少,而自身免疫性疾病者此细胞群数量则常增多。

【临床分期】

从感染艾滋病病毒到发病有一个完整的自然过程,临床上将这个过程分为四期:急性感染期、潜伏期、艾滋病前期、典型艾滋病期。

1. 急性期（Ⅰ期）

大部分患者在艾滋病感染初期,没有任何症状,但有一部分患者在感染数天至 3 个月后,HIV 侵袭人体后对机体的刺激所引起的反应有如流行性感冒样或传染性单核细胞增多症样,如发热、寒战、关节疼、肌肉疼、呕吐、腹泻、喉痛等,有的还出现急性无菌性脑膜炎,表现为头痛、神经性症状和脑膜刺激征。末梢血检查,白细胞总数正常,或淋巴细胞减少,单核细胞增加。急性感染期时,症状常较轻微,容易被忽略。在被感染 2～6 周后,血清 HIV 抗体可呈现阳性反应。此后,临床上出现一个长短不等、相对健康、无症状的潜伏期。

2. 无症状感染期（Ⅱ期）

感染者可以没有任何临床症状,但潜伏期不是静止期,更不是安全期,病毒在持续繁殖,具有强烈的破坏作用。潜伏期指的是从感染 HIV 开始,到出现艾滋病临床症状和体征的时间。艾滋病的平均潜伏期,现在认为是 2～10 年。这对早期发现患者及预防都造成很大困难。此期 HIV 呈阴性,称为窗口期。

3. 持续性全身淋巴结肿大期（Ⅲ期）

主要表现为除腹股沟淋巴结以外,全身其他部位有或两处以上淋巴结肿大者。发生的部位多见于头颈部、腋窝、颈后、耳前、耳后、股淋巴结、颌下淋巴结等。淋巴结肿大直径 1cm 以上,质地柔韧,无压痛,能自由活动。活检可见淋巴结反应性增生。淋巴结一般持续肿大 3 个月以上,无自觉症状。部分肿大的淋巴结一年以后可消散,也可反复肿大。

4. 艾滋病期（Ⅳ期）

艾滋病期是艾滋病病毒感染的最终阶段。严重的细胞免疫缺陷发生各种致命性机会性感染,发生各种恶性肿瘤。艾滋病的终期,免疫功能全面崩溃,患者出现各种严重的综合病症,直至死亡。由于免疫系统被严重破坏,各种致命性机会感染、肿瘤等极易发生。病变可表现在肺、口腔、消化系统、神经系统、内分泌系统、心脏、肾脏、眼、关节、皮肤等,已发生机会感染者,平均存活期为 9 个月,体重减轻 10％以上,周期性发热(38℃左右),常持续数月。夜间盗汗、发生单纯疱疹病毒、白色念珠菌(属真菌类)等各种感染。

【临床表现】

发病以青壮年较多,发病年龄80%在18～45岁,即性生活较活跃的年龄段。在感染艾滋病后往往患有一些罕见的疾病如肺孢子虫肺炎、弓形体病、非典型性分枝杆菌与真菌感染等。

HIV感染后,最开始的数年至10余年可无任何临床表现。一旦发展为艾滋病,患者就可以出现各种临床表现。一般初期的症状如同普通感冒、流感样,可有全身疲劳无力、食欲减退、发热等,随着病情的加重,症状日见增多,如皮肤、黏膜出现白念球菌感染,出现单纯疱疹、带状疱疹、紫斑、血疱、淤血斑等;以后渐渐侵犯内脏器官,出现原因不明的持续性发热,可长达3～4个月;还可出现咳嗽、气促、呼吸困难、持续性腹泻、便血、肝脾肿大、并发恶性肿瘤等。临床症状复杂多变,但每个患者并非上述所有症状全都出现。侵犯肺部时常出现呼吸困难、胸痛、咳嗽等;侵犯胃肠可引起持续性腹泻、腹痛、消瘦无力等;还可侵犯神经系统和心血管系统。

1. 一般症状

持续发烧、虚弱、盗汗,持续广泛性全身淋巴结肿大,特别是颈部、腋窝和腹股沟淋巴结肿大更明显。淋巴结直径在1cm以上,质地坚实,可活动,无疼痛。体重下降在3个月之内可达10%以上,最多可降低40%,患者消瘦特别明显。

2. 呼吸道症状

呼吸道症状主要包括长期咳嗽、胸痛、呼吸困难,严重时痰中带血。

3. 消化道症状

消化道症状包括食欲下降、厌食、恶心、呕吐、腹泻,严重时可便血。通常用于治疗消化道感染的药物对这种腹泻无效。

4. 神经系统症状

神经系统症状主要表现为头晕、头痛、反应迟钝、智力减退、精神异常、抽搐、偏瘫、痴呆等。

【治疗要点】

目前在全世界范围内仍缺乏根治HIV感染的有效药物。现阶段的治疗目的是:最大限度和持久的降低病毒载量;获得免疫功能重建和维持免疫功能;提高生活质量;降低HIV相关的发病率和死亡率。本病的治疗强调综合治疗,包括一般治疗、抗病毒治疗、恢复或改善免疫功能的治疗及机会性感染和恶性肿瘤的治疗。

1. 一般治疗

对HIV感染者或获得性免疫缺陷综合征患者均无须隔离治疗。对无症状HIV感染者,仍可保持正常的工作和生活。应根据具体病情进行抗病毒治疗,并密切监测病情的变化。对艾滋病前期或已发展为艾滋病的患者,应根据病情注意休息,给予高热量、多维生素饮食。不能进食者,应静脉输液补充营养。加强支持疗法,包括输血及营养支持疗法,维持水及电解质平衡。

2. 抗病毒治疗

抗病毒治疗是艾滋病治疗的关键。随着采用高效抗逆转录病毒联合疗法的应用,大大提高了抗 HIV 的疗效,显著改善了患者的生活质量和预后。

3. 支持及对症治疗

输血、补充维生素及营养物质,明显消瘦者可给予醋酸钠甲地孕酮改善食欲。

4. 预防性治疗

结核菌素试验阳性者,异烟肼治疗 1 个月。$CD_4{}^+T$ 淋巴细胞$<0.2\times10^9/L$ 者可用喷他脒过复方磺胺甲噁唑预防肺孢子菌肺炎。针刺或实验室以外感染应 2 小时内服用齐多夫定等治疗,疗程 4～6 周。HIV 感染的孕妇产前 3 个月起服用齐多夫定,产前顿服尼维拉平 200mg,产后新生儿 72 小时内一次性口服尼维拉平 2mg/kg,可降低母婴传播。

【社区管理】

1. 艾滋病的筛查

艾滋病的主要传播途径是性接触传播、注射传播和母婴传播,而艾滋病病毒感染的高危人群是男性同性恋、静脉药瘾者、性乱者、血友病、多次输血及女性感染者的新生儿等。因此,艾滋病筛查的重点对象应是所有吸毒人员、所有卖淫嫖娼人员、营业性娱乐场所女性从业人员、艾滋病疑似就诊者、产前检查和住院分娩的孕产妇、HIV/AIDS 阳性的配偶和子女、患艾滋病或艾滋病病毒抗体阳性的母亲所生婴儿、与艾滋病高危人群有性接触者、男性同性恋者、两性恋者、曾用过国外进口血液制品者,特别是血友病患者。此外,要求做艾滋病毒检测的患者或艾滋病感染患病率>1‰地区的就诊者,也应接受筛查。

2. 艾滋病的随访

评估患者目前疾病的发展阶段,嘱患者严格按照医嘱进行治疗,在病程缓解期或因其他原因确实无法住院隔离治疗的,医护人员可在保密的情况下,定期进行家庭访视。

3. 干预与管理

(1)了解患者病情:调查疾病来源,依据艾滋病的传播特点判断患者感染的途径,为有效控制传染源提供依据。评估患者目前疾病的发展阶段,在社区营造友善、理解、健康的生活环境,鼓励他们采取积极的生活态度,改变高危行为,积极配合治疗,延长生命并提高生活质量。认真填写社区艾滋病病例管理相关表格和文件,并存入档案,同时做好保密工作,不得泄露患者信息。

（2）对患者日常生活进行指导：患者应注意休息，保证睡眠质量。无症状患者可从事适度工作，避免劳累。注意口腔卫生和皮肤的护理，减少继发感染的发生。避免服用毒品、吸烟、过量饮酒，不能献血。洁身自好，使用安全的性行为，正确使用安全套，不与他人共用注射器等。吸毒者应尽早戒毒，如果短时间不能戒除毒瘾，则不采用静脉注射的吸毒方式，同时积极帮助其寻求戒毒援助。已怀孕的艾滋病妇女，可考虑终止妊娠。

（3）对其家庭成员的健康管理：向家庭成员介绍艾滋病相关知识，尤其是传播途径和隔离措施，消除家庭成员的恐惧，不得歧视和孤立艾滋病患者。将患者的病情如实告知家庭成员，并建议可能感染者尽早做血液检查，特别是其性伴侣，指导其余患者进行正常安全的交往，对怀疑感染 HIV 的家人，建议其及时到专业医疗机构确认病情。鼓励家庭成员给予患者精神上的支持和帮助，协助患者建立积极的生活态度。

4. 健康体检

人体感染 HIV 后，一般需要 2～12 周（不超过 6 月），平均 45 天左右血液中才可检测到 HIV 抗体，因为从感染 HIV 到机体产生抗体的这一段时间检测不到 HIV 抗体，故称之为窗口期。因此，一般在发生高危行为后 3 个月检查 HIV 抗体，97％以上感染者呈阳性，极少数 6 个月后呈阳性。目前大多数三级医院和各级疾病控制中心均可做 HIV 的初筛检查，但确认实验必须由疾病控制中心进行，一般抽取 2mL 静脉血进行初筛，两次阳性者再由疾病控制中心进行确认实验。所有接受筛查者均会确保获得保密。

【健康教育】

1. 疾病知识指导

教育患者，使之充分认识本病的基本知识、传播方式、预防措施及保护他人和自我健康监控的方法。对 HIV 感染者实施管理，包括：①定期或不定期的访视及医学观察。②血、排泄物及分泌物应用 0.2％次氯酸钠等消毒液进行消毒。③严禁献血、捐献器官、精液；性生活应使用避孕套。④出现症状、并发感染或恶性肿瘤者，应住院治疗。⑤已感染 HIV 的孕龄妇女应避免妊娠、生育，以防母婴传播。HIV 感染的哺乳期妇女应人工喂养婴儿。

2. 心理指导

护士和患者进行良好的沟通，提供心理帮助，正确看待疾病，树立乐观的生活态度。指导患者家属关爱患者，给予其温暖的家庭环境，树立信心。

3. 疾病预防指导

广泛开展宣传教育和综合治理，应通过媒体、社区教育多种途径使群众了解艾滋病的感染途径，采取自我防护措施进行预防，尤其应加强性道德及教育。保障安全的血液供应,提倡义务献血、禁止商业性采血;严格血液及血制品的管理,严格检测献血者、精液、组织、器官供应者的 HIV 抗体。注射、手术、拔牙等应严格无菌操作,推广使用一次性注射用品,不共用针头、注射器。加强静脉药瘾者注射用具的管理。对医疗器械如胃镜、肠镜、血液透析器械应严格消毒,预防医源性感染。加强对高危人群的艾滋病疫情监测,严格取缔卖淫和嫖娼活动。加强国境检疫,艾滋病抗体阳性者禁止入境。

四、梅毒患者的社区护理与管理

【概念】

梅毒是由苍白(梅毒)螺旋体(TP)引起的慢性、系统性性传播疾病。主要通过性途径传播,临床上可表现为一期梅毒、二期梅毒、三期梅毒、潜伏梅毒和先天梅毒(胎传梅毒)等。梅毒是《中华人民共和国传染病防治法》中,列为乙类防治管理的病种。

【危害性】

1. **侵犯中枢神经系统**

可引发脊髓痨、麻痹性痴呆、视神经萎缩等。

2. **危害心血管系统**

可导致主动脉炎、主动脉瓣闭锁不全、主动脉瘤等。

3. **损害骨骼系统**

可引起组织和器官破坏,功能丧失,导致残疾或死亡。

4. **危害程度增加,致残致死率上升**

由于螺旋体变异后毒性增强,对身体器官的损伤程度加重,而且变异后病情发展迅速,加之传统治疗效果差,致使梅毒对身体的致残率和致死率增加,不及时治疗将导致器官的功能丧失,甚至危及生命。

【临床表现】

根据梅毒感染途经的不同可分为后天梅毒(获得性梅毒)和先天梅毒(胎传梅毒)。其中获得性梅毒根据病变发展的不同阶段又能分为早期梅毒(包括一期梅毒和二期梅毒)和晚期梅毒(即三期梅毒)。

1. **获得性显性梅毒**

(1)一期梅毒:标志性临床特征是硬下疳。好发部位为阴茎、龟头、冠状沟、包皮、尿道口、大小阴唇、阴蒂、宫颈、肛门、肛管等,也可见于唇、舌、乳房等处。①硬下疳特点为感染 TP 后 7～60 天出现,大多数患者硬下疳为单发、无痛无痒、圆形或椭圆形、边界清晰的溃疡,高出皮面,疮面较清洁,有继发感染者分泌物多。触之有软骨样硬度。持续时间为 4～6 周,可自愈。硬下疳可以和二期梅毒并存,须与软下疳、生殖器疱疹、固定性药疹等的生殖器溃疡性疾病相鉴别。②近卫淋巴结肿大出现硬下疳后1～2周,部分患者出现腹股沟或近卫淋巴结肿大,可单个也可多个,肿大的淋巴结大小不等、质硬、不粘连、不破溃、无痛。

(2)二期梅毒:以二期梅毒疹为特征,有全身症状,一般在硬下疳消退后相隔一段无症状期再发生。TP随血液循环播散,引发多部位损害和多样病灶。侵犯皮肤、黏膜、骨骼、内脏、心血管、神经系统。梅毒进入二期时,梅毒血清学试验几乎100%阳性。全身症状发生在皮疹出现前,发热、头痛、骨关节酸痛、肝脾肿大、淋巴结肿大。男性发生率约25%,女性约50%。3～5日好转。接着出现梅毒疹,并有反复发生的特点。①皮肤梅毒疹:80%～95%的患者发生。特点为疹型多样和反复发生、广泛而对称、不痛不痒、愈后多不留瘢痕、驱梅治疗迅速消退。主要疹型有斑疹样、丘疹样、脓疱性梅毒疹及扁平湿疣、掌跖梅毒疹等。②复发性梅毒疹:初期的梅毒疹自行消退后,约20%的二期梅毒患者于一年内复发,以环状丘疹最为多见。③黏膜损害:约50%的患者出现黏膜损害。发生在唇、口腔、扁桃体及咽喉,为黏膜斑或黏膜炎,有渗出物,或发生灰白膜,黏膜红肿。④梅毒性脱发:约占患者的10%。多为稀疏性,边界不清,如虫蚀样;少数为弥漫样。⑤骨关节损害:骨膜炎、骨炎、骨髓炎及关节炎,伴疼痛。⑥二期眼梅毒:梅毒性虹膜炎、虹膜睫状体炎、脉络膜炎、视网膜炎等,常为双侧。⑦二期神经梅毒:多无明显症状,脑脊液异常,脑脊液RPR阳性。可有脑膜炎或脑膜血管症状。⑧全身浅表淋巴结肿大。

(3)三期梅毒:1/3的未经治疗的显性TP感染发生三期梅毒。其中,15%为良性晚期梅毒,15%～20%为严重的晚期梅毒。①皮肤黏膜损害:结节性梅毒疹好发于头皮、肩胛、背部及四肢的伸侧。树胶样肿常发生在小腿部,为深溃疡形成,萎缩样瘢痕;发生在上额部时,组织坏死,穿孔;发生于鼻中隔者则骨质破坏,形成马鞍鼻;舌部者为穿凿性溃疡;阴道损害为出现溃疡,可形成膀胱阴道漏或直肠阴道漏等。②近关节结节:是梅毒性纤维瘤缓慢生长的皮下纤维结节,对称性、大小不等、质硬、不活动、不破溃、表皮正常、无炎症、无痛、可自消。③心血管梅毒:主要侵犯主动脉弓部位,可发生主动脉瓣闭锁不全,引起梅毒性心脏病。④神经梅毒:发生率约10%,可在感染早期或数年、十数年后发生。可无症状,也可发生梅毒性脑膜炎、脑血管梅毒、脑膜树胶样肿、麻痹性痴呆。脑膜树胶样肿为累及一侧大脑半球皮质下的病变,发生颅内压增高、头痛及脑局部压迫症状。实质性神经梅毒系脑或脊髓的实质性病损,前者形成麻痹性痴呆,后者表现为脊髓后根及后索的退行性变,有感觉异常、共济失调等多种病征,即脊髓痨。

2. 获得性隐性梅毒

后天感染TP后未形成显性梅毒而呈无症状表现,或显性梅毒经一定的活动期后症状暂时消退,梅毒血清试验阳性、脑脊液检查正常,称为隐性(潜伏)梅毒。

感染后 2 年内的称为早期潜伏梅毒,感染后 2 年以上的称为晚期潜伏梅毒。

3. 妊娠梅毒

妊娠梅毒是孕期发生的显性或隐性梅毒。妊娠梅毒时,TP 可通过胎盘或脐静脉传给胎儿,形成以后所生婴儿的先天梅毒。孕妇因发生小动脉炎导致胎盘组织坏死,造成流产、早产、死胎,只有少数孕妇可生健康儿。

4. 先天性显性梅毒

(1)早期先天梅毒　患儿出生时即瘦小,出生后 3 周出现症状,全身淋巴结肿大,无粘连、无痛、质硬。多有梅毒性鼻炎。出生后约 6 周出现皮肤损害,呈水疱-大疱型皮损(梅毒性天疱疮)或斑丘疹、丘疹鳞屑性损害。可发生软骨炎、骨膜炎,多有肝、脾肿大,血小板减少和贫血。可发生神经梅毒,不发生硬下疳。

(2)晚期先天梅毒　发生在 2 岁以后。一类是早期病变所致的骨、齿、眼、神经及皮肤的永久性损害,如马鞍鼻、哈钦森齿等,无活动性。另一类是仍具活动性损害所致的临床表现,如角膜炎、神经性耳聋、神经系统表现异常、脑脊液变化、肝脾肿大、鼻或颚树胶肿、关节积水、骨膜炎、指炎及皮肤黏膜损害等。

5. 先天潜伏梅毒

生于患梅毒的母亲,未经治疗,无临床表现,但梅毒血清反应阳性,年龄小于 2 岁者为早期先天潜伏梅毒,大于 2 岁者为晚期先天潜伏梅毒。

【治疗要点】

1. 治疗原则

强调早诊断,早治疗,疗程规则,剂量足够。治疗后定期进行临床和实验室随访。性伙伴要同查同治。早期梅毒经彻底治疗可临床痊愈,消除传染性。晚期梅毒治疗可消除组织内炎症,但已破坏的组织难以修复。

治疗主要使用青霉素,如水剂青霉素、普鲁卡因青霉素、苄星青霉素等为不同分期梅毒的首选药物。对青霉素过敏者可选四环素、红霉素等。部分患者青霉素治疗之初可能发生吉海反应,可由小剂量开始或使用其他药物加以防止。梅毒治疗后第一年内应每 3 月复查血清一次,以后每 6 个月一次,共 3 年。神经梅毒和心血管梅毒应随访终身。

2. 早期梅毒(包括一期、二期梅毒及早期潜伏梅毒)

(1)青霉素疗法:苄星青霉素 G(长效西林),分两侧臀部肌注,每周 1 次,共 2～3 次。普鲁卡因青霉素 G,肌注,连续 10～15 天,总量 800 万 U～1200 万 U。

(2)对青霉素过敏者:盐酸四环素,口服,连服 15 天。强力霉素,连服 15 天。

3. 晚期梅毒(包括三期皮肤、黏膜、骨骼梅毒、晚期潜伏梅毒)及二期复发梅毒

(1)青霉素:苄星青霉素 G,1 次/周,肌注,共 3 次。普鲁卡因青霉素 G,肌注,

连续 20 天。可间隔 2 周后重复治疗 1 次。

(2)对青霉素过敏者:盐酸四环素,口服,连服 30 天。强力霉素,连服 30 天。

4. 神经梅毒

应住院治疗,为避免治疗中产生吉海反应,在注射青霉素前一天口服强的松,1 次/日,连续 3 天。

(1)水剂青霉素 G 静脉点滴,连续 14 天。

(2)普鲁卡因青霉素 G 肌肉注射,同时口服丙磺舒,共 10～14 天。

上述治疗后,再接用苄星青霉素 G,1 次/周,肌注,连续 3 周。

5. 妊娠期梅毒

按相应病期的梅毒治疗方案给予治疗,在妊娠最初 3 个月内,应用一疗程;妊娠末 3 个月应用一疗程。对青霉素过敏者,用红霉素治疗,早期梅毒连服 15 天,二期复发及晚期梅毒连服 30 天。其所生婴儿应用青霉素补治。

6. 胎传梅毒（先天梅毒）

早期先天梅毒(2 岁以内)脑脊液异常者:水剂青霉素 G 或普鲁卡因青霉素 G 治疗,具体剂量遵医嘱。脑脊液正常者:苄星青霉素 G,一次注射(分两侧臀肌)。如无条件检查脑脊液者,可按脑脊液异常者治疗。

7. 孕妇的梅毒治疗

(1)有梅毒病史的已婚妇女在孕前一定进行全面梅毒检查。有过不洁性生活或者曾感染过梅毒的女性在打算怀孕前,最好去正规医院做全面梅毒检测。对于那些梅毒治疗完成、梅毒症状不明显的已婚女性也要在确定梅毒治愈后,才能怀孕。

(2)妊娠期的梅毒检查和治疗:在妊娠初 3 个月及末均应作梅毒血清学检查。如发现感染梅毒应正规治疗,以减少发生胎传梅毒的机会。

8. 梅毒治疗中的吉海反应

梅毒治疗首次用药后数小时内,可能出现发热、头痛、关节痛、恶心、呕吐、梅毒疹加剧等情况,属吉海反应,症状多会在 24 小时内缓解。为了预防发生吉海反应,青霉素可由小剂量开始逐渐增加到正常量,对神经梅毒及心血管梅毒可以在治疗前给予一个短疗程泼尼松,分次给药,抗梅治疗后 2～4 天逐渐停用。皮质类固醇可减轻吉海反应的发热,但对局部炎症反应的作用则不确定。

【社区管理】

1. 梅毒筛查

有不安全的性接触史,孕产妇梅毒感染史,输注血液史。

2. 梅毒患者的随访

(1)追踪患者的性伴侣,查找患者所有性接触者,进行预防检查,追踪观察并进行必要的治疗,未治愈前禁止性行为。

(2)对可疑患者均应进行预防检查,做梅毒血清试验,以便早期发现患者并及时治疗。

3. 梅毒患者的干预与管理

(1)对患梅毒的孕妇,应及时给予有效治疗,以防止将梅毒感染给胎儿。未婚的感染梅毒者,最好治愈后再结婚。

(2)如需献血,要去正规采血点,在献血前需做全面的血液检查,预防感染。如需输血,需要输血单位出示所输血液的检查证明,防止不必要的麻烦发生。

(3)梅毒患者应注意劳逸结合,进行必要的功能锻炼,保持良好的心态,以利康复。

(4)注意生活细节,防止传染他人。早期梅毒患者有较强的传染性,晚期梅毒虽然传染性逐渐减小,但也要小心进行防护。自己的内裤、毛巾及时单独清洗,煮沸消毒,不与他人同盆而浴。发生硬下疳或外阴、肛周扁平湿疣时,可以使用清热解毒、除湿杀虫的中草药煎水熏洗坐浴。

(5)梅毒患者在未治愈前应禁止性行为,如有发生则必须使用安全套。

4. 健康体检

现在通常是用梅毒血清学的检测来判断梅毒是否痊愈,目前各大医院比较常用的是 RPR(快速血浆反应素环状卡片试验)和 TPPA(梅毒螺旋体颗粒凝集试验)。RPR 是非特异性梅毒血清学试验,常用于疗效的判断。TPPA 检测血清中特异性梅毒螺旋体抗体,有较高的敏感性和特异性。本法检测一旦阳性,无论治疗与否或疾病是否活动,通常终身保持阳性不变,其滴度变化与梅毒是否活动无关,故不能作为评价疗效或判定复发与再感染的指标,只能够作为梅毒的确认试验。

凡确诊为梅毒者,治疗前最好做 RPR 定量试验。两次定量试验滴度变化相差 2 个稀释度以上时,才可判定滴度下降。梅毒患者在经过正规治疗以后,每三个月复查一次 RPR,半年后每半年复查一次 RPR,随访 2～3 年,观察比较当前与前几次的 RPR 滴度变化的情况。在治疗后 3～6 个月,滴度有 4 倍以上的下降,说明治疗有效。滴度可持续下降乃至转为阴性。如果连续 3～4 次检测的结果都是阴性,则可以认为该患者的梅毒已临床治愈。

【健康教育】

首先应加强健康教育和宣传,避免不安全的性行为,其次应采取以下预防措施和注意事项。

(1)到正规医院检查、治疗,避免误诊、误治。

(2)检查是否合并其他性病,如艾滋病、软下疳及生殖器疱疹等。早发现、早治疗,可避免重要脏器损伤。如有可疑症状如生殖器溃疡、皮疹应及时到正规医院确诊。

（3）坚持规则、全程治疗，治疗期间遇见问题（药物反应、发热等）应及时到医院检查咨询；遵医嘱定期随诊。

（4）治疗期间避免性生活，性伴应同时诊治及随访，正确使用安全套可有效预防梅毒。如未婚者最好等治愈并随访2～3年后较理想。

（5）患梅毒后的饮食调养与其他感染性疾病一样，均要吃新鲜富含维生素的蔬菜、水果，少吃油腻的饮食，忌食辛辣刺激食物，戒烟、酒，适当多饮水，有利于体内毒素的排除。

五、细菌性痢疾患者的护理

【概念】

细菌性痢疾简称菌痢，是志贺菌属（痢疾杆菌）引起的肠道传染病。临床表现主要有发冷、发热、腹痛、腹泻、里急后重、排黏液脓血样大便。中毒性菌痢起病急骤、突然高热、反复惊厥、嗜睡、昏迷、迅速发生循环衰竭和呼吸衰竭，而肠道症状轻或无，病情凶险。

菌痢常年散发，夏秋多见，是我国的常见病、多发病。本病有效的抗菌药治疗，治愈率高。若疗效欠佳或慢性患者变多，可能是未经正规治疗、未及时治疗、使用药物不当或耐药菌株感染。

【病因】

1. **传染源**

传染源包括患者和带菌者。患者中以急性、非急性典型菌痢与慢性隐匿型菌痢为重要传染源。

2. **传播途径**

痢疾杆菌随患者或带菌者的粪便排出，通过污染的手、食品、水源或生活接触，或苍蝇、蟑螂等间接方式传播，最终均经口入消化道使易感者受感染。

3. **人群易感性**

人群对痢疾杆菌普遍易感，学龄前儿童患病多，与不良卫生习惯有关；成人患者同机体抵抗力降低、接触感染机会多有关，加之患同型菌痢后无巩固免疫力，不同菌群间以及不同血清型痢疾杆菌之间无交叉免疫，故造成重复感染或再感染而反复多次发病。

【临床表现】

潜伏期一般为1～3天（数小时至7天），潜伏期长短和临床症状的轻重主要取决于患者的年龄、抵抗力、感染细菌的数量、菌群毒力的不同。在菌属因素中，痢疾志贺菌感染症状多较重，宋内志贺菌感染多较轻，福氏志贺菌介于以上两者之间，但易转为慢性。根据病程长短和病情轻重可分为下列临床类型。

1. 急性菌痢

典型病变过程分为初期的急性卡他性炎,后期的假膜性炎和溃疡,最后愈合。主要有全身中毒症状与消化道症状,可分成以下 4 型。

(1)普通型:起病急,有中度毒血症表现,怕冷、发热达 39℃、乏力、食欲减退、恶心、呕吐、腹痛、腹泻、里急后重。稀便转成脓血便,每日数十次,量少,失水不显著。一般病程 10~14 天。

(2)轻型:全身中毒症状、腹痛、里急后重均不明显,可有低热、糊状或水样便,混有少量黏液,无脓血,一般每日 10 次以下。粪便镜检有红、白细胞,培养有痢疾杆菌生长,可与急性肠炎相鉴别。一般病程 3~6 天。

(3)重型:有严重全身中毒症状及肠道症状。起病急、高热、恶心、呕吐,剧烈腹痛及腹部(尤为左下腹)压痛,里急后重明显,脓血便,便次频繁,甚至失禁。病情进展快,明显失水,四肢发冷,极度衰竭,易发生休克。

(4)中毒型:此型多见于 2~7 岁体质好的儿童。起病急骤,全身中毒症状明显,高热达 40℃ 以上,而肠道炎症反应极轻。这是由于痢疾杆菌内毒素的作用,并且可能与某些儿童的特异性体质有关。中毒型菌痢又可根据不同的临床表现分为三型。

2. 慢性菌痢

菌痢患者可反复发作或迁延不愈达 2 个月以上,部分病例可能与急性期治疗不当或致病菌种类(福氏菌感染易转为慢性)有关,也可能与全身情况差或胃肠道局部有慢性疾患有关。主要病理变化为结肠溃疡性病变,溃疡边缘可有息肉形成,溃疡愈合后留有瘢痕,导致肠道狭窄,若瘢痕正在肠腺开口处,可阻塞肠腺,导致囊肿形成,其中贮存的病原菌可因囊肿破裂而间歇排出。分型有以下几种:

(1)慢性隐伏型:患者有菌痢史,但无临床症状,大便病原菌培养阳性,做乙状结肠镜检查可见菌痢的表现。

(2)慢性迁延型:患者有急性菌痢史,长期迁延不愈,腹胀或长期腹泻,黏液脓血便,长期间歇排菌,为重要的传染源。

(3)慢性型急性发作:患者有急性菌痢史,急性期后症状已不明显,受凉、饮食不当等诱因致使症状再现,但较急性期轻。

3. 中毒性菌痢

起病急骤,有严重的全身中毒症状,但肠道病变和症状较轻微。儿童多发,一般见于 2~7 岁。可出现中毒性休克或因呼吸衰竭而死亡。病原菌多为福氏或宋内氏痢疾杆菌。

【治疗要点】

1. **急性菌痢的治疗**

卧床休息、消化道隔离。给予易消化、高热量、高维生素饮食。对于高热、腹痛、失水者给予退热、止痉、口服含盐米汤或给予口服补液盐,呕吐者需静脉补液。由于耐药菌株增加,最好应用两种以上抗菌药物。

2. **中毒性菌痢的治疗**

(1)抗感染:选择敏感抗菌药物,联合用药,静脉给药,待病情好转后改口服。

(2)控制高热与惊厥。

(3)循环衰竭的治疗。基本同感染性休克的治疗。主要有:①扩充有效血容量;②纠正酸中毒;③强心治疗;④解除血管痉挛;⑤维持酸碱平衡;⑥应用糖皮质激素。

(4)防治脑水肿与呼吸衰竭。

3. **慢性菌痢的治疗**

(1)寻找诱因,对症处置。避免过度劳累,勿使腹部受凉,勿食生冷饮食。体质虚弱者应及时使用免疫增强剂。当出现肠道菌群失衡时,切忌滥用抗菌药物,立即停止耐药抗菌药物使用。改用酶生乳酸杆菌,以利肠道厌氧菌生长。

(2)对于肠道黏膜病变经久不愈者,同时采用保留灌肠疗法。

【社区管理】

1. **细菌性痢疾的筛查**

(1)细菌性痢疾常年散发,夏秋季可引起流行,一般从5月开始上升,8—9月达到高峰,10月以后逐渐减少。

(2)对于有寒战、高热、腹胀、腹泻、里急后重,排黏液脓血样大便等患者,应注意粪便培养及采取隔离措施。

(3)及时填写好疫情报告卡和记录文件,存入健康档案。

2. **细菌性痢疾患者的随访**

(1)了解患者的病情,评估患者的临床症状,如果是中毒性菌痢,多起病急骤、突然高热、反复惊厥、嗜睡、昏迷及抽搐,迅速发生循环衰竭和呼吸衰竭,而肠道症状轻,应引起高度重视。

(2)对患者的日常生活进行指导。①对于急慢性患者应及时采取消化道隔离,直至大便培养阴性。如患者是从事水资源管理者、餐饮人员、幼托机构人员,必须立即调离原岗位,慢性患者不允许从事以上职业。②养成良好的卫生习惯,注意饮食卫生,勤洗手,患者使用过的食具应煮沸消毒。

(3)遵医嘱服用药物,严禁过早停药,造成细菌产生抗体,使疾病转为慢性。

3．干预与管理

（1）患者要有专门的便器，患者的排泄物及便器可用 100mL 水加入漂白粉 20g 的消毒液消毒。

（2）遵医嘱服用药物，严禁过早停药，造成细菌产生抗体，使疾病转为慢性。

（3）家庭成员与患者使用各自的食具，与患者使用各自的卫生间，以免感染。家庭成员在处理完患者的大便后，要用消毒水（如 5％优氯净等）泡手 2 分钟，再以流水冲洗干净，注意养成良好的卫生习惯。

4．健康体检

细菌性痢疾的患者，应严格遵医嘱选择抗菌素，执行接触性隔离措施，至临床症状消失，粪便培养连续 2 次阴性，方可解除隔离。并防止肠道细菌紊乱，给予相应调节肠道菌群药物。

【健康教育】

1．疾病预防指导

做好饮水、食品、粪便的卫生管理机构防蝇工作，改善环境卫生条件。不到卫生条件差的街头摊点就餐，尽量在外少吃。尽量不吃剩饭菜。冰箱内储放的食物，必须卫生处理后才能进食。养成良好的卫生习惯，防止"病从口入"。加强体育锻炼，保持生活规律，复发应及时就诊治疗。

2．保护易感人群

在痢疾流行期间，易感者可口服多价痢疾减毒活菌苗，提高机体免疫力。

3．疾病知识指导

细菌性痢疾的患者应及时隔离、治疗、粪便消毒对于传染源的控制极为重要，应向患者及家属讲明。遵医嘱按时、按量、按疗程服药，争取在急性期彻底治愈，以防转变为慢性菌痢。慢性菌痢的患者应避免诱发因素，如暴饮暴食、过度紧张劳累、进食生冷食物等。防止病情发作。

六、霍乱患者的社区护理与管理

【概念】

霍乱是一种急性腹泻疾病，由不洁的海鲜食品引起，病发高峰期在夏季，能在数小时内造成腹泻脱水甚至死亡。霍乱是由霍乱弧菌所引起的，通常是血清型 O1 的霍乱弧菌所致，但是在 1992 年曾经有 O139 的新血清型造成流行。霍乱弧菌存在于水中，最常见的感染原因是食用被患者粪便污染过的水。霍乱弧菌能产生霍乱毒素，造成分泌性腹泻，即使不再进食也会不断腹泻，洗米水状的粪便是霍乱的特征。

【危害性】

霍乱可引起剧烈腹泻、呕吐,严重脱水,甚至循环衰竭伴严重电解质紊乱与酸碱平衡失调、急性肾衰竭危及生命。

【分类】

按脱水程度,血压、脉搏及尿量多少可以把霍乱分为四型。

1. 轻型

仅有短期腹泻,无典型米泔水样便,无明显脱水表现,血压脉搏正常,尿量略少。

2. 中型

有典型症状及典型大便,脱水明显,脉搏细速,血压下降,尿量甚少,一日500mL 以下。

3. 重型

患者极度软弱或神志不清,严重脱水及休克,脉搏细速或者不能触及,血压下降或测不出,尿极少或无尿,可发生典型症状后数小时死亡。

4. 暴发型

称干性霍乱,起病急骤,不等典型的泻吐症状出现,即因循环衰竭而死亡。

【病因】

霍乱弧菌为革兰染色阴性,对干燥、日光、热、酸及一般消毒剂均敏感。霍乱弧菌产生致病性的是内毒素及外毒素,正常胃酸可杀死弧菌,当胃酸暂时低下时或入侵病毒菌数量增多时,未被胃酸杀死的弧菌进入小肠,在碱性肠液内迅速繁殖,并产生大量强烈的外毒素。这种外毒素具有 ADP^- 核糖转移酶活性,进入细胞催化胞内的 NAD^+ 的 ADP 核糖基共价结合亚基上后,会使这种亚基不能将自身结合的 GTP 水解为 GDP,从而使这种亚基处于持续活化状态,不断激活腺苷酸环化酶,致使小肠上皮细胞中的 cAMP 水平增高,导致细胞大量钠离子和水持续外流。这种外毒素对小肠黏膜的作用引起肠液的大量分泌,其分泌量很大,超过肠道再吸收的能力,在临床上出现剧烈泻吐,严重脱水,致使血浆容量明显减少,体内盐分缺乏,血液浓缩,出现周围循环衰竭。由于剧烈泻吐,电解质丢失、缺钾缺钠、肌肉痉挛、酸中毒等甚至发生休克及急性肾功衰竭。

【临床表现】

本病的临床表现主要分为泻吐期、脱水虚脱期和恢复期。

1. 泻吐期

泻吐期多以突然腹泻开始,继而呕吐。一般无明显腹痛,无里急后重感。每日大便数次甚至难以计数,量多,每天 2 000~4 000mL,严重者 8 000mL 以上,初为黄水样,不久转为米泔水样便,少数患者有血性水样便或柏油样便,腹泻后出现喷射性和边疆性呕吐,初为胃内容物,继而水样,米泔样。呕吐多不伴有恶心,喷射样,其内容物与大便性状相似。约15%的患者腹泻时不伴有呕吐。由于严重泻吐引起体液与电解质的大量丢失,出现循环衰竭,表现为血压下降,脉搏微弱,血红蛋白及血浆比重显著增高,尿量减少甚至无尿。机体内有机酸及氮素产物排泄受障碍,患者往往出现酸中毒及尿毒症的初期症状。血液中钠钾等电解质大量丢失,患者出现全身性电解质紊乱。缺钠可引起肌肉痉挛,特别以腓肠肌和腹直肌为最常见。缺钾可引起低钾综合征,如全身肌肉张力减退、肌腱反射消失、鼓肠、心动过速、心律不齐等。由于碳酸氢根离子的大量丢失,可出现代谢性酸中毒,严重者神志不清,血压下降。

2. 脱水虚脱期

脱水虚脱期患者的外观表现非常明显,严重者眼窝深陷,声音嘶哑,皮肤干燥皱缩,弹性消失,腹下陷呈舟状,唇舌干燥,口渴欲饮,四肢冰凉,体温常降至正常以下,肌肉痉挛或抽搐。患者生命垂危,但若能及时妥善地抢救,仍可转危为安,逐步恢复正常。

3. 恢复期

少数患者(以儿童多见)此时可出现发热性反应,体温升高至38～39℃,一般持续1～3天后自行消退,故此期又称为反应期。病程平均3～7天。

【治疗与护理】

1. 一般治疗与护理

(1)按消化道传染病严密隔离。隔离至症状消失6天后,粪便弧菌连续3次阴性为止,方可解除隔离,患者用物及排泄物需严格消毒,病区工作人员须严格遵守消毒隔离制度,以防交叉感染。

(2)休息:重型患者绝对卧床休息至症状好转。

(3)饮食:剧烈泻吐暂停饮食,待呕吐停止腹泻缓解可给流质饮食,在患者可耐受的情况下缓慢增加饮食。

(4)水分的补充:为霍乱的基础治疗,轻型患者可口服补液,重型患者需静脉补液,待症状好转后改为口服补液。

(5)标本采集:患者入院后立即采集呕吐物的粪便标本,送常规检查及细菌培养,注意标本采集后要立即送检。

(6)密切观察病情变化:每4小时测生命体征1次,准确纪录出入量,注明大小便次数、量和性状。

2. 输液的治疗与护理

输液治疗应遵循早期,迅速,适量,先盐后糖,先快后慢,纠酸补钙,见尿补钾的原则。

3. 对症治疗与护理

①频繁呕吐可给予阿托品;②剧烈腹泻可酌情使用肾上腺皮质激素;③肌肉痉挛可静脉缓注 10% 葡萄糖酸钙、热敷、按摩;④周围循环衰竭者在大量补液纠正酸中毒后,血压仍不回升者,可用间羟胺或多巴胺药物;⑤尿毒症者应严格控制液体入量,禁止蛋白质饮食,加强口腔及皮肤护理,必要时协助医生做透析疗法。

4. 病因治疗与护理

四环素有缩短疗程,减轻腹泻及缩短粪便排菌时间,减少带菌现象,可静脉滴注,直至病情好转,也可用强力霉素、复方新诺明、吡哌酸等药治疗。

5. 注意事项

本病常见的并发症有酸中毒、尿毒症、心力衰竭、肺水肿和低钾综合征等,大都是由医疗或护理不当所引起。

【社区管理】

1. 霍乱的筛查

有以下症状者应该进行严格筛查:有剧烈腹泻的患者,继而发生呕吐,无发热、腹痛和里急后重;大便次数过多,每次查超过 1 000mL,性质逐渐转为"米泔样";应及时做粪便培养及病原学涂片检查,进行筛查。

2. 霍乱患者的随访

(1)严格隔离。患者按甲型传染病进行接触隔离,及时上报疫情。待症状消失 6 天,并隔天粪便培养 1 次,连续 3 次,如阴性可解除隔离。确诊患者和疑似患者应分别隔离。

(2)填写疫情报表,并及时上报。

3. 干预与管理

(1)严格执行隔离措施,确诊和疑似患者应分别隔离。

(2)及时给予患者补液、抗菌、抗休克治疗,预防肾衰竭。

(3)剧烈呕吐的患者应禁食。临床症状好转后,可给予少量多次饮水。病情控制后过渡到温热低脂流质饮食,避免饮用牛奶、豆浆等易引起胀气的食物。

(4)向家属和患者解释疾病诱发的原因、隔离的目的,消除心理紧张情绪。

4. 健康体检

对有严重呕吐、腹泻,无发热、腹痛的患者,应尽早做粪便培养及病原学检查。接受隔离的患者,待症状消失 6 天,并隔天粪便培养 1 次,连续 3 次,如阴性可解除隔离。疑似患者应每天做粪便培养,如 3 次阴性,且血清学检查 2 次阴性。方可否定诊断。

【健康教育】

1. 控制传染源

加强对传染源的管理是控制霍乱流行的重要环节,应严格执行疫情报告制度。在霍乱流行时,应开设肠道门诊,健全疫情报告制度,及时发现患者及带菌者,及时隔离治疗。对密切接触者应严格检疫5天,并予预防性服药。对疫点、疫区需进行严格消毒、隔离,加强对车辆、船舶、飞机上旅客的医学观察,以预防霍乱传播。

2. 加强卫生防疫

加强卫生防疫工作,重点对饮水、饮食、粪便的管理和灭蝇工作加强管理,特别是做好对水源的保护和饮用水消毒。

3. 保护易感人群

霍乱流行时,有选择地为疫区人群接种霍乱菌苗,对减少急性病例、控制疫病流行有一定意义。

4. 疾病预防指导

向群众宣传有关霍乱的知识。严禁用未经无害化处理的粪便施肥,消灭苍蝇等传播媒介。养成良好的个人卫生习惯、不吃生的或未煮熟的水产品,不喝生水、饭前便后要洗手,切断传播途径。霍乱流行期间,发动群众自觉停止一切宴请聚餐。有呕吐、腹泻等症状及时到医院肠道门诊就医。

第三节　社区精神卫生概述

一、精神卫生概述

（一）精神卫生的概念

精神卫生又称心理卫生、心理健康、精神健康,以下统称为心理健康。

1946年,国际心理卫生大会提出心理健康的定义:"所谓心理健康是指在身体、智能以及情感上与他人的心理健康不相矛盾的范围内,将个人心境发展成为最佳状态。"

世界卫生组织对健康的定义为:"健康是一种身体上、精神上和社会适应上的完好状态,而不是没有疾病及虚弱现象。"从世界卫生组织对健康的定义中可以看出,健康包涵了三个基本要素:①躯体健康;②心理健康;③具有社会适应能力。因此保持心理健康对于人的健康具有重要的作用。

（二）精神健康的标准

1. 国外标准

美国心理学家马斯洛和米特尔曼提出的心理健康的十条标准被公认为是"最经典的标准"，其具体标准有以下内容。

(1)充分的安全感。

(2)充分了解自己，并对自己的能力作适当的估价。

(3)生活的目标切合实际。

(4)与现实的环境保持接触。

(5)能保持人格的完整与和谐。

(6)具有从经验中学习的能力。

(7)能保持良好的人际关系。

(8)适度的情绪表达与控制。

(9)在不违背社会规范的条件下，对个人的基本需要作恰当的满足。

(10)在集体要求的前提下，较好地发挥自己的个性。

2. 我国的心理健康标准

一般来说共有十大标准，具体如下所示。

(1)充分的安全感。安全感是人的基本需要之一，如果惶惶不可终日，人便会很快衰老。抑郁、焦虑等心理会引起消化系统功能的失调，甚至会导致病变。

(2)充分了解自己，对自己的能力做出恰如其分的判断。如果勉强去做超越自己能力的工作，就会显得力不从心，于身心大为不利。由于超负荷的工作，甚至会给健康带来麻烦。

(3)生活目标切合实际。由于社会生产发展水平，物质生活条件有一定限度，如果生活目标定得太高，必然会产生挫折感，不利于身心健康。

(4)与外界环境保持接触。因为人的精神需要是多层次的，与外界接触，一方面可以丰富精神生活，另一方面可以及时调整自己的行为，以便更好地适应环境。

(5)保持个性的完整及和谐。个性中的能力、兴趣、性格与气质等各种心理特征必须和谐而统一，方能得到最大的施展。

(6)具有一定的学习能力。现代社会知识更新很快，为了适应新的形势，就必须不断学习新的东西，使生活和工作能得心应手，少走弯路，以取得更多的成功。

(7)保持良好的人际关系。人际关系中，有正向积极的关系，也有负向消极的关系，而人际关系的协调与否，对人的心理健康有很大的影响。

(8)能适度地表达和控制自己的情绪。人有喜怒哀乐不同的情绪体验。不愉快的情绪必须释放，以求得心理上的平衡，但不能发泄过分，否则，既影响自己的生活,又加剧了人际矛盾,对身心健康无益。

(9)有限度地发挥自己的才能与兴趣爱好。人的才能和兴趣爱好应该充分发挥出来,但不能妨碍他人利益,不能损害团体利益,否则,会引起人际纠纷,徒增烦恼,无益于身心健康。

(10)在不违背社会道德规范下,个人的基本需要应得到一定程度的满足。当然必须合法,否则将受到良心的谴责、舆论的压力乃至法律的制裁,自然毫无心理健康可言。

二、社区精神卫生概述

(一)社区精神卫生的概念

社区精神卫生保健是以社区为服务单位,以社区居民为工作对象,针对社区群体的特点,利用精神医学、心理学、社会学等多方面知识,为社会群体和需要人群提供一系列组织性与系统性的多元化、人性化的心理卫生服务。它的目的是利用社区资源,满足心里精神卫生服务需求,提高社区人群的生活质量。它的意义在于延缓精神疾病的复发、促进与维护社会秩序、增强社会安定。

我国开展精神卫生服务的机构主要包括以下3类:①精神卫生专科医院、精神卫生中心等;②综合医院精神科;③社区卫生服务中心精神卫生科。社区卫生服务中心精神卫生科是开展社区精神卫生服务的部门,也是我国目前开展基层精神卫生服务的最主要部门。

(二)我国社区精神卫生服务简况

我国精神卫生服务工作是从1958年南京全国第一次精神病防治会议之后开始的。这次会议制定了"积极防治,就地管理,重点收容,开放治疗"的工作方针,提出了药疗、工疗、娱疗及教育疗法相结合的工作方法。20世纪70年代末以来,进一步建立了由卫生、民政、公安部门为骨干组成的精神病防治小组。1990年12月28日,全国人大常委会通过了我国第一部《残疾人保障法》,全面地提到残疾人的权利保障,要方便他们平等参与各项社会活动。1991年12月国务院批转了《中国残疾人事业"八五"计划纲要》。卫生、民政、公安三部及中国残联又据此制定全国精神病防治康复的"八五"实施方案。依靠初级卫生保健组织,在城乡建立了精神病三级防治网。根据不同条件,建立不同类型的具有中国特色的社区精神卫生服务模式,其中城市三级精神病防治网采用上海模式。在农村精神病防治康复方面也出现了烟台、沈阳及四川等地的模式。1990年代以来,在我国较为广泛地开展了社会—心理康复工作、家庭治疗、对患者及家属的心理教育等。1996年国务院又批转了《中国残疾人"九五"计划纲要》,提出对重性精神病患者进行社会化、开放式、综合性的康复工作。社区精神卫生工作在广度上和深度上有了进展,如进行心理保健知识教育、开设心理咨询服务,对社区康复期精神患者及慢性精神患者进行治疗、管理、预防复发及康复的全方位服务。有的区域组织家访小组、工娱治疗站等,起到指导、协助精神患者恢复健康早日回归社会的作用。但就全国而言,此项工作还不够普及,各地防治工作的发展还很不平衡。

1989 年中国残联康复学会精神残疾康复专业委员会正式成立,现已发展为几乎遍及全国各地的学术团体,对推动精神康复事业的发展起了重要作用。1995 年又成立了中国康复医学会精神病康复专业委员会,已召开两次大型学术会议。我国还与世界社会心理康复协会(WAPR)联合举办了关于精神康复研讨会等。上海牵头"WHO/中国五城市的家庭教育"工作,山东省烟台市的"中国农村分裂症患者及其家属心理教育并药物治疗"的随访研究,均获得了 WAPR 的亚历山大—格拉尼克奖。

2001 年我国制定"十五"规划的具体方案吸收了上海等地的城市精神卫生服务和山东等地的农村精神卫生服务的成功经验,形成了可推向全国的社区精神卫生模式。"十五规划"把精神卫生试点服务的范围扩大为 4 亿人群。

近年来,我国社区卫生服务领域正在不断地发展壮大,许多城市开始开展心理咨询、心理热线、危机干预等服务,使更多的精神疾病患者及需要心理卫生服务的人们得到帮助。

(三)社区精神卫生的工作范畴

2004 年 9 月 20 日国务院办公厅批转的卫生部等 7 部门"关于进一步加强精神卫生工作指导意见"精神。社区精神卫生服务主要涉及以下几类重点人群。

(1)儿童心理行为问题的干预和干预。

(2)妇女心理行为问题和精神病的研究和干预。

(3)老年心理健康宣传和精神疾病干预。

(4)灾后人群/救灾工作中的精神卫生救援。

(5)在职人群/身心残障人士的健康指导。

(6)被监管人群/其他人群的健康普及教育。

(四)社区精神卫生的干预模式

大多数精神病患者进行治疗的最基本场所是在社区,而非医院。许多患者在疾病稳定期存在中度至重度的角色功能受损,因此在社区开展综合性干预显得尤为重要。以下是几种目前国内外的干预模式。

1. 个案管理

有些患者常在不同社区性机构或团体之间被疏漏而得不到所需的照管。为此,在美国发展了一种个案管理的组织形式,指定某一个或一组人为个案管理者,确保患者获得持续性及综合性的服务。例如,某个案管理者可陪同一位患者去一所福利机构,如果患者错过一次复诊,个案管理者可上门家访,或者针对患者的服务召集一次不同机构人员参加的会议,共同制定一项有精神科医生参与的完整的治疗方案。开展这一工作的特点是根据每一患者和家属的需求制订治疗、护理、康复计划,并在实际运作过程不断调整。

具体包括以下的连续过程:识别个案对象;评估服务需求(包括治疗和护理需求,康复训练等);设计个案管理服务方案;协调与监控服务的内容和质量;再评估服务方案实施质量和效益;修改服务方案并重复运行。这一工作是由一组分工不同的人员进行的,其中包括精神科医生、护士、街道办事处工作者,有时也有志愿者参加。这时大部分医疗服务和康复训练工作深入到患者的家庭中进行,并且提供24小时的服务监控。其内容几乎涵盖了社区康复的所有项目。

2. 主动式社区治疗程序(PACT)

一个团队使用高整合方法,应包括个案管理及一些主动性治疗干预。该程序专门是为那些适应及功能较差的精神患者而设计,以利于预防复发、增强社会及职业功能。主要针对每个患者的应对技能缺陷、资源能力以及社区生活需要,采用的一种因人而异的社区治疗程序。治疗是由团队人员随时实施,提供的治疗多在患者家中、邻舍及工作场地。要帮助患者进行日常生活,如洗衣、购物、烹饪、梳洗、理财及使用交通工具,还应尽量支持和帮助患者寻找工作、继续学业,或安排在一个庇护性工场内工作。作这类安排后,为了化解危机、烦恼,有利于预防复发,工作人员继续与患者保持接触,并指导患者积极地享用闲暇时间和运用社会技能。关键在于强调增强患者社区生活适应(而非侧重精神病理学处理),为患者的家庭、雇主、朋友、熟人及社区机构等自然支持系统提供支持及咨询,主动延伸服务以确保患者处在 PACT 治疗程序中。

PACT 还强调服药的依从性,及时与精神科医生取得联系。一些对照研究表明,对于依从性较差的重性疾病(如分裂症)患者受益匪浅,而其他社会功能尚好或依从性较好的患者,则不需要这类高强度的服务。

3. 过渡性康复站

过渡性康复站这一社区护理方法是由 Fairweather 等在 1960 年提出。他们从住院机构中挑选那些能和睦相处或在症状及社会功能上彼此互补的患者,先在医院内接受训练,然后转到监护下过渡性康复站继续恢复性治疗,最终达到自治自理之目的。该方式强调患者的自理能力,并对其临床情况微小的进步、体现的内聚力和相互支持,进行鼓励。这些康复站与医院通常保持着密切联系。

4. 自助团体

自助团体模式又包括两种组织形式,即治疗性自助团体和心理社会俱乐部。

（1）治疗性自助团体。目的在于使患者及其家庭在治疗计划及实施方面扩大影响，能较少地依赖专业人员，减少对精神障碍的偏见，并致力于为治疗和研究精神障碍获得充分的支持。这类组织主要分为三种形式，每种形式都有其自己的会员、目的及宗旨。具体为患者组织是由患者自己创建的独立社团，主要目标是倡议并致力于维护患者在治疗上的选择权力，包括不作任何治疗的可能性；治疗性自助组织，基本属于教育和认知性质的；家属组织，多由分裂症患者家属组成，主要通过教育及倡议，使精神科的综合性服务有所改善。应注意可能造成分裂症患者拒绝某些能有效防止复发的专科治疗，并排斥一些维持和改善其功能的处理。这些排斥行为包括拒绝服药或反对 ECT(在某些情况下可作为选择的治疗)之类的躯体治疗。

（2）心理社会俱乐部。这种社区照顾模式的主要功能在于积极推动患者自助和体现了反偏见价值。在俱乐部中有专职人员负责管理及作出临床判断，同时鼓励成员自己作出决策并参与到治疗中。俱乐部的活动集中在休闲、职业及履行住所的功能。这种俱乐部模式的关键在于是一种过渡形式，依靠俱乐部的成员，在娱乐、工作及居所监管范围内，逐渐承担越来越多的责任和权力。在上海已经有了相似的强调患者自我照顾的方式。

（五）精神疾病的预防

目前，我国社区精神卫生工作中的预防工作主要开展的是三级预防。

1. 一级预防

一级预防为病因学预防，在于预防危险因素，是在发病前采取预防措施。

（1）增进精神健康的保健工作：大力宣传重视精神健康、保持情绪稳定的重要意义，把预防、保健、诊疗、护理、康复、健康教育融为社区医护工作的一体。目的在于提高服务对象自我精神健康的保健水平，开展社会、心理及环境精神卫生工作，注意营养及科学的生活方式等。

（2）特殊防护和预防工作：开展疾病监测、预防接种，减少因心理因素致成的疾病，消除精神障碍，减少致病因素，提高个体及家庭成员的适应能力，保护高危人群。

（3）健康教育及心理咨询：注意心理卫生教育，培养个体的应变及适应能力，加强各生理阶段的精神卫生指导；开展各年龄阶段的精神卫生、心理咨询门诊，如家庭咨询、青春期少年心理咨询、高危儿童咨询、婚姻咨询、父母咨询，为某些教育者、某些社会方案制订者开设咨询等。

2. 二级预防

二级预防的服务对象为精神健康危害发生前期及发病期患者(早期发现、早期诊断、早期治疗)，或需紧急照顾的急性期和危重患者，防止疾病进一步发展。

（1）定期对社区居民进行精神健康调查，确认引起精神健康的危险因素和相关因素。

（2）对有精神障碍的人群，要指导其及时就诊，明确诊断，接受治疗。要定期进行家庭访视，提供咨询及相应的医护干预。指导患者坚持治疗、合理用药，教会家庭成员观察病情、预防暴力行为和意外事件发生的方法。

（3）缩短患者住院时间，给予及时的治疗护理，使服务对象早日返回家庭及社区。

3. 三级预防

三级预防的服务对象为需要康复和长期照顾患者，主要是发病后期的危机预防、特殊治疗、防止恶化、防止残疾。帮助患者最大限度地恢复社会功能，指导患者正确对待所患的疾病，使患者减轻痛苦，提高患者生活质量。

（1）防止疾病恶化：为做到患者在家庭、社会生活时能继续治疗，要指导慢性病患者或老年患者坚持治疗，督促患者按时按量服药，给患者心理上的支持，帮助患者创造良好的治疗、生活环境。使患者情绪稳定，配合疾病的治疗和康复。

（2）防止病残：在医护过程中尽可能防止或减轻病残发生，使患者最大限度恢复心理和社会功能，预防疾病复发，要采取减少后遗症及并发症的有力措施。

（3）做好康复医护工作：如建立各种工娱治疗站、作业站、娱乐站，对患者进行各种康复训练，同时进行健康教育、精神康复、疾病咨询等，使患者早日恢复家庭生活和回归社会。

（4）指导并协助家庭成员调整出院患者的生活环境，制订生活计划，努力解决患者的心理健康问题。

（5）做好管理工作，包括康复之家、患者公寓、寄养家庭、环境布置、设施装备、患者医疗护理文书管理等。帮助患者享受社会生活，预防疾病复发，减轻医院及家庭负担。同时结合工作中所获得的信息，分析社区服务对象的精神健康问题，制定出比较完善的社区医疗、护理、管理内容及相关制度。

第四节　社区常见精神病护理

一、精神分裂症

【概念】

精神分裂症是一种病因不明的常见精神病，以思维、情感、行为的分裂，整个精神活动与周围环境的分裂（不协调）为主要特征的一类最常见的重型精神疾病。该病起病缓慢，好发于青壮年，临床上往往表现为症状各异的综合征，涉及感知觉、思维、情感和行为等多方面的障碍以及精神活动的不协调。

【病因】

精神分裂症发生的原因与以下因素有关。

1. 遗传

较多的证据表明导致精神分裂症的病因与遗传有关,而且血缘越亲,潜在罹发率越高。

2. 环境因素

通常在生命早期发生的一些环境因素似乎增加了患精神病的危险。这些导致精神分裂症的病因因素包括母体严重营养不良、妊娠期内的病毒感染和围产期的脑损伤等。此外,青春期延迟的临床表现进一步把重点集中在神经发育的作用和受损突触的可塑性上。因此,精神病的发生与复杂的遗传影响和环境危险因素的相互作用有关,从而主宰大脑的成熟过程。这也是常见的精神分裂症的病因。

3. 体质因素

精神分裂症的病因与体质、神经类型有很大关联。临床发现精神分裂症多发生于内向型、弱而不均衡型或弱型＋艺术型,或瘦长型人群,这就是所谓的分裂性气质。

4. 生理原因

多巴胺假说,是最被广泛接受的精神分裂症的病因假说。抗精神病药物对多巴胺(DA)神经递质的作用得以改善精神病症状支持这一假说。

【分型】

1. 偏执型

偏执型这是精神分裂症中最常见的一种类型,以幻觉、妄想为主要临床表现。

2. 青春型

在青少年时期发病,以显著的思维、情感及行为障碍为主要表现,典型的表现是思维散漫、思维破裂,情感、行为反应幼稚,可能伴有片段的幻觉、妄想;部分患者可以表现为本能活动亢进,如食欲、性欲增强等。该型患者首发年龄低,起病急,社会功能受损明显,一般预后不佳。

3. 紧张型

以紧张综合征为主要表现,患者可以表现为紧张性木僵、蜡样屈曲、刻板言行,以及不协调性精神运动性兴奋、冲动行为。一般该型患者起病较急,部分患者缓解迅速。

4. 单纯型

该型主要在青春期发病,主要表现为阴性症状,如孤僻退缩、情感平淡或淡漠等。该型治疗效果欠佳,患者社会功能衰退明显,预后差。

5.未分化型

该型具有上述某种类型的部分特点,或是具有上述各型的一些特点,但是难以归入上述任何一型。

6.残留型

该型是精神分裂症急性期之后的阶段,主要表现为性格的改变或社会功能的衰退。

【临床表现】

精神分裂症的临床症状复杂多样,可涉及感知觉、思维、情感、意志行为及认知功能等方面,个体之间症状差异很大,即使同一患者在不同阶段或病期也可能表现出不同症状。患者一般意识清楚,智能基本正常,但部分患者在疾病过程中会出现认知功能的损害。病程一般迁延,呈反复发作、加重或恶化,部分患者最终出现衰退和精神残疾,但有的患者经过治疗后可保持痊愈或基本痊愈状态。

1.感知觉障碍

精神分裂症可出现多种感知觉障碍,最突出的感知觉障碍是幻觉,包括幻听、幻视、幻嗅、幻味及幻触等,而幻听最为常见。

2.思维障碍

思维障碍是精神分裂症的核心症状,主要包括思维形式障碍和思维内容障碍。思维形式障碍是以思维联想过程障碍为主要表现的,包括思维联想活动过程(量、速度及形式)、思维联想连贯性及逻辑性等方面的障碍。妄想是最常见、最重要的思维内容障碍,最常出现的妄想有被害妄想、关系妄想、影响妄想、嫉妒妄想、夸大妄想、非血统妄想等。有研究表明,高达80%的精神分裂症患者存在被害妄想,被害妄想可以表现为不同程度的不安全感,如被监视、被排斥、担心被投药或被谋杀等,在妄想影响下患者会做出防御或攻击性行为,此外,被动体验在部分患者身上也较为突出,对患者的思维、情感及行为产生影响。

3.情感障碍

情感淡漠及情感反应不协调是精神分裂症患者最常见的情感症状,此外,不协调性兴奋、易激惹、抑郁及焦虑等情感症状也较常见。

4.意志和行为障碍

多数患者的意志减退甚至缺乏,表现为活动减少、离群独处,行为被动,缺乏应有的积极性和主动性,对工作和学习兴趣减退,不关心前途,对将来没有明确打算,某些患者可能有一些计划和打算,但很少执行。

5.认知功能障碍

在精神分裂症患者中认知缺陷的发生率高,约85%患者出现认知功能障碍,如信息处理和选择性注意、工作记忆、短时记忆和学习、执行功能等认知缺陷。认知缺陷症状与其他精神病性症状之间存在一定相关性,如思维形式障碍明显患者的认知缺陷症状更明显,阴性症状明显患者的认知缺陷症状更明显,认知缺陷可能与某些阳性症状的产生有关等。

【社区护理】

1. **基础护理**

对患者进行全面评估,协助患者做好基础生活护理。

(1)睡眠护理。睡眠的好坏预示着患者病情的好转、波动或加剧。应为患者创造良好的睡眠环境,包括房间布置简单、温度适宜,光线柔和,床铺整洁、舒适;制定适宜的作息时间;睡前忌服兴奋性饮料(酒、浓茶),尽量避免参加容易引起兴奋的谈话或活动;有失眠现象发生时,应寻找原因,及时给予安慰和帮助。

(2)饮食护理。注意维持营养均衡。对于不愿进食的患者,应根据不同的原因,诱导其进食;而对于暴食、抢食的患者,应安排其单独进食并控制食量。

(3)排泄护理。由于患者的饮食不正常、活动量少,而且又服用抗精神病药,故可能会发生便秘或排尿困难,应经常观察并定时督促患者上厕所,给其增加饮水量及活动量,多吃蔬菜水果,预防便秘。3天无大便者,可遵医嘱给予适宜的缓泻剂或灌肠。

2. **用药护理**

与家属合作做好患者的用药管理。患者在患病期间一般无自知力,不承认自己有病,常常拒绝服药,指导家属应耐心劝说。药物由家属保管,口服药物应有专人督促检查,确保患者把药服下,必要时检查患者口腔(舌下或牙缝),以防患者藏药。对患者家属进行健康教育,使其了解药物不良反应,并通过家庭访视,了解患者服药情况、治疗效果,及时给予合理化建议以提高服药依从性。

3. **心理支持**

与患者及其家属建立良好的护患关系,通过家庭访视、电话随访等方式,根据家庭成员的心理状态及文化程度进行针对性心理疏导,使家庭成员适应角色转变,建立正确的应对方式。

4. **安全护理**

患者受疾病的影响会产生妄想、幻觉等,可能出现伤害他人或自己的行为。因此应特别注意创造一个安全的家庭环境、社区。尽量不与患者争辩,减少周围环境的不良刺激,关掉电视机、收音机或陪伴患者参加一些喜爱的活动,以转移其注意力,减轻症状对患者的影响,防止其自杀、自伤、攻击或破坏行为的出现。避免患者接触火、剪刀、绳子等危险物品,尽量避免让患者单独留在家里。病情严重时,建议并协助亲属将患者送医院治疗。

5. 社会功能康复训练

在对患者进行药物治疗的同时,应对患者进行生活技能的康复训练;营造良好的社区氛围,理解、接纳和支持患者,鼓励患者多与他人交往,适当参加社会活动,防止社会功能的衰退;开展生活技能、基本职业技能、人际交往能力的训练,促进患者早日回归社会。

6. 尽早回归社会

社区护士应鼓励患者多与他人交往,参加适量的社会活动,防止社会功能的衰退,进一步锻炼生活和工作技能,尽早回归社会。还应结合其家庭情况进行指导,重点指导改善家庭成员间的交往方式。

7. 及时识别复发的早期征兆

教育患者及家属及时识别疾病复发的早期征兆,如睡眠障碍、情绪不稳、生活不自理、懒散,不能正常完成社会功能等现象,并督促其及时到医院就诊。

二、抑郁症

【概念】

抑郁症是一种常见的精神疾病,以显著而持久的心境低落为主要临床特征,是心境障碍的主要类型。主要表现为情绪低落,兴趣减低,悲观,思维迟缓,缺乏主动性,自责自罪,饮食、睡眠差,担心自己患有各种疾病,感到全身多处不适,严重者可出现自杀念头和行为。

【危害】

抑郁症是精神科自杀率最高的疾病。抑郁症目前已成为全球疾病中给人类造成严重负担的第二位重要疾病,对患者及其家属造成的痛苦,对社会造成的损失是其他疾病所无法比拟的。临床可见心境低落与其处境不相称,情绪的消沉可以从闷闷不乐到悲痛欲绝,自卑抑郁,甚至悲观厌世,可有自杀企图或行为;部分病例有明显的焦虑和运动性激越;严重者可出现幻觉、妄想等精神病性症状。抑郁患病率高,男性约为12%,女性约为25%,可发生于任何年龄段。

【病因】

目前对于抑郁症的病因并不很清楚,但可以肯定的是,生物、心理与社会环境诸多方面因素参与了抑郁症的发病过程。

生物学因素主要涉及遗传、神经生化、神经内分泌、神经再生等方面,如在患者的家族中,患情感性神经障碍的比率明显高于普通人群,有人格障碍、自杀等情况及患神经症的比率也较高;与抑郁症关系密切的心理学易患素质是病前性格特征,如抑郁气质。成年期遭遇应激性的生活事件,是导致出现具有临床意义的抑郁发作的重要触发条件。然而,以上这些因素并不是单独起作用的,目前强调遗传与环境或应激因素之间的交互作用以及这种交互作用的出现时点在抑郁症发生过程中具有重要的影响。

【临床表现】

抑郁症可以表现为单次或反复多次的抑郁发作,以下是抑郁发作的主要表现。

1. 心境低落

主要表现为显著而持久的情感低落,抑郁悲观。轻者闷闷不乐、无愉快感、兴趣减退,重者痛不欲生、悲观绝望、度日如年、生不如死。典型患者的抑郁心境有晨重夜轻的节律变化。在心境低落的基础上,患者会出现自我评价降低,产生无用感、无望感、无助感和无价值感,常伴有自责自罪,严重者出现罪恶妄想和疑病妄想,部分患者可出现幻觉。

2. 思维迟缓

患者思维联想速度缓慢,反应迟钝,思路闭塞,自觉"脑子好像是生了锈的机器""脑子像涂了一层糨糊一样"。临床上可见主动言语减少,语速明显减慢,声音低沉,对答困难,严重者交流无法顺利进行。

3. 意志活动减退

患者意志活动呈显著持久的抑制。临床表现行为缓慢,生活被动、疏懒,不想做事,不愿和周围人接触交往,常独坐一旁,或整日卧床,闭门独居,疏远亲友,回避社交。严重时连吃、喝等生理需要和个人卫生都不顾,蓬头垢面、不修边幅,甚至发展为不语、不动、不食,称为"抑郁性木僵",但仔细精神检查,患者仍流露痛苦抑郁情绪。伴有焦虑的患者,可有坐立不安,手指抓握,搓手顿足或踱来踱去等症状。严重的患者常伴有消极自杀的观念或行为。消极悲观的思想及自责自罪、缺乏自信心可萌发绝望的念头,认为"结束自己的生命是一种解脱""自己活在世上是多余的人",并会使自杀企图发展成自杀行为。这是抑郁症最危险的症状,应提高警惕。

4. 认知功能损害

研究认为抑郁症患者存在认知功能损害。主要表现为近事记忆力下降、注意力障碍、反应时间延长、警觉性增高、抽象思维能力差、学习困难、语言流畅性差、空间知觉、眼手协调及思维灵活性等能力减退。认知功能损害导致患者社会功能障碍,而且影响患者远期预后。

5. 躯体症状

主要有睡眠障碍、乏力、食欲减退、体重下降、便秘、身体任何部位的疼痛、性欲减退、阳痿、闭经等。躯体不适的体诉可涉及各脏器,如恶心、呕吐、心慌、胸闷、出汗等。自主神经功能失调的症状也较常见。病前躯体疾病的主诉通常加重。睡眠障碍主要表现为早醒,一般比平时早醒2~3小时,醒后不能再入睡,这对抑郁发作具有特征性意义。有的表现为入睡困难,睡眠不深;少数患者表现为睡眠过多。体重减轻与食欲减退不一定成比例,少数患者可出现食欲增强、体重增加。

【社区护理】

1. 安全护理

自杀式抑郁患者最严重而危险的症状,可出现在疾病的充分发展期,也可出现在疾病的早期与好转期。家人及社区护理人员要密切观察自杀的先兆症状,如焦虑不安、失眠、沉默少语或心情豁然开朗、在出事地点徘徊、忧郁烦躁、拒餐、卧床不起等。不应让患者单独活动,可陪伴患者参加各种团体活动,如各种工疗和娱疗,在与患者的接触中,应能识别这些动向,给予心理上的支持,使他们振作起来,避免意外发生。

2. 环境护理

尽量让患者住在较大的房间,保证设施安全,光线明亮,空气流通、整洁舒适。墙壁以明快色彩为主,并且挂壁画及适量的鲜花,以利于调动患者积极良好的情绪,焕发对生活的热爱。

3. 生活护理

保证患者的营养补给、排泄、睡眠、休息活动等个人生活上的照顾。患者大部分时间卧床不动、不易入睡、睡眠浅、易醒或早醒。护理人员应主动陪伴和鼓励患者白天参加多次短暂的文体活动,如打球、下棋、唱歌、跳舞等;晚上睡前喝热饮、热水泡脚或洗热水澡,避免看过于兴奋、激动的电视节目或会客、谈病情。为患者创造一舒适安静的入睡环境,确保患者睡眠。

4. 鼓励患者抒发自己的想法

严重抑郁患者思维过程缓慢,思维量减少,甚至有虚无。在接触语言反应很少的患者时,应以耐心、缓慢以及非语言的方式表达对患者的关心与支持,通过这些活动逐渐引导患者注意外界,同时利用治疗性的沟通技巧,协助患者去表述他的看法。

5. 阻断负向的思考

抑郁患者常对自己或事情保持负向的看法,而这种情形常是不自觉的。社区护理人员及家属应该协助患者确认这些负向的想法并加以取代和减少。其次,可以帮助患者回顾自己的优点、长处、成就的机会来增加正向的看法。此外,要协助患者检视他的认知水平。

三、躁狂症

【概念】

精神疾病的国际分类法系统(ICD-10)和美国分类法系统(DSM-Ⅳ)已将躁狂症列为双相障碍的一种。躁狂症是一种情感性精神障碍,多发生在 20 岁左右的青春期,躁狂症的发病通常急骤起病,病程短,而且预后良好,基本都能恢复到原先的正常状态。对心境障碍病程长期观察发现,始终仅有躁狂或轻躁狂发作者非常少见,并且这些患者的家族史、病前个性、生物学特征、治疗原则及预后等与兼有抑郁发作的双相障碍类似。

它以情感高涨或易激惹为主要临床变现,且伴随精力旺盛、言语增多、活动增多,严重时伴有幻觉、妄想、紧张症状等精神病性症状。躁狂发作时间需持续一周以上,一般呈发作性病程,每次发作后进入精神状态正常的间歇缓解期,大多数患者有反复发作倾向。

【危害】

躁狂障碍如不治疗,易反复发作,长期的反复发作,导致患者疾病慢性化、人格改变和社会功能受损。由于病前的人格和疾病症状的影响,患者酒依赖、物质滥用、药物依赖发生率高。躁狂状态时,由于易激惹、冲动控制能力弱,判断力受损而做出非理智行为,有可能出现行为轻率、不顾后果,随意挥霍、盲目投资,乱交友、乱性行为,伤人、毁物。因此,一旦确诊躁狂状态积极治疗,避免不良的后果发生。

【病因】

1. 生物学因素

①神经生化,精神药理学研究和神经递质代谢研究证实,患者存在中枢神经递质代谢异常和相应受体功能改变。5-羟色胺(5-HT)功能活动缺乏可能是双相障碍的基础,是易患双相障碍的素质标志;去甲肾上腺素(NE)功能活动降低可能与抑郁发作有关,去甲肾上腺素功能活动增强可能与躁狂发作有关;多巴胺(DA)功能活动异常;γ-氨基丁酸(GABA)是中枢神经系统抑制性神经递质,可能存在功能活动异常,因作用于此神经递质的抗癫痫药可以作为心境稳定剂,有效治疗躁狂症和双相障碍。②第二信使平衡失调,第二信使是细胞外信息与细胞内效应之间不可缺少的中介物。③神经内分泌功能失调,主要是下丘脑-垂体-肾上腺皮质轴和下丘脑-垂体-甲状腺轴的功能失调。

2. 遗传学因素

家系调查发现,双相Ⅰ型障碍先证者的一级亲属中双相障碍的发病率,较正常人的一级亲属中发病率高数倍,血缘关系越近,患病率越高。分子遗传学方面,不少学者探讨了与双相障碍可能有关的标记基因,但尚无确切可重复验证的结果,双相障碍的易感基因尚需进一步研究。目前,有关双相障碍遗传方式倾向为多基因遗传。

3. 心理社会因素

不良的生活事件和环境应激事件可以诱发情感障碍的发作,如失业、失恋、家庭关系不好、长时期高度紧张的生活状态等。遗传因素在情感障碍发病中可能导致一种易感素质,而具有这种易感素质的人在一定的环境因素促发下发病。

【临床表现】

发病年龄早,多在45岁以前发病,首次躁狂发作多发生于青年期,20岁左右,起病较急,可在数日内发展到疾病状态。成人发病者需仔细询问既往是否有不典型的、轻度而短暂的抑郁,如果有,应诊断为双相障碍。

典型发作表现为发作性病程,间歇期正常,易反复发作。躁狂发作时,情感高涨,言语增多,活动增多,即协调性精神运动性兴奋。主要症状为异乎寻常的心情高兴,轻松愉快,无忧无虑,笑容满面,兴高采烈,没有难事(情感高涨),有人表现为一点小事或稍不随意就大发脾气(易激惹),在严重的易激惹情况下可能出现冲动行为。情感高涨或易激惹是躁狂状态特征性表现,伴随思维奔逸,意志行为增强。表现为协调性精神运动性兴奋,即情绪、内心体验、意志行为之间协调一致,并与周围环境相协调。严重时可表现出不协调症状,言语凌乱、行为紊乱,幻觉、妄想等精神病性症状。躁狂状态时,患者自我感觉良好,通常对自己病情没有认识能力,即对自身疾病无自知力。

【社区护理】

1. 心理护理

心理社会因素在发病和复发中起着重要的作用,需要注意心理调节。指导患者学习心理卫生知识,掌握心理调试方法,培养乐观、积极、健康的性格,提高对环境的适应能力,保持良好的心态;矫正不良行为模式,如冲动盲目、不顾后果;避免不良的社会心理因素,避免长期处于高度紧张、生活不规律、经常熬夜的生活状态,适当给自己减压和放松。

2. 疾病知识指导

家属及护理人员注意识别焦虑、抑郁、愤怒、厌倦的情绪等不良情绪,注意识别疾病的早期表现,早发现,早咨询,早治疗;躁狂易反复发作,树立长期治疗的理念,学会监控自己的情绪变化及应对策略,掌握疾病的管理能力;定期门诊复查,与医生沟通,监测病情和药物副反应,维持病情稳定,防止复发;避免病情反复发作,造成疾病难以治疗护理,功能损害。

3. 生活护理

护理躁狂症患者应安置在宽敞明亮的房间,光线柔和,让患者感到舒适安静,心情舒畅,以缓解患者的狂躁情绪。躁狂患者易于突然发生伤人、自伤、毁物等暴力行为,护理时应大胆、镇静、机智、果断地采取有效措施,以防发生意外。要加强生活护理,按时洗涤,注意衣着保暖。保证每日的进食量,补充足够的营养和水分。适当使患者睡眠时间延长,增强患者的自理能力。

四、焦虑症

【概念】

焦虑症又称为焦虑性神经症,是神经症这一大类疾病中最常见的一种,以焦虑情绪体验为主要特征,是一种具有持久性焦虑、恐惧、紧张情绪和植物神经活动障碍的脑机能失调,常伴有运动性不安和躯体不适感。可分为慢性焦虑(广泛性焦虑)和急性焦虑发作(惊恐障碍)两种形式。

常发病于青壮年期,男女两性发病率无明显差异。我国的调查研究显示:焦虑症在一般居民中的发病率为 2%,其中 41% 为广泛性焦虑,33% 为情境性焦虑。精神障碍患者中,至少有三分之一有某种形式的焦虑障碍,而且随着社会竞争日趋激烈,生活中应激因素增加,心理不适应等焦虑反应势必增多,应引起大家的重视。

【病因】

对焦虑症的发病原因,至今有很多说法,但这些并不一定是相互冲突的。

1. 躯体疾病或生物功能障碍

虽然不是引起焦虑症的唯一原因,但是,在某些罕见的情况下,患者的焦虑症状可以由躯体因素而引发,比如,甲状腺亢进、肾上腺肿瘤。很多研究集中在两个神经递质上——去甲肾上腺素和血清素。研究发现患者处于焦虑状态时,他们大脑内的去甲肾上腺素和血清素的水平急剧变化,但是未确定这些变化是焦虑症状的原因还是结果。

2. 认知过程或思维

在焦虑症状的形成中起着极其重要的作用。研究发现,抑郁症患者比一般人更倾向于把模棱两可的,甚至是良性的事件解释成危机的先兆,认为坏事情会落到他们头上,更倾向于认为失败在等待着他们,更倾向于低估自己对消极事件的控制能力。

3. 外界刺激

在有应激事件发生的情况下,更有可能出现焦虑症。

【临床表现】

焦虑的种类很多,临床上主要分为惊恐障碍和广泛性焦虑两种。

1. 惊恐障碍

惊恐障碍指反复的、有时为不可预料的焦虑或惊恐发作。发作突如其来,让人极端痛苦,持续几分钟或更久一些。在惊恐障碍中,发作可在任何情境中。惊恐发作后会持续担心再次发作。

2. 广泛性焦虑障碍(GAD)

广泛性焦虑障碍以持续、全面的、过度的焦虑感为特征,这种焦虑与周围任何特定的情境没有关系。典型的表现常常为担心自己或亲戚患病或发生意外,异常地担心经济状况,过分担心工作或社会能力。

GAD患者的焦虑症状是多变的,可出现下列症状:持续性担忧,其特征是过分和不切合实际的担忧,并出现一系列躯体症状和情绪障碍,包括震颤、肌肉疼痛、坐立不安、失眠、出汗、腹部不适、头昏眼花、注意力难以集中、易怒和敏感。患者担忧的内容通常超过两个不同的生活事件,比如健康、金钱或事业前途等,这种现象可持续6个月以上。

【社区护理】

1. **环境护理**

应向患者提供安静、舒适的居住环境,有条件的话房间应该宽敞、明亮,且设备齐全、安全。

2. **心理护理**

家人应给予患者关爱,但是应该维持在正常的范围内。尽量让他们觉得自己跟平常的生活没有发生太大的差异,让患者保持愉悦、放松的状态。

3. **生活护理**

根据患者平时的喜好进行饮食护理,但应禁止烟、酒及辛辣刺激的饮食。

第五节 社区康复护理概述

一、社区复康护理的概念

1. **康复**

WHO对康复的定义是综合协调地应用各种措施,以减少病、伤、残者身心社会功能障碍,并使他们重返社会。

2. **社区康复护理**

国际多部门对社区康复的解释是它是属于社区发展范畴内的一项战略性计划,是依靠伤残者自己、家属和所在社区及相应卫生、教育、劳动就业、社会服务部门等的共同努力来促进伤残者得到康复,享受均等机会,成为社会平等的一员。

社区康复护理的主要任务是预防慢性病,促进伤残者康复,纠正不良行为,预防并发症和伤残的发生,最大限度地发挥伤残者的自理、自立能力以及生活应对能力。

二、社区康复的基本模式

1. 社区服务保障模式

社区服务保障模式主要由民政部门负责,结合基层社会保障,对社区内老、幼、伤残者进行收容和康复。

2. 卫生服务模式

卫生服务模式主要由卫生机构的医务人员负责,以伤残者为服务对象,重点是以医疗康复为主。

3. 家庭病床模式

家庭病床模式主要由社区医疗卫生机构为患者开设家庭病床,由医务人员定期上门进行基本的康复治疗、康复护理和训练,主要针对一些慢性疾病的患者。

4. 社会化模式

社会化模式由政府起主要作用,各部门参与。

三、社区康复护理常用方法

1. 观察

使康复对象了解康复训练信息,以便使整个康复过程能有序进行。

2. 预防继发性残疾和并发症的发生

训练时社区护士要密切注意患者的姿势。

3. 学习和掌握有关功能训练技术

配合其他康复人员对患者进行功能评价和功能训练。根据不同病情和性质,护士需不断学习和实践。

4. 训练患者

训练患者进行"自我康复护理",发挥患者主动性、创造性。

5. 心理护理

及时、耐心的心理护理,帮助他们树立信心,主动参与康复训练。

四、社区康复护理的对象

1. 残疾者

残疾者指生理、心理、人体结构上及某种组织不同程度的功能丧失或者不正常,造成部分或全部失去正常人的功能或失去社会生活能力的人。包括肢体、脏器等损害引起的各类残疾者。

WHO按残疾性质、程度和影响,把残疾分:残损、残疾和残障。

(1)残损:指身体组织结构或功能有一定程度缺损,对独立生活、学习、工作有一定影响,但个人生活能自理,是生物器官系统水平上的残疾。例如脑卒中出现一侧肢体肌力弱,但能行走,生活自理,属于残损。

（2）残疾:指身体组织结构或功能缺损严重,身体、精神或智力严重障碍,生活活动能力受限,是个体水平上的残疾,个体能力障碍。例如脑卒中后遗症出现偏瘫,行走、ADL 等有困难者,属残疾。

（3）残障:指因残损或残疾导致完全不能参加社会工作,生活不能自理,是社会水平的残疾。例如脑卒中后遗症出现全瘫,属残障。

2. 老年体弱者

康复护理的措施帮助他们延缓衰老,提高生活质量。

3. 慢性病患者

缓慢进程和反复发作,不断加重脏器功能的障碍,功能障碍又可能加重病情,形成恶性循环。

五、社区护士的作用

社区护士在社区工作中,应依靠社区的力量,更应与伤残者保持良好的沟通和交流,保证他们在社会和法律上得到帮助。

（一）开展社区康复护理现状调查,预防残疾发生

社区护士应在社区范围进行调查,了解社区康复资源、康复护理对象数量、分布及康复护理需求,并做好登记,为社区康复计划的制订提供依据。同时要落实各项有关残疾预防的措施,如针对儿童的计划免疫接种,预防脊髓灰质炎等残疾性疾病的发生;开展社区健康教育,如健康生活方式指导、妇女保健及优生优育保健指导,开展环境卫生、营养卫生、精神卫生、安全防护等宣传教育工作。

（二）开展社区康复护理服务

1. 观察和记录

注意观察患者残疾情况以及康复训练过程中残疾程度的变化,与相关人员保持良好的沟通联系,记录并提供各类康复相关信息,做好协调工作,促进康复治疗的实施。

2. 预防继发性残疾和并发症

如注意纠正残疾者的姿势,对于偏瘫患者应预防压疮、肌肉萎缩、关节挛缩的发生。

3. 康复训练

康复训练是社区康复护理最基本的内容。利用各种有关功能训练护理技术,配合康复医师及其他康复技术人员在患者家庭或社区卫生服务中心的康复训练室

对需要进行功能训练的残疾人开展必要的、可行的功能训练。

4. 训练患者进行自我康复护理

"自我康复护理"是鼓励患者自己参与某种活动,并在其中发挥主动性、创造性,使其更完美、更理想,以达到康复目的的一种方法。在病情允许的条件下,训练患者的日常生活活动能力,帮助其恢复自理。对残疾者及其家属要进行必要的康复知识教育,耐心引导,指导和帮助他们掌握技能,逐渐从部分自理到完全自理,增强信心,以适应生活,重返社会。

5. 辅助器材的使用指导及训练

社区康复护士必须熟悉和掌握义肢、矫形器、自助器、步行器等各种辅助用具的性能、使用方法和使用注意事项,帮助功能障碍者选用合适的助具,并指导相应功能训练的方法及其在日常生活活动中的使用。

6. 心理护理

残疾人和慢性病患者都有其特殊的、复杂的心理活动,甚至出现精神、心理障碍和行为异常。护理人员应理解、同情患者,掌握其心理动态,及时、耐心的做好心理护理,帮助他们树立信心,鼓励参与康复训练。

（三）协助社区康复转介服务

在康复服务的过程中,一些康复技术由上级机构下传,而一些难于在社区解决的问题则向上级机构转送,这种上下转介系统是社区康复的重要内容。因此,社区护士应掌握社区转介服务的资源与信息,了解康复对象的需求,提供有针对性的转介服务。

第六节 社区常见康复护理技术

一、环境改造

残疾人由于行动不便,需借助各种助行工具,因此,理想的康复环境有利于实现康复目标。社区护士应当了解和掌握康复环境及设施的要求,重视康复环境的选择和建立,其中,无障碍设施是良好康复环境的最基本要求。

（1）家庭环境中如各种开关、桌面、房间窗户和窗台的高度均应略低于一般房间的高度;房间、卫生间等房门应当以推拉式为宜,门把手宜采用横执把手。

（2）在楼梯、走廊、卫生间、浴室和房间的墙壁上应安装扶手。

（3）地面要平坦、防滑且没有高低差;门厅要有足够的照明且夜间光照要足。

（4）社区环境中非机动车车行道的路宽一般不少于 2.5m，人行道应设置缘石坡道，宽度不少于 1.2m，公共卫生间应设有残疾人厕位，安装坐便器等。

二、日常生活活动能力训练

【概念】

日常生活活动（activity of daily，ADL）是人们在日常生活中，为完成衣、食、住、行，保持个人卫生整洁和独立的社会活动所必需的一系列基本活动，是人在独立生活中反复进行的、最基本的、最具有共性的活动。日常生活活动的训练是为了使残疾者在家庭和社会中尽量不依赖或部分依赖他人而完成各项功能活动。

【方法】

日常生活活动训练的基本方法是，首先将日常生活活动动作分解成若干简单运动方式，由易到难，结合护理特点进行床旁训练；根据患者的残存功能情况选择适当的方法完成每个动作；训练要以能完成实际生活情况为目标，如拿筷子、端碗；若患者肌力不足或协调能力缺乏，可先做一些如加强手指肌力、增强协调能力的准备训练；在某些特定情况下，知道患者使用自助具（为残疾者特制的辅助工具、器皿等）做辅助。

日常生活活动能力训练的具体方法如下。

（一）饮食训练

根据患者的功能状态选择适当的餐具，进行体位改变、餐具使用等进餐姿势的训练。如坐在床上吃饭可分解为体位改变、抓握餐具、送食物入口、咀嚼和吞咽动作。

1. 进餐的体位训练

进餐时宜选择半坐位或半卧位，因此最简单动作为训练患者从仰卧位改变为相应体位。根据患者残疾程度不同，选择不同的方法，如指导患者用健侧手和肘部的力量坐起，或由他人帮助使用辅助设备等坐起，维持坐位平衡训练，做到坐好、坐稳、依靠背支撑坐稳；若患者无法坐起，应指导患者采取健侧在下的侧卧位。

2. 抓握餐具训练

开始可抓握木条或橡皮，继之用匙。丧失抓握能力、协调性差或关节活动范围受限的患者常无法使用普通餐具，应将餐具加以改良。如特制碗、碟，并加以固定，特制横把或长把匙、刀、叉等。

3. 进食动作训练

先训练手部动作再训练进食动作。如将餐具及食物放在便于患者使用的位置，指导患者用健手把食物放在患手中，再由患手将食物放入口中，以训练两侧手功能的转换。

4. 咀嚼和吞咽训练

吞咽困难者在进食训练前应先做吞咽动作的训练。在确定无误咽危险并能顺利喝水时,可试行自己进食。可先用浓汤、糊状食物、稀粥等,逐步从流质过渡到半流质再到普食,从少量饮食过渡到正常饮食。

(二)更衣训练

患者能够保持坐位平衡后,可指导其进行穿脱衣服、鞋袜等训练。对穿戴义肢的患者注意配合义肢穿戴。大部分患者可用单手完成穿脱衣服的动作,如偏瘫患者穿衣时先穿患肢,脱衣时先脱健肢;截瘫患者若可坐稳,可自行穿脱上衣,穿袜子时,可先取坐位,将下肢穿进裤子,再取卧位,抬高臀部,将裤子提上、穿好。如患者关节活动范围受限,穿脱普通衣服困难,应设计特制衣服,如宽大的前开襟衣服。如患者手指协调性差,不能系、解衣带或纽扣时,可使用摁扣、拉链、搭扣等,以方便其使用(图 13-1,图 13-2)。

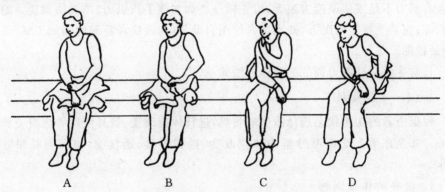

图 13-1 穿衣方法

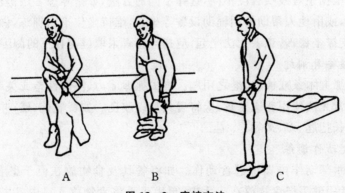

图 13-2 穿裤方法

（三）个人卫生训练

个人卫生训练包括洗脸、洗手、刷牙等，即移到洗漱处、开关水龙头、洗脸、洗手、刷牙等。洗漱用品应放在便于患者取用的位置；患者拧毛巾时可指导其将毛巾绕在水龙头上或患肢前臂，再用健手将其拧干；根据患者实际情况，可设计辅助器具，如加粗牙杯的手柄直径，以方便抓握。

（四）排泄功能训练

1. 排尿功能训练

目的在于恢复排尿反射，重建排尿规律，预防泌尿系统感染，保护肾脏与膀胱功能。神经源性膀胱功能失调主要表现为尿失禁或尿潴留，将影响患者生存质量，甚至继发严重并发症而危及生命，因此应早期进行训练，训练时应循序渐进，每2～5小时训练1次，每次10～15分钟。常用的训练方法有以下内容。

(1)盆底肌肉训练：指导患者在不收缩下肢肌、腹肌及臀部肌肉的情况下，主动收缩耻骨、尾骨周围的肌肉（会阴及肛门括约肌）。每次吸气时持续收缩10秒，呼气时放松，重复10次，每日5～10次。此训练可减少漏尿的发生，适用于压力性尿失禁患者。

(2)排尿习惯训练：训练患者在特定时间排尿，如餐前30分钟、晨起或睡前。此训练适用于急迫性尿失禁患者。

(3)诱发排尿反射：定时对患者进行不同方法的刺激，以诱导反射排尿。如持续有节奏地轻叩耻骨上区、牵拉阴毛、摩擦大腿内侧、捏掐腹股沟、牵张肛门括约肌、温水冲会阴等辅助措施。适用于反射性尿失禁及尿潴留患者。

(4)屏气法：患者取坐位，身体前倾，腹部放松，快速呼吸3～4次以延长屏气增加腹压的时间。做1次深吸气，然后屏住呼吸，用力向膀胱及骨盆底部做排尿动作，促进尿液排出，直到没有尿液排出为止。适用于充盈性尿失禁患者。

(5)手压法：双手拇指置于髂嵴处，其余手指按在下腹部膀胱区，用力向盆腔压迫，协助排尿。也可用双手或单手握拳由脐部向耻骨方向滚动推压，加压时需轻柔缓慢。适用于尿潴留患者。

2. 排便功能训练

帮助患者建立排便规律，在一定时间内排净大便，消除或减少由于大便失禁造成的自卑心理。预防因便秘、腹泻、大便失禁所导致的并发症。常用方法如下：

(1)调节饮食结构：指导患者多进食蔬菜、水果、粗粮等含纤维素多的食物，多饮水，每日饮水量在2 000mL左右。

(2)训练定时排便：每日或隔日训练患者在同一时间排便，以加强排便反射，并尽量取坐位进行。

(3)按摩腹部：患者取仰卧位，屈膝，用手掌沿升结肠、横结肠、降结肠、乙状结肠方向做环状按摩,每日与清晨,睡前各按摩一次,每次 10 分钟左右,也可在排便前进行。

(4)排便费力时可配合使用缓泻剂、栓剂,必要时灌肠。

(5)对于无力排便的瘫痪患者,可戴手套用食指蘸润滑剂,伸至肛门 2～5cm 做环形刺激。

(五)移动训练

患者因某种功能障碍,不能很好完成移动动作时,需借助手杖、轮椅等完成,严重者需靠他人帮助。移动训练是帮助患者学会移动时所需的各种动作,以独立完成日常生活活动。当患者能平稳站立时,应进行立位移动训练,起立动作与行走动作几乎同时开始。

1. 扶持行走训练

患者需要扶持时,扶持者应在患侧扶持,也可在患者腰间系带子,便于扶持的同时避免限制患者双腿活动。

2. 独立行走训练

指导患者保持立位平衡状态。行走时,一脚迈出,身体倾斜,重心转移至对侧下肢,两脚交替迈出,整个身体前进。平衡杠是练习站立和行走的主要工具,患者可以借助平衡杠练习健肢与患肢交替支持体重,矫正步态,改善行走姿势。

3. 拐杖行走训练

拐杖行走训练是用于使用义肢或瘫痪患者恢复行走能力的重要锻炼方法。进行拐杖训练前应先锻炼两上臂、腰背部及腹部的肌力,并训练坐起和立位平衡,完成上述训练后,方可进行拐杖行走训练。拐杖长度应按患者的身高及上肢长度而定,即拐杖末端着地与同侧足尖中位距离 15cm 左右,上臂外展与人体中轴线之间的角度为 30°(图 13－3)。

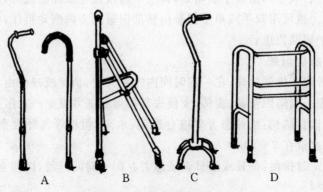

图 13－3　行走训练的各种拐杖

（1）双拐行走训练。①将两拐杖置于足趾前外侧 15～20cm,屈肘 20°～30°,双肩下沉,将上肢的肌力落在拐杖的横把上;②背靠墙站立,将重心移至一侧拐杖或墙壁,提起另一侧拐杖,再提起双侧拐杖;③两拐杖置于两腿前方,向前行走时,提起双拐置于更前方,将身体重心置于双拐上,用腰部力量摆动身体向前。

（2）单拐行走训练。健侧臂持杖行走时,拐杖与患侧下肢同时向前迈出,然后以健侧腿承担体重,继之健侧下肢和另一臂摆动向前,由患侧腿和拐杖共同承担体重;或将健侧臂前移,然后移患侧腿,再移健侧腿,或反之也可,可由患者自行选择。

4. 上下楼梯训练

能够熟练在平地上行走,可试着在坡道行走。

（1）扶栏杆上下楼梯训练:上楼时,偏瘫患者健手扶栏杆,先将患肢伸向前方,用健足踏上一级,然后将患肢踏上与健肢并行。下楼时,患者健手扶栏杆,患足先下一级,然后健足再下与患足并行。

（2）拐杖上下楼梯训练:上楼时,先将手杖立在上一级台阶上,健肢登上,然后患肢跟上与健肢并行。下楼时,先将手杖立在下一级台阶上,健肢先下,然后患肢。

5. 轮椅训练

轮椅为残疾者使用最广泛辅助性支具,轮椅的使用应视患者具体情况而定,应按处方要求配置和使用轮椅。轮椅应具有坚固、轻便耐用、容易收纳、搬动,便于操纵和控制的特点。

（1）轮椅坐位方法。

①座位宽度:轮椅宽度是两臂或两侧股骨大转子之间的最大距离加上 5cm。

②座位深度:为后臀部至小腿腓肠肌后缘之间的水平距离减去 5～7cm。座位太深,会压迫腘窝部,影响血液循环;座位太浅,身体重心太集中,局部受压太重,重心太靠前,轮椅平衡难以掌握。

③座位高度:为足跟至腘窝的距离加上 5cm。放置脚踏板时,板面距地面至少5cm,坐垫应选择透气性好的材料。

④靠背高度:轮椅的背高要求尽可能低,为座面至腋窝的距离减去 10cm,但颈椎高位损伤者应选用高靠背,距离为座面至肩部的距离。

（2）训练方法。

①从床移到轮椅:轮椅置于患者健侧,面向床尾,与床呈 30°～45°,关好轮椅闸。患者按照床上体位训练方法坐起。坐稳后,用健手抓住床档并支撑身体,将身体大部分重量放在健腿上,健手扶住轮椅远侧扶手,以健腿为轴心旋转身体,缓慢而平稳坐在轮椅上。调整位置,用健足抬起患足,用健手将患腿放在脚踏板上,松开轮椅闸,轮椅后退离床。

②从轮椅移到床上:移动轮椅到床边,轮椅朝向床头,健侧靠近床边,与床呈

30°～45°角,关好轮椅闸。患者用健手提起患足,将脚踏板移向一边,身体向前倾斜并向下撑而移至轮椅前缘,双足下垂,使健足略后于患足。健手抓住床扶手,身体前移,用健侧上、下肢支撑身体站立,转向坐到床边,推开轮椅,将双足收回床上(图13-4)。

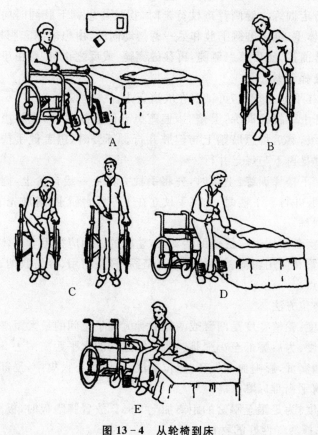

图13-4 从轮椅到床

③轮椅与厕所便器间的转移:坐便器一般高于地面50cm。坐便器的两侧必须安装扶手。先将轮椅靠近坐便器,关好轮椅闸,脚离开脚踏板并将脚踏板旋开,解开裤子,用健手扶轮椅扶手站起,然后握住墙上的扶手,转身坐于坐便器上。

需要注意的是使用方法应由患者自己选定,尽量发挥患者的功能;反复练习,循序渐进,多练习肢体的柔韧性和力量;注意保护,以防意外。

三、体位及体位变换

人体基本的体位主要包括仰卧位、侧卧位、俯卧位、坐位和立位。体位变换主要包括翻身、移动(纵、横移动)、体位转换(卧位—坐位—立位)、手支撑位等。其目的是防止压疮和肢体挛缩，保持关节良好的功能位置。

1. 体位

(1)仰卧位:双足紧蹬足底板,踝背屈90°,以防足下垂;足跟悬空放在足底板与垫子之间的空隙处,足后跟悬空状态,足趾朝上,以防压疮。在臀部外侧置小枕,以防髋外旋畸形。两膝及两髋关节置于伸位,以防髋和膝关节屈曲性挛缩,并为站立、步行打下基础。肩关节外展90°左右,肘伸直或屈,腕伸直,掌心向上,手指与指关节及掌指关节处部分屈曲,拇指外展,手指间关节处略屈曲。

(2)侧卧位:偏瘫患者不宜长时间仰卧位,以向健侧卧最适宜,截瘫和四肢瘫患者宜两侧轮流侧卧。

①健侧卧位:健肢在下,患肢在上,头部垫枕。患侧上肢下垫枕,使患肩前伸,前臂旋前,腕、指伸展置于枕上。患侧髋、膝关节置于另一枕上,同时注意足不能悬空。健侧上肢可放在任何舒适位置,下肢平放在床上(图13-5)。

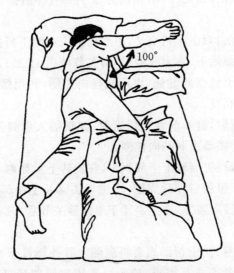

图 13-5　健侧卧位

②患侧卧位:患肢在下,健肢在上,头部垫枕,躯干稍向后旋转,后背用枕头稳固支撑。患侧上肢前伸,前臂外旋,肘关节自然呈背屈位,手指张开,掌心向上。患髋伸展,膝轻度屈曲。健侧上肢置于身上,健腿屈曲置于枕上(图13-6)。

③俯卧位:如患者心、肺及骨骼情况允许,可采用俯卧位,可使髋关节充分伸展,并可缓解身体后部骨隆突处受压组织部位的压力。患者俯卧,头偏向一侧,两臀屈曲置于头的两侧;胸部、髋部及踝部各垫一枕。

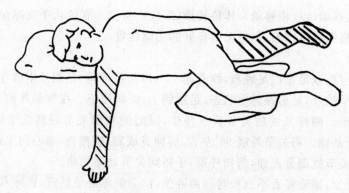

图 13－6　患侧卧位

2. 体位转换

（1）床上翻身：主要包括主动翻身训练和被动翻身训练两种方式。主动翻身训练是最基本的翻身训练方法之一，常用的方法主要有伸肘摆动翻身和向健侧翻身两种。

①伸肘摆动翻身法：双手十指交叉，患手拇指压在健手拇指上方（即 Bobath 式握手）；在健侧上肢的帮助下，双上肢伸肘，肩关节前屈、上举；足踩在床面上，屈膝；健侧上肢带动偏瘫侧上肢摆向健侧，再反向摆向患侧，利用摆动惯性向患侧翻身。向健侧翻则摆动方向相反。

②向健侧翻身：屈肘，健手前臂托住病肘；健腿插入患腿下方；旋转身体，同时以健腿搬动患腿、健肘搬动患肘翻向健侧。

③被动向健侧翻身：先旋转上半部躯干，在旋转下半部躯干。护士一手置于患者颈部下方，一首置于患侧肩胛骨周围，将患者头部及上半部躯干转为侧卧位；一手置于患侧骨盆将其转向前方，另一手置于患侧膝关节后方，将患侧下肢旋转并摆放于自然半屈位。

④被动向患侧翻身：护士帮助患者将患侧上肢外展置于 90°体位；患者自行将身体转向患侧。若患者完成有困难，护士可采用向健侧翻身方法，帮助患者完成动作。

（2）床上横向移动：健足伸到患足下方，勾住患足向右（左）动；健足和肩支起臀部，将下半身移向右（左）侧；臀部向右（左）移动；头向右（左）移动。患者完成困难时，护理人员也可以一手放于患者膝关节上方，一手抬起患者臀部，帮助其向一侧移动。

（3）坐位及坐位平衡训练：长期卧床患者坐起时，可能发生直立性低血压，因此宜先从半坐位开始。可先抬高床头 30°，耐受后，逐步过渡到坐位。为保持躯体平衡,可先用靠背架支撑或端坐在靠背椅上。坐稳后,可左右、前后轻推,训练其平衡力。左右平衡训练时,护士坐在患者患侧,一手置于腋下,一手置于健侧腰部,嘱患者身体重心先向患侧移,然后再移向健侧,反复进行;进行前后平衡训练时,协助患者身体重心前后倾斜,然后慢慢恢复中立位,反复进行。

(4)立位及立位平衡训练:患者能够自行坐稳且下肢肌力允许时,可行起立动作及立位平衡训练。

①坐到站起平衡训练:开始时以健足进行,双脚开立,使腰向前倾,用健手在身体侧方抓住平衡杠或扶手,使上半身前倾,重心移至双脚(主要在健足上),同时站起。挺胸站立而见不到脚部。下肢负重能力增强后,可自行站立。站立后要注意扶持,以防发生意外。

②立位平衡训练:双足分开一足宽,双腿垂直站立;双肩垂直于双髋上,双髋在双踝之前;髋、膝伸展,躯干直立;双肩水平位,头中立位。站立时,不仅应练习平静站立,还应早期练习使身体向前后、左右摇动,上半身向左右转动。可依次协助患者进行扶站、平行杠内站立、独立站立以及单足交替站立。训练时要注意安全,尤其是高龄或体弱者,要进行辅助,可给予单拐或双拐辅助器辅助。防止摔倒、骨折等事故发生。

第七节 社区常见疾病的康复护理

一、脑卒中患者的社区康复护理

【概念】

脑卒中又称脑血管卒中、脑血管意外,是由于各种原因造成急性脑血管循环障碍导致持续性(>24小时)大脑半球或脑干局灶型神经功能缺损的一组疾病的总称。根据病因和临床表现的不同,可分为缺血性脑卒中(脑梗死、脑栓塞)和出血性脑卒中(脑实质出血、蛛网膜下腔出血)两类。

【危害】

脑卒中以发病率高、致残率高、死亡率高及复发率高的"四高"特点成为当前严重威胁人类健康的一类重要疾病。我国2010年卫生统计年鉴显示,脑卒中已成为继恶性肿瘤、心脏病之后我国城市居民死亡的第3位原因。因此,开展社区脑卒中康复护理对改善患者的功能障碍,提高患者的自理能力,促使其最大限度地回归社会具有重要意义。

【主要功能障碍】

由于病变的性质、部位和大小的不同,患者可能发生一种或同时发生几种功能障碍。常见的有以下几种。

1. 运动障碍

运动障碍为最常见的障碍,多表现为一侧肢体的瘫痪,即偏瘫。

2. 共济障碍

共济障碍为四肢协调动作和行走时的身体平衡发生障碍。

3. 感觉障碍

感觉障碍为痛觉、触觉、温度觉、视觉、本体觉出现减退或丧失。

4. 言语障碍

语言障碍可出现失语症、构音障碍等。

5. 认知障碍

(1)意识障碍:发生率约为 40%。

(2)记忆力障碍:可有短期记忆障碍和长期记忆障碍。

(3)智力障碍:可引起记忆力、定向力、计算力的减退,智力低下。

(4)失认症:可出现视觉失认、听觉失认、触觉失认、躯体忽略等。

(5)失用症:可有观念性失用、结构性失用、运动性失用、步行失用。

6. 日常生活活动能力障碍

脑卒中患者由于出现多种功能障碍,常导致日常生活能力严重障碍。

7. 其他障碍

脑卒中患者还会出现心理障碍、自主神经功能障碍等。

【康复护理评定】

对脑卒中患者进行康复护理的前、中、后期,应定期进行详细的康复护理评定,据脑卒中患者的各种功能障碍及其程度制定康复护理方案。

（一）脑损伤严重程度评定

格拉斯哥昏迷量表(Glasgow coma scale,GCS):GCS 是根据语言表达(1～5分)、肢体运动(1～6 分)和睁眼情况(1～4 分)来判定患者脑损伤的严重程度。GCS 13～15 分为轻度脑损伤;9～12 分为中度脑损伤;≤8 分为重度脑损伤,呈昏迷状态。

（二）运动功能评定

目前常用 Brunnstrom 运动功能评定法、Fugl-Meyer 评定法、上田敏评定法等方法对肌肉协调能力、肌张力、运动模式等进行评定。

1. 肢体运动功能评定

Brunnstrom 运动功能评定法(表 13-1)是目前应用较为普遍的肢体运动功能评定方法。

表 13-1 Brunnstrom 运动功能评定法

分期	特点	上肢	手	下肢
Ⅰ	无随意运动引出	无任何运动	无任何运动	无任何运动
Ⅱ	引出联合反应、共同运动	仅出现协同运动模式	仅有极细微的屈曲	仅有极少的随意运动
Ⅲ	随意出现的共同站立位	可随意发起协同运动	可有钩状抓握,但不能伸指	在坐和站立位上,有髋、膝、踝的协同性屈曲
Ⅳ	共同运动模式打破开始出现分离运动	出现脱离协同运动的活动:肩 0°、肘屈 90°的条件下前臂可旋前、旋后;肘伸直的情况下,肩可前屈 90°;手背可触及腰骶部	能侧捏及松开拇指手指有半随意的小范围伸展	坐位屈膝 90°以上,可使足后滑到椅子下方,在足跟不离地的情况下能使踝背屈
Ⅴ	肌张力逐渐恢复,有分离精细运动	出现相对独立协同运动的活动:肘伸直时肩可外展 90°;肘伸直,肩前屈 30°～90°时,前臂可旋前旋后;肘伸直,前臂中立位,上肢可举过头	可做球状和圆状抓握,手指同时伸展,但不能单独伸展	健腿站,患腿可先屈膝,后伸髋;伸膝下,踝可背屈
Ⅵ	运动接近正常水平	运动协调近于正常,手指指鼻无明显辨距不良,但速度比健侧慢(<5秒)	所有抓握均能完成,但速度和准确性比健侧差	在站立位可使髋外展到抬起该侧骨盆所能达到的范围;坐位下伸直膝可内外旋下肢,合并足内外翻

2. 肌张力的评定

修订的 Ashworth 痉挛评定量表(表13-2)是目前常用的较简单、易于掌握的肌张力评定量表。

表13-2　修订的 Ashworth 痉挛评定量表

级别	特征	表现
0	无肌张力增加	进行被动关节屈伸时,在关节活动之末(即在肌肉接近最长位置时)出现突然的卡住,然后释放或出现最小的阻力
I	肌张力轻度增加	进行被动关节屈伸时,在关节活动范围50%之内出现突然的卡住,当继续把被动关节活动评定进行到底时,始终有小的阻力
II	肌张力增加较明显	在被动关节活动的大部分范围内均感觉到肌张力增加,但受累部分的活动仍较容易
III	肌张力严重增高	被动活动患侧肢体,整个关节活动范围内均有阻力,活动比较困难
IV	僵直	僵直于曲或伸的某一位置,阻力很大,被动活动十分困难

（三）平衡功能评定

1. 三级平衡检测法

三级平衡检测法是临床上经常使用的方法。①一级平衡:静态平衡。被测试者在不需要帮助的情况下能维持所要求的体位。②二级平衡:自动动态平衡。被测试者能维持所要求的体位,并能在一定范围内主动移动身体重心后仍维持原来的体位。③三级平衡:他动动态平衡。被测试者在受到外力干扰而移动身体重心后仍恢复并维持原来体位。

2. Berg 平衡评定量表

Berg 平衡评定量表是脑卒中康复临床与研究中最常用的量表,共14项检测内容,包括:①坐→站;②无支撑站立;③足着地,无支撑坐位;④站→坐;⑤床→椅转移;⑥无支撑闭眼站立;⑦双足并拢,无支撑站立;⑧上肢向前伸;⑨从地面拾物;⑩转身向后看;⑪转体360°;⑫用足交替踏台阶;⑬双足前后位,无支撑站立;⑭单腿站立。每项评分0~4分,满分56分,得分高表明平衡功能好,得分低表明平衡功能差,低于40分表明有摔倒的危险。

（四）日常生活活动能力评定

ADL 评定是从实用的角度出发对患者独立生活能力及残损状况进行测定,评定患者日常生活基本功能的定量及定性指标。常用 Barthel 指数评定（the Barthel index of ADL，表 13-3）。

表 13-3　Barthel 指数评定内容及计分法

项目	自理	稍依赖	较大依赖	完全依赖
进食	10	5	0	0
洗澡	5	0	0	0
修饰（洗脸、梳头、刷牙、刮脸）	5	0	0	0
穿衣	10	5	0	0
大便	10	5	0	0
小便	10	5	0	0
上厕所	10	5	0	0
床椅转移	15	10	5	0
行走	15	10	5	0
上下楼梯	10	5	0	0

注：总分为 100 分。60 分以上者为良，生活基本自理；60～40 分者为中度残疾，有功能障碍，生活需要帮助；40～20 分者为重度残疾，生活明显依赖；20 分以下者为完全残疾，生活完全依赖

（五）生存质量评定

根据世界卫生组织的标准，生存质量（quality of life，QOL）的评定至少应包括 6 个方面，即独立能力、社会关系、生活环境、身体功能、心理状况、宗教信仰与精神寄托。常见的评定方法包括访谈法、自我报告、观察法及量表评定法。常用的评定量表包括世界卫生组织生存质量评定量表（WHO QOL-100 量表）、健康状况 SF36（36-item short-form）及健康生存质量表（quality of well-being scale，QWB）等。

（六）其他功能障碍的评定

其他功能障碍的评定包括感觉功能评定、认知功能评定、失语症评定、构音障碍评定和心理评定等。

【康复护理措施】

1. 软瘫期的康复护理

软瘫期是指发病 1～3 周内（脑出血 2～3 周，脑梗死 1 周左右），患者意识清楚或有轻度意识障碍，生命体征平稳，但患肢肌力、肌张力低下，腱反射减弱或消失。在不影响临床抢救、不造成患者病情恶化的前提下，应及时介入康复护理措施，以

预防并发症以及继发性损害的发生。

（1）良肢位：即抗痉挛体位，是为防止或对抗痉挛模式的出现，保护肩关节及早期诱发分离运动而设计的一种治疗性体位，可以预防上肢屈肌、下肢伸肌的典型痉挛模式，是早期抗痉挛治疗的重要措施之一。主要有健侧卧位、患侧卧位及仰卧位。其中，健侧卧位、患侧卧位的体位同本章第六节《体位及体位变换》。

仰卧位体位为：双足紧蹬足底板，踝背屈90°，以防足下垂；足跟悬空放在足底板与垫子之间的空隙处，足后跟悬空状态，足趾朝上，以防压疮。在臀部外侧置小枕，以防髋外旋畸形。两膝及两髋关节置于伸位，以防髋和膝关节屈曲性挛缩，并为站立、步行打下基础。肩关节外展90°左右，肘伸直或屈，腕伸直立，掌心向上，手指与指关节及掌关节处部分屈曲，拇指外展，手指间关节处略屈曲。

（2）被动运动：若患者病情稳定、生命体征平稳，在发病后3～4日，虽无主动肌力收缩，无法完成主动运动，但仍由护士对其患肢所有的关节做全范围的关节被动运动，以防关节挛缩。每日2～3次，从大关节到小关节循序渐进，直到主动运动恢复。

（3）主动运动：对于能完成主动运动的患者，通过各种徒手操、器械练习等，促使肩胛带和骨盆带的功能恢复。此期所有主动训练都应在床上进行，幅度从小到大，每次活动范围以轻度疼痛作为终止信号，然后稍作停顿，再还原。

（4）按摩：对患肢进行按摩可促进血液、淋巴回流，防止和减轻水肿；也是一种运动一感觉刺激，有利于运动功能恢复。按摩时要轻柔、缓慢、有节律地进行，不使用强刺激性手法。对肌张力高的肌群用安抚按摩使其放松，对肌张力低的肌群则予按摩和揉捏。

2. 痉挛期的康复护理

在软瘫期2～3周左右，肢体开始出现痉挛并逐渐加重且常持续3个月左右。此期的康复护理目标是通过抗痉挛姿势的摆放来预防痉挛模式、控制异常运动模式，促进分离运动恢复，加强偏瘫侧肢体主动活动与日常生活活动相结合。

（1）抗痉挛训练：大部分患者患侧上肢以屈肌痉挛占优势，下肢以伸肌痉挛占优势。①针对上肢可采用卧位抗痉挛训练：采用Bobath式握手（双手手指交叉，患手指置于健指之上，充分利用键侧上肢的被动活动，注意，肘关节充分伸展）上举上肢，使患侧肩胛骨向前，患肘伸直。②针对下肢可采用仰卧位双腿屈曲，Bobath式握手抱住双膝，将头抬起，前后摆动使下肢更屈曲。此外，桥式运动也有利于抵制下肢伸肌痉挛。

（2）患肢的功能训练：①被动活动肩胛带和肩关节。患者仰卧，以Bobath式握手用健手带动患手上举，伸直加压换臂。②下肢控制能力训练。可通过髋、膝屈曲训练,踝背屈训练及下肢内收、外展训练进行。

(3)坐位及平衡训练

同第六章《体位及体位变换》。

(4)立位及立位平衡训练

患者能够自行坐稳且下肢肌力允许,可行起立动作及立位平衡训练。具体方法同本章第六节《体位及体位变换》。

3. 恢复期康复护理

此期一般是指发病后的 4～6 个月。此期肢体肌肉痉挛基本消失,分离运动平衡,协调性良好,但速度较慢。因此,康复护理目标是进一步进行选择性主动运动和运动速度的恢复,掌握日常生活活动技能,提高生活质量。

(1)上肢和手功能训练:进一步加大痉挛阶段中各种训练的难度,抑制共同运动,提高运动速度,通过拧螺丝、打字等训练手的精细动作;通过绘画、编织等训练手的协调能力。

(2)下肢功能训练:抑制痉挛,促进下肢运动的协调性,进一步增加下肢的负重能力,提高步行效率。

(3)日常生活活动能力训练

具体方法同本章第六节《日常生活活动能力训练》。

4. 后遗症期康复护理

脑损害导致的功能障碍,受损的功能在相当长的时间内不会有明显的改善,此时进入后遗症期,一般在发病后 1～2 年左右。主要表现为手功能障碍、失语、构音障碍、运动姿势异常和偏瘫侧上肢运动控制能力差等。此期康复护理目标为指导患者继续训练和利用残余功能,使用健侧肢体代偿部分患肢肢体的功能,同时指导家属尽可能改善患者的周围环境,以实现最大限度的生活自理。包括:①对家庭环境进行必要的改造,如台阶改成斜坡,浴室、走廊加扶手等;②继续维持各功能的训练,防止异常肌张力和挛缩的进一步加重;③进行各种代偿性功能训练,包括矫形器、轮椅等的应用,以补偿患肢功能。

二、脊髓损伤患者的社区康复护理

【概述】

脊髓损伤,是由于外伤或疾病等因素引起的脊髓结构和功能的损害,导致损伤水平以下运动、感觉和自主神经功能障碍。

【分类】

脊髓损伤按病因可分为两类。

1. **非外伤损伤性脊髓损伤**

非外伤损伤性脊髓损伤包括先天性病因及获得性病因。先天性病因,如脊柱裂、脊柱侧弯等;获得性病因,如肿瘤、感染等。

2. **外伤性脊髓损伤**

外伤性脊髓损伤如高处坠落、车祸、意外损伤等。随着医学科学的进步,脊髓损伤患者存活时间延长,提高脊髓损伤患者的生活质量成为医疗护理人员关注的新问题。康复护理不仅在急性期及早介入,更成为患者恢复期的主要医疗手段。

【临床表现】

脊髓损伤部位及损伤程度的不同,可导致不同的功能障碍。

1. **感觉功能障碍**

感觉功能障碍主要表现为脊髓损伤平面以下感觉(痛温觉、本体觉及触压觉)的减退、消失或感觉异常。感觉障碍呈不完全性丧失,病变范围和部位差异明显称为不完全损伤;损伤平面以上可有痛觉过敏,损伤平面以下感觉完全丧失,包括肛门周围的黏膜感觉也丧失,称为完全性损伤。

2. **运动功能障碍**

运动功能障碍主要表现为肌张力、肌力和反射的改变。

(1)肌张力改变:主要表现为脊髓损伤平面以下肌张力的降低或增高,影响运动功能。

(2)肌力改变:主要表现为脊髓损伤平面以下肌力消失或减退,造成自主运动功能障碍。通常把涉及四肢、躯干部分或全部的损伤称为四肢瘫。涉及双下肢部分或全部躯干的损伤称为截瘫。

(3)反射功能改变:主要表现为脊髓损伤平面以下反射减弱、亢进或消失,出现病理反射。

3. **自主神经功能障碍**

自主神经功能障碍表现为排汗功能和血管运动功能障碍,出现直立性低血压、皮肤脱屑及水肿、高热、角化过度、心动过缓等。

4. **括约肌功能障碍**

肛门括约肌功能障碍可分两种,因排便反射破坏,发生大便失禁,称弛缓性大肠功能障碍;因结肠反射缺乏,肠蠕动减慢,导致排便困难,称神经源性大肠功能障碍。

脊髓损伤水平不同,膀胱功能损伤程度也不同。通常将脊髓损伤后神经源性膀胱分为两类,一类为无力性或非反射性膀胱,是指膀胱对刺激无反射或反射减弱。当膀胱充盈时,患者无法感知,往往出现膀胱壁的过度扩张或延伸,造成尿液反流至输尿管和肾;一类为痉挛性或反射性膀胱,是指膀胱充盈时,自动反射会触发其排空,除了膀胱功能受损。

5. 并发症

并发症常见泌尿系感染、关节挛缩、压疮、深静脉血栓、异位骨化及疼痛等。

【康复护理评定】

脊髓功能的全面、正确评定,对选择康复治疗方法,制订康复护理方案和评定疗效具有重要的意义。

1. 损伤评定

(1)损伤平面的评定:指保留身体双侧正常感觉、运动功能的最低脊椎节段。由于脊髓节段与脊椎节段在解剖位置上并不一致,因此损伤水平的确定主要以运动损伤为依据,但在 $C_{1\sim4}$、$T_2 \sim L_1$ 及 $S_{2\sim5}$ 脊髓运动损伤平面难以确定,则以感觉损伤平面来确定判断。运动损伤平面和感觉损伤平面是通过检查关键性肌肉的徒手肌力和关键性感觉点的痛觉(针刺)和轻触觉来确定的。确定损伤平面时,该平面关键性肌肉的肌力必须≥3级,该平面以上关键性肌肉的肌力必须正常。因身体两侧的损伤水平可能不一致,评定时要分别检查两侧运动和感觉损伤平面,并分别记录。

(2)损伤程度的评定:目前主要根据美国脊髓损伤学会(American Spinal Injury Association,SAIA)的损伤分级(表 13-4)。损伤是否完全性的评定以最低脊髓节段($S_{4\sim5}$)有无残留功能为准。残留感觉功能时,刺激肛门皮肤与黏膜交界处有反应或刺激肛门深部有反应存在;残留运动功能时,肛门指诊外括约肌有自主收缩功能。完全性脊髓损伤时,既无感觉,也无运动功能,可有部分保留区,但不超过3个节段;不完全性损伤,有感觉或运动功能,有部分保留区超过3个节段。

表 13-4　ASIA 损伤分级

级别		临床表现
A	完全损伤	S4-S5 无感觉和运动功能
B	不完全损伤	损伤水平以下有感觉功能,但无运动功能
C	不完全损伤	损伤平面以下存在运动功能,大部分关键肌肌力在3级以下
D	不完全损伤	损伤平面以下存在运动功能,大部分关键肌肌力在3级或以上
E	正常	感觉与运动功能正常

2. 运动功能评定

ASIA 采用运动评分法(motor score,MS)。所选的 10 块肌肉评分时分左、右两侧,评定标准:采用徒手肌力测定(manual muscletesting,MMT)法测定肌力,通常采用 6 级分级法(表 13-5)。

表 13-5　MMT 肌力分级标准

级别	标准	相当正常的%
0	无可测知的肌肉收缩	0
1	有轻微肌肉收缩,但不能引起关节活动	10
2	解除重力的影响,能完成全关节活动范围的活动	25
3	能抗重力完成关节全范围运动,但不能抗阻力	50
4	能抗重力及轻度阻力,完成关节全范围运动	75
5	能抗重力及最大阻力,完成关节全范围运动	100

注:肌肉所得分与测得的肌力级别相同,从 1~5 分不等。如测得肌力为 1 级,则评 1 分,肌力 5 级,则评 5 分。最高分左、右两侧各 50 分,共 100 分。评分越高,肌肉功能越好,依次可评定运动功能

3. 感觉功能评定

采用 ASIA 的感觉评分(sensory score,SS)来评定感觉功能。选择 $C_2 \sim S_5$ 共 28 个节段的关键感觉点,分别检查身体两侧的痛觉(针刺)和轻触觉,感觉正常得 2 分,异常得 1 分,消失为 0 分。每侧、每点、每种感觉最高为 2 分。一侧感觉最高位 56 分,左右两侧共 112 分。两种感觉得分之和最高可达 224 分,分数越高,表示感觉越接近正常。

4. 心理、社会功能评定

脊髓损伤患者因有不同程度的功能障碍,可能产生严重的心理负担及社会压力。可采用相应的量表评定患者及家属的焦虑、抑郁状态及社会支持程度。

5. ADL 评定

截瘫患者可用改良 Barthel 指数评定,四肢瘫患者可用四肢瘫功能指数(quadriplegic index of function,QIF)评定。

【康复护理目标】

(1)防止并发症,减少或消除并发症导致的不适。

(2)通过心理疏导,患者和家属能面对残疾,重建生活信心,积极参与康复训练。

(3)最大限度恢复受损的生理功能,达到生活自理,回归社会的目标。

【康复护理措施】

1. 急性期康复护理

急性期指患者伤后住院期间、临床抢救告一段落,生命体征和病情平稳,脊柱稳定的一段时间,此时即可在医院开始康复训练。主要以床边训练为主,目的是及时处理并发症,预防肌肉萎缩、骨质疏松等失用综合征的发生,为以后的康复治疗提供条件。主要的康复训练包括以下几种。

（1）良肢位训练：患者卧床时保持肢体处于功能位置。

（2）关节被动运动：对患肢进行关节被动运动训练，每天 1～2 次，每次每个关节在各轴向活动 15～20 次，防止关节挛缩和畸形的发生。

（3）体位变换：一般每 2 小时翻身 1 次，防止压疮发生。

（4）呼吸及排痰训练：对颈髓损伤、呼吸机麻痹的患者应协助并指导其进行腹式呼吸运动及咳嗽、咳痰，并进行体位排痰训练，预防肺部感染，促进呼吸功能。

（5）排泄处理：脊髓损伤后 1～2 周多采用留置导尿，定期开放尿管，训练患者排尿动作并记录出入量。便秘用润滑剂、缓泻剂与灌肠等方法处理。

2. 恢复期康复护理

社区护士应配合治疗师，指导患者独立完成功能训练。

（1）功能训练的护理：根据脊髓损伤患者损伤及恢复水平的不同，可逐步开展功能训练。训练前，应协助患者排空大小便，若有尿管应妥善固定，护士应解释、讲解、演示并协助患者完成训练；训练后，应及时评价，如发现患者有不适，应及时与医师联系，调整训练计划。具体的方法包括以下几种。

①转移训练：训练患者床上横向或纵向转移、床与轮椅间转移。

②肌力训练：脊髓损伤患者为应用轮椅、拐杖等辅助器具，要进行上肢支持力量训练、肱二头肌和肱三头肌训练及握力训练。

③站立训练：在经过早期坐位训练且无直立性低血压等不良反应后，可进行站立训练。要注意保持脊柱的稳定性，可佩戴腰围进行站立训练。

④步行训练：在完成上述训练后，可借助平衡杠进行训练。先在平衡杠内站立，然后可进行行走训练。平稳后可移至杠外训练，用双拐代替平行杠。

（2）ADL 训练的护理：指导和协助患者进行床上活动、洗漱、更衣、进餐、排泄等日常生活活动。

（3）矫形器、义肢和辅助器具使用的护理：社区护士在治疗师指导下，应熟悉或掌握其性能、注意事项和使用方法，监督和保护患者完成特定动作，发现问题及时处理和纠正。

3. 常见并发症的预防和护理

脊髓损伤和长期卧床可导致多种并发症，增加患者痛苦，影响康复效果，有些并发症如不及时控制甚至可威胁患者生命。因此，应重视并发症的预防和护理。

（1）防止直立性低血压的发生。

（2）痉挛的护理。脊髓损伤患者正确的姿势体位，是预防痉挛的基础，要尽量将肢体置于舒适、不受压、方便活动的功能位置。

（3）自主神经反射增强的护理。

（4）适当进行体育锻炼和补充钙剂防治骨质疏松。

（5）下肢深静脉血栓发生率为40％～100％，但有肢体局部温度升高等典型表现的只占15％左右，为预防下肢深静脉血栓的发生，应指导患者：①每天进行下肢被动运动，如以踝关节为中心，做足的上下运动，上下不超过30°。若血栓已形成则应禁止剧烈活动，以防止血栓脱落引起肺栓塞而猝死。②起床活动时，应使用弹力绷带或穿弹力袜，适度压迫浅静脉，促进血液回流。③经常测量肢体周径，观察有无肿胀及皮肤温度升高。

（6）异位骨化：指在软组织中形成骨组织，发生率约为16％～58％。好发于髋、膝、肩、肘关节及脊柱。一般于伤后1～4个月后发生于损伤水平以下，常有局部炎症反应和全身低热。护理时应注意在关节被动运动时，不宜过度用力、过度屈伸和按压。

4. **心理护理**

患者经多方面治疗出院回家后仍有不同程度的肢体功能丧失伴大小便失禁，精神创伤远远大于机体创伤，因而痛苦失望，甚至悲观厌世。社区护士应向家属交代患者病情及可能的预后，使其家属有思想准备，以便协助做好患者的心理疏导工作。还应及早发现患者情绪变化，主动与其交谈，给予针对性的心理疏导，关怀、体贴、支持、激励患者，使患者意识到自我的价值，振作精神，面对现实。

【健康教育】

1. **对患者及家属预防并发症的指导**

脊髓损伤患者因活动减少或长期卧床可导致多种并发症，社区护士要对患者和家属宣传预防各种并发症的知识，如经常更换体位；预防褥疮的形成；鼓励患者咳嗽，防止坠积性肺炎；对留置尿管的患者要定时清洁外阴，保持引流管的通畅；增加患者的营养，给予高蛋白、高纤维素饮食；多饮水，以防便秘和泌尿系结石。

2. **对患者及家属康复训练的指导**

指导患者及家属翻身时保持肩臀在一直线上。每天进行肌肉功能的锻炼和关节的运动；并配合康复计划，进行各种训练。脊髓损伤患者的生理、心理、社会康复是一项漫长而又艰巨的工程，需要患者及家属不懈的努力。因此，在康复过程中社区护士应鼓励患者及家属建立康复的信心。

第八节 社区常见中医护理

一、糖尿病

【概念】

糖尿病是以多饮、多食、多尿、形体消瘦，或尿有甜味为主要临床表现的病症。

【危害性】

糖尿病患者数正在逐年上升,全球发患者数由 2000 年的 1.51 亿增加到现在的 2.85 亿,现已成为发达国家继心血管病和肿瘤之后的第三位疾病死亡原因,其并发症是影响病情、降低患者劳动力、危及患者生命的重要因素,糖尿病及其并发症已成为威胁人类健康的世界性公共卫生问题。

【辨证分型】

1. **阴虚燥热证**

烦渴引饮,口干舌燥,尿频量多。四肢乏力,大便秘结。舌红而干,苔薄黄,脉滑数或弦细。

2. **气阴两虚证**

口渴欲饮,能食善饥,尿频量多。神疲乏力,面色不华,手足心热,大便溏薄,腰酸膝软,肢体麻木或自汗盗汗。苔红舌白,脉沉细。

3. **阴阳两虚证**

小便频数,混如脂膏,甚则饮一溲一,畏寒,四肢欠温,面色黧黑,乏力自汗,或五更泄泻,阳痿早泄或月经不调。舌质淡,苔白而干,脉沉细无力。

4. **阴精亏虚证**

口干欲饮,尿频量多,浊如脂膏,形体消瘦。五心烦热,头晕耳鸣,腰膝酸软,失眠,盗汗,皮肤干燥瘙痒。舌红,苔少或薄白,脉细或细数。

5. **脉络瘀阻证**

口干尿多,肢体麻木,入夜尤甚,形体消瘦。面色晦暗,唇紫不华。苔薄白或少苔。脉弦或沉涩或结代。

【病因】

多由于先天禀赋不足、情志失调、饮食失节、劳欲过度等原因而发为糖尿病。

【治疗要点】

(1)阴虚燥热证治以清热润肺,生津止渴。

(2)气阴两虚证治以益气养阴。

(3)阴阳两虚证治以滋阴温养益肾。

(4)阴精亏虚证治以滋补肝肾,益精养血。

(5)脉络瘀阻证治以活血化瘀通络。

【社区管理】

1. **筛检确认糖尿病高危人群**

具有下列一项危险因素者均可列入高危人群。

(1)有糖尿病家族史。

(2)肥胖(体重指数≥25)。

（3）有妊娠代谢异常及巨大胎儿史（婴儿出生体重≥4kg）。

（4）高血压、高血脂或早期冠心病。

（5）饮食结构变化较大，营养过剩。

（6）体力活动少或运动量少。

2. **糖尿病患者随访**

建立糖尿病患者档案，查空腹、餐后 2 小时血糖。每 3 个月检查 1 次糖化血红蛋白、心电图，每半年检查 1 次肝肾功能、血脂、尿微量蛋白必要时做葡萄糖耐量试验等。每年要提供至少 4 次面对面的随访。随访内容包括：

（1）测量血糖并评估是否存在低血糖及酮症酸中毒的危急情况：出现神昏、血压下降、呼吸深快、肢冷、脉微欲绝；出现头晕头痛、食欲不振、恶心呕吐、烦躁不安、呼出烂苹果气味时等危急情况之一，或存在不能处理的其他疾病时，须在处理后紧急转诊。对于紧急转诊者，社区卫生服务中心（站）应在 2 周内主动随访转诊情况。

（2）询问上次随访到此次随访期间的症状。

（3）测量体重、血糖，计算体重指数。

（4）询问患者疾病情况和生活方式，包括心脑血管疾病、高血压、吸烟、饮酒、运动、摄盐等情况。

（5）了解患者服药情况。

3. **干预与管理**

增强患者对自我管理的意识和行为能力。

（1）对血糖控制满意空腹血糖≤7.0mmol/L，无药物不良反应、无新发并发症或原有并发症无加重的患者，预约进行下一次随访时间。

（2）对血糖控制不满意，或出现药物不良反应的患者，结合其服药依从性，必要时增加现用药物剂量、更换或增加不同类的降糖药物，2 周内随访。

（3）对连续两次出现血糖控制不满意或药物不良反应难以控制以及出现新的并发症或原有并发症加重的患者，建议其转诊到上级医院，2 周内主动随访转诊情况。

（4）对所有的患者进行一对一的健康教育，与患者一起制订生活方式改进目标并在下一次随访时评估进展，指导患者出现异常时应立即就诊。

4. **健康体检**

对糖尿病患者，每年进行 1 次较全面的健康检查，可与随访相结合。内容包括体温、脉搏、呼吸、血压、身高、体重、腰围、皮肤、浅表淋巴结、心脏、肺部、腹部等常规体格检查，每年筛查 1 次眼底、外周血管和周围神经病变等。

5. **社区健康人群，医护人员做好的疾病知识宣教**

定期针对社区人群的特点、生活方式、文化程度等，以文字、多图片，或利用展板、电视、网络媒体学习糖尿病相关知识。采取近距离、反复强化的教育方式,提倡健康的生活理念和生活方式。对健康人群提供咨询服务。

【健康教育】

（一）生活起居

(1)起居有常,戒烟限酒。

(2)环境温、湿度适宜,顺应四时,及时增减衣物。

(3)保持眼、口腔、皮肤、会阴等清洁卫生。

(4)根据患者具体情况选择合适的运动方式,如散步、气功、八段锦、快走、游泳、慢跑等,

(5)运动需在餐后 1 小时后,以不感到疲劳为宜。

（二）饮食指导

控制总热量,合理分配餐次。饮食清淡,少量多餐;低脂少油,低盐少糖。

（三）情志调理

(1)与患者多沟通,了解患者情志状态,保持乐观心态。增强患者慢性疾病作斗争的信心。

(2)家属应理解支持患者,避免患者受不良情绪的影响。

(3)鼓励患者多参与社会活动。开展同伴支持教育,介绍成功的病例,组织形式多样、寓教于乐的病友联谊会。

(4)应用中医七情归属,指导采用移情易性的方法,分散患者对疾病的注意力,改变其不良习性。

（四）中药使用要点

1. 口服中药

口服中药时,应于西药间隔 30 分钟左右。

(1)中药汤剂:中药汤剂宜偏凉服用。

(2)糖尿病丸:因其含有优降糖,故在服用时严禁加服降血糖类西药,以防引起严重低血糖反应。

(3)参芪降糖颗粒:有实热证者禁用,待实热证退后可以用。

(4)渴乐宁胶囊:长期服用时应定期检查尿常规和肾功能。

2. 外用中药

外用中药主要为中药泡洗,观察局部皮肤有无不良反应。中药泡洗温度 37～40℃,每次 20～30 分钟,药液不可过烫,每日 1～2 次,泡洗过程中注意观察患者泡洗部位皮肤情况,如果有过敏反应、破溃等,应及时停药,并报告医生。冬季注意保

暖,泡洗后注意涂抹护肤油;所有物品需清洁消毒,泡洗袋专人专用,避免交叉感染。泡洗后适量饮水。

（五）低血糖及酮症酸中毒的预防与处理

(1)向患者讲解低血糖、酮症酸中毒的诱因、临床表现及应急救护措施。

(2)生活有规律,定时定量进餐,不擅自停用胰岛素及口服降糖药。

(3)外出时随时携带急救卡和糖果、饼干。如运动量增加应适当增加碳水化合物摄入,定时监测血糖。

(4)出现神昏,烦躁不安,呼吸深快,血压下降,肢冷,脉微欲绝时,及时报告医师,给予氧气吸入,针刺人中、十宣等穴,配合医现进行抢救。

（六）糖尿病足的预防

1. 定期检查

识别是否存在糖尿病足的危险因素:患者每年至少进行一次足部检查,包括足有否畸形、胼胝、溃疡、皮肤颜色变化;足背动脉和胫后动脉搏动、皮肤温度以及有否感觉异常等。

2. 穿合适鞋袜

鞋子柔软,袜子透气良好,去除和纠正易引起溃疡的因素。

3. 注意足部卫生

洗足水温在37～40℃(严防烫伤),时间20～30分钟,洗后擦干,尤其注意擦干趾间;不宜使用热水袋等直接暖足,避免赤足;勿自行修剪或用化学制剂处理胼胝;穿鞋前先检查鞋内有无异物或异常;干燥皮肤可以使用油膏类护肤品。

4. 按摩

定期足部穴位按摩,如涌泉穴、三阴交穴、足三里穴、阳陵泉穴等。

二、心悸

【概念】

心悸是指患者自觉心中动悸不安,甚则不能自主的一种病症,常为阵发性。心悸根据病因不同和患者病情轻重分为惊悸和怔忡。

【危害性】

心悸是心脏常见病症,在临床上较为多见,可仅为发于心的病变,也可以由它脏病变波及于心的多脏腑病变,多与心率变化、心输出量变化和心律失常有关。

【辨证分型】

1. 心虚胆怯证

心悸不宁,多有诱因,失眠多梦,恶闻声响,善惊易恐,脉数或细弦。

2. 心脾两虚证

心悸气短,头晕目眩,纳呆食少,失眠多梦,神疲乏力、面色无华,舌淡红,脉细弱。

3. 心阳虚弱证

心悸不安,胸闷气短,面色苍白,形寒肢冷。舌质淡白,脉弱,或沉细无力。

4. 阴虚火旺证

心悸易惊,心烦失眠,五心烦热,口干,盗汗,思虑劳心则症状加重,伴有耳鸣,腰酸,头晕目眩,舌红少津,苔少或无,脉细数。

5. 心血瘀阻证

心悸,胸闷不适,心痛时作,痛如针刺,唇甲青紫,舌质紫暗或有瘀斑,脉涩或结或代。

6. 水气凌心证

心悸,胸闷痞满,渴不欲饮,小便短少,下肢浮肿,形寒肢冷,恶心呕吐,舌淡苔滑,脉沉细而滑。

【病因】

多由于七情过度,阴虚火旺,心血亏虚,劳欲过度,水气凌心,心血瘀阻,药物中毒导致心失所养,心神被扰而发为心悸。

【治疗要点】

(1)心虚胆怯证:治以镇惊定志,养心安神。

(2)心脾两虚证:治以补血养心,益气安神。

(3)心阳虚弱证:治以温补心阳,安神定悸。

(4)阴虚火旺证:治以滋阴清火,养心安神。

(5)心血瘀阻证:治以活血化瘀,理气通络。

(6)水气凌心证:治以振奋心阳,化气利水。

【社区管理】

1. 筛检确认心悸高危人群

具有下列一项危险因素者均可列入高危人群。

(1)有高血压心脏病、心脏瓣膜病的患者。

(2)甲状腺功能亢进、贫血、嗜铬细胞瘤等。

(3)心律失常:心动过速、心动过缓、早搏、房扑、房颤等。

(4)心脏神经症,多见于女性。

2. 心悸患者随访

建立心悸患者档案,每3个月检查1次心电图,每年检查1次心脏B超。每年要提供至少四次面对面的随访。随访内容包括以下几方面。

（1）观察心率、心律、血压变化。出现心悸、四肢冰冷、精神倦怠或意识不清；心悸不安、胸痛时作，唇甲青紫等危急情况之一，或存在不能处理的其他疾病时，须在处理后紧急转诊。对于紧急转诊者，社区卫生服务中心（站）应在 2 周内主动随访转诊情况。

（2）询问上次随访到此次随访期间的症状。

（3）询问患者疾病情况和生活方式，包括心脑血管疾病、高血压、吸烟、饮酒、运动、摄盐等情况。

（4）了解患者服药情况。

3．干预与管理

增强患者对自我管理的意识和行为能力。

（1）对所有的患者进行一对一的健康教育，与患者一起制订生活方式改进目标并在下一次随访时评估进展，指导患者出现异常时应立即就诊。

（2）对心悸患者，每年进行 1 次较全面的健康检查，可与随访相结合。内容包括体温、脉搏、呼吸、血压、身高、体重、腰围、皮肤、浅表淋巴结、心脏、肺部、腹部等常规体格检查。

（3）社区健康人群，医护人员做好的疾病知识宣教。定期针对社区人群的特点、生活方式、文化程度等，以文字、多图片，或利用展板、电视、网络媒体学习糖尿病相关知识。采取近距离、反复强化的教育方式，提倡健康的生活理念和生活方式。对健康人群提供咨询服务。

【健康教育】

（一）生活起居

（1）起居有常，注意防寒保暖，避免情绪激动、便秘、劳累等诱发因素。

（2）发作时休息，缓解期适当锻炼，如快步走、打太极拳等，以不感疲劳为度。

（二）饮食指导

饮食不宜过饱，忌烟酒，刺激性食物。

（三）情志调理

嘱患者避免不良刺激，保持心情舒畅。多与患者沟通交流，给予必要的心理支持。指导患者掌握自我排解不良情绪的方法，如音乐疗法、谈心释放法、转移法等。

（四）中药使用要点

1．口服中药

口服中药时，应与西药间隔 30 分钟左右。

（1）中药汤剂：心虚胆怯证者宜睡前或发作时服用；心血不足、心阳不足、瘀血阻络、水气凌心证者汤药宜温热服;阴虚火旺证者汤药宜温服。

(2)稳心颗粒:因其成分含三七,孕妇及月经期女性慎用。

(3)天王补心丹、朱砂安神丸:服药期间忌食鱼腥、辛辣油腻刺激性食品;因含朱砂不宜过量久服;不宜与碘溴化合物何用;孕妇忌服。

2. 外用中药

如心悸发作时穴位贴敷可行于膻中穴,每次 12～24 小时,观察局部皮肤有无不良反应。

三、痹证

【概念】

痹证是指风寒湿热等外邪入侵,闭阻经络,客于关节,气血运行不畅所致。临床常见类型以全身关节或肌肉游走性红肿,重者酸楚、疼痛或晨僵为主。

【危害性】

痹证是一种慢性致残致畸性疾病,患者因反复发作而极大地影响了生理功能及生活质量。该病是造成人群丧失劳动能力和致残的主要原因。风、寒、湿、热痹因日久不愈耗伤正气而转为证痹。证痹若复感于邪,则邪气内舍其合,可转为五脏痹,多预后不良。

【辨证分型】

1. 风湿痹阻证

关节疼痛、重着,或有肿胀,痛处游走不定,关节屈伸不利。舌淡红苔白腻,脉濡或滑。

2. 寒湿痹阻证

关节冷痛,肿胀,屈伸不利,畏寒,得寒痛剧,得热痛减。舌质淡,苔白腻,脉濡数。

3. 湿热痹阻证

关节疼痛,灼热红肿,得冷稍舒。痛不可触。舌苔黄燥,脉滑数。

4. 痰淤痹阻

关节疼痛,肿大,僵硬,变形,屈伸不利。舌质暗紫,苔白腻,脉细涩。

5. 气血两虚证

关节肌肉酸痛无力,或肢体麻木,关节变形。舌质淡,苔薄白,脉细数。

6. 肝肾两虚证

痹症日久不愈,肌肉瘦削,关节屈伸不利,或畏寒肢冷,阳痿遗精,或骨蒸潮热。舌质淡,苔薄白,脉沉细或细数。

【病因】

多由机体正气不足,外卫不固,或先天禀赋不足,风、寒、湿、热之邪得以内侵肌肉、筋骨、关节之间,致使邪气壅塞经络,气血凝滞,脉络痹阻而成。

【治疗要点】

(1)风湿痹阻证:治以祛风除湿,通络止痛。

(2)寒湿痹阻证:治以温经散寒,祛湿通络。

(3)湿热痹阻证:治以清热除湿,活血通络。

(4)痰瘀痹阻证:治以活血行瘀,化痰通络。

(5)气血两虚证:治以益气养血,活络祛邪。

(6)肝肾两虚证:治以补益肝肾,舒筋止痛。

【社区管理】

1. 患者随访

建立患者档案,每6个月复查1次类风湿因子、抗链球菌溶血素"O"、C反应蛋白、血沉、肝肾功能等,每年做1次关节的X线片检查。每年要提供至少4次面对面的随访。随访内容包括:

(1)询问上次随访到此次随访期间的症状。

(2)询问患者疾病情况和生活方式,包括关节疼痛、肿胀、晨僵、运动、等情况。

(3)了解患者服药情况。

(4)指导患者肢体功能的锻炼方法。及时纠正患者不良的坐、立、行走、睡眠姿态、体位、保持关节的功能位。

2. 干预与管理

增强患者对自我管理的意识和行为能力。

(1)对所有的患者进行一对一的健康教育,与患者一起制订生活方式改进目标并在下一次随访时评估进展,指导患者出现异常时应立即就诊。

(2)健康体检每年进行一次较全面的健康检查,可与随访相结合。内容包括体温、脉搏、呼吸、血压、皮肤、浅表淋巴结、心脏、肺部、关节X线检查等体格检查。

(3)医护人员做好疾病知识宣教:定期针对社区人群的特点、生活方式、文化程度等,以文字、多图片、或利用展板、电视、网络媒体宣讲痹证相关知识。采取近距离、反复强化的教育方式,树立健康的生活理念,建立良好的生活方式。

(4)对健康人群提供咨询服务。

【健康教育】

（一）生活起居

(1)居住环境宜温暖向阳,通风、干燥。防范风寒、潮湿,勿汗出当风。

（2）每日温水洗脸洗手,热水泡足。注意关节部位的保暖。

（3）及时防治如咽炎、扁桃体炎、淋巴腺炎等咽喉部疾病。

（二）饮食指导

饮食宜优质高蛋白、高维生素、易消化之品,少食辛辣刺激性食物以及生冷油腻食物。注意补钙,戒烟酒。

（三）情志护理

（1）采取支持性心理疗法、认知疗法、放松疗法,减轻患者的心理负担,使其能正确对待病病。

（2）鼓励家属参与配合患者的治疗,给患者必要的生活协助,增加治疗效果。

（3）介绍成功病例,帮助患者树立战胜疾病的信心。

（4）有情绪障碍者,必要时请心理咨询医师治疗。

（四）运动疗法

1. 急性期

关节疼痛剧烈,应完全卧床休息。为防止各关节的屈曲挛缩,卧床时要保持正确的体位。

（1）前臂保持旋后位,髋关节、膝关节尽量保持伸展位,踝关节保持 0°位置,避免被褥压迫。

（2）为保持关节功能位,可选用夹板固定,但固定时间一般≤2周,按摩病变关节周围软组织,防止肌肉萎缩。

（3）鼓励患者在床上做肌肉和关节的一些运动,可缓解关节僵硬,减轻疼痛,防止关节变形。

2. 稳定期

受累关节无法充分运动,给予辅助运动或被动运动。具体方法有以下几点。

（1）可做牵引,以增加关节活动范围,以患者稍感疼痛为限。

（2）利用徒手、滑轮、弹簧、沙袋、橡皮条进行锻炼,以保持和增加肌力,训练前最好先进行温热疗法。阻力要逐渐增大,活动次数不宜过多,以不致引起疼痛为度。

（3）步行训练,早期尽量避免负重步行,可以靠双拐、单拐和矫形器进行负荷步行训练,注意及纠正不良步态。

（4）病情许可时注意关节的活动,包括手指的抓捏练习,如:织毛衣、跳棋玩球。腕、肘、膝关节的屈伸练习,并配合一定的被动肢体运动,但已有强直的关节禁止剧烈运动。

3. 各种锻炼

动作要缓慢,以不疲劳为度,要循序渐进。逐步可进行练功十八法、太极拳、关节操、广播操等锻炼。

(五)中药服用要点

口服中药时,应与西药间隔 30 分钟左右。注意如下事项。

(1)风寒湿痹者中药汤剂宜热敷,热痹者汤剂宜凉服,注意服药后的效果及反应,出现唇舌手足发麻、恶心心慌等症状时及时报告医生,用药酒时观察有无酒精过敏反应;活血化瘀类药物,孕妇慎用。

(2)患者遵医嘱服药,不可随意增减药量或停药。

(3)仙灵骨葆胶囊:重感冒期间不加服用。

(4)雷公藤多甘片:育龄患者慎用。

(5)痹证片:孕妇慎服。

四、眩晕

【概念】

因风阳上扰,痰瘀内阻,使脑窍失养,脑髓不充所致。以头晕目眩,视物旋转为主要临床表现。

【危害性】

眩晕经久不愈、频繁发作,持续时间较长,病情重笃,难以根治,中年以上肝阳上亢眩晕者,不仅影响日常生活,重者可形成中风、致残,甚至致命。

【病因】

本病多由情志、饮食所伤,以及失血、外伤、劳倦过度所致。

【辨证分型】

1. 肾气亏虚证

眩晕,腰膝酸软,耳鸣,气短,发落,齿摇。舌淡苔白,脉弦细或弱或细弱。

2. 痰瘀互结证

眩晕,头重如蒙,胸闷,呕吐痰涎,脉络淤血,口淡少食。舌胖苔腻,脉弦滑。

3. 肝阳上亢证

眩晕,耳鸣,头胀痛,急躁易怒,面红,目赤,口苦,口干,便秘,溲赤。舌红苔黄,脉弦数。

4. 气血亏虚证

眩晕,劳累即发,面白少华,纳减,心悸失眠,耳鸣,健忘。舌质淡,苔少或厚,脉细或虚大。

【治疗原则】

(1)肾气亏虚证:补益肾精,调和血脉。

(2)痰淤互结证:燥湿祛痰,健脾和胃。

(3)肝阳上亢证:平肝潜阳,清热息风。

(4)气血亏虚证:补益气血,健运脾胃。

【社区管理】

1．筛检确认眩晕高危人群

具有下列一项危险因素者均可列入高危人群。

(1)有高血压病的患者。

(2)脑动脉硬化的患者。

(3)低血压、低血糖、贫血的患者。

(4)梅尼埃综合征的患者。

2．眩晕患者随访

建立眩晕患者档案,每年要提供至少四次面对面的随访。随访内容包括以下几方面。

(1)询问上次随访到此次随访期间的症状。

(2)询问患者疾病情况和生活方式,包括高血压、心脑血管疾病、吸烟、饮酒、运动、摄盐等情况。督促患者采取健康的生活方式。

(3)了解患者服药情况,保持良好的服药依从性。

3．干预与管理

增强患者对自我管理的意识和行为能力。

(1)对所有的患者进行一对一的健康教育,与患者一起制订生活方式改进目标并在下一次随访时评估进展,指导患者出现异常时应立即就诊。

(2)指导患者自我监视血压:如实做好记录,以供临床治疗参考。

(3)健康体检:对眩晕患者,每年进行一次较全面的健康检查,可与随访相结合。内容包括体温、脉搏、呼吸、血压、身高、体重、腰围、皮肤、浅表淋巴结、颅脑、心脏、肺部、腹部等常规体格检查。

(4)社区健康人群,医护人员做好的疾病知识宣教。定期针对社区人群的特点、生活方式、文化程度等,以文字、多图片,或利用展板、电视、网络媒体学习疾病相关知识。采取近距离、反复强化的教育方式,提倡健康的生活理念和生活方式。对健康人群提供咨询服务。

【健康教育】

❀ (一)生活起居

(1)居住环境空气清新、舒适、保持安静。

（2）轻症可闭目养神，重症宜卧床休息；避免深低头、旋转等动作，改变体位时动作要缓慢。

（3）为避免强光刺激，外出时佩戴变色眼镜。

（4）不宜从事高空作业。

（二）饮食指导

饮食宜清淡，忌食辛辣、肥腻、生冷、烟酒等。

（1）肾气亏虚证：饮食宜富营养，忌食煎炸炙烤及辛辣、烟酒。

（2）痰瘀互结证：少食肥甘厚腻、生冷荤腥。素体肥胖者适当控制饮食，高血压患者饮食不宜过饱，急性发作呕吐剧烈者暂时禁食。

（3）肝阳上亢证：饮食以清淡为主，禁食辛辣，油腻及过咸之品。

（4）气血亏虚证：饮食宜清淡和富于营养、低盐、多吃新鲜蔬菜水果，忌食辛辣烟酒、动物内脏等。

（三）情志调理

（1）关心体贴患者，多与其沟通，保持心情舒畅。

（2）对肝阳上亢、情绪易激动者，减轻刺激，掌握自我调控能力。

（3）对眩晕较重易心烦焦虑者，需介绍有关疾病知识和治疗成功的经验，以增强其信心。

（四）中药服用要点

1. 口服中药

口服中药时，应与西药间隔 30 分钟左右。

（1）中药汤剂：中药汤剂宜温服，肝阳上亢者宜稍凉服；痰浊中阻者宜热服；气血亏虚与精力不足者宜饭前温服。观察用药后效果反应，眩晕伴呕吐者中药宜冷服、或姜汁滴舌后服用，采用少量频服。

（2）养血清脑颗粒：低血压者慎服。有肝病、肾病、糖尿病等慢性病严重者在医生指导下服用。

（3）牛黄降压片：因其清降力强，虚寒证者不宜使用，腹泻者忌用。

（4）杞菊地黄丸：糖尿病患者不宜服用，服药期间禁忌冷食物。

（5）天麻胶囊：宜饭后服用。不宜在服药期间服用其他泻火、滋补性中药。

2. 外用中药

观察局部皮肤有无不良反应。

（1）药枕：芳香气味中草药的药枕之上放置一层薄棉枕或多放几层枕巾；夏季经常晾晒药枕，以免发霉；每 3 个月或半年更换 1 次。

（2）贴敷药：每晚贴敷双足涌泉穴，每日更换 1 次。

五、胃脘痛

【概念】

由外感邪气、内伤饮食情志、脏腑功能失调等导致胃气郁滞,气血不畅,以上腹部近心窝处经常发生疼痛为主症的病症。

【危害性】

胃脘痛日久若影响进食,化源不足,形体消瘦。伴有呕血、便血,量大难止,胃痛剧烈,若见大汗淋漓,四肢不温,脉微欲绝者,为气随血脱的危急之候,如不及时救治,可危及生命。

【病因】

多由脾胃虚弱,寒暖失宜,饮食失调,情志不畅,肝气犯胃等而致。

【辨证分型】

1. **脾胃虚寒证**

胃脘隐痛,喜温喜按,空腹痛甚,得食则缓,劳累或受凉后发作或加重。神疲纳呆,四肢倦怠,手足不温,大便溏薄。舌淡苔白,脉虚弱。

2. **脾胃湿热证**

脘腹痞满,食少纳呆,口干口苦,身重困倦,小便短黄,恶心欲呕。舌质红,苔黄腻,脉滑或数。

3. **脾胃气虚证**

胃脘胀满或胃痛隐隐,纳呆,饮食不慎后易加重或发作,疲倦乏力,少气懒言,四肢不温,大便溏薄。舌淡齿痕,脉沉。

4. **肝胃气滞证**

胃脘胀满或胀痛,胁肋胀痛,因情志不遂而加重,嗳气频作,胸闷不舒。舌苔薄白,脉弦。

5. **肝胃郁热证**

胃脘饥嘈不适或灼痛,嘈杂反酸,心烦易怒,口干口苦,大便干燥。舌质红,苔黄,脉弦或弦数。

6. **胃阴不足**

胃脘灼热疼痛,胃中嘈杂,似饥而不欲食,口干舌燥,大便干结。舌红少津,苔少或无,脉细或数。

7. **胃络瘀阻证**

胃脘痞满或痛有定处,胃痛拒按,黑便,面黄暗滞。舌质暗红或有瘀点、瘀斑,脉弦涩。

【治疗原则】

(1)脾胃虚寒证:治以温中健脾,和胃止痛。

(2)脾胃湿热证:治以清热化湿,理气和胃。

(3)肝胃气滞证:治以疏肝理气,和胃止痛。

(4)脾胃气虚证:治以消食导滞,和胃止痛。

(5)胃阴不足证:治以滋阴益胃,和中止痛。

(6)胃络瘀阻证:治以活血化瘀,和胃止痛。

(7)肝胃郁热证:治以疏肝泄热,理气止痛。

【社区管理】

1. 建立胃脘痛患者档案

对目标人群进行定期追踪、随访和效果评价。

2. 胃脘痛患者随访

每年要提供至少四次面对面的随访。随访内容包括以下几方面。

(1)询问上次随访到此次随访期间的症状。

(2)询问患者疾病情况和生活方式,指导患者如出现疼痛、反酸、呕吐、出血等症状,及时就医。督促患者采取健康的生活方式。

(3)了解患者服药情况,保持良好的服药依从性。

3. 干预与管理

增强患者对自我管理的意识和行为能力。

(1)对所有的患者进行一对一的健康教育,与患者一起制订生活方式改进目标并在下一次随访时评估进展,指导患者出现异常时应立即就诊。

(2)利用多种形式向患者介绍食疗及养生方法,鼓励患者建立良好的生活方式。

(3)健康体检:对胃脘痛患者,每年进行一次较全面的健康检查,筛查危险因素,可与随访相结合。内容包括体温、脉搏、呼吸、血压、身高、体重、腰围、皮肤、浅表淋巴结、上消化道 X 线检查、胃液分析、纤维胃镜等常规体格检查。

(4)社区健康人群,医护人员做好疾病知识宣教。定期针对社区人群的特点、生活方式、文化程度等,以文字、图片,或利用展板、电视、网络媒体学习疾病相关知识。采取近距离、反复强化的教育方式,提倡健康的生活理念和生活方式。对健康人群提供咨询服务。

【健康教育】

（一）生活起居

(1)居住环境应安静、整洁、空气清新,温湿度适宜。

(2)胃脘痛急性发作时宜卧床休息。注意生活规律,保证睡眠充足,劳逸结合,经常进行适量运动。

(3)指导患者养成良好的饮食卫生习惯,制定推荐的营养食谱,改变以往不好的饮食结构。

(4)应指导患者注意保暖,避免腹部受凉,应根据气候的变化及时增减衣服。

(二)饮食指导

饮食应以清淡、易消化的食物为主,进食应遵循按时、少量、多餐的原则,切忌暴饮暴食,或饥饱无常;忌食辛辣、肥甘、过咸、过酸、生冷之品,忌烟、酒、浓茶、咖啡等。

(三)情志调理

(1)责任护士多与患者沟通,了解其心理状态,指导其保持乐观情绪。

(2)鼓励家属多关心、陪伴患者,给予患者心理支持。

(3)鼓励患者沟通交流疾病防治经验,增强治疗信心。

(4)指导患者和家属了解本病的性质,掌握控制疼痛的方法,减轻精神压力和身体的痛苦。

(四)中药服用要点

服中药时,应与西药间隔30分钟左右,此外还应注意以下事项:

(1)中药汤剂一般宜温服;脾胃虚寒或寒凝气滞者,中药汤剂热服;肝胃郁热者宜凉服;开胃健脾和制酸的中药宜饭前服;消食导泻和有刺激的中药宜餐后服用或同时进食少许;呕吐的患者可少量分次服用,或服用前用生姜涂抹舌面以减少呕吐。

(2)香砂养胃丸:孕妇、糖尿病患者禁服。

(3)温胃舒颗粒:胃大出血时忌用。孕妇忌用。

(4)附子理中丸:服药后如有血压增高、头痛、心悸等症状,应立即停药,孕妇禁服。

六、淋证

【概念】

以小便频急,解时滴沥涩痛,小腹拘急、隐痛为主要临床表现的一类病证。

【危害性】

淋证初起,多可治愈。少数热淋、血淋,有时可发生湿热弥散三焦,热毒入营血,出现高热,神昏,谵语等重危证候。淋证日久不愈或反复发作,可转为劳淋,导致脾肾两虚,甚则出现昏迷抽搐等症。血淋日久,尿血绵绵,因气滞血瘀导致癥积形成。

【病因】

多因外感湿热、饮食不节、情志失调、肾气亏虚等因素影响肾与膀胱气化功能而发为淋证。

【辨证分型】

1. 热淋

小便短数,灼热刺痛,溺色黄赤,少腹拘急胀痛,或有寒热,口苦,呕恶,或腰部拒按,或大便秘结,苔黄腻,脉滑数。

2. 石淋

尿中时夹砂石,小便艰涩,或排尿时突然中断,尿窘迫疼痛,少腹拘急,或腰痛如绞难忍,尿中带血,舌红,苔薄黄,脉弦或带数。若痛久砂石不去,可伴见面色少华,精神萎顿,少气乏力,舌淡边有齿印,脉细而若,或腰腹隐痛,手足心热,舌红少苔,脉细数。

3. 气淋

实证表现为小便涩滞,淋漓不尽,少腹满痛,苔薄白,脉多弦沉。虚证表现为少腹坠胀,尿有余沥,面色㿠白,舌质淡,脉虚细无力。

4. 血淋

实证表现为小便热涩刺痛,尿色深红,或夹有血块,或见心烦,苔黄,脉滑数。虚证表现为尿色深红,尿痛涩滞不显著,腰酸膝软,神疲乏力,舌淡红,脉细数。

5. 膏淋

实证表现为小便浑浊如米泔水,沉淀如絮状,上有浮油如脂,或夹有凝块,或混有血液,尿时热涩疼痛,舌红,苔黄腻,脉虚数。虚证表现为病久不已,反复发作,淋出如脂,涩痛反见减轻,但形体日渐消瘦,头晕无力,腰膝酸软,舌淡,苔腻,脉细弱无力。

6. 劳淋

小便不甚赤涩,但淋漓不已,时作时止,遇劳即发,腰酸膝软,神疲乏力,舌质淡,脉虚弱。

【治疗原则】

(1)热淋:治则清热利湿通淋。

(2)石淋:治则清热利湿,排石通淋。

(3)气淋:治则实证理气疏导,通淋利尿;虚证健脾补肾,益气升提。

(4)血淋:治则实证清热利湿,凉血止血;虚证宜滋补肾阴,清热止血。

(5)膏淋:治则清热利湿,分清泄浊;虚证补益脾肾,固涩止淋。

(6)劳淋:治则补益脾肾。

【社区管理】

1. 建立淋证患者档案

对目标人群进行定期追踪、随访和效果评价。

2. 淋症患者随访

在患者出院后 1 周、2 周、1 个月、6 个月进行随访。随访内容包括以下几方面。

(1)询问上次随访到此次随访期间的症状。

(2)询问患者疾病情况和生活方式,指导患者如出现腹痛、发热、尿血等症状,及时就医。督促患者采取健康的生活方式。

(3)了解患者服药情况,保持良好的服药依从性。

3. 干预与管理

增强患者对自我管理的意识和行为能力。

(1)对所有的患者进行一对一的健康教育,与患者一起制订生活方式改进目标并在下一次随访时评估进展,指导患者出现异常时应立即就诊。

(2)利用多种形式向患者介绍食疗及养生方法,鼓励患者建立良好的生活方式。

(3)对淋症患者,每年进行一次较全面的健康检查,筛查危险因素,可与随访相结合。内容包括体温、脉搏、呼吸、血压、体重、腰围、皮肤、浅表淋巴结、尿常规、尿细菌培养、X 线腹部拍片、B 超、膀胱镜等相关检查。

(4)医护人员做好疾病知识宣教。定期针对社区人群的特点、生活方式、文化程度等,以文字、图片,或利用展板、电视、网络媒体宣讲疾病相关知识。采取近距离、反复强化的教育方式,提倡健康的生活理念和生活方式。对健康人群提供咨询服务。

【健康教育】

（一）生活起居

1. 起居有常,起居有时,饮食有节。

2. 做好个人卫生,节制房事,避免纵欲过度,防止尿路感染。

3. 保持环境清爽,热淋、石淋、膏淋者病室宜干燥、凉爽、安静、舒适。

（二）饮食指导

饮食宜清淡、富营养、易消化,多食新鲜蔬菜水果,多饮水,限制含钙及草酸丰富的饮食。忌辛辣、煎炸、肥甘、烟酒等刺激之品。

（三）情志调理

(1)多与患者沟通,了解患者心理状况,做好针对性解释工作,给予心理支持。

（2）保持情绪稳定。鼓励患者采用一些自我放松的方法，如听音乐、放松操等，达到怡养心神、舒畅情志的效果。

（3）鼓励患者参与力所能及的家务和社会活动，在生活中培养自已的兴趣爱好。

（4）劳淋的患者勿忧思劳倦；气淋的患者，尤其避免不良情绪刺激。

（四）中药服用要点

口服中药时，应与西药间隔 30 分钟左右，注意如下事项。

（1）中药汤剂：除劳淋外宜饭前稍凉服用；劳淋者中药汤剂宜饭前热服。

（2）尿感宁颗粒（冲剂）：不宜与附子、肉桂等温热药同服。服药期间禁烟酒、油腻及辛辣食品。宜多饮水，避免过劳。

（3）八正合剂：不宜在服药期间同时服用温补性中成药。忌服辛辣刺激性食物。

（4）三金片：宜饭后服，观察有无过敏反应，定期复查肝功能。

（5）排石颗粒：服药期间，不宜进食辛辣、油腻及煎炸类食物。孕妇禁用。

第十四章
社区突发卫生事件与急救事件的护理

    当前，由于气候变化、技术落后、环境污染、公共卫生事业发展相对滞后、危机管理能力不足、经济社会发展处于关键阶段，以及其它一些特殊状况等诸多因素的影响，我国已进入突发卫生事件高危期，及时有效处理卫生突发事件是社区责无旁贷的重要任务。 如何预防和应对突发卫生事件、如何减少和避免突发卫生事件造成的损失、如何进行紧急救治等等，已成为社区发展的重要问题。 本章节介绍了突发灾害与意外事件的基本理论、救护及预防措施，对于预防与减轻这些灾害事故的危害具有重要的作用。

第一节 社区灾害护理与管理

一、灾害概述

【概念】

（一）灾害

传统的灾害定义指社会功能的严重破坏，导致广大人员、物资或环境损失超出了社会自身资源的处置能力。这种定义仅仅是从灾害的损失角度去定义的。现代灾害学根据灾害的特征，将灾害定义为客观条件的突变给人类社会造成人员伤亡、财产损失、生态破坏的现象。

世界卫生组织对"灾害"的定义为任何能引起设施破坏、经济严重损失、人员伤亡、人的健康状况及社会卫生服务条件恶化的事件，当其破坏力超过了所发生地区所能承受的程度而不得不向该地区以外的地区求援时，就可以认为灾害（或"灾难"）发生了。联合国"国际减灾十年"专家组认为灾害是一种超过受影响地区现有资源承受能力的人类生态环境的破坏。

不同的学者对灾害的观点不同，但是都具有两个共性：①具有突发性和破坏性；②规模和强度超出灾害社区的自救能力或承受能力，这两者之间缺一不可。

（二）灾害源与承灾体

灾害由灾害源和承灾体两部分组成。灾害源即灾害的行动者，在有的场合下，又称致灾因子，是指灾害动力活动及其参与灾害活动的物体。承灾体即被害者，又叫受灾体，是指遭受灾害破坏或威胁的人类及其社会经济系统。

在一般情况下，灾害源作用于承灾体，产生各种灾害后果。但由于人类和社会经济系统对多种灾害及其产生的基础条件具有越来越强烈的反馈作用，所以它一方面是承灾体，另一方面又是灾害源的直接组成或灾害体的影响因素。灾害作为一种自然－社会综合体，是自然系统与人类社会系统相互作用的产物，灾害源与承灾体的相互作用，使灾害具有自然与社会的双重属性。

（三）突发性灾害与缓发性灾害

不同的灾害，其形成过程长短不同，在很短时间内就表现出灾害行为的灾害称为突发性灾害，如洪水、飓风、地震、冰雹等。致灾因子变化较慢，需要较长时间才表现出灾害行为的灾害称为缓发性灾害，如水土流失、土地沙漠化、环境恶化等。一般说来，突发性灾害容易使人猝不及防，常能造成死亡事件和很大的经济损失。

缓发性灾害持续时间比较长,发展比较缓慢,尤其是有些缓发性灾害危害性表现比较隐蔽,不易被发现,从而造成灾害扩散蔓延,影响面积扩大,造成十分巨大的经济损失。

（四）原生灾害、次生灾害和衍生灾害

现代灾害学将灾害分为原生灾害、次生灾害和衍生灾害三个层次。

(1)原生灾害是指最早发生、起主导作用的灾害。如地震、滑坡、台风等。

(2)次生灾害为由原生灾害直接诱发或连锁引起的灾害,如地震引起的火灾、滑坡、海啸。

(3)衍生灾害是指由原生或次生灾害演变衍生形成的灾害,造成生态或社会结构、功能破坏。如一些自然灾害引发的人群的疫病,或造成生产、金融、交通、信息等流程的受损、中断或破坏,经济计划的改动,社会心理危机、家庭结构破坏等;再如地震的发生使社会秩序混乱,出现烧、杀、抢等犯罪行为。也有学者将衍生灾害并入次生灾害,还有学者将次生灾害或衍生生灾害称为次期灾害。

因原生灾害发生,而可能引发次生灾害的物体,叫做次生灾害源,如易燃易爆物品、有毒物质贮存设施、水坝、堤岸等。由于原生灾害已经对生态环境造成了极大破坏,极易引发次生灾害与衍生灾害。此时如果不对次生灾害与衍生灾害采取有效措施,次生灾害与衍生灾害造成的损失比原生灾害的危害还大,如洪灾后的疫病流行,旱灾后的饥荒造成的社会动荡等等。较短时间内,同一种灾害连续发生,首次发生的灾害叫做首发灾害,首次发生之后的同种灾害称为二次灾害。

（五）灾度与灾害分级

灾害的大小是由两个基本因素决定的,一是致灾作用的强度,二是受灾地区人口和经济密度以及防御和耐受灾害的能力。划分灾情的大小,采用灾度的概念,灾度一般由灾害的发生强度和灾害造成的损失两个因子来表示。不同的灾害,灾害发生强度表示方法不同,如地震用震级表示,暴雨用降雨量表示等。灾害损失一般用人员的死伤数量和社会经济损失的折算金额表示。《中华人民共和国突发事件应对法》和《国家突发公共事件总体应急预案》按照突发事件发生的紧急程度、发展势态、可能造成的危害程度、可控性和影响范围等,将灾害危害等级分为四级:Ⅰ级(特别重大)、Ⅱ级(重大)、Ⅲ级(较大)和Ⅳ级(一般),分别用红色、橙色、黄色和蓝色标示。《国家自然灾害救助应急预案》对四级作了明确规定,各种专项应急预案则据此作了更加详细具体的规定。

（六）灾害学

灾害学是一门以灾害为研究对象,研究灾害发生和演变规律,寻求有效的防灾减灾途径的综合性学科。学科内容涉及天文、地理、地质、气象、新闻等一系列学科

和门类。根据研究重点不同,灾害学学科一般划分为以下三种。

1. 理论灾害学

研究灾害形成机理、规律和特点。如灾害生态学,研究灾害与生态环境的关系;灾害地理学,研究灾害与地理环境的关系、灾害分布等。

2. 灾害对策学

研究防灾减灾对策。如灾害预测学,研究灾害预测的原理与方法;灾害医学,研究灾害发生时人员伤亡的救护与救治;灾害心理学:研究灾害发生时人的心理状态与行为。

3. 分类灾害学

研究具体灾种的防灾减灾措施。如气象灾害学、火灾学、安全学、生物灾害学等。

【灾害的分类】

灾害分类在灾害学中占有举足轻重的作用,它是灾害学研究的基础,对灾害致灾机理、灾情分析,以及灾害的危机管理等方面都有重要的指导意义。

（一）灾害分类原则

1. 科学性与合理性原则

灾害分类必须依照科学合理的分类原则,分类标志必须明确。任何一种灾害均应根据分类标志,归于相应的灾害类型之中。

2. 层次性与同质性原则

灾害系统具有显著的多元与多层次特性,由此决定了灾害分类体系的层次性。灾害分类层次可为二级、三级与多级,通常选择二级或三级分类体系。每一灾害分类层次,根据其分类标志,应具有相同特性。

3. 概括性与唯一性原则

根据不同分类标志及研究目的,灾害分类有很多方案,每种方案应既概括所有可能的灾害种类,同时每种灾害在各类型中出现的次数必须是唯一的。

4. 沿袭性与时效性原则

随着人类认识水平与生存需求的不断提高,灾害系统处于变异中。因此,所建的灾害系统要有前瞻性,能适用较长时间。同时,新的分类体系应兼顾传统的分类习惯,沿袭传统灾害分类体系的合理之处。

5. 规范化原则

规范化原则是前几项原则的综合概括,它包括:分类标志的规范化与分类方法的规范化,只有在一定规范化基础上,建立规范的灾害分类体系,才能确保灾害分类的实用性与可操作性。

（二）灾害分类体系

1. 以成因为标志的灾害二元分类体系

灾害的二元分类体系的主要依据：一是主要致灾因子；二是灾变事件死亡人数、发生周期与可控性。此法将灾害分为两类：自然灾害与人为灾害。自然灾害就是人力不能或难以支配和操纵的各种自然物质和自然力聚集、爆发所致的灾害，包括飓风、地震、洪水、海啸、暴风雪等。人为灾害则是指那些在社会经济建设和生活活动中各种不合理、失误或故意破坏性行为所造成的灾害，包括海难、空难、爆炸、交通事故、火灾等。

2. 以成因为标志的灾害三元分类体系

根据成因将灾害分为自然灾害与人为灾害似乎已取得共识，但对于那些由自然与人为因素共同作用产生的灾害现象归于哪类，有些学者将其称为准自然灾害灾害或混合性灾害。

3. 以成因为标志的灾害四元分类体系

随着人口的增加和社会经济的迅猛发展，环境问题日趋严重，已成为威胁人类生存，阻碍社会、经济持续、稳定与协调发展的重要因素，一些学者的研究结果揭示了自然灾害、人为灾害、社会灾害以及由空气与水体污染所造成的准自然灾害的根本区别，并根据危害造成损失的程度、可控性，对各种灾害事件进行归类，分为自然灾害、社会灾害、人为灾害和准自然灾害。

4. 三元三级分类体系

常用的三元三级分类法是将灾害分为自然灾害、环境灾害、人文灾害。其中环境灾害即准自然灾害，人文灾害即纯人为灾害，是指人文环境中蕴藏的那些对自身有害的各种危险因素累积超过临界程度，而危及人类生存环境，造成人类生命与财产损失的灾害现象。

灾害的分类还可以依据原生灾害进行划分。例如，森林火灾，有人为故意纵火，属政治社会灾害；作业管理失当失火，属技术灾害；由于气候干燥，雷击或自然引发森林火灾，属气象灾害。

（三）灾害行业分类

在不同行业范围内发生的灾害，将由不同的行业部门进行灾害管理。按照行业管理范围，灾害可划分为农业灾害、林业灾害、工业灾害、海洋灾害等。其中农林业灾害包括农林业气象灾害、农林业生物灾害、森林火灾等，工业灾害包括工业污染、工业火灾、事故等，海洋灾害包括赤潮、海啸、海侵等。

【灾害的基本特点】

灾害从空间上看，它是一个事件，有其外在的表现特点和内在机理特点；从时间上看,它是一个过程,有其发生发展特点。

⊗（一）有害性

有害性是灾害首要的、不言而喻的特点,有些灾害,不但具有有害性,而且具有极大的危险性,对人类,对局部生态系统,甚至于整个地球生态系统带来毁灭性的破坏。如1976年的唐山大地震和2008年四川汶川大地震,均造成了重大的人员伤亡和巨大的经济损失。又如第二次世界大战、未来核战争的爆发,或者小行星撞击地球,那将会对整个地球生态系统带来灭顶之灾。灾害的有害性,使人类生命、财产遭到巨大损失,破坏了人类的生存环境,甚至于毁灭了人类文明,延缓了人类社会发展进程。

⊗（二）自然性

灾害的自然属性主要表现在灾害源上。如果把灾害从孕育到灾害发生、灾害救治、灾后恢复当作一个整体,显然,灾害是一个典型的系统,是属于自然-社会系统的一个子系统,其发生发展都遵从一定的自然规律,是灾害本有的、基本特性。灾害的自然性表明,灾害是自然-社会系统固有的一种自然现象,在人类出现之前,灾害活动只是整个宇宙中一种天文现象,只表现出其物理属性。

⊗（三）突发性

灾害的发生过程有长有短,一般来说,其造成的危害对人类来说,是猝不及防的,具有明显的突发性特点,给人类造成很大的损失。因此灾害的突发性特点,是指其危害过程时间较短,并不是说明灾害孕育过程时间短。

⊗（四）随机性

灾害发生的时间、地点、强度、范围等因子是不能事先确定的,这就是灾害的随机性。灾害的随机性源自灾害的复杂性、模糊性、多样性与差异性,也即复杂性,其复杂性还包括灾害系统的复杂性和灾害发生机理的复杂性。在灾害的随机性中,蕴涵着灾害的可预测性、可控制性。各种灾害都有一定的前兆,称为灾兆。灾害可预测性就是根据灾害的灾兆与灾害之间的联系,对灾害的发生时间、发生范围、发生强度等进行预测。但由于人类目前对各种灾害还不完全了解,没有完全掌握灾害形成、发生、发展过程,不能准确对灾害发出准确预报,不能控制灾害的发展进程。由此可知,灾害的随机性与可预测性、可控制性是相对于人类的认识水平而言的。

⊗（五）社会性

灾害的社会属性主要表现在承灾体上。灾害的社会性是双向的,即灾害对人类社会的影响和人类活动对灾害的影响。

（1）灾害是相对人类而言的，是对人类产生危害，没有人类存在的地方，"灾害"只是一种自然活动。

（2）灾害对人类社会的破坏性和人类心理的冲击性，主要表现在灾害对人类生命财产、生存环境的破坏，以及灾害对社会秩序的破坏、亲人的丧失等对幸存者的心灵打击。

（3）人类活动对自然系统的扰动，影响系统的稳定性，增加了灾害发生的几率和危害程度。主要表现在两个方面，一是人类挑战自然，破坏生态平衡，诱发灾害的发生；二是人类片面追求高效率生产，造成了污染、资源枯竭、环境退化等直接灾害。

（4）人类通过对灾害的监测预报，并通过一定的防灾减灾措施，减轻灾害对人类的危害。

（六）区域性

灾害的区域性是指灾害发生范围的局限性。从空间分布上看，任何一种灾害，其发生和影响的范围都是有限的。如地震主要发生在几个地震带上；地球由于气候带的存在，土壤、水文、生物分布因此具有地带性，有害生物的分布与危害因此具有明显的区域性。因此，研究灾害的区域性是认识灾害的一条重要的途径，弄清不同灾害的区域性特征与其形成的原因、机理、过程紧密相关性，是进行灾害预测、预防的基础。

（七）连锁性

许多灾害，特别是等级高强度大的灾害发生后，常诱发出一连串的次生、衍生灾害，这种现象叫做灾害的连锁性或连发性，这一连串灾害就构成了灾害链。可初步认为，能量守恒、能量转化传递与再分配是认识它的重要线索和依据。如地震引起了巨大的海啸，海啸又引起了滑坡，这则构成了一个灾害链。还有一些接连发生的灾害，虽然没有直接的因果关系，但或在成因上是同源，或在空间分布上是同地，也有人称之为灾害链。灾害链一般可归纳为以下五种情形。

1. 因果型灾害链

因果型灾害链是指灾害链中相继发生的自然灾害之间有成因上的联系，如大震之后引起瘟疫等。

2. 同源型灾害链

同源型灾害链是指形成链的各灾害的相继发生是由共同的某一因素引起或触发的。例如太阳活动高峰年，因磁暴或其他因素，心脏患者死亡多、地震也相对多、气候有时也有重大波动，这三种灾情都与太阳活动这个共同因素相关。

3．重现型灾害链

重现型灾害链是同一种灾害二次或多次重现的情形，如大地震后的强余震是灾害重现的例子。

4．互斥型灾害链

互斥型灾害链是指某一种灾害发生后另一灾害就不再出现或者减弱的情形。历史上曾有所谓大雨截震的记载，这是互斥型灾害链的例子。

5．偶排型灾害链

偶排型灾害链是指一些灾害偶然在相隔不长的时间在靠近的地区发生的现象。

（八）时空群发

自然灾害的发生往往不是孤立的，常在某一时间段或某一地区相对集中出现，形成众灾丛生的局面，这种现象称为灾害群发性。其实质是一连串原生灾害的发生，或者由其产生的次生灾害。我国东部地区，是世界上记录灾害历史最早而又比较连续可考的地区。一般把自然灾害在时间过程中表现的多种时间尺度的群发性总称为灾害的时间有序性、韵律性或周期性，如能充分认识这其中的规律对于灾害的预报是很重要的。

第二节 社区护士在灾害护理中的作用

一、社区护士在灾害救助中的作用与能力

（一）社区护士的作用

随着各种灾害事件的频发，世界各国政府加大了对灾害的救援、预防和危机管理力度，医学救援在救治生命和保障健康中发挥了巨大作用，展现了救死扶伤人道主义精神，而社区护士在医学救援中扮演着不可或缺的角色，具体救援作用如下。

（1）因社区护士熟悉当地环境、语言和文化，能为救护工作提供支持。

（2）能及时与当地医院和/或卫生主管部门联系和沟通，发挥科学有效的组织管理和协调作用，为救护工作提供强大的支撑。

（3）社区护士在灾难救援现场的组织和管理中常发挥着重要的作用，如积极组织筹建临时救护点，科学安排其他人员参与伤员救治，为灾民提供食品、衣服等，加强多方横向联系，建立医疗保障物资补给及伤员后送等渠道。

（4）根据救护点的客观条件，负责制定切实可行的护理管理制度、工作职责及

流程,确保了灾害救护中护理管理工作科学化、制度化及程序化。

(5)灾害救援的核心目标是"救援生命、减轻伤残"。灾害救援中的护理工作是在复杂特殊环境下与多学科协作完成的,社区护士可根据不同灾情的类别采取针对性应对措施。

(6)社区护士是现场灾难救护中的重要救治力量,在医生或其他救护人员尚未赶到现场或人员不足的情况下可独立实施最基本的急救措施,展现过硬的专业技能。

(7)社区护士与伤员及灾民接触最早也最密切,为其观察和处理心理危机提供了机会,能够将心理支持和干预贯穿于护理程序中,在灾后心理应激的评估和干预中发挥积极的作用。

(8)社区护士能及时开展对传染病的预防,并教会灾民如何预防传染病、控制传染源、切断传播途径,对保护人民生命安全,避免灾害带来进一步危害具有重要意义。

（二）社区护士应具备的能力

1. 准备灾害护理阶段

(1)自身能力准备。

(2)基本的急救技能,包括消防技能、基础生命支持和高级生命支持技能。

(3)灾害护理的基本知识和技能,包括灾害的基本知识、灾害的护理知识,快速现场评估的能力和技巧等。

(4)至关重要的护理技术、检伤分类的原则。

(5)了解灾害现场进行医疗护理活动的目的,建立灾害救护站。

(6)熟悉灾害突发时可用通讯设施的正确使用方法。

(7)能快速熟悉卫生部门的灾害救援计划,如快速适应角色的转变,自我保护设备的使用,描述护士在计划中所应发挥的作用和职能。

(8)了解护士在参与救援过程中可能涉及到的法律问题和伦理问题。

(9)灾害医学应急反应的原则,如训练灾害护理的成员和领导者、根据灾害情况作出决定和行动。

(10)了解灾害现场和急救站的医疗活动,其他专业人员的合作方法,紧急状态下的护理管理方法,患者/家庭心理学及人际关系理论。

2. 灾害护理应对阶段

(1)进行快速的评估以确定灾害的性质和范围、受灾人群的基本情况、存在的安全隐患等。

(2)快速完成医疗救助点搭建任务、在灾害现场开展初步医疗活动的能力。

(3)进行快速检伤分类。

(4)识别个体、家庭和社区的心理社会需求。

(5)其他救护技能,如管理药物/疫苗的发放、人群居住点的卫生管理。

(6)个案调查、大规模人群的感染控制、个人保护的安全措施,感染性疾病相关知识的健康教育。

(7)与其他参与救援者的协作。

(8)进行风险评估。

(9)掌握创伤后应激障碍和灾害的心理健康等知识。

3. 灾后恢复阶段

(1)参与灾后执行任务情况汇报和救援总结报告。

(2)修订灾害护理救援计划。

(3)评估灾害性事件的心理社会影响。

(4)评估灾害性事件对公共卫生体系的短期和长远的影响。

(5)关注受灾人群的健康问题。

(6)动员社会力量采取措施解决受灾人群存在的健康问题。

(7)为参加在职培训的学员提供培训指导。

(8)在院外开设灾害护理讲座。

二、突发灾害性事件的预防与救护

【突发灾害性事件的预防】

突发灾害有地震、雷电、大雾等,对人类社会所造成的危害往往是触目惊心的。灾害这些灾害和环境破坏之间又有着复杂的相互联系。人类要从科学的意义上认识这些灾害的发生、发展以及尽可能减小它们所造成的危害,应对灾害不仅是灾后救助也包括灾前的预防和准备,社区护士同其他的医疗人员一样活跃在灾害的各个时期,利用他们的专业知识和技能,为灾害的救助和预防做着应有的贡献。

(1)社区护士应熟悉所居住社区环境以及居民的基本情况。

(2)对社区居民进行与灾害发生有关的知识与技能的教育,下面为几种灾害发生时的预防技能。

①地震。突然发生地震,最安全、最有效的办法是,及时躲到两个承重墙之间最小的房间,如厕所、厨房等,或迅速钻到床下、桌下,同时用被褥、枕头、脸盆等物护住头部,等地震间隙再尽快离开住房,转移到安全的地方;如房屋倒塌,应呆在床下或桌下千万不要移动,等到地震停止再进出室外或等待救援。

②雷电天气。留在室内,关好门窗、电器和天然气开关,拔掉电器插头,切忌使用电吹风等电器。在野外无法躲入有防雷设施的建筑物内时,切勿接触天线、水

管、铁丝网、金属门窗、建筑物外墙等带电设备或其他类似金属装置。要将手表、眼镜等金属物品摘掉，千万不要在离电源、大树和电线杆较近的地方避雨；尽量降低身体的高度，以减少直接雷击的危险；双脚要尽量靠近，与地面接触越小愈好，以减少"跨步电压"；野外最好的防护场所是洞穴、沟壑等空地。

③大雾天气。大雾天气容易造成一氧化碳中毒，靠室内煤炉取暖的人们要做好通风措施；饮食要注意清淡，少食刺激性食物。还要警惕"湿冷"病，要多穿衣服，注意防潮保暖。

（3）帮助居民排除可能发生灾害的种种隐患，以减少或避免灾害事件的发生；制定各种应急预案和处理流程，并进行培训和演练。

（4）与居民委员会和其他相关部门加强沟通与联系，共同提高社区居民的救灾能力。

（5）建立健全应对突发重大自然灾害紧急救助体系和运行机制，规范紧急救助行为，提高紧急救助能力，迅速、有序、高效地实施紧急救助，最大程度地减少人民群众的生命和财产损失，维护灾区社会稳定。

（6）加强灾害信息管理系统建设，及时准确掌握重大自然灾害信息。

（7）做好社区救灾物资储备和管理，建立健全救灾物资应急管理制度。

（8）开展社区减灾活动，利用各种媒体宣传灾害知识，宣传灾害应急法律法规和预防、避险、避灾、自救、互救、保险的常识，增强人民的防灾减灾意识。

【灾害发生时的救助与管理】

应对阶段主要是指灾害发生后 48 小时以内的阶段。社区护士作为救护人员参与灾害救护，应及时评估社区灾情，以确定灾害的性质和范围、受灾人群的基本情况、存在的安全隐患等，以便快速做好全面准备。

（一）灾害事件的上报

社区护士获知灾害发生的信息后，应立即上报灾情并启动救灾预案。并应在灾区帮助居民尽快脱离危险区域，争分夺秒，就地取材，迅速对伤病员进行分类，尽快将其就近护送到急救中心，做到先救命，后治伤。

（二）预检分诊

预检分诊，也称检伤分类或类选，是指评估伤员身体状况的紧急与严重程度，以及当必须同时处理多位伤员时的优先顺序。包括伤病员的预检分诊、心理问题的预检分诊两部分内容。其目的就是以有限的人力资源在最短的时间内尽可能多的救护伤病员。承担预检分诊工作的救护人员需佩戴进行预检分诊的标志。

1. 预检分诊原则与方法

（1）原则：要求在 1 分钟内完成对一个患者的现场预检分诊，并最大限度地为患者实施急救措施,包括对病情较轻、可以行走的患者进行预检分诊及实施急救。参与救护的社区护士通过预检分诊,区分所有伤员的轻重缓急、先后救护次序。做好记录并指挥担架员运送伤病员进入临时指定的救护室或医院病区。

(2)预检分诊中的标志颜色:在现场进行初步预检分诊,实施急救措施后或转运患者之前,必须再次进行预检分诊。要求每次进行预检分诊后,需标志不同颜色以区别患者伤情的程度。患者的伤情通常采用红、黄、蓝、黑色分别进行标志。

红色:非常紧急,第一优先处置,常为伤情危重,已威胁生命并处于休克状态的伤病员。

黄色:紧急,第二优先处置,患者生命体征稳定,有潜在危险,尚未休克。

蓝色:不紧急,第三优先处置,患者的伤情比较轻,不需要转运及立即救护。

黑色:已死亡者。

(3)常用方法:①RPM初步预检分诊:R代表呼吸,P代表灌注量,M代表精神状态。RPM初步预检分诊的判断依据如下:给予畅通呼吸道仍无呼吸标为黑色;呼吸恢复或呼吸频率大于30次/分钟标为红色;呼吸频率小于30次/分钟应检查灌注情况。灌注量:桡动脉搏动消失或毛细血管充盈时间超过2秒是红色;桡动脉搏动存在或毛细血管充盈时间小于2秒检查精神状态。精神状态:不能听从简单的指令为红色;能听从简单的指令为黄色或绿色。

②START急救处置:S代表简单;T代表类选;A代表和;R代表迅速;T代表救护。这种分类救护方法比较常见,适用于现场相对较小、短时间内有大量伤病员的救护。主要根据患者的通气状况、循环状况及意识状况对伤情进行及时、简捷的预检分诊和迅速、有效的救护。

START预检分诊流程如下:无呼吸不予处理,评估下一位患者;呼吸次数大于30次/min优先立即处理;呼吸次数小于30次/min延迟处理;评估循环,颜色恢复大于2秒优先立即处理;颜色恢复小于2秒延迟处理;评估意识状况:不能听指令优先立即处理,能听指令延迟处理,评估下一位患者。对每一位患者的评估时间一般不超过60秒(如图14-1)。

2.心理问题的预诊分诊

心理问题的预诊分诊主要是对受灾人员或救灾人员进行的精神损伤的预检分诊方法。被检人员的心理问题常见于以下五种情况。

(1)正常反应:表现为不安、寒战、恶心、呕吐,可执行简单命令。

(2)外伤性抑郁:常处于呆坐的状态,如同"正常反应",能参与简单的救助活动。

(3)惊吓:患者丧失判断力。此类患者有可能引发"群体恐惧心理",应对其采取相应的隔离措施。

(4)过度反应:患者常常表现为讲恐吓性故事、说不适当的幽默、到处乱窜等过分

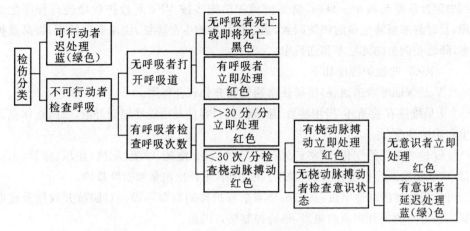

图 14-1　START 分类流程图

反应,应尽快将其与现场隔离。

(5)转换反应:多出现听力障碍、视力障碍、癔症性昏迷、麻痹等躯体性症状,应及时给予护理措施。

(三)现场救助

1. 基本要求

(1)快速有序:伤病员的现场救护是在特定环境中患者的诊断和救护均受到限制的情况下,在受灾现场为其进行快速有序的检查及实施的救护。要求在 1 分钟内完成对伤病员的伤情检查与评估,并要给予紧急的救护,优先处理危重症患者,如心脏骤停、开放性气胸、出血性休克等。在初步评估伤情与实施救护后,对危重症者进行系统的检查,防止漏诊、误诊,并避免在搬运患者途中加重创伤。

(2)对救护人员的要求:担任现场救护的工作人员,应分担相关任务,并选择、确定能容纳伤病员的较宽敞的安全的救护场所。灾害所致伤病种类繁多、伤情复杂,对到达现场的各类技术力量要进行统筹安排,根据实际需要进行调整,专科救护人员要适时调整,以及时满足各项救护工作的需要。要把救护领域分为非常紧急的、紧急的、不紧急的三个区域,对救护区域制订出入流程,避免混乱。对经过现场救护后的伤病员,及时做好标志并移交给负责转运伤病员的有关人员。

2. 救护原则与基本技术

(1)现场救护原则:现场救护原则是救命、稳定病情及迅速转运。

(2)基本救护技术:救护技术主要包括心肺脑复苏(CPR)、保证气道通畅、提供有效呼吸、维持循环功能、控制外出血、保护受伤的颈椎、骨折固定等。对于危重症以及大批群体创伤患者的现场救护,容易受到人力、物力、时间等客观条件的限制,很难得到确定性诊断与救护。目前,常见的救护措施多按 VIGCF 救护程序进行程序化处理,及时解除威胁生命的相关因素,稳定伤病员的生命体征,快速安全转运,提高救护率,降低伤病员的死亡率和伤残率。

VIGCF 的救护程序如下。

V 是保证呼吸道通畅:维持正常通气和充分氧合作用。

I 是维持有效循环:指用输血、输液扩充血容量及功能性细胞外液,以防止休克发生和病情变化。

G 是观察伤情变化:观察记录伤病员的意识、瞳孔、呼吸、脉搏、血压、尿量、出血量、皮肤温度及伤情变化等,以助于判断伤情、估计出血量和指导救护。

C 是控制活动性出血:是伤员早期急救护理的重要手段。对四肢开放伤及皮肤撕裂伤等有明显外出血的患者,迅速控制伤口出血。

F 是密切配合医师进行诊断性操作:对有手术指征的伤病员,护理人员应做好配血、皮试、血气分析、备皮、留置胃管、尿管等术前准备,对无紧急手术指征的患者给予监护或一般观察。

(四)伤病员的转诊

根据对伤病员初步的预检分诊结果,经过现场初步伤情评估、实施救护后,评估和决定其转运的优先顺序,接收伤病员的医院类型以及转运车辆的种类。除暂时留置观察一些危重伤病员外,应迅速、安全的将其余患者转送到相关医院进行进一步的专科救护。负责救护的人员要向相关医院通知患者转运情况,负责转送的人员应佩戴相应的标志,转运准备完毕后应给相关医院负责救护的部门报告车牌号、转运患者人数、患者的伤情及受伤类型等。在转运过程中,护士应主要承担伤员的病情观察、安全保障、生命体征的测量以及必要时建立双静脉通路和转运过程中的预检分诊等工作。负责转运工作的救护人员应将患者负责转运至相关医院,死亡者平车转运至太平间。

第三节 社区灾害重建期健康管理

一、灾害重建期常见健康问题

在灾害后重建阶段,多数居民可过上正常的生活,医疗机构也恢复到灾前的正常业务状态。但随着重建期的延长,无论是受灾者,还是救护人员都容易出现生理、心理上的健康问题。

（一）受灾者的健康问题

在灾害发生之后,许多人会经历亲人的伤亡,或是自身也受到伤害,出现不同程度的情绪反应和身体症状。了解这些反应除了能够帮助自己摆脱困境外,还能适时鼓励其他的受灾人群,使其表达自己的情绪,避免压抑自己的想法,缩短身心复原的时间。受灾者情绪反应和身体症状见表14-1和表14-2。

表 14-1 受灾者的情绪反应

情绪反应	具体表现
害怕	很担心灾难再发生
	害怕自己或亲人会受到伤害
	害怕只剩下自己一个人
	害怕自己崩溃或无法控制自己
无助感	觉得人们是多么脆弱,不堪一击
	不知道将来该怎么办,感觉前途茫茫
悲伤,罪恶感	为亲人或者他人的死伤感到难过、很悲痛
	觉得没有人可以帮助自己
	恨自己没有能力救出家人
	希望死的人是自己而不是亲人
	因为比别人幸运而感到罪恶
愤怒	觉得上天怎么可以对我这么不公平
	救灾的动作怎么那么慢
	别人根本不知道我的需要
重复回忆	一直想着逝去的亲人,心里觉得很空虚,无法想别的事
失望	不断的期待奇迹出现,却一次一次的失望
希望	期待重建家园,希望更好的生活将来到来

表 14-2 受灾者的身体症状

1	疲倦	6	心跳突然加速
2	失眠、做恶梦、心神不宁	7	恶心、呕吐、腹泻
3	记忆力减退、注意力不集中	8	肌肉疼痛(包括头、颈、背痛)
4	眩晕、头晕眼花	9	发抖或抽搐
5	喉咙及胸部感觉梗塞、呼吸困难	10	子宫痉挛、月经失调

2. 救援人员的健康问题

灾害现场所有人员,包括救护人员,均会经历较大的心理冲击。其经历现场的严峻环境与灾民相同,加之超负荷的任务以及强烈的使命与责任感,成为典型的"第二受害者",更能导致因灾害所致的种种创伤与后遗症,主要表现在四个方面。

(1)生理方面:主要表现为失眠、做噩梦、易疲倦、呼吸困难、窒息感、发抖、消化不良等。

(2)认知方面:主要表现为否认、自责、罪恶感、自怜、不幸感、无能为力感、不信任他人等。

(3)情绪方面:主要表现为悲观、愤怒、紧张、麻木、害怕、恐惧、焦虑等。

(4)行为方面:主要表现为注意力不集中、逃避、骂人、喜欢独处、常想起受灾情形、过度依赖他人等。

3. 特别注意志愿者的健康问题

这里的志愿者是一个广义的概念,指一切参加抗震救灾的广大官兵、救援人员等,还包括那些自己本身是受灾者却又投身到救灾中的人们,他们是灾害现场的目击者和救援参与者,不可避免地处于应激状态,因此这一群体中有很多人有可能会出现各种心理问题,而这一群体又是容易被忽视的群体。救援者是救援强者,但他们也会承受巨大的心理压力,同样需要心理救助。对灾后志愿者的心理救助工作应该全程、全面和系统地展开,并建立相应的灾后志愿者心理救助体系。

二、灾害重建期居民的健康管理

1. 为受灾者提供长期护理

在重建期,护士仍要继续关注受灾人群存在的健康问题,为灾后危重患者提供中长期护理,参与住院伤病员的救护护理。尤其对有健康问题,但交通不便或生活不能自理的受灾者提供医疗护理上门服务、家庭访视与疾病管理等。

2. 公共卫生管理

在重建社区内及时建立防御机动队和救助有效地防疫体系。社区护士需要协助从事卫生防疫工作的人员,早期识别与监控潜在的传染性和感染性疾病暴发事件,重点对经历暴雨、洪水的地区,尤其是对灾区食品、饮用水、下水道、卫生间和垃圾场等害虫容易繁殖的地方随时进行消毒,为生活在受灾区域的居民提供安全饮用水。

3. 传染性疾病管理

社区护士督促本社区灾民注意饮食与居住卫生,尤其要强调饭前便后洗手。一旦发现灾区出现高热或腹泻等可疑传染性疾病的患者,应立即报告相关部门,并及时对灾民居住的场所、地面、周围环境、卫生设施采取集中杀菌、杀虫等措施。

4．预防接种

主要对居住在集体场所的灾民和卫生环境被污染地区的居民以及有感染可能性的居民进行相对应的疫苗接种,如追加接种麻疹疫苗、流感疫苗、乙脑疫苗、甲肝疫苗等,减少次生灾害的发生。

5．促进沟通协调

在整个救灾过程中,结合实际做好与各方面的沟通协调,使救灾工作达到事半功倍的效果。首先是领导、协调当地以及来自其他地方的救灾人群。其次,有效使用应急通讯设备,向有关部门报告灾情,并记录关于救灾之中、之后所进行的评估、干预、护理照顾和结果等,以利于灾害后有关政策的制定。另外,由于灾区医疗资源缺乏,需要当地志愿者和各国救援人员之间的相互支持与广泛合作,社区护士保持与其救灾部门或人员之间的沟通,在沟通过程中要尊重对方文化、风俗、宗教信仰。

6．心理支持

为当地灾民包括政府官员及救灾人员提供社会心理及精神卫生支持,尤其对弱势群体的关注。包括受灾者个体的心理支持、群体的心理支持两方面(见图 14-2)。

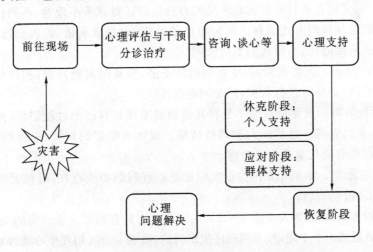

图 14-2　为灾民提供社会心理及精神卫生支持流程图

(1)个体的心理支持:主要包括五个阶段的心理支持。

第一阶段:镇静,是指让服务对象迅速离开受灾现场。

第二阶段:认识危机,是指让服务对象亲述受灾经历的场景。

第三阶段:理解危机,是指为受灾者解释在灾害发生时经历的那种情况是正常的。

第四阶段:鼓励适应,是指救护人员指导受灾者做深呼吸等缓解紧张情绪的方法。

第五阶段:恢复或转诊,是指受灾者持续出现异常反应,救护人员应促使其进一步接受专家的诊治。

(2)对群体的心理支持。

①弱势群体:老人、小儿等弱势人群很难适应灾害后状况,需要得到护理人员的特殊照顾,护士应为该类人群及其家庭提供日常生活及健康所需的各种支持,特别是对独居老人提供家政服务和健康管理。儿童对发生灾害的现实接受能力差,更容易受到心理伤害,所以在家或学校可表现为行为异常。可通过接触、谈话、画画等方式,使他们表达感情,将有助于恢复。在对其心理保护方面,需要注意以下几个方面。

a. 促进表达。鼓励并倾听儿童说话,允许他们哭泣,尽量不唠叨孩子,告诉孩子担心甚至害怕都是正常的。条件允许的情况下鼓励孩子玩游戏,不要强求儿童表现的勇敢或镇静。

b. 多做解释。不要批评那些出现幼稚行为的孩子,这些暂时出现的"长大又变小了的行为"是儿童对突发灾难常见的心理反应。对孩子不理解、不明白的事情要用他们能够理解的方式解释。同时要给予希望,向儿童承诺,灾害会过去,政府会安排大人来帮助我们,帮我们重建家园。

c. 及时发现。灾情重大的,受影响的孩子多,要及时发现问题,积极请求精神科医师的帮助,必要时进行救护,避免问题延续。

d. 积极应对。成年应尽量不要在儿童面前表现出自己的过度恐惧、焦虑等情绪和行为,及时处理自己的压力和调整情绪。成年人稳定的情绪、坚强的信心、积极的生活态度会使儿童产生安全感。

e. 关注儿童。如果儿童因为受灾引起的心理问题持续存在,应该及时到医院精神科或心理门诊就诊。

②救护人员:从灾害发生后1~2周内实施。由具有相似灾害经历的10名左右的救护人员组成一个小组,按下列顺序组织讨论,提供一个可相互推心置腹地谈论有关灾害方面经验或情绪的场所,进行交流、解除压力、调节情绪,达到恢复的目的。

a. 确认事实。鼓励说出发生了什么事。

b. 表达情感。鼓励说出自身的感情变化。

c. 总结经验。从教训中诱导经验。

d. 规划未来。构想新的、美好的未来。

(3)心理支持中的注意事项。

①真诚对待服务对象,通过相关评估确定其理解程度,以及自己解决问题的能力。

②与受灾者形成依赖与支持关系,理智处理能做和不能做的事情。

③既要倾听服务对象讲什么,又要重视其想要表达什么。

④注重沟通技巧,注意服务对象的眼神、面部表情等肢体语言,避免使用猜测语气的提问,采用开放式提问,使其能充分阐释自己的痛苦。

⑤掌握沟通重点,理解、认同服务对象的感受,肯定其长处与优点。

⑥不增强对方的强迫感,不对其沉默表示不安,更不能表现出过分的同情心,诱导对方负面看待现状。

第四节　社区常见急救护理

一、常见外伤的护理

【概念】

外伤是指躯体由于外在原因造成组织或器官解剖结构的破坏和生理功能的紊乱,常见的外伤有损伤(擦伤、刺伤、扭伤等)、烧伤(火烧伤、电烧伤等)、咬伤(犬咬伤、蛇咬伤等)。

【病因和分类】

1. 损伤

损伤指人体受到外界各种创伤因素作用所引起的皮肤、软组织、骨、脏腑等组织结构的破坏,及其所带来的局部和全身的反应。

按致病因素可分为以下几种。

(1)擦伤:常因皮肤与外界硬物或毛糙物摩擦而产生。

(2)刺伤:多由金属、木刺等尖锐物质所致。伤口较小而深,长度不一,有时可伤及深部器官或造成异物残留,易发生厌氧菌感染。

(3)扭伤:多发生于关节周围,系关节部位的某一侧受到过大的牵张力使关节异常扭转,致相关韧带、肌腱、肌损伤或撕裂。

(4)挫伤:多为钝器所伤致,常为浅表软组织的挫伤。

(5)挤压伤:指机体大范围的皮下组织或肌组织受巨大暴力捻搓或长时间挤压所造成的损伤。压力解除后即可出现广泛出血、血栓形成、组织坏死和严重的炎症反应。

(6)切割伤:多因锐器或边缘锐利的物体切割所致,易造成血管、神经核肌腱等深部组织损伤。

(7)撕脱伤:常由不同方向的力作用于组织而导致浅表和深部组织的撕脱与断

裂,伤口多不规则。

2. 烧伤

烧伤是指由热力所引起的组织损伤的统称,包括由火焰、热力、光源、化学腐蚀剂、放射线等因素所致的损伤。

按深度分为Ⅰ度(伤及表皮)、浅Ⅱ度(伤及真皮层,但较浅)、深Ⅱ度(伤及真皮层深处)、Ⅲ度(伤及皮下组织),见图14-3。

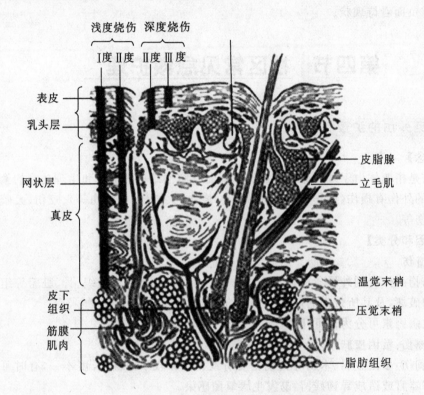

图14-3 皮肤的正常结构和烧伤深度

3. 咬伤

咬伤是指犬、猫、蛇、蜂等生物所致的创伤。

(1)蜂蜇伤:蜂类腹部后端有毒腺与螯刺相连,当螯刺刺入人体时,将毒液中的蚁酸、神经毒素和组胺等注入人体内。一般表现为局部红肿,数小时后自行消退,无全身症状。如果蜂刺留在伤口内(在红肿中心有一黑色小点),有时局部可引起化脓。黄蜂蜇伤的局部症状较重,可引起头晕、恶心、呕吐等,严重者可出现休克、昏迷或者迅速死亡,有的可发生血红蛋白尿,以致急性肾功能衰竭。有过敏体质的人,即使单一蜂蜇伤,也可引起荨麻疹、水肿、哮喘或过敏性休克。

（2）犬咬伤:狂犬病又名恐水症,是由狂犬病病毒引起的一种以侵犯中枢神经系统为主的急性传染病,其平均发病率为 15%～20%。随着生活水平的不断提高,养宠物的人越来越多,被犬咬伤的发病率也相应增加。咬伤人的犬若感染狂犬病病毒,则被咬伤者可发生狂犬病。

（3）蛇咬伤:多发于夏秋两季,蛇分为无毒蛇和毒蛇两类。无毒蛇咬伤只在局部皮肤留下对称锯齿状细小齿痕,轻度刺痛,无碍生命。毒蛇咬伤后,其蛇毒可引起严重的全身中毒反应而危及生命。

【治疗要点】

1. 损伤

（1）手术治疗:清洗去污,麻醉和清创,缝合和引流,包扎。

（2）非手术治疗:抗感染,在伤后 12 小时内注射破伤风抗毒素 1500U,感染严重者,剂量加倍;换药,控制伤口感染,促进伤口愈合。

2. 烧伤

（1）现场急救:保持呼吸道通畅,保护创面。

（2）抗休克:进行液体疗法,估计补液总量,安排补液种类,估算补液速度。

（3）处理创面:浅度烧伤采用包扎、暴露、半暴露疗法;深度烧伤应及早切痂、削痂、植皮。

（4）预防感染:暴露创面并加强无菌管理,应用抗菌药。

3. 咬伤

（1）清理创口,预防感染。

（2）注射相关药物,如抗蛇毒血清、狂犬疫苗、破伤风抗毒素等。

【社区急救护理】

1. 损伤

（1）脱离致伤环境:使患者迅速脱离致伤环境,若患者心搏呼吸骤停,则应立即进行心肺复苏。

（2）判断伤情:在最短时间内初步检查或边抢救边检查呼吸、循环、神志情况及头、颈、胸、腹、脊柱、骨盆和四肢伤情,然后针对性的运用通气、止血、包扎、固定搬运五项急救技术。

（3）保持呼吸道通畅:窒息是现场和转运途中患者死亡的主要原因。因此必要时应及时清除呼吸道异物。

（4）有效止血:根据患者出血的性质和伤口的形状,可选择指压法、压迫包扎法、堵塞法和止血带法等进行有效的止血。

（5）包扎、固定。

①包扎伤口需用无菌敷料,缺少敷料时应选用清洁的布单、毛巾等。包扎要松紧适宜和稳固,以免移位、脱落或阻碍血液循环。

②创伤部位的制动,不仅骨折时需要,其他的创伤也需要,可减轻疼痛刺激,避免再出血或损伤。肢体制动可用夹板,躯干的制动可借助于担架和束带。缺乏材料时,上肢可固定于胸前或身侧,下肢可与健肢绑缚在一起。对疑有骨折的患者,可利用夹板、木板、自身肢体等固定受伤的肢体。颈椎受伤者需在颈两侧加垫固定。经上述初步处理后迅速将患者转运到就近医院进行后续治疗。

(6)搬运患者:搬运时注意勿使伤处移位、扭曲、震动等。对疑有脊柱骨折的患者应尽量避免移动,搬运时采用滚动法和平托法,将伤员移上担架、木板或门板(见图14-4)。

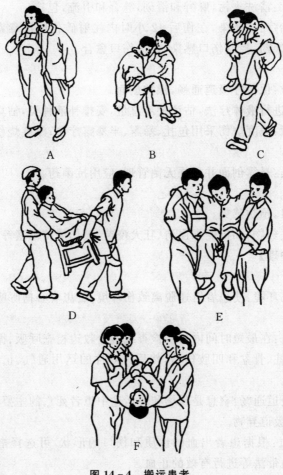

图14-4 搬运患者

(7)断肢的保存:离体的肢体部分应回收,用无菌或清洁物品包裹,尽可能保存在低温(4～10℃)的条件下送至手术室,严禁用液体浸泡。

2.烧伤

(1)尽快脱去着火或沸液浸渍的衣服,特别是化纤衣服,以免着火衣服或衣服上的热液继续作用,使创面加大加深。

(2)用水将火浇灭,或跳入附近水池、河沟内。

(3)迅速卧倒后,慢慢在地上滚动,压灭火焰。伤员衣服着火时不要站立、奔跑、呼叫,以防增加头面部烧伤或吸入性损伤。

(4)迅速离开密闭和通风不良的现场,以免发生吸入性损伤和窒息。

(5)用身边不易燃的材料,如毯子、大衣、棉被等迅速覆盖着火处,使与空气隔绝而灭火。

(6)热力烧伤后及时冷疗能阻止热力继续作用而使创面加深,并可减轻疼痛、减少渗出和水肿。因此如有条件,热力烧伤灭火宜尽早进行冷疗,越早效果越好。方法是将烧伤创面在自来水龙头下淋洗或浸入清洁冷水中(水温以伤员能耐受为准,一般为 15～20℃,夏天可在水中加冰块),或用清洁冷(冰)水浸湿的毛巾、纱垫等敷于创面。冷疗的时间无明确限制,一般掌握到冷疗停止后不再有剧痛为止,多需 0.5～1 小时或更长。冷疗一般适用于中小面积烧伤,特别是四肢的烧伤。

(7)酸碱烧伤的严重程度除酸碱的性质和浓度外,多与接触时间有关。因此无论何种酸碱烧伤,均应立即用大量清洁水冲洗至少 30 分钟以上,一方面可冲淡和清除残留的酸碱,另一方面作为冷疗的一种方式,可减轻疼痛。注意开始用大量水冲洗,迅速将残余酸碱从创面冲尽。头面部酸碱烧伤时,应首先注意眼,尤其是角膜有无烧伤,并优先予以冲洗。

(8)电烧伤急救时,应立即切断电源,拉开电闸或用不导电的物品(木棒或竹器等)拨开电源,并扑灭着火衣服。在未切断电源以前,急救者切记不要接触伤员,以免自身触电。灭火后,如发现伤员呼吸心跳停止,应在现场立即行体外心脏按压和口对口人工呼吸抢救,待心跳和呼吸恢复后,及时转送就近医院进一步处理;或在继续进行心肺复苏的同时,将伤员迅速转送到最近的医疗单位进行处理。

3.咬伤

(1)处理伤口应争分夺秒进行,力争最迟在伤后 2 小时内进行。

(2)以最快的速度脱下或撕开伤处的衣服,用大量清水冲洗伤口,可用喷淋式或用盆往伤口上倒水冲洗,反复进行,务必在 3～5 分钟内使伤口得到充分冲洗。冲洗液的种类还可选择:肥皂水、生理盐水、双氧水、酒精、白酒等。

(3)被咬伤后,充分清洗伤口之后,应以最快速度将患者送往医院或卫生防疫站(疾病预防控制中心)注射相关药物(狂犬病疫苗、抗狂犬病免疫血清、破伤风抗毒素等),并对伤口进行进一步处理。

【健康教育】

1. 损伤知识指导

(1)宣传安全知识,加强安全防护意识。

(2)受伤后及时就医,开放性损伤尽早接受清创术并注射破伤风抗毒素。

(3)强调加强功能锻炼的重要性,督促患者积极进行身体各部位功能锻炼,预防肌肉萎缩等并发症。

2. 烧伤知识指导

(1)提供防火、灭火、自救等安全教育知识。

(2)加强康复锻炼,恢复机体功能。

(3)对患者进行心理护理。

3. 咬伤知识指导

(1)犬咬伤。

①加强宠物的管理,定期注射疫苗,预防传染病。及时捕杀狂犬,在出现狂犬病的地区,予一定范围内灭掉所有的狗,这是根本的措施。

②被疑似狂犬或猫咬伤,如在非狂犬病流行区,应先观察狗或猫 14 天,若仍健在,一般可不必注射疫苗。如在狂犬病流行区,国内外不少地区观察到外表"健康"的狗携带病毒者,有的人被外表"健康"的狗咬了,突发狂犬病死亡。而咬人的狗(多系小狗)却不发病。因此,在疫区即使被外表"健康"的狗特别是小狗咬伤后,也应注射疫苗,以求安全。

(2)蛇咬伤。

①进入山区、树林、草丛地带应穿好鞋袜,扎紧裤腿。此外,最好手拿一根棍子,边走边打草,使蛇受惊吓而逃。

②在山林地带宿营时,睡前和起床后,应检查有无蛇潜入室内。应将附近的长草、泥洞、石穴清除,以防蛇类躲藏。

③在营地扎营时,如果有防蛇的必要,应当带上一些雄黄粉之类的驱蛇之物,将其撒在帐篷或者营地四周,可以避蛇。

④不要随便在草丛和蛇可能栖息的场所坐卧,禁止将手伸入鼠洞和树洞内。

⑤遇见毒蛇,应绕过行走。若被蛇追逐时,应向上坡跑,或忽左忽右地转弯跑,切勿直跑或直向下坡跑。

⑥如果蛇已被惊动并且立起前身准备攻击,不要惊慌,要原地不动,慢慢地拿毛巾之类的东西,抛向别处以将蛇的注意力引开。

(3)蜂蜇伤。

①防止被毒蜂蜇伤,如穿长袖衣裤等均可起到防护作用。

②经过蜂巢时尽量保持冷静,不要惊动毒蜂,不可乱捅马蜂窝或挑逗蜂群。

③接触花草和树木时,要预先察看,发现蜂巢后要悄然走开,不要猛跑,以免惊扰蜂群。

④上山进行野外活动等时最好不穿颜色鲜艳的衣服,女士们野外活动时最好不洒香水,不使用含有芳香味的洗发精或除汗剂,因为蜂喜欢颜色鲜艳且具有芳香味的花卉植物。

第五节 有机磷中毒

【概念】

急性有机磷农药中毒是指有机磷农药短时大量进入人体后造成的以神经系统损害为主的一系列伤害,临床上主要包括急性中毒患者表现的胆碱能兴奋或危象,其后的中间综合征以及迟发性周围神经病。每年全世界有数百万人发生有机磷农药中毒,其中约有 30 万人口死亡,且大多数发生在发展中国家。

【病因】

有机磷毒物进入体内后迅速与体内的胆碱酯酶结合,生成磷酰化胆碱酯酶,使胆碱酯酶丧失了水解乙酰胆碱的功能,导致胆碱能神经递质大量积聚,作用于胆碱受体,产生严重的神经功能紊乱,特别是呼吸功能障碍,从而影响生命活动。由于副交感神经兴奋造成的 M 样作用使患者呼吸道大量腺体分泌,造成严重的肺水肿,加重了缺氧,患者可因呼吸衰竭和缺氧死亡。

【分类】

有机磷杀虫药的毒性根据大鼠急性经口进入体内的半数致死量(LD_{50}),将我国生产的有机磷杀虫药分为四类。

1. **剧毒类**

$LD_{50} < 10mg/kg$,例如,甲拌磷(3911)、内吸磷(1059)、对硫磷(1605)、丙氟磷、速灭磷等。

2. **高毒类**

$LD_{50} 10 \sim 100mg/k$,例如,甲基对硫磷、甲胺磷、氧化乐果、敌敌畏、久效磷、亚砜磷等。

3. **中毒类**

$LD_{50} 100 \sim 1\ 000mg/kg$,例如,乐果、乙硫磷、敌百虫、倍硫磷、克瘟散、乙酰甲胺磷等。

4. 低毒类

LD_{50} 1 000～5 000mg/kg，例如，马拉硫磷、杀虫畏、辛硫磷、碘硫磷等。

【临床表现】

1. 毒蕈碱样症状（又称 M 样症状）

表现为平滑肌痉挛，可引起腹痛、腹泻、瞳孔缩小、支气管痉挛等。腺体分泌增加，表现为多汗、流涎、支气管分泌增多等。

2. 烟碱样症状（又称 N 样症状）

表现为面、眼睑、舌、四肢和全身横纹肌发生肌纤维颤动，甚至全身肌肉强直性痉挛，患者全身紧束和压迫感，而后发生肌力减退和瘫痪。

3. 交感神经症状

主要表现为血压升高、心跳加快和心律失常。

4. 中枢神经症状

主要表现为头晕、头痛、疲乏、共济失调、烦躁不安、谵妄、抽搐和昏迷。

5. 并发症

(1)中间综合征：多发生中毒后 7 天，主要症状为胸闷、吞咽困难，声音嘶哑，抬头无力，眼球运动受限，呼吸肌麻痹、腱反射减弱或消失。

(2)反跳现象：患者病情好转，神志清醒后，因某种原因使患者病情突然加重，神志再次转为昏迷、心率降低、出汗、瞳孔缩小，即可出现反跳现象。

(3)迟发性周围神经炎：发病时间大多在急性中毒症状消失后 3～21 天不等，症状有典型的末梢神经感觉障碍及运动功能障碍。严重者有肌萎缩，持续时间长达数月至数年。应给予定量的 B 族维生素等营养和保护神经的药物，防止并发症的发生。

【治疗要点】

1. 现场急救

尽快清除毒物是挽救患者生命的关键。对于皮肤染毒者应立即及时去除被污染的衣服，并在现场用大量清水反复冲洗；对于意识清醒的口服毒物者，应立即在现场反复实施催吐。绝不能不做任何处理就直接拉患者去医院，否则会增加毒物的吸收而加重病情。

2. 清除体内毒物

(1)洗胃：彻底洗胃是切断毒物继续吸收的最有效方法。口服中毒者用清水、2%碳酸氢钠溶液(敌百虫忌用)或 1：5000 高锰酸钾溶液(对硫磷忌用)反复洗胃，直至洗清为止。由于毒物不易排净，故应保留胃管，定时反复洗胃。

(2)灌肠：有机磷农药重度中毒，呼吸受到抑制时，不能用硫酸镁导泻，避免镁离子大量吸收加重了呼吸抑制。

(3)吸附剂:洗胃后让患者口服或胃管内注入活性炭,活性炭在胃肠道内不会被分解和吸收,可减少毒物吸收,并能降低毒物的代谢半衰期,增加其排泄率。

(4)血液净化:治疗重度中毒具有显著效果,包括血液灌流、血液透析及血浆置换等,可有效清除血液中和组织中释放入血的有机磷农药,提高治愈率。

3.联合应用解毒剂和复能剂

(1)阿托品:原则是及时、足量、重复给药,直至达到阿托品化。应立即给予阿托品,静脉注射,后根据病情每10～20分钟给予。有条件最好采用微量泵持续静注阿托品可避免间断静脉给药血药浓度的峰、谷现象。

(2)解磷定:重度中毒患者肌内注射,每4～6小时/次。

(3)酸戊己奎醚注射液(长托宁):是新型安全、高效、低毒的长效抗胆碱药物,其量按轻度中毒、中度中毒、重度中毒给予。30分钟后根据症状可再给首剂的半量应用。中毒后期或胆碱酯酶老化后可用长托宁维持阿托品化,每次间隔8～12小时。长托宁治疗有机磷农药中毒在许多方面优于阿托品,是阿托品的理想取代剂,是救治重度有机磷农药中毒或合并阿托品中毒时的首选剂。

4.其他治疗

保持呼吸道通畅;给氧或应用人工呼吸器;对于休克患者可应用升压药;对脑水肿应用脱水剂和肾上腺糖皮质激素;对于局部和全身的肌肉震颤及抽搐的患者可用巴比妥;对于呼吸衰竭患者除使用呼吸机外可应用纳洛酮;对于危重患者可采用输血和换血疗法。

【社区急救护理】

迅速使患者脱离有毒环境,脱去染毒衣物,用肥皂水、1‰～4‰碳酸氢钠液或大量清水彻底冲洗皮肤、头发,以免通过皮肤吸收加重中毒。眼睛污染后可用2‰碳酸氢钠溶液或生理盐水连续冲洗。

中毒后大量乙酰胆碱在体内蓄积,使副交感神经兴奋,引起腺体分泌增加,患者口腔、气管内分泌物增多。应解开患者衣领、腰带,以免妨碍呼吸,采取侧卧位或头偏向一侧,及时吸出口腔内的分泌物,防止窒息及吸入性肺炎,保持呼吸道通畅。立即送往医院,确保患者生命安全。

【健康教育】

1.药物指导

应用阿托品时,会引起阿托品化的症状,如瞳孔较前扩大,颜面潮红、口干、皮肤干燥以及心率加快等,这是药物的反应,不要过于紧张及焦虑,如果患者出现躁动、谵妄的情形应做好防护工作。

2.饮食指导

(1)洗胃后需禁食1～2天,以后给予流食、半流食至普食,选择低糖、低脂饮食,忌油腻食物。

(2)昏迷3～5天应鼻饲饮食。

(3)在中毒后4周内应禁用高蛋白、高脂肪、高维生素饮食,以防引起反跳。

(4)1个月后,可根据患者的饮食爱好,给予高营养、高维生素饮食。

3. 活动指导

早期绝对卧床休息,恢复期按照康复情况适当下床活动及锻炼。告知患者休息2～3周,按时服药,不可单独外出,以防迟发性神经损害。

4. 出院指导

(1)指导患者出院后加强观察,如感觉饮水发呛,声音嘶哑,屈颈肌力弱,呼喊困难等症状应立即就医。

(2)出院后患者应在家休息2～3周,按时服药不可单独外出,以防发生迟发性神经损害,急性中毒除个别出现,一般无后遗症。定期复诊,出院后1周、1个月、2个月、半年定期复诊。

(3)对职业性中毒患者嘱其在喷洒农药时应遵守操作规程,加强个人防护,穿长袖衣服及鞋袜,戴口罩及手套,下工后用碱水或肥皂水洗净手和脸。污染衣服及时洗净,农药应有专人保管,盛具应专用,严禁装食品或牲畜饲料等。有毒物接触史的患者应采取相应的预防措施,及时就诊。

(4)自杀中毒者,家属配合做好患者的心理护理,患者要学会应对应激源的方法,争取社会支持十分重要,防止患者再次产生轻重的念头。

第六节 一氧化碳中毒

【概念】

一氧化碳(CO)为无色、无臭、无味、有毒的气体,比空气略轻(相对密度0.967),具有可燃性,遇氧燃烧后生成二氧化碳。凡含碳物质不充分燃烧,均可产生CO。人吸入空气中CO含量超过0.01%,即有引起急性中毒的危险;空气中浓度超过0.5%～1%,1～2分钟即可使人昏迷并迅速死亡。空气中浓度>12.5%,有引起爆炸的危险。急性一氧化碳中毒是较为常见的生活性中毒和职业性中毒。CO对人体全身的组织细胞均有毒性作用,尤其对大脑皮质的影响最为严重。

【病因】

1. 生产性中毒

要见于钢铁和化工企业,特别以小化肥厂较为多见,常由违章作业或意外事故,使生产废气或含高浓度的燃料气泄漏于作业区所致。以汽油或柴油为燃料的内燃机废气中,CO含量高达4%~7%。

2. 生活性中毒

多发于冬季,主要由煤炭、家用煤气、石油液化气、煤油、柴油、沼气、柴草、木炭等在燃烧时发生。常发生在烹调、取暖、燃气热水器沐浴等,因通风不良、烟囱堵塞、倒烟、排气管漏气或安装不规范等,致室内大量CO积聚而中毒,尤其多见于将无排烟管的煤炉、炭盆置于室内过夜和燃气热水器质量低劣或安装方法不当。

【分类】

1. 轻度中毒

中毒时间短,血液中碳氧血红蛋白为10%~20%。表现为中毒的早期症状,头痛、眩晕、心悸、恶心、呕吐、四肢无力,甚至出现短暂的昏厥,一般神志尚清醒,吸入新鲜空气,脱离中毒环境后,症状迅速消失,一般不留后遗症。

2. 中度中毒

中毒时间稍长,血液中碳氧血红蛋白占30%~40%,在轻型症状的基础上,可出现虚脱或昏迷。皮肤和黏膜呈现煤气中毒特有的樱桃红色。如抢救及时,可迅速清醒,数天内完全恢复,一般无后遗症状。

3. 重度中毒

发现时间过晚,吸入煤气过多,或在短时间内吸入高浓度的一氧化碳,血液碳氧血红蛋白浓度常在50%以上,患者呈现深度昏迷,各种反射消失,大小便失禁,四肢厥冷,血压下降,呼吸急促,会很快死亡。一般昏迷时间越长,预后越严重,常留有痴呆、记忆力和理解力减退、肢体瘫痪等后遗症。

【治疗要点】

迅速将患者转移到空气新鲜的地方,卧床休息,保暖,保持呼吸道通畅。

1. 纠正缺氧

迅速纠正缺氧状态。吸入氧气可加速COHb解离,增加CO的排出。吸入新鲜空气时,CO由COHb释放出半量约需4小时;吸入纯氧时可缩短至30~40分钟,吸入3个大气压的纯氧可缩短至20分钟。高压氧舱治疗能增加血液中溶解氧,提高动脉血氧分压,使毛细血管内的氧容易向细胞内弥散,可迅速纠正组织缺氧。呼吸停止时,应及早进行人工呼吸,或用呼吸机维持呼吸。危重患者可考虑血浆置换。

2. 防治脑水肿

严重中毒后,脑水肿可在24~48小时发展到高峰。脱水疗法很重要,目前最常用的是20%甘露醇,静脉快速滴注,待2~3天后颅压增高现象好转,可减量。也可注射呋塞米脱水。三磷酸腺苷、肾上腺糖皮质激素如地塞米松也有助于缓解脑水肿。如有频繁抽搐,目前首选药是地西泮,抽搐停止后再静滴苯妥英。

3. 治疗感染和控制高热

应做咽拭子、血、尿培养,选择广谱抗生素。高热能影响脑功能,可采用物理降温方法,如头部用冰帽,体表用冰袋,使体温保持在 32℃ 左右。如降温过程中出现寒战或体温下降困难时,可用冬眠药物。

4. 促进脑细胞代谢

应用能量合剂,常用药物有三磷酸腺苷、辅酶 A、细胞色素 C 和大量维生素 C 等。

5. 防治并发症和后发症

昏迷期间护理工作非常重要。保持呼吸道通畅,必要时行气管切开。定时翻身以防发生压疮和肺炎。注意营养,必要时鼻饲。急性 CO 中毒患者从昏迷中苏醒后,应尽可能休息。观察 2 周,以防神经系统和心脏后发症的发生。如有后发症,给予相应治疗。

【社区急救护理】

(1)脱离中毒现场立即将患者安置于空气新鲜的环境。

(2)保持呼吸道通畅,松解衣物,昏迷患者取侧卧位或平卧头偏向一侧,及时清除口腔内的分泌物,保持呼吸道通畅,预防窒息和吸入性肺炎。

(3)有条件可吸入纯氧,若呼吸停止,可进行人工呼吸。

(4)立即送往医院。

【健康教育】

在社区广泛宣传 CO 中毒的相关表现及抢救措施,教会社区居民辨别中毒的症状,学会自救和救助他人的方法。同时广泛宣传室内用煤火时应有安全设置(如烟囱、小通气窗、风斗等),尤其强调煤气对小婴儿的危害和严重性。煤炉烟囱安装要结构严密,室内通风良好。没有烟囱的煤炉,夜间要放在室外。

第七节 急性镇静安眠药中毒

【概念】

通常安眠药指的是巴比妥类和苯二氮卓类药物。临床上,巴比妥类药物依其服药后睡眠时间长短,可分为四类(表 14-3)。苯二氮卓类抗焦虑药(弱安定类)主要有安定、舒乐安定、硝基安定、氯硝安定、氟安定、利眠宁等,用药安全度较大。上述药物由于误服过量或其他原因应用过多而引起中毒,严重者可出现昏迷,呼吸抑制,甚至死亡。

表 14-3　巴比妥类药物分类

分类	药名	作用时间（小时）	催眠剂量（g/次）
长效类	巴比妥和苯巴比妥（鲁米那）	6～12	0.3～0.6 与 0.03～0.1
中效类	异戊巴比妥（阿米妥）	6～12	0.2～0.4
短效类	司可巴比妥（速可眠）	2～3	0.1～0.2
超短效类	硫喷妥钠	＜2	0.5～1.0

【病因】

患者误服、有意自杀或投药过量引起中毒。

【临床表现】

镇静催眠药的急性中毒症状因药物的种类、剂量、作用时间的长短、是否空腹以及个体体质差异而轻重各异。临床上以中枢神经系统及心血管系统抑制为主要表现。

1. 神经系统症状

表现为嗜睡，神志恍惚甚至昏迷，言语不清，瞳孔缩小，共济失调，腱反射减弱或消失。

2. 呼吸与循环系统

表现为呼吸减慢或不规则，严重时呼吸浅慢甚至停止，皮肤湿冷，脉搏细速，发绀，尿少，血压下降，休克。

3. 其他

表现为恶心、呕吐，便秘，肝功能异常，白细胞和血小板计数减少，部分发生溶血或全血细胞减少等。

【治疗要点】

1. 意识清醒者立即催吐

尽快用 1：5000 高锰酸钾溶液或清水洗胃。洗胃后胃内灌入药用活性炭，吸附残存药物，0.5～1 小时后给予硫酸钠导泻。

2. 保持呼吸道通畅

吸氧；酌情使用呼吸兴奋剂，维持呼吸功能，必要时应用呼吸机辅助呼吸。

3. 药物治疗

纳络酮与内啡肽竞争阿片受体，可对抗巴比妥类和苯二氮卓类药物中枢抑制。必要时可重复使用。氟马西尼是苯二氮卓类受体特异性拮抗剂，对苯二氮卓类药有解毒作用。其半衰期短，治疗有效后宜重复给药，以防复发。氟马西尼剂量过大可发生抽搐。

4. 输液、利尿、促进药物排泄，必要时行血液净化治疗

5. 对症支持治疗

【社区急救护理】

(1)患者宜平卧，尽量少搬动头部。

(2)去除口腔异物，保持呼吸道通畅，有条件可进行吸氧，必要时进行人工呼吸。

(3)有条件可立即进行催吐、洗胃和导泻，迅速清除毒物。

(4)立即送往医院。

【健康教育】

1. 向失眠者普及避免失眠的常识

对失眠者而言，自身因素常为过度紧张或强脑力劳动、或精神受到应激源刺激，均可使大脑功能紊乱。环境因素多为外界吵闹、噪音。脑力过于疲劳或处于应激状态者，晚上要做些轻松的工作，睡前沐浴或用热水洗脚，睡前可喝热牛奶一杯，禁饮有兴奋作用的饮料。另外，白天坚持锻炼，每周 3～4 次，每次半小时，运动种类可步行、慢跑、体操等，对减轻应激反应，促进睡眠有一定帮助。环境噪音干扰入睡者，可关闭门窗，采取听轻松音乐或录音故事，放松全身肌肉，做深呼吸慢慢可以入睡。可以偶尔服用镇静安眠药，但不能长期服用。

2. 对服用镇静安眠药患者的指导

向患者解释长期服用各种镇静安眠药均可产生耐受性，久用会产生精神依赖(睡前必服)及躯体依赖(不服药睡不着)，且在治疗剂量时常有不良反应发生，如轻度头晕、乏力、困倦，少数人服用后可引起多梦、情绪低落。嘱咐患者不要长期服用镇静安眠药，已服用者在撤药过程中要逐渐减量，严防突然停药。

3. 加强药物管理

药房、医护人员对镇静安眠药的处方、使用要严格管理；家庭中有情绪不稳定或精神不正常者，家属对该类药要妥善保管，以免发生意外。

第八节 ‖ 百草枯中毒

【概念】

百草枯(PQ)商品名一扫光、克芜踪等，是一种高效能的非选择性接触型除草剂，对人畜具有很强毒性，误服或自服可引起急性中毒，已成为农药中毒致死事件的常见病因。

【病因】

患者误服或自服百草枯,以及长时间大量接触百草枯而引起急性中毒。

【危害性】

百草枯为速效触杀型灭生性季胺盐类除草剂,具有腐蚀性,毒性极强。口服可引起舌、咽部烧灼感,发生食管炎和胃炎,致呕吐和腹痛,并导致肝、肾等多器官衰竭以及消化道糜烂、出血、肺部纤维化和呼吸衰竭,其中肺损伤最具特征性。总病死率为20%~75%,且存活人群中绝大多数患者存在肺间质纤维化,无特效解毒药,预后恶劣。

【临床表现】

百草枯中毒患者的临床表现因中度途径的不同而各异,具体如下所示。

1. 经口中毒

有口腔烧灼感,口腔、食管黏膜糜烂溃疡、恶心、呕吐、腹痛、腹泻,甚至呕血、便血,严重者并发胃穿孔、胰腺炎等;部分患者出现肝脏肿大、黄疸和肝功能异常,甚至肝功能衰竭。可有头晕、头痛,少数患者发生幻觉、恐惧、抽搐、昏迷等中枢神经系统症状。肾损伤最常见,表现为血尿、蛋白尿、少尿,血(血尿素氮 BUN)、(肌酐 Cr)升高,严重者发生急性肾功能衰竭。肺损伤最为突出也最为严重,表现为咳嗽、胸闷、气短、发绀、呼吸困难,查体可发现呼吸音减低,两肺可闻及干湿啰音。大量口服者,24 小时内出现肺水肿、肺出血,常在数天内因(急性呼吸窘迫综合征 ARDS)死亡;非大量摄入者呈亚急性经过,多于 1 周左右出现胸闷、憋气,2~3 周呼吸困难达高峰,患者常死于呼吸衰竭。少数患者发生气胸、纵隔气肿、中毒性心肌炎、心包出血等并发症。

2. 局部接触百草枯中毒

临床表现为接触性皮炎和黏膜化学烧伤,如皮肤红斑、水疱、溃疡等,眼结膜、角膜灼伤形成溃疡,甚至穿孔。长时间大量接触可出现全身性损害,甚至危及生命。

3. 注射途径

由注射途径进入患者血管、肌肉、皮肤等。该途径接触百草枯罕见,但临床表现凶险,预后差。

【治疗要点】

1. 阻断毒物吸收

(1)催吐、洗胃与吸附:可刺激咽喉部催吐,争分夺秒洗胃。洗胃液首选清水,也可用肥皂水或 1%~2%碳酸氢钠溶液。洗胃液不少于 5L,直到无色无味。上消化道出血可用去甲肾上腺素冰盐水洗胃。洗胃完毕注入吸附剂 15%漂白土溶液。

(2)导泻:用 20%甘露醇、硫酸钠或硫酸镁等导泻,促进肠道毒物排出,减少吸收。患者可连续口服漂白土或活性炭 2~3 天,也可试用中药(大黄、芒硝、甘草)导泻。

(3)清洗:皮肤接触者,立即脱去被百草枯污染或呕吐物污染的衣服,用清水和肥皂水彻底清洗皮肤、毛发,不要造成皮肤损伤,防止增加毒物的吸收。百草枯眼接触者需要用流动的清水冲洗 15~20 分钟,然后进行专科处理。

2. 促进毒物排出

(1)补液利尿:百草枯急性中毒者都存在脱水,适当补液联合静脉注射利尿剂有利于维持循环血量与尿量($1\sim2mL/(kg \cdot h)$),对于肾功能的维护及百草枯的排泄都有益。还需关注患者的心肺功能及尿量情况。

(2)血液净化:血液灌流(HP)和血液透析(HD)是清除血液循环中毒物的常用方法,用于百草枯中毒,尚存争议。建议 HD 只用于合并肾功能损伤的百草枯中毒患者。至于 HP,推荐口服百草枯中毒后应尽快行 HP,2~4 小时内开展效果好,根据血液毒物浓度或口服量决定一次使用一个或多个灌流器,再根据血液百草枯浓度决定是否再行 HP 或 HD。

3. 药物治疗

(1)糖皮质激素及免疫抑制剂:早期联合应用糖皮质激素及环磷酰胺冲击治疗对中重度急性百草枯中毒患者可能有益,建议对非暴发型中、重度百草枯中毒患者进行早期治疗,可选用甲泼尼龙、氢化可的松、环磷酰胺。其他如环孢霉素 A、重组人 II 型肿瘤坏死因子受体-抗体融合蛋白、秋水仙碱、长春新碱等也有效,尚需循证医学证据。

(2)抗氧化剂:抗氧化剂可清除氧自由基,减轻肺损伤。超氧化物歧化酶(SOD)、谷胱甘肽、N-乙酰半胱氨酸(NAC)、金属硫蛋白(MT)、维生素 C、维生素 E、褪黑素等治疗急性百草枯中毒,在动物实验有一定疗效,临床研究未获得预期结果。

(3)其他药物:蛋白酶抑制剂乌司他丁、非甾体抗炎药水杨酸钠及血必净、丹参、银杏叶提取物注射液等中药制剂,对急性百草枯中毒的治疗仍在探索阶段。

4. 支持对症治疗

(1)氧疗及机械通气:急性百草枯中毒应避免常规给氧。基于对百草枯中毒毒理机制的认识,建议将 $PaO_2 < 40mmHg(5.3kPa)$ 或 ARDS 作为氧疗指征。尚无机械通气增加存活率的证据,若有条件行肺移植,机械通气可延长患者存活时间。

(2)抗生素的应用:急性百草枯中毒可导致多器官损伤,使用糖皮质激素及免疫抑制剂,可预防性应用抗生素,推荐使用大环内酯类,该类药物对防治肺纤维化有一定作用。有感染证据者,应立即应用强效抗生素。

(3)营养支持:急性百草枯中毒因消化道损伤严重而禁食者,注意肠外营养支持,必要时给予深静脉高营养。肠内、肠外营养支持对急性百草枯中毒预后影响有待探讨。

【社区急救护理】

1. 现场急救人员的个体防护

(1)人员在进入职业性农药中毒事故现场开展救援、调查和采样工作时,首先要确保个人安全,切忌在毫无防护措施的情况下进入现场,以免发生中毒。进入现场前应该先进行有效的通风换气。

(2)医疗救护人员在现场救护和转运急性农药中毒患者时,可穿 C 级或 D 级防护服,佩戴正压携氧式呼吸器、防护手套(一次性橡胶手套)。医疗救护人员数宜两人以上。

(3)调查和采样人员进入农药生产、储存泄漏现场调查或采样时,必须穿戴 A 级防护服,佩戴正压携氧式呼吸器、防护手套(一次性橡胶手套)、眼罩、鞋靴。调查和采样宜两人以上人员数。

2. 职业性中毒事故的现场控制措施

(1)停止导致危害事故的作业。

(2)控制事故现场,撤离现场无关人员,设置隔离区。

(3)强力通风。

(4)禁止缺乏有效防护的人员进入现场。

(5)封存导致危害事故的生产原材料、设备和工具等。

3. 非职业性中毒事故的现场控制措施

(1)脱离有毒气体场所将患者转移到空气新鲜的地方,保持气道通畅,吸氧,促进有毒气体呼出。

(2)冲洗毒物溅入眼内,立即用大量流动水冲洗至少 15 分钟。除去睑结膜上未溶解的颗粒。不用化学拮抗剂,以免引起局部损伤。

(3)皮肤接触能引起灼伤或经皮肤吸收的毒物时,脱去污染的衣服,及时淋浴或用大量水急速冲洗污染区。污染非腐蚀性化学物或油类,用中性肥皂清洗。

(4)清除口服毒物。

①催吐:口服毒物而神志清醒的患者,应进行催吐。催吐时每次饮温开水 300～500mL,用压舌板刺激咽后壁或舌根引起呕吐。也可口服吐根糖浆 15～30mL 催吐。

②洗胃:口服毒物 4 小时内洗胃效果最好。昏迷患者洗胃要用带气囊的气管插管,以免洗胃液进入气道。吞服腐蚀性毒物后洗胃有引起穿孔的危险。

③活性炭:可吸附胃肠道中各种药物和毒物以免吸收。可用活性炭 30～50g 加水成为悬液,缓慢注入胃内。

④泻盐：用泻盐可促进毒物由肠道排出。硫酸钠或硫酸镁15～30mL/次,配成50%溶液,由胃管灌入。

(5)排出已吸收的毒物。

①碱化利尿：用碳酸氢钠使尿偏碱性,能促进弱酸形成盐类排出。

②血液透析：出现威胁生命的症状,一般治疗方法无效或有明显水、电解质、酸碱平衡失调时,可采用血液透析疗法。

③血液灌流：通过体外活性炭滤器吸附、排出血液透析不易排出的高脂溶性或蛋白质结合的药物或毒物。

(6)紧急处理后,立即送上级医院,做进一步救治。

【健康教育】

(1)严格执行农药管理的有关规定,实行生产许可和销售专营制度避免农药扩散和随意购买。加强百草枯产品监测,降低浓度。

(2)开展安全使用农药教育,提高防毒能力。

(3)改进喷洒工艺和喷洒装备,防止跑、冒、滴、漏。

(4)遵守安全操作规程,如站在上风向退行性喷洒,穿长衣长裤,戴防护眼镜,使用塑料薄膜围裙,一旦皮肤受到污染应及时清洗。未用完的百草枯溶液,要及时回收。

(5)严格管理,避免药品流失,个人不存药。在药瓶贴上醒目标志,药液中加入警告色、恶臭剂或催吐剂合格等以防误服,以减少误服后吸收,降低危害程度。

(6)家庭百草枯溶液应加强保管,避免儿童、幼儿误服和高危人群接触。

(7)加强培训,使基层医务人员熟悉急性百草枯中毒的早期诊治。

第九节 中 暑

【概念】

中暑是指高温或烈日暴晒等引起的体温调节功能紊乱所致体热平衡失调,水、电解质紊乱或脑组织细胞受损而致的一组急性临床综合征。临床上依照症状的轻重分为先兆中暑、轻度中暑和重度中暑。根据发病机制和临床表现不同,重度中暑可分为热痉挛、热衰竭和热射病,但临床上常难以区分,可多种类型混合存在。

【病因】

1. 环境温度过高

人体由外界环境获取热量增加。

2. 人体产热增加

如从事重体力劳动、发热、甲状腺功能亢进和应用某些药物(苯丙胺)。

3. 散热障碍

如湿度较大、过度肥胖或传透气不良的衣服等。

4. 汗腺功能障碍

见于系统硬化病、广泛皮肤烧伤后瘢痕形成或先天性汗腺缺乏症等患者。

【临床表现】

1. 先兆中暑

高温环境下出现大汗,口渴,无力,头晕,眼花,耳鸣,恶心,心悸,注意力不集中,四肢发麻等,体温不超过 38℃。

2. 轻度中暑

上述症状加重,体温在 38℃ 以上,面色潮红或苍白,大汗,皮肤湿冷,脉搏细弱,心率快,血压下降等呼吸及循环衰竭的症状及体征。

3. 重度中暑

分为以下几种。

(1)中暑高热:体温调节中枢功能失调,散热困难,体内积热过多所致。开始有先兆中暑症状,以后出现头痛,不安,嗜睡,甚至昏迷,面色潮红,皮肤干热,血压下降,呼吸急促,心率快,体温在 40℃ 以上。

(2)中暑衰竭:由于大量出汗发生水及盐类丢失引起血容量不足。临床表现为面色苍白,皮肤湿冷,脉搏细弱,血压降低,呼吸快而浅,神志不清,腋温低,肛温在 38.5℃ 左右。

(3)中暑痉挛:大量出汗后只饮入大量的水,而未补充食盐,血钠及氯降低,血钾亦可降低。患者出现口渴,尿少,肌肉痉挛及疼痛等症状,体温正常。

(4)日射病:因过强阳光照射头部,大量紫外线进入颅内,引起颅内温度升高(可达 41～42℃),出现脑及脑膜水肿、充血。故发生剧烈的头痛,头晕,恶心,呕吐,耳鸣,眼花,烦躁不安,意识障碍,严重者发生抽搐昏迷,体温可轻度升高。上述情况有时可合并出现。

【治疗要点】

1. 体外降温

脱去患者衣服,吹送凉风并喷以凉水或以凉湿床单包裹全身。以冰水浸泡治疗已不再推荐,因发生低血压和寒战的并发症较多。但如其他方法无法降温时,亦可考虑此方法,但此时需要监测深部体温,一旦低于 38.5℃ 时需停止冰水降温,以防体温过低。

2. 体内降温

体外降温无效者,用冰盐水进行胃或直肠灌洗,也可用无菌生理盐水进行腹膜腔灌洗或血液透析,或将自体血液体外冷却后回输体内降温。

3. 药物降温

氯丙嗪有调节体温中枢的功能,扩张血管、松弛肌肉和降低氧耗的作用。患者出现寒战时可应用氯丙嗪静脉输注,并同时监测血压。

4. 对症治疗

昏迷患者容易发生肺部感染和褥疮,须加强护理。提供必需的热量和营养物质以促使患者恢复,保持呼吸道畅通,给予吸氧。积极纠正水、电解质紊乱,维持酸碱平衡。补液速度不宜过快,以免促发心力衰竭,发生心力衰竭予以快速效应的洋地黄制剂。应用升压药纠正休克;甘露醇脱水防治脑水肿。激素对治疗肺水肿、脑水肿等有一定疗效,但计量过大易并发感染,并针对各种并发症采取相应的治疗措施。

【社区急救护理】

(1)对于先兆中暑及轻度中暑者,应迅速将其搬离高温环境,转移到通风良好的阴凉处或20~25℃房间内,取平卧位,解开或脱去外衣,保持呼吸道通畅。可饮用含盐冰水或饮料,并可酌情使用十滴水、藿香正气水。体温高时可采取物理降温,数小时后症状可缓解或消失。

(2)对于中毒中暑患者,有条件时应迅速送往医院抢救治疗。

【健康教育】

1. 早期处理

出现早期症状,及时撤离高温现场。避免高温下、通风不良处强体力劳动,避免穿不透气的衣服劳动,进食含盐饮料以不断补充水和电解质的丧失。当高温下作业无法避免时,需改善劳动条件,加强防护措施,尽可能补充丢失的水分和盐分。有易患倾向者应避免从事高温下工作。

2. 饮食指导

以清淡饮食为宜,给予高热量、高维生素、易消化的流食,鼓励多饮水,昏迷者给予鼻饲。平时可多吃番茄汤、绿豆汤、豆浆、酸梅汤等。

3. 活动指导

应避免10~16时这段时间在烈日下行走,老年人、孕妇、有慢性疾病的人,特别是有心血管疾病的人,在高温季节要尽量减少外出。

4. 生活指导

(1)遮光防护:如打遮阳伞,戴遮阳帽、太阳镜,涂防晒霜,准备充足的饮料。

(2)补充水分:养成良好的饮水习惯。

（3）睡眠充足：睡眠时注意不要躺在空调的出风口和电风扇下，以免患上空调病和热伤风。

（4）备防暑药：随身携带防暑药物，如人丹、十滴水、藿香正气水、清凉油、无极丹等。一旦出现中暑症状就可服用所带药品缓解病情。

（5）适时查体：提倡每年暑期来临前行健康体检。凡年老体弱、慢性疾病患者、重病后恢复期或产妇等应注意个人防护，增强机体耐高温的能力。

第十节┃溺　水

【概念】

溺水是人淹没于水或其他液体中，由于液体、污泥、杂草等物质堵塞呼吸道和肺泡，或因咽喉、气管发生反射性痉挛，引起窒息和缺氧，肺泡失去通气、换气功能，使机体处于危机状态。淹溺后窒息合并心脏停搏者称为溺死，如心脏未停搏者则称近乎溺死。淹溺是意外死亡的常见原因之一，在我国，淹溺是伤害致死的第三位原因，其中约90％淹溺者发生于淡水，其中50％发生在游泳池。

【病因与分类】

淹溺多见于儿童、青少年和老年人，常见的原因有误落水、意外事故如遇洪水灾害等，偶有投水自杀者。

人体溺水后数秒钟内，本能地出现反射性屏气和挣扎，引起潜水反射（呼吸暂停、心动过缓和外周血管剧烈收缩），保证心脏和大脑血液供应。继而，出现高碳酸血症和低氧血症，刺激呼吸中枢，进入非自发性吸气期，随着吸气水进入呼吸道和肺泡，充塞气道导致严重缺氧、高碳酸血症和代谢性酸中毒。可有以下两种情况。

1. 干性淹溺

喉痉挛导致窒息，呼吸道和肺泡很少或无水吸入，占淹溺者的10％～20％。人入水后，因受强烈刺激（惊慌、恐惧、骤然寒冷等），引起喉头痉挛，以致呼吸道完全梗阻，造成窒息死亡。当喉头痉挛时，心脏可反射性地停搏，也可因窒息、心肌缺氧而致心脏停搏。所有溺死者中10％～40％可能为干性淹溺（尸检发现溺死者中仅约10％吸入相当量的水）。

2. 湿性淹溺

人淹没于水中，首先本能地引起反应性屏气，避免水进入呼吸道。但由于缺氧，不能坚持屏气而被迫深呼吸，从而使大量水进入呼吸道和肺泡，阻滞气体交换，引起全身缺氧和二氧化碳潴留，呼吸道内的水迅速经肺泡吸收到血液循环。由于淹溺的水所含的成分不同，引起的病变也有差异。

(1)淡水淹溺:江、河、湖、池中的水一般属于低渗,统称淡水。水进入呼吸道后影响通气和气体交换;水损伤气管、支气管和肺泡壁的上皮细胞,并使肺泡表面活性物质减少,引起肺泡塌陷,进一步阻滞气体交换,造成全身严重缺氧;淡水进入血液循环,稀释血液,引起低钠、低氯和低蛋白血症;血中的红细胞在低渗血浆中破碎,引起血管内溶血,导致高钾血症,导致心室颤动而致心脏停搏;溶血后过量的游离血红蛋白堵塞肾小管,引起急性肾功能衰竭。

(2)海水淹溺:海水含 3.5%氯化钠及大量钙盐和镁盐。海水对呼吸道和肺泡有化学性刺激作用。肺泡上皮细胞和肺毛细血管内皮细胞受海水损伤后,大量蛋白质及水分向肺间质和肺泡腔内渗出,引起急性非心源性肺水肿;高钙血症可导致心律失常,甚至心脏停搏;高镁血症可抑制中枢和周围神经,导致横纹肌无力、扩张血管和降低血压。

【临床表现】

淹溺患者表现神志丧失、呼吸停止及大动脉搏动消失,处于临床死亡状态。近乎淹溺患者临床表现个体差异较大,与溺水持续时间长短、吸入水量多少、吸入水的性质及器官损害范围有关。

1. **症状**

近乎淹溺者可有头痛或视觉障碍、剧烈咳嗽、胸痛、呼吸困难、咳粉红色泡沫样痰。溺入海水者口渴感明显,最初数小时有寒战、发热。

2. **体征**

皮肤发绀,颜面肿胀,球结膜充血,口鼻充满泡沫或泥污。常出现精神状态改变,烦躁不安、抽搐、昏睡、昏迷和肌张力增加,呼吸表浅、急促或停止,肺部可闻及干湿罗音,偶尔有喘鸣音,心律失常、心音微弱或消失,腹部膨隆,四肢厥冷,有时可发现头、颈部损伤。

【治疗要点】

1. **一般治疗**

(1)供氧:吸入高浓度氧或高压氧治疗,有条件可使用人工呼吸机。

(2)复温及保温:如患者体温过低,据情可采用体外或体内复温措施。

(3)心电监护:溺水者容易发生心律失常,故心电监护不可或缺。

(4)护脑措施:缺氧可以对大脑产生伤害,故护脑措施十分重要。有颅内压升高者应适当过度通气,维持 $PaCO_2$ 在 $25\sim30mmHg$。同时,静脉输注甘露醇降低颅内压、缓解脑水肿。

(5)易消化饮食:最好给予高营养的半流食。

2. **低渗溺水的治疗**

(1)利尿排水:可用 3%高渗盐水静滴,同时应用利尿剂如速尿静注等。

（2）碱化尿液：目的是减轻溶血的伤害，保护肾脏，可用5％碳酸氢钠注射液静滴。

（3）降低钾血：对高钾血患者应采取降血钾措施，如应用钙剂、碱性药物、葡萄糖及胰岛素等。

3．高渗溺水的治疗

4．心脏停搏后综合征的治疗

【社区急救护理】

1．自救

（1）在水中应该做到以下几点。

①屏住呼吸，放松全身，睁开眼睛，观察周围情况。

②身体停止下沉并上浮时，立即双臂掌心向下，从身体两边像鸟飞一样顺势向下划水。注意划水节奏，向下划要快，抬上臂要慢，双脚用力交替向下蹬水，加速自身上浮。当身体上浮时应采取头向后仰，面向上方的姿势，先将口鼻露出水面，立即进行呼吸，同时大声呼救。

③呼气要浅，吸气宜深，尽可能保持使自己的身体浮于水面，以等待他人救护。

④一定要全身放松，才能保存更多的体力，坚持更长的时间。

⑤如果在水深在2～3m的游泳池或在底部坚硬的水域或河床发生淹溺，落水者可在触底时用脚蹬地加速上浮，浮出水面立即呼救。

⑥用踩水的方法防止下沉。

（2）抽筋：应立即呼救并告诉自己的同伴，同时向岸边转移。

（3）呛水：应保持冷静，头在水面下时克制咳嗽感，出水后边咳嗽边调整呼吸动作，待气管内的水分被排除后呼吸就会恢复正常。

（4）被水草及其他水下杂物缠住：深吸气后屏气钻入水中，睁眼观察被缠绕之处，同时用双手帮助慢慢解脱缠绕，切勿挣扎。同时注意全身放松，减少需氧量，延长水下耐受时间。

（5）防止车内淹溺。

①保持冷静，迅速求助。在第一时间拨打救援电话，如120、110、119等。

②避免被困车内，利用压力差的物理特征逃生。最好应该在车辆刚刚入水时打开车门逃生，不要错过宝贵的机会。

③从被困车内逃生。应寻找车内重物，把车窗砸碎逃生。砸玻璃时要选择较大的车窗角部，不要砸车窗中间的部位，如果无法砸碎车窗玻璃，应抬高头部，同时放松身体，平静呼吸，保存体力，冷静等待，直到车辆进水几乎达车顶时再打开车门逃生。逃生时首先深吸一口气，然后屏住呼吸，睁开眼睛出逃，不要闭眼，以免无法看见周围物体（如玻璃碎碴等）而受伤。

2. 互救

(1)尽可能呼唤多人参与救援,不要盲目下水,禁止不会游泳者及儿童下水救人,施救者首先确保自身安全。

(2)及时呼叫专业救援人员,充分准备和利用救援物品。如救生圈、木板、绳索或小船等。

(3)救援前与淹溺者充分沟通,鼓励淹溺者战胜恐惧,保持冷静,放弃无效挣扎,指导淹溺者水中自救,听从指挥,配合营救。

3. 上岸后的救援

(1)清除口鼻里的堵塞物。使溺水者头朝下,用手指清除其口中杂物,再用手掌迅速连续击打其肩后背部,让其呼吸道畅通,并确保舌头不会向后堵住呼吸通道。

(2)迅速检查患者,进行现场急救。

①意识检查:通过观察并大声呼唤及拍打患者肩部的方法确认其有无意识丧失,如患者无反应,应就地实施口对口人工呼吸,在向患者吹气供氧之后再检查患者的呼吸和心跳。

②呼吸心搏检查:用平扫方法观察患者胸腹部有无起伏,或用看、听、感觉的方法检查,如胸部无起伏,应立即检查患者有无心跳,如颈动脉无搏动,应立即展开心肺复苏。

③外伤检查:让患者采取平卧位,通过询问、观察及局部按压及触摸的手法自上而下地检查患者有无在水中受伤。

(3)脱去患者湿衣物、保暖。

(4)询问患者溺水原因,进一步检查患者。

(5)立即送往医院,实施救治。

【健康教育】

(1)选择安全的游泳场所,不要独自一人外出游泳,更不要到不熟悉水情或比较危险的地方去游泳。

(2)要了解自己的身体健康状况,平时四肢就容易抽筋者不宜参加游泳或不要到深水区游泳。要做好下水前的准备,先活动活动身体,如水温太低应先在浅水处用水淋洗身体,待适应水温后再下水游泳;有义齿的人应将义齿取下,以防呛水时义齿落入食管或气管。

(3)对自己的水性要有自知之明,不要贸然跳水和潜泳,更不要酒后游泳。

(4)在游泳中如果突然觉得身体不舒服,如眩晕、恶心、心慌、气短等,要立即上岸休息或呼救。

(5)在游泳中,若出现抽筋,千万不要惊慌,可用力蹬腿或做跳跃动作,或用力按摩、拉扯抽筋部位,同时呼叫同伴救助。

第十一节 ┃ 呼吸道梗阻

【概念】

呼吸道梗阻是呼吸道内、外疾病引起的通气障碍,表现为呼吸困难。呼吸道内异物所致者常表现突发性呼吸困难,呼吸道外因素所致者多表现为慢性呼吸困难。自觉呼吸费力,有窒息感。临床表现呼吸频率增快,紫绀,呼吸节律和深度改变,伴有辅助呼吸肌运动加强,可影响心脏功能,可致急性呼吸衰竭,危及生命。

【病因与分类】

呼吸道梗阻的病因多种多样,按部位以声门为界分为上下呼吸道梗阻以及呼吸道内、外梗阻。常见病因如下。

1. 感染性原因

各种感染性炎症如急性咽喉炎、白喉及咽后壁脓肿等。

2. 呼吸道外伤

上呼吸道多见,直接的暴力性损伤、化学毒物的腐蚀、外伤性血肿及烧烫伤等。

3. 呼吸道异物

气道异物是更急之急症,尤以儿童和昏迷患者多见,重症可致窒息死亡,轻者可引起远端肺不张,继发性感染。

4. 占位性病变

(1)血肿、脓肿是较常见的原因,如咽后壁脓肿。

(2)肿瘤管腔内或管壁良恶性肿瘤如错构瘤、血管瘤和癌等。

(3)气道附近组织器官的肿瘤,压迫侵犯气道,多为慢性进行性,然而当气道狭窄的程度超过管径的 75% 以上,由于附加因素如黏痰等可导致急性气道梗阻,产生严重的呼吸困难,甚至窒息死亡。

5. 喉声带疾病

喉痉挛、喉水肿可由过敏性因素或血管神经性的原因引起。

6. 咯血

病死率与出血速度有关,窒息是常见死亡原因。

【治疗要点】

(1)考虑为气道异物,首先行腹部、胸部冲击法,若无效,及时行喉镜或气管镜操作取出异物。

(2)在声门或声门以下梗阻,快速行气管插管。

（3）低位气道梗阻，经气管镜插入能到达梗阻部位以下的气管插管或行气管切开，然后插入达隆突水平之气管插管。

（4）气管腔内型肿瘤引起的气管梗阻，也可以行急症手术。

（5）复发性多软骨炎、结核、肿瘤等炎症，或非炎症性疾病引起的气管狭窄，可考虑行气管支架术。

（6）大咯血患者立即头低脚高俯卧位，若明确出血部位，采取患侧卧位；尽早行硬性气管镜检查，清除气管内血液和血凝块，并可行压迫止血，或选择血管栓塞以及外科切除方法止血。

【社区急救护理】

1. 咳嗽

如果可以自主咳嗽，尽力而为。

2. 海姆立克急救法（腹部冲击法）

（1）即患者相当清醒并能站立时，救护人从背后抱住其腹部，一手握拳，将拇指一侧放在患者上腹部（肚脐稍上），另一手握住握拳之手急速冲击性地、向内上方压迫其腹部，反复有节奏用力地冲击以形成的气流把异物冲出，可冲击6～8次。患者应头部略低，嘴张开以便异物吐出（图14－5）。

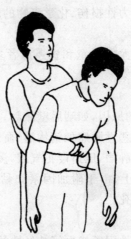

图14－5　腹部冲击法

（2）如患者昏迷不能站立，则可取仰卧位，救护人两腿分开跪在患者大腿外侧地面上双手叠放，用手掌跟顶住腹部（肚脐稍上）进行冲击（图14－6）。

（3）对幼小儿童的急救方法是：救护人员取坐位让儿童背靠坐在救护人的腿上，然后救护人用双手食指和中指用力向后上方挤压患儿的上腹部，压后随即放松，也可将小儿平放仰卧，救护人用以上方法冲压（图14－7）。

（4）如果在紧急情况下患者周围无人在场，则自己可用桌边顶住上腹部快速而猛烈地挤压，压后随即放松（图14-8）。

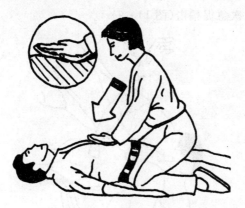

图14-6　腹部冲击法

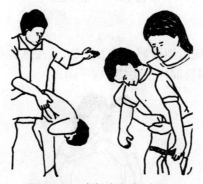

图14-7　腹部冲击法（小儿）

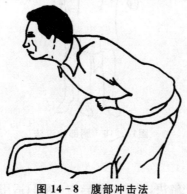

图14-8　腹部冲击法

3. 拍背法

用于意识清楚的患者,尤其小儿,使患者头部低于胸部水平,手掌根在其肩胛区脊柱上给予6~8次急促拍击(图14-9)。

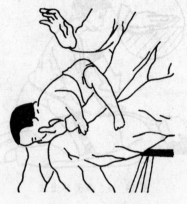

图14-9　拍背法

4. 胸部冲击法

适用于肥胖者或妊娠后期孕妇。其方法是,站在患者身后,上肢通过患者腋下将胸部环绕起来,其余同腹部冲击法(图14-10)。

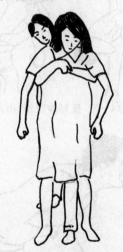

图14-10　胸部冲击法

5. 开放气道法

舌后坠等问题用此法解决,手指清除异物一般只适用于可见异物,由专业人员实施(图14-11)。

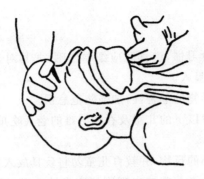

图 14-11　开放气道

6. 胸外心脏按压

主要用于昏迷、呼吸或循环停止者(图 14-12)。

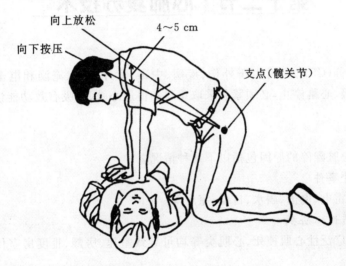

图 14-12　胸外心脏按压

7. 专业处理

对呼吸道异物梗阻的患者,如果发现患者倒地、无意识,应立即进行以下处理。

(1)进行心肺复苏,拨打急救电话。

(2)开放气道,用舌下颌上提法,如可见,用手指清除口咽部异物。

(3)尝试通气,如通气时患者胸部无起伏,重新摆放头部位置,再尝试通气。

(4)如果反复尝试后仍不能进行有效通气,可以实施腹部冲击法。

(5)如仍失败,使用环甲膜穿刺或切开术,或使用专门器具取异物(用 Kelly

钳、Magilla 镊）。

【健康教育】

（1）养成良好的饮食习惯，进食时应细嚼慢咽，尤其对儿童应避免打闹、嬉笑、打骂、恐吓等，以防异物吸入。

（2）家长重视发生异物的危害性，加强防范意识。

（3）尽量不要给5岁以下的儿童及吞咽困难的老人吃瓜子、花生、豆类等坚硬、细小、带壳的食物。

（4）勿给儿童玩较小的玩物，并教育儿童勿将玩具放入口中。

（5）有呼吸道疾患患者若突然出现剧烈阵发性咳嗽，呼吸困难，声嘶等症状应及时来院就诊。

第十二节 心肺复苏技术

【概念】

心肺复苏（CPR）是对由于外伤、疾病、中毒、意外低温、淹溺和电击等各种原因，导致呼吸、心跳停止，必须紧急采取重建和促进心脏、呼吸有效功能恢复的一系列措施。

【病因】

呼吸、心脏骤停的原因包括以下几种情况。

1. 意外事件

如遭遇雷电、电击、溺水、自缢、窒息等。

2. 器质性心脏病

如急性广泛性心肌梗死、心肌炎等均可导致室速、房颤、Ⅲ度房室传导阻滞而致心脏停搏。

3. 神经系统病变

如脑炎、脑血管意外、颅脑部外伤等疾病致脑水肿、颅内压增高。严重者可因脑疝发生损害生命中枢致心脏呼吸停止。

4. 手术和麻醉意外

如麻醉药剂量过大、给药途径有误、心脏手术或术中出血过多致休克等。

5. 水、电解质及酸碱平衡紊乱

6. 药物中毒或过敏

如洋地黄类药物中毒、安眠药中毒、化学农药中毒、青霉素过敏等。

【临床表现】

呼吸、心脏骤停的表现有：神志突然丧失，出现昏迷，抽搐，发绀或面色苍白。心跳停止或心动过缓，成人心率<30次/分钟，新生儿<80次/分钟。呼吸停止或严重呼吸困难，无有效气体交换。颈动脉和股动脉搏动消失，血压测不出。瞳孔散大。心电图示直线或室颤。

【治疗要点】

徒手心肺复苏，初级生命支持，目的是对任何原因所致呼吸心跳骤停的患者进行现场急救，为进一步复苏创造条件。

1. 评估环境

环境要安全，不能在水灾、火灾、地震现场进行操作。

2. 呼叫

轻拍患者的双肩，呼叫："喂，你怎么了？"判断患者的意识及呼吸。

3. 呼救

判断无意识、无自主呼吸，立即寻求他人帮助。

4. 摆放体位

使患者卧于硬的平面，去枕平卧，松解衣裤，触摸颈动脉搏动（喉结旁1～2cm处）。

5. 心脏按压

若未触及颈动脉搏动，立即行胸外心脏按压，胸外心脏按压，按压部位:胸骨下1/2处。按压手法:一手掌根部放于按压部位，另一手平行重叠于此手背上，双手四指交叉抬起，以掌根部接触按压部位，双臂位于患者胸骨的正上方，双肘关节伸直，利用上身重量垂直下压。按压深度为使胸骨下陷4～5cm。

6. 畅通呼吸道，立即人工呼吸

首先使患者头偏向一侧，清除口腔分泌物，取下义齿。开放气道采用仰头抬颏法（图14-13）。

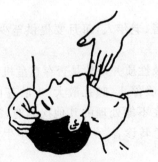

仰头举颏法

图14-13 畅通呼吸道

7. 抢救后再判断

做五个循环后判断心跳及自主呼吸是否恢复,触摸颈动脉、看胸廓起伏,判断不超过 10 秒。如已恢复,送往医院,进行进一步生命支持;未恢复,继续操作五个循环后再次判断,直至高级生命支持人员及仪器设备的到达(图 14-14)。

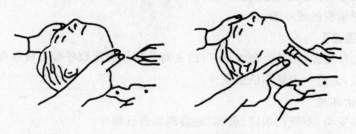

图 14-14　抢救后再判断

(1)应用心肺复苏药物进行进一步复苏。

(2)机械通气,保护肺功能。

(3)心电图监护。

(4)保持水电解质平衡,保护肾脏功能。

(5)亚低温治疗,保护脑细胞。

【社区管理】

1. 心脏骤停筛查

(1)社区卫生服务机构应对辖区内所有居民,每年进行健康体检,及时发现并排除危险因素。

(2)如有必要,建议转诊到上级医院确诊,一周内随访转诊结果,对有风险的患者纳入心脏骤停的健康管理。

(3)对患可疑引起心脏骤停疾病的患者,及时诊治、及时转诊。

2. 心脏骤停患者随访

对心、肺功能异常的患者、老年人,每月要提供至少一次面对面的随访。随访内容包括以下方面。

(1)查看原发病的症状及性质并评估是否存在危机情况,如患者突然出现意识丧失、大动脉脉搏动消失、呼吸停止、瞳孔散大、皮肤苍白或发绀、心尖搏动或心音消失等危急情况之一,或存在不能处理的其他疾病时,须在立即行心肺复苏术,复苏成功后紧急转诊,对于紧急转诊者,乡镇卫生院、卫生室、社区服务中心应在三天内主动随访转诊情况。

(2)测量体温、血压、心率、体重、体质指数(BIM)。

(3)询问患者生活方式及病史,包括吸烟、饮酒、饮食、运动等情况。

(4)了解患者服药情况。

3. 干预与管理

根据患者的具体情况,对于不同健康状况的患者给予不同的有针对性的干预措施。定期为社区居民普及急救知识及心肺复苏知识。对所有的患者进行针对性的教育,与患者一起制定生活方式改进目标并在下次随访时进行评估。指导患者出现异常时应立即就诊。

4. 健康体检

对于心脏骤停的患者,每年进行一次较全面的体检,体检可与随访结合。内容包括体温、脉搏、呼吸、血压、身高、体重、腰围、皮肤、浅表淋巴结、血常规、心脏、肺部、X 线检查、B 超检查、内镜检查、心电图、头颅 CT 或 MRI。了解病变的位置,大小以及转移情况等常规体格检查,并对口腔、视力、听力和运动功能等进行粗测判断。

【健康教育】

(1)呼吸心跳骤停的患者要就地抢救,不能随意搬动患者。

(2)寻求他人帮助时必须说明所在地点。

(3)按压时要确保足够的频率及深度,每次按压后要让胸廓充分的回弹,以保证心脏得到充分的血液回流。

(4)胸外按压时肩、肘、腕在一条直线上,并与患者身体长轴垂直。按压时,手掌掌根不能离开胸壁。

(5)避免过度通气。

第十五章
社区临终关怀

　　社区临终关怀护理是以临终患者为中心，以其家庭为单位的整体护理，是通过精神、心理和身体上的护理，让患者能尽快地进入角色，接受现实，稳定情绪，使其在尊严、舒适、平静之中度过人生的最后过程，关怀病人及家属，使其在情感上得到满足，以达到维持或提高身心健康，提高生活质量的目的。 本章节介绍了临终患者的基本生理与心理变化知识，讲述了死亡教育的基本知识，以及如何减轻身患绝症或濒临死亡的患者在生理和心理上的痛苦，提高并维护他们最后的生命质量，使患者和家属对于临终护理有更深层的认识。

第一节 社区临终关怀的概述

一、社区临终关怀的概念

关于临终时间范围的界定,各个国家有不同的标准,国外多将临终界定在预期生存期不超过 6 个月。我国多数学者界定临终预期生存期不超过 2～3 个月。但总的来说,临终是指身体日趋恶化,特别是体力、食欲和知觉出现恶化,临近死亡的阶段。

临终关怀是指通过控制症状,给患者提供生理、心理、社会的全面照顾,提高患者的生活质量,在有限的生存期间内保持其舒适和尊严,并帮助他们平静地接受死亡。临终关怀是姑息护理的一部分,也称为终末期护理,它包含了一种护理理念,也是一种护理方法,为无法治愈的患者提供了科学系统的护理方法。

二、社区临终关怀的内容

临终关怀的内容涉及对患者生理、心理、社会等方面的全面照顾,并对患者及家属进行死亡教育,帮助患者平静地接受和面对死亡,帮助家属顺利度过悲伤期。护士在这一过程中将承担多种角色。因此,从事临终关怀,不但需要熟悉临终关怀的理念,还应在症状评估和控制、咨询、照顾、沟通、决策等方面不断学习新的知识和技能。另一方面,从事临终关怀的护士会经常面对临终或濒死患者,面对需要抚慰的悲伤家属,常常会感到压力,学习临终关怀的知识和技能,有助于提高护士面对困境的应对能力,增强在工作的中的自信,减轻工作压力。

三、社区关怀的目标与原则

1. 目标

临终关怀的目标是缓解疼痛和其他痛苦症状;肯定生命并把死亡视为生命的一部分;既不加速也不延缓死亡;提供生理、心理、社会的全面照顾;支持患者积极、安详地度过生命的最后一刻;帮助家属度过悲伤期。

2. 原则

临终关怀的原则主要体现在四个方面。

(1)在护理过程中以患者和家属为单位,并强调患者和家属的参与。

(2)强调对患者的全方位的整体照顾,终末期患者经常存在生理、心理、精神等多方面的问题,因此多学科协作共同解决问题是临终关怀工作中特别强调的。

(3)有效地控制症状是临终关怀的首要工作。

（4）临终关怀小组成员应连续评估患者和家属的需求并提供帮助。

四、临终关怀的常见模式

（一）居家照护模式

终末期患者住在家里，由家属提供基本的生活照顾，由医疗机构定期巡诊，提供帮助，如社区卫生服务机构的医护人员承担定期访视的工作。访视小组的构成形式有两种：一种是由全科医师、社区护士及志愿者组成；另一种由经过专科知识培训和认证的护士组成。医护人员有明确的岗位职责、医患双方需履行约定的规范及收费标准。工作内容主要有注射药物、伤口换药、疼痛控制、生活护理、心理支持等。居家照护模式满足了一部分患者希望最后的时间能和家人在一起的愿望，而且费用低，又能够缓解医院床位紧张的状况。但是照顾者的负担较重，压力大，对一些症状的处理不熟练，他们需要更多的帮助。

（二）住院机构模式

由医院的专科医师、护士、咨询师、志愿者等多学科工作人员提供照顾，如临终关怀院、临终关怀病区、护理之家等。专门的临终关怀机构有它的优势，首先由专科医师和护士负责症状控制更有效。其次，不必要的治疗和检查能及时停止，节约了医疗费用。另外，多学科协作能够兼顾对患者及家属的全面照顾和支持。

第二节 | 临终患者的健康需求

一、临终患者的健康需求

（一）有效控制疼痛

据世界卫生组织统计，在全世界每年新发生的 700 万癌症患者中，30%～50%伴有与癌症有关的不同程度的疼痛。疼痛本身及其伴随而来的恐惧感，使患者身心备受煎熬，严重影响其生活质量。几乎所有临终患者宁愿接受旨在让他们感觉舒服的护理，而不愿再接受治疗。医护人员应把缓解临终患者的疼痛作为临终关怀的护理目标，注意收集资料，保证患者服药方法正确，及时评估疼痛缓解情况。

（二）保持安全舒适

安全是患者的根本需要，让患者安心，家属放心，就要求医护人员有良好的职业道德、高度责任感、同情心及良好的医疗护理操作技术，多关心体贴患者，生活上多照顾,加强护患交流,加强基础护理。

（三）满足求知心理

希望知晓真实病情是患者的权利,对身患绝症者,需采取因人而异、因人施护的原则。对能承受者在告知病情时注意谈话技巧,用语委婉,使其面对现实;对无法承受者,协同家属做好保护性措施。

（四）坚强精神支持

晚期患者怀有强烈的求生欲望,期望得到有效救治。此时,护理人员应及时给予鼓励支持,增强患者战胜疾病的信心和毅力,解决心理痛苦。

（五）死亡教育

个体对死亡的态度受年龄、家庭环境、受教育程度、人生经历、宗教信仰和社会背景等的影响。害怕死亡,不愿接受疾病的事实必然给患者造成极大的精神压力,这就要求护理人员首先能正确对待死亡,加强对生死观的认识,培养自控能力,才能帮助患者从死亡恐惧与不安中解脱出来。当死亡不能避免时泰然处之,有足够的时间精力处理未尽心愿。

二、临终患者的心理反应及护理

（一）临终患者的心理分期

美国精神医学专家库伯勒·罗斯指出,临终患者的心理变化通常要经过五个阶段:否认期、愤怒期、协议期、抑郁期及接受期(见表 15-1)。

表 15-1　临终患者心理分期

分期	心理特征
否认期	表现出震惊与否认。患者不接受所面对的死亡,认为"不可能"、"弄错了"。有的患者得知自己病重将面临死亡,其心理反应是"不,这不会是我,那不是真的!"否认是一种心理防御机制,调整自己去面对死亡。时间长短因人而异
愤怒期	当病情趋于危重,患者否认无法再持续下去时,常表现为气愤、暴怒和嫉妒。"为什么是我?"、"老天太不公平!"常迁怒于家属及医护人员、朋友等,或对医院的制度、治疗等方面表示不满,以弥补内心的不平
协议期	患者承认已存在的事实,但祈求奇迹发生。患者变得和善,对生存抱有希望,肯努力配合治疗。为了尽量延长生命,做出许多承诺作为交换条件,出现"请让我好起来,我一定……","假如给我一年时间,我会……"的心理。实际上是延缓死亡的祈求,是人的生命本能和生存欲望的体现

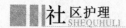

分期	心理特征
忧郁期	表现为悲伤、情绪低落、退缩、沉默、抑郁和绝望。当发现身体状况日益恶化,协商无法阻止死亡来临,产生很强烈的失落感,"好吧,那就是我"。希望与亲朋好友见面,希望亲人、家属每时每刻陪伴在身旁
接受期	这是临终的最后阶段,患者认为自己已经竭尽全力,完成了人生的路程。表现为相当平静,惊人的坦然,喜欢独处,睡眠时间增加,有的进入嗜睡状态

（二）临终患者的心理护理

1. 否认期

患者获知自己的诊断和病情,最初的反应是否认和不相信。这种反应是人的一种心理防御机制,医护人员应给予充分的理解,不要强迫患者立即接受,而是应为患者提供一些时间和空间,让他们逐渐接受这一事实。

2. 愤怒期

当患者的诊断已经明确,必须面对时,他们会感到无助和绝望,从而表现出难以控制的焦虑、烦躁,并怨恨自己的命运和对周围的人发怒。患者这时正处于一种高度应激状态,医护人员及家属应给予理解和关怀,鼓励患者多与家属和朋友沟通。

3. 协议期

患者意识到并且可以面对自己目前的状况,但是仍想尽办法希望通过努力挽回,希望目前的状况可能改变。因此愿意配合医护人员的治疗和护理,并提出一些要求。

4. 抑郁期

"讨价还价"没有结果,状况不能改善,患者感到焦虑、不安和悲哀,情绪低落。这时,医护人员应给患者表达自己情感和顾虑的机会,耐心给予解释,并帮助他们实现可能实现的愿望。

5. 接受期

患者能够平静地对待自己的疾病阶段或临近的死亡。这时,医护人员应为患者提供安静的环境,允许家人陪伴,鼓励他们表达对患者的爱和关怀。

患者对待诊断和死亡的心理反应个体差异较大,常常受到年龄、性格、教育程度、信仰以及个人经历的影响。这五个阶段也不一定按照顺序发展,有时交错,有时重叠。护理中应注意评估患者的心理反应,多与之交流,及时给予心理疏导和支持。

第三节 ‖ 临终患者的常见症状及护理

社区护士是患者的直接照顾者,掌握临终患者常见的症状及护理决策,对保持临终患者的尊严和舒适至关重要。终末期患者最常见的症状有疼痛、恶心、呕吐、躁动和气促,其他症状还有厌食、疲乏、呼吸困难、便秘、腹泻、尿失禁/滞留、发热、压疮、谵妄、失眠、抑郁等。

一、疼痛

【疼痛评估】

由于疼痛是一种主观感觉,因此评估疼痛强度应该以患者的主诉为依据,并如实记录,不能依赖主观判断或者怀疑患者报告疼痛的程度和真实性。另外,由于个人的应对方式不同,他们表现出来的行为和表情也会存在较大的差异。因此不能根据患者的行为表情的改变来判断疼痛强度。目前常用的疼痛强度评估工具有"0~10"数字疼痛强度评估量表(NRS)、目测模拟疼痛评估量表(VAS)、疼痛影响面容量表(Wong-Baker Faces Scale)、主诉疼痛程度分级法(VRS)。

评估的内容包括以下几方面。

1. **疼痛的一般情况**

疼痛的一般情况包括疼痛部位、疼痛强度、疼痛性质、疼痛持续时间、使疼痛加重和缓解的因素以及目前的治疗情况。

2. **疼痛对患者功能活动的影响**

未缓解的癌症疼痛是长期持久的体验,直接影响到患者日常的功能活动能力。

3. **疼痛对患者心理情绪的影响**

慢性复杂的疼痛通常会使患者产生焦虑、沮丧、烦躁、内疚、绝望甚至自杀的念头,这些情绪改变又会加重患者对疼痛的感知和体验。

4. **患者对疼痛治疗的态度和治疗依从性**

在癌症疼痛控制中,患者愿不愿意向医护人员报告疼痛,以及是否遵医嘱按时服用止痛药是疼痛能否得到有效缓解的关键环节之一。

5. **社会家庭支持系统在疼痛控制中的作用**

家属在癌症患者的疼痛治疗中起着重要作用,如提醒患者按时服药,记录患者的疼痛变化和缓解情况,预防和处理止痛药物的不良反应,实施非药物治疗措施,提供情感支持等,特别是疾病晚期患者在家治疗期间。另外,家属对止痛药物的顾虑在一定程度上也会影响患者的态度和行为。因此,护士应评估患者家属对疼痛治疗的知识、态度及在治疗中的作用,通过疼痛教育消除他们对患者的负面影响,充分发挥其在疼痛控制中的积极作用,共同促进护理目标的实现。

【治疗】

1. 药物治疗原则

WHO 于 1990 年设计了一套简单有效、公认的、可合理安排的癌症疼痛治疗方案,即三阶梯治疗方案。目前已成为国际上被广为接受的癌症疼痛的药物治疗方法。该方案提出根据患者疼痛轻、中、重不同程度分别选择第一、第二及第三阶梯止痛药物,每一阶梯都有相应的药物来治疗(见表 15 - 2)。此外,针对疼痛不同性质均可以加辅助用药。

表 15 - 2　WHO 三阶梯治疗方案

	疼痛程度	代表药物
第一阶梯	轻度	非阿片类药物,如阿司匹林
第二阶梯	中度	弱阿片类药物,如可待因
第三阶梯	重度	强阿片类药物,如吗啡

2. 药物使用方法

WHO 推荐了止痛药应用的五个要点:口服、按时、按阶梯、个体化、注意细节。

(1)口服给药方便、经济,既可免除创伤性给药的不适,又能增加患者的独立性。

(2)按时给药即按照规定的间隔时间给药,这样可以使止痛药物在体内保持稳定的血药浓度,保证疼痛得到持续缓解。

(3)按阶梯给药,即遵循三阶梯止痛原则,根据疼痛强度选择不同阶梯的止痛药。

(4)个体化给药指个体对麻醉性止痛药物的的敏感度差异较大,所以阿片类药物没有标准用量,凡是能够使疼痛得到有效缓解的剂量就是正确剂量,可根据患者的具体情况进行调整。

(5)注意细节指对用止痛药的患者要密切观察药物的不良反应和程度,如便秘、恶心、镇静等。

3. 非药物疗法

常用的包括创伤性非药物疗法、物理疗法和社会心理干预。

(1)创伤性非药物疗法:该方法主要包括姑息手术方法、麻醉方法、神经外科方法等。需强调的是外科治疗应在症状出现之前进行,才能起到最佳姑息止痛作用。

(2)物理疗法:包括皮肤刺激、锻炼、固定术、经皮电刺激(TENS)及针灸疗法等。皮肤刺激包括冷、热、湿敷、按摩等。锻炼对于慢性疼痛患者很重要,可以增强肌肉力量,活动强直的关节,在患者功能减退和活动受限期间保持肌肉和关节的功能,并帮助恢复身体的协调与平衡,增加患者的舒适感,但是应注意,锻炼要适度。另外,当患者因肿瘤侵犯可能发生病理性骨折的情况下,应避免做任何负重锻炼。改变体位是预防和缓解疼痛的常用方法,合适的体位因人而异,因病而异。

(3)社会心理干预:采用认知和行为技术帮助患者得到疼痛被控制的感觉。转移或分散注意力、放松和臆想是最常用并且容易操作的方法。

二、恶心与呕吐

【常见原因】

晚期患者的恶心、呕吐通常由多个因素引起的。较常见的是药物,如阿片类药物引起胃肠动力减弱导致患者出现厌食饱腹感和慢性恶心。便秘也是引起终末期患者恶心、呕吐较常见的原因。其他引起临终患者慢性恶心的原因还有颅内压增高、代谢异常,如高钙血症、低钠血症、尿毒症、脱水等。另外恶性肠梗阻、胃十二指肠溃疡,口腔、咽和食管炎症也会引起慢性恶心、呕吐。

【治疗】

治疗重点在于找到病因,识别引起恶心、呕吐的可能原因,再控制症状。甲氧氯普胺推荐为一线止吐药物,可增加胃肠运动,同时作用于中枢化学感受触发区,起到抗多巴胺的作用。苯海拉明或抗组胺药用于减轻对其他止吐药不能耐受或完全肠梗阻患者的恶心、呕吐。氟哌啶醇是有效的抗多巴胺物质,肠梗阻时可以使用,促动力药禁用于完全性肠梗阻患者,如肠梗阻合并腹痛,可使用丁溴东莨菪碱。

【护理】

(1)评估患者恶心、呕吐的程度、记录呕吐次数、呕吐物的性质、颜色和量。

(2)了解引起晚期癌症患者恶心、呕吐的常见原因,协助医师明确病因,正确执行治疗相关的护理措施。

(3)对使用阿片类药物止痛的患者,指导其正确服用缓泻剂,以预防药物引起的便秘。

(4)肠梗阻患者通常恶心、呕吐症状严重,护士应评估患者的排气、排便情况,评估梗阻是否可逆,是部分梗阻还是完全性梗阻。

(5)留置鼻胃管患者,做好鼻腔、口腔护理,定时冲洗鼻胃管,保证引流通畅,观察并记录每日引流液的颜色、性状和量。

(6)呕吐严重的患者不应再经口给任何液体和药物,可改用其他途径给药。

(7)严重呕吐可导致电解质失衡和脱水,护士应了解相应的临床表现和体征,注意血压、脉搏及体重变化,记录每日液体出入量,准确记录液体丢失,监测血电解质变化情况,以及时调整补液的速度和量。

(8)终末期患者卧床,虚弱,应嘱其头偏向一侧,以免呕吐时发生吸入性肺炎,观察患者有无呼吸频率加快、心动过速、发热、咳嗽、痰多等症状和体征,如有发生,能够做到及时发现,及时通知医师治疗。

三、躁动

【常见原因】

终末期患者的躁动可以有许多原因,包括疼痛、尿潴留、便秘、恶心、易激动、焦虑和恐惧、代谢紊乱以及药物不良反应等,还有乙醇或安定类药物撤药引起的躁动也应考虑,这些都是可逆转的问题,因此,明确引起躁动的原因,针对病因治疗可以迅速减轻症状。

【治疗】

如确定疼痛引起的的躁动可及时控制疼痛。尿潴留可导尿,便秘可通便治疗。代谢紊乱也可及时纠正,缺氧状态及时给氧,感染可给抗感染治疗。在一些脑肿瘤或肿瘤内转移合并脑水肿的患者在终末期,可以引发突发和严重的头痛以及躁动,可给皮质类固醇类激素治疗。虽然很多因素可引起患者躁动,但是仍有超过50%的病例不能明确原因。苯二氮卓类药物如地西泮和抗精神病药氟哌啶醇常用于治疗躁动。如果患者当前意识模糊,处于易激惹状态,非常痛苦,可 PRN(长期备用医嘱)给咪达唑仑(2~10mg)皮下注射,每 4 小时给药 1 次,如果需要 2 次或 2 次以上 PRN 给药,则考虑使用患者自控注射泵。

【护理】

(1)护士了解引起终末期患者躁动的常见原因,全面评估相关症状和体征,评估有无疼痛、尿潴留、便秘、缺氧、代谢紊乱等,协助医师明确病因,及时处理。

(2)做好治疗相关的护理,正确实施采取非药物措施,并及时评价效果。

(3)允许专人陪护,病床加床挡,提供安静、安全的治疗环境,尽量减少有创操作。

(4)护理人员相对固定,保证护理行为的连续性,给患者以安全感。

(5)评估患者的意识状况及焦虑或情绪障碍的程度,确定有无相关因素的影响,允许亲属陪伴,及时给予心理咨询和干预,必要时请多学科专家会诊。

四、呼吸道分泌物

【常见原因】

患者到了终末期经常不能自主清除呼吸道分泌物,这种情况发生在 92% 以上的终末期患者中。呼吸道分泌物不能清除可导致呼吸困难。呼吸困难是一种主观症状,表现为气促和焦虑,很多因素影响其程度和感受。

【治疗】

当患者进入终末期,也不可能明确所有原因,治疗的目标在于减慢呼吸频率和焦虑程度。常用方法有改变体位和药物治疗,必要时需要吸痰。吸痰给患者带来不适,操作前可使用镇静剂,常用药物包括阿片类、苯二氮䓬类药物和氧疗。当患者意识丧失时可考虑停止用药。

【护理】

(1)评估患者的意识和自主清除呼吸道分泌物的能力,意识清楚的患者可协助其采取合适的体位,教会患者正确咳嗽自主清理呼吸道的方法。

(2)正确给药,尽量减少口服给药,可皮下注射或直肠给药,并及时评价效果。

(3)吸痰操作要轻柔,间歇给氧,监测血氧饱和度。

(4)评估患者的焦虑程度,提供非药物护理措施,如指导意向、抚触、放松技术等。呼吸凉空气有时也可以减轻气促症状。

五、排尿异常

【常见原因】

超过50%的患者在生命最后48小时出现排尿形态紊乱的问题,主要表现为尿潴留和尿失禁。当终末期患者表现为躁动时,应考虑到有无尿潴留。常见引起尿失禁的原因有神经调节紊乱、肿瘤压迫膀胱、泌尿系感染或肿瘤使膀胱处于易激惹状态。

【治疗】

便秘也是引起尿潴留的原因之一,这种情况下,解除便秘就可以解除尿潴留,下腹部肿瘤侵犯膀胱引起排尿困难也应考虑到。插尿管导尿是最快的对症治疗方法。如果患者处于濒死阶段则不再考虑拔除尿管。

【护理】

(1)评估患者的症状和体征,及时发现尿潴留。

(2)了解引起尿潴留的相关因素,协助医师明确原因,及时处理。

(3)留置导尿的护理操作应严格执行无菌原则;尿管和引流袋固定良好,避免打折或脱出;常规每日更换引流袋(防反流尿袋可一周更换一次);引流袋放置低于患者会阴部,防止尿液反流;做好会阴部清洁;观察尿液颜色、性状,记录每日尿量。

(4)尿失禁患者可使用舒适的纸尿裤,一次性尿垫,并及时更换,保持床单位清洁干燥,保持患者舒适。留置尿管可以保证患者床单位的干燥,但对终末期患者,如果患者感觉该操作会带来更大的痛苦,则不考虑。

六、便秘

【常见原因】

导致晚期癌症患者便秘的主要因素有肿瘤本身及止痛药物的不良反应,其他因素包括活动减少、液体摄入减少、食物纤维摄入减少或器官衰竭,焦虑和抑郁状态也可能引起或加重便秘。患者过去的排便形态、饮食变化、药物连同身体检查都能确定便秘的可能原因,身体检查应包括腹部张力、有无排气、有无肠痉挛或直肠胀满。粪便潜血检查可帮助确定有无肿瘤肠腔浸润。粪便嵌塞在晚期癌症患者较常见,可以出现与便秘相似的症状,也可能无消化道症状,肛门指诊有助于鉴别诊断。

【治疗】

直肠泻剂作用快,作用范围局限,对快速解除终末期患者的便秘有效,对肿瘤压迫引起截瘫的患者可使用直肠栓剂常规协助排便,但是应慎用于有血小板减少、白血病或肿瘤本身及治疗引起的黏膜炎的患者。粪便嵌塞的治疗主要是水化和软化大便,灌肠是一种治疗方法,但是注意粪便残渣嵌塞可激惹肠壁,灌肠过度可能出现穿孔。矿物油和橄榄油可帮助松解大便。任何刺激肠道引起肠道痉挛的缓泻剂禁止用于治疗粪便嵌塞,以避免再损伤肠壁。

【护理】

(1)注意连续评估患者的排便情况,在患者出现排便次数改变或排便困难时及时给予处理,不要等到患者症状加重或出现体征时再去处理。

(2)评估内容包括患者以往正常的排便习惯,最后一次排便时间、颜色及量,有无排气、有无出血、有无排便困难,有无腹部不适、痉挛、恶心、呕吐、气体过多、直肠胀满,是否使用缓泻剂,饮食形态,液体摄入量,服用哪些药物等。

(3)服用阿片类药物的患者指导其按时服用缓泻剂预防便秘。

(4)在患者排便前一个半小时提供温热水,轻轻按摩腹部,在排便时间提供安静和隐秘的环境,为卧床患者提供床旁便盆。

(5)直肠灌肠和结肠灌洗应正确操作。

七、压疮

【常见原因】

大部分患者在终末期会出现恶病质,极度疲劳、长期卧床、被动体位等,这些因素增加了皮肤压疮的危险。特别是大小便失禁、腹泻、肠瘘、阴道膀胱瘘等患者更容易出现皮肤压疮。因此,评估患者出现压疮的危险因素和危险系数很重要。目前常用的评估工具有 Norton 评分表和 Braden 评分表。

【治疗与护理】

对于有高危压疮危险的患者,治疗与护理方面应及时采取预防措施。

(1)定时翻身是预防的关键,协助患者变换合适的体位,建立翻身卡或翻身记录督促连续执行。

(2)在骶尾部、骨隆突处及其他受压部位使用减压用品,如海绵垫、小枕头、小棉垫、气圈或软垫,以减轻压迫。

(3)长期卧床无多发骨破坏的患者可使用气垫床,以减轻身体受压程度,改善局部血液循环,有效预防压疮。

(4)目前,临床应用的多种敷料对于早期预防压疮和促进压疮的愈合起了很大作用。另外,保持皮肤的清洁干燥以及改善患者的营养状态对于预防压疮也非常重要。

第四节 沟通与死亡教育

沟通是临终关怀中的重要内容。临终患者随着病情恶化会出现复杂的心理情绪变化,只有掌握一定的沟通技巧和死亡的相关知识,才能够与患者进行有效沟通,真正帮助他们面对困境和死亡。

一、与临终患者之间沟通

"该不该告诉临终患者实情"是从事临终关怀工作的医护人员经常要面对的问题。许多医护人员都认为这是一个非常难处理的事情。大多数人采取了对患者提出的问题避重就轻或只将实情告诉家属,而不告诉患者本人。国外有研究者将原因分为以下几个方面。

(1)害怕被患者家属责备。

(2)害怕患者本身并不想知道实情并担心你会告诉他。

(3)害怕患者知情后情绪激动或采取极端行动。

(4)害怕患者失去生活的信心。

(5)害怕在告知患者实情时流露出自己的悲观情绪。

(6)害怕不知道如何回答患者的问题以及个人对疾病和死亡的恐惧。

在中国的文化背景下,大多数人自主的观念并不深,家庭其他成员往往自以为为"保护"患者才不让医护人员告诉患者实情。医护人员既要尊重患者的自主权,又要尊重家属的自主权,这就形成了矛盾,而且给临床工作带来了很多不便。患者经常会询问自己的病情,而医护人员又不敢说出实情,不信任无疑影响了正常的医患交流。同时不能据实告诉患者进行治疗和检查的目的和内容,使得患者无法正确配合治疗和护理,很多工作不能顺利进行。

近年来,大量研究表明大部分患者都想知道自己的诊断、预后、治疗及可能的不良反应。而患者对医护人员的不满意来自于医护人员不能给予他们准确的信息。患者希望医护人员更尊重他们的意见而不是家庭成员。由此可见,患者越来越重视自己的自主权利,开始要求控制自己生命的权利。"该不该告诉"已经不再是个问题,问题是哪些患者应该被告知,什么样的信息适合告诉患者,以及该怎样告诉患者。

1. **评估患者心理承受能力**

评估患者对获知病情的愿望、实际想法和以前的应对危机的能力。确定哪些患者适合告诉,哪些患者不适合告诉。有些患者积极参与各种检查和治疗,他们不想知道诊断和预后,只是乐观的相信医护人员,这些患者若被告知实情往往会表现得愤怒或悲哀。有些患者独自紧张、猜疑又不想得到确切答案,有些患者坚信自己得的是良性疾病,有些患者性格敏感、脆弱、依赖性强,承受能力差,对于这些患者则不宜直接告诉病情。

2. **沟通技巧的运用**

沟通技巧应用恰当可以使医护人员成为患者的最好的支持者。如果不带有任何感情地叙述事实,或态度和蔼但很难过,或将坏消息混杂在近期检查和治疗计划中,效果都不理想,患者可能会表现出震惊、疑虑或绝望。

3. **尊重患者**

在临终关怀工作中,社区护士强调温和、理解和移情的重要性,并选择合适的时间和地点,方便患者自由提问和表达感受;从患者的角度来考虑他的感受,知道什么时候停止说话和什么时候该倾听;给患者足够的时间来宣泄情绪;不要回避患者提出的问题,允许患者提出观点和参与决策;给予确切的、实际的、个体化的建议而不是模糊的简要的建议。

二、对临终患者及家属进行死亡教育

(一)死亡教育的概念

死亡教育是引导人们科学、人道地认识死亡,对待死亡,以及利用医学死亡知识服务于医疗实践和社会的教育。大多数患者和家属没有科学的死亡观,对死亡持否认态度,或忌讳谈论死亡,或极度恐惧死亡,导致患者在临终阶段无法接受死亡将至的事实。有的患者对医护人员产生怨恨情绪,有的患者在绝望和恐惧中选择了自杀,有的患者在希望和恐惧的精神痛苦中离开人世,给自己和家属留下遗憾。对临终患者进行死亡教育,让患者对死亡持乐观顺应的态度,帮助他们安详、舒适地离开,是临终关怀的重要的内容和任务。

(二)死亡教育的内容

1. 尊重患者的权利

患者有知情权、参与权和选择权。医护人员应了解并尊重患者的权利,特别是在患者临终阶段,医护人员应在全面评估的前提下告知病情信息,并尊重患者对临终或濒死阶段的治疗和抢救措施的意见,引导患者正确坦然对待死亡,而不应采取回避或敷衍的态度。

2. 针对不同心理阶段实施死亡教育

临终患者心理变化的五个阶段不一定按顺序发展,有事交错,有时重叠。护士应准确评估患者对死亡的心理反应,针对不同心理阶段进行死亡教育,适时给予辅导和支持。

3. 理解患者的死亡观念和言行

死亡的态度受到个人因素和社会文化因素的影响,医护人员应尊重患者的文化和信仰,理解患者对死亡的态度和观念,使用患者的语言谈"死",而不应取笑或刻意去纠正患者的说法。

4. 全面评估患者的意愿

很多患者会问这样的问题"我是不是要死了?"有些患者实际上并没有在心理上做好准备接受坏消息,而是希望医护人员的回答是否定的。那么,回答时可以向患者提问题来确定他们是否已经准备好,如"你为什么会这么想?""你为什么觉得自己要死了?"有的患者能够说出一些理由,而有的患者可能转移话题,这部分患者实际上没有准备好接受坏消息。这时医护人员不应勉强患者谈论死亡。

5. 根据患者情况告知信息

告诉患者的信息内容取决于患者希望知道的信息、患者的实际想法和愿望以及以往应对危机的能力,对于在心理上准备好接受"死亡临近"这一消息的患者,医护人员应运用恰当的沟通技巧,引导他们提出问题,鼓励他们说出对死亡的顾虑和担忧,并结合患者的具体情况给予充分的解释。

6. 死亡教育对象应包括家属在内

有些家属自身对死亡有恐惧心理而在患者濒死期疏远患者,有家属认为亲人的死亡应归咎于自己关心不够,有家属执意要求医师抢救而不征求患者的意见,有家属不停地对患者说"你会好起来的"而阻止患者提及死亡。家属的这些心理和行为导致了患者不能够表达自己的愿望,不能自己选择离开的方式。因此,及时评估家属对于死亡的想法,指导他们正确面对死亡并克服自身的恐惧,才能够有效支持患者,帮助他们平静安详地离开。如果患者愿意讨论自己死亡相关的问题,家属不要回避,生前遗嘱对于患者和家属都有着很重要的意义。在患者的濒死期,告诉家属可以坐下来陪伴、触摸、倾诉,表达他们对亲人的爱。允许亲人离开,向患者保证他离开后你会好好活着,让患者毫无牵挂地离开。

第五节 临终患者家属的护理

对临终患者家属及居丧期家属的悲伤进行有效护理,帮助家属接受事实,顺利度过悲伤期,是社区临终关怀的重要任务之一。

一、帮助家属正确面对即将到来的亲人死亡

(一)重视家属的预感性悲伤

有家属会说:"一想起他/她(患者)过几天就要离开我,说没就没了,心里就难受。"这就是预感性悲伤。预感性悲伤是指个人感知到有可能失去对自己有意义、有价值的人或事物时,在改变自我概念过程中所出现的理智和情感的反应和行为。实际上,这种悲伤患者诊断了不能治愈的疾病就已经开始了,只是到了患者临终阶段表现的尤为严重。

在这一阶段,及时评估家属的悲伤程度,鼓励家属倾诉,适时提供关于疾病的治疗和转归,以及持续的病情变化信息,并及时提供心理情绪支持,对于预防和减轻丧亲后的悲伤,顺利度过悲伤期非常重要。

(二)全面评估患者及其家属的文化背景和信仰

当患者进入临终阶段,全面评估患者及其家属的文化背景及有无信仰,可以帮助护士理解他们对死亡的态度和应对方式。帮助患者完成心愿,安详地离开,有助于减轻家属丧亲后的悲伤。

(三)与家属保持连续性沟通

与患者及家属建立信任的护患关系是有效沟通的前提。判断患者是否已经进入临终阶段,协助医师给家属提供准确的病情信息,与家属保持连续性的沟通,帮助家属面对患者即将到来的死亡。评估此时家属对患者的死亡存在的顾虑和担忧,对家属提出的具体问题应避免粗略回答或应付了事的态度,同时向家属表示医护人员将尽力让患者舒适地离开。

二、在患者濒死期医护人员对家属的护理

（一）告知家属实际情况

患者濒临死亡，护士应通知家属死亡已经临近，让家属在心理上有准备，这一缓冲时间通常可以减轻亲人突然逝去已成事实时家属的过度悲伤。

（二）给予必要指导

家属得知亲人的死亡就在眼前会感到很茫然，不知所措，或不相信，或表现得情绪很激动。这时，护士的支持和指导对于家属很重要。首先，应提醒家属通知其他希望在场的亲属和朋友及时赶到，不要给生者留下遗憾。其次，指导家属做一些必要的准备，如寿衣，对患者有重要意义的物件，家属希望陪伴亲人的饰物、照片等。

（三）允许家属接近患者

在患者濒临死亡时，应允许家属接近患者，必要时给予单独相处的机会。

（四）提供准确信息

为家属提供患者当前病情的准确信息，并给家属足够的时间进行提问和表达担忧，家属可能会重复问很多问题，护士应耐心给予解答并给予恰当的指导。

三、对居丧期家属的护理

（一）对急性悲伤期家属的护理

丧亲之后，家属会出现系列急性悲伤反应。有的家属由于极度悲伤可能会突然发生晕厥、心脑血管意外等急症，因此，提前评估家属的健康状况是必要的。这时，护士应将处于急性悲伤期的家属安排到安静的房间，陪伴和抚慰是对他们最好的支持。并告诉他/她们"我们已经尽力了，您也已经尽力了"，以减轻家属愧疚和自责的感觉。在尸体料理过程中，允许逝者的亲属或朋友参与，尽量遵照他们的习俗和意愿料理。

（二）帮助家属顺利度过正常悲伤期

失去亲人后的几天，家属经历着悲伤的痛苦，痛苦的程度和表达方式各不相同。如反复讲述逝者生前的事情，通过这种方式来表达他/她的悲伤。护士应认真倾听，与他们一同回忆与逝者生前共同经历的事情，并表示理解。有的家属可能会出现一些寻找行为，希望回到熟悉的场所重新体会与逝者生前共同度过的时光。这时，护士应尽量满足家属的要求，以减轻其悲伤。以后的时间家属会经常感受到分离的痛苦，感到绝望，生活一片空白，没有意义。有的家属试图回避，拼命工作，

或借烟酒、吃药排遣时间,减轻悲伤。事实上,这种不良的适应方式带来更严重的后果。

（三）对居丧期家属进行随访

有调查资料显示,居丧第一年的家属,自杀率明显升高,意外事故、心血管疾病、感染的发生率也增加,另外,有 10％～20％ 的家属存在临床抑郁。因此,对居丧期家属的随诊非常重要。国外姑息护理发展较早,在这方面做的工作较多,值得借鉴和学习。例如,组建由临床护理专家、社会工作者、护理服务指导者为成员的居丧服务小组,帮助家属处理好居丧事宜。还可以通过参加逝者的葬礼、电话随访、信件、抚慰卡片、访视、发放悲伤抚慰的通讯等形式与居丧期家属保持联系,给予恰当的支持和辅导,帮助他们顺利度过正常悲伤期。另外,可以利用各种支持系统,如社工、心理咨询服务组织、悲伤互助小组,这些社会服务网络通常可以帮助家属提高应对能力。

参考文献

[1] 冯正仪. 社区护理[M]. 2 版. 上海. 复旦大学出版社,2010.

[2] 刘建芬,黄惟清. 社区护理学[M]. 北京:中国协和医科大学出版社,2012.

[3] 雷良蓉,张金梅. 社区护理学[M]. 西安:第四军医大学出版社,2012.

[4] 蔺惠芳. 社区护理[M]. 3 版. 北京:科学出版社,2012

[5] 陆江,林琳. 社区健康教育[M]. 北京:北京大学医学出版社.2010.

[6] 李春玉. 社区护理学[M]. 3 版. 北京. 人民出版社,2013.

[7] 李小妹. 社区护理学[M]. 北京. 高等教育出版社,2010.

[8] 袁立,焦红霞,焦庆萍. 社区护理模式的国际比较及对我国社区护理的启示
     [J]. 护理管理杂志,2004,4(5):28 - 31.

[9] 杨辉,陈娜. 从澳大利亚护理实践的演变看中国社区护理的发展(二) 中国社
     区护理的发展和挑战[J]. 中国全科医学杂志,2008,11(9):723 - 725.

[10] 李雪丽,狂瑞明. 我国社区护理人员的素质及培养探讨[J]. 国际医药卫生
     导报,2008,14(3):127 - 129

[11] 刘素英,王春燕. 浅议我国社区护理问题与发展对策[J]. 哈尔滨医药杂志,
     2007,27(2):38 - 39.

[12] 李玉乐,曹晶,吴欣娟. 我国社区护士培养现状及对策[J]. 护理管理杂志,
     2007,7(11):24 - 25,29.

[13] 再娜莆,那兰慧剑. 社区护理的研究与分析[J]. 中国医药导报,2007,4
     (11):122.

[14] 韦林安,我国社区护理现状和展望[J]. 护理研究,2006,20(11):192.

[15] 肖爱军,焦守凤,周晨,我国社区护理的主要问题及对策[J]. 护理学报,
     2007,(1):9.

[16] 孔菊红,王贵华. 我国社区护理现状及改进措施[J]. 荆门职业技术学院学
     报,2008,6:2.

[17] 郑悦平,李映兰. 我国社区护理发展需求、现状与对策[J]. 中国医学伦理
     学,2007,20(3):87 - 89.

[18] 李春玉,李彩福,李明今,等. 构建社区护理人才培养模式和课程体系的研
     究与实践[J]. 护士进修杂志,2008,23(16):1466 - 1468.

[19] 周艳,吕淑芹. 吉林省社区护士岗位培训教材[M]. 长春:吉林省科学技术

出版社,2007.

[20] 王千. 我国社区护理的现状与对策[J]. 护理管理杂志,2008,8(2):36.

[21] 姚蕴伍. 社区护理学[M]. 杭州:浙江大学出版社,2008.

[22] 张玉芳. 社区护理学[M]. 北京:中医古籍出版社,2009.

[23] 陈雄新. 社区护理学[M]. 西安:世界图书出版西安公司,2009.

[24] 沈健,王利群. 社区护理[M]. 郑州:郑州大学出版社,2011.

[25] 陈雪萍,俞亚光. 社区护理理论与实践[M]. 杭州:浙江大学出版社,2008.

[26] 姜小鹰. 护理伦理学[M]. 北京:人民卫生出版社,2013.

[27] 郑延芳. 社区护理[M]. 郑州:河南科学技术出版社,2010.

[28] 柏正平. 家庭安全用药提醒[M]. 北京:人民军医出版社,2013.

[29] 尤黎明,吴瑛. 内科护理学[M]. 5版. 北京:人民卫生出版社,2012.

[30] 李小寒,尚少梅. 基础护理学[M]. 5版. 北京:人民卫生出版社,2012.

[31] 谢幸,苟文丽. 妇产科学[M]. 8版. 北京:人民卫生出版社,2013.

[32] 崔焱. 儿科护理学[M]. 5版. 北京:人民卫生出版社,2012.

[33] 郑修霞. 妇产科护理学[M]. 5版. 北京:人民卫生出版社,2012.

[34] 舒剑萍. 妇幼保健[M]. 北京:高等教育出版社,2010.

[35] 颜丽青. 产科学[M]. 北京:高等教育出版社,2005.

[36] 刘燕林. 我国社区精神卫生服务的发展概况、存在问题及对策[J]. 中国社会医学杂志,2013,30(6):379-380.

[37] 尤黎明,吴瑛. 内科护理学[M]. 5版. 北京:人民卫生出版社,2012.

[38] 张雅丽,季晓鹏,蔡俊萍,等. 常见病症中医护理健康教育[M]. 北京:军事医学科学出版社,2010.

[39] 张素秋,孟昕,李莉. 常见病中医护理常规[M]. 北京:人民军医出版社,2012.

[40] 陈志强,蔡光先. 中西医结合内科学[M]. 北京:中国中医药出版社,2012.

[41] 王永炎,鲁兆麟. 中医内科学[M]. 北京:人民卫生出版社2005.

[42] 谭兴贵. 中医药膳学[M]. 北京:中国中医药出版社,2003.

[43] 王承德,沈丕安,胡荫奇. 实用中医风湿病学[M]. 北京:人民卫生出版社,2009.

[44] 中华中医药学会. 中医护理常规技术操作规程[M]. 北京:中国中医药出版社,2006.

[45] 宁亚利,黑莲芝. 常见病的辨证施膳[M]. 西安:陕西科学技术出版社,2009.

[46] 国家中医药管理局医政司. 24个专业105个病种中医诊疗方案(试行版)

[S]. 2011.

[47]　国家中医药管理局医政司. 13 个病种中医护理方案(试行版)[S]. 2013.

[48]　杨晓媛. 灾害护理学[M]. 北京:军事医学科学出版社,2009.

[49]　蔚百彦. 实用院前急救学[M]. 西安:交通大学出版社. 2010.

[50]　黄汉林. 职业中毒应急处理[M]. 广州:中山大学出版社,2008.

[51]　曹伟新,李乐之. 外科护理学[M]. 4 版. 北京:人民卫生出版社,2006.

[52]　北京急救中心,北京减灾协会. 家庭急救与护理[M]. 社区版. 北京:解放军出版社,2004.

[53]　刘凤艳. 急诊护理指南[M]. 甘肃:甘肃科学技术出版社,2010.

[54]　刘晓云,杨丽. 急救护理学[M]. 湖南:中南大学出版社,2011.

[55]　肖廷刚. 壮医外科学[M]. 广西:广西民族出版社,2006.

[56]　罗学宏. 急诊医学[M]. 北京:高等教育出版社,2008.

[57]　马玉花,翟荣慧,陈敏,等. 实用临床内科护理学[M]. 天津:天津科学技术出版社,2008.

[58]　李一杰,张孟,何敏,等. 急救护理[M]. 湖北:华中科技大学出版社,2013.

[59]　李小寒,尚少梅. 基础护理学[M]. 5 版. 北京:人民卫生出版社. 2012.

[60]　美国心脏协会. 2010 版心肺复苏指南[S]. 2010.

[61]　胡小吉. 临终患者家属的心理反应及护理[J]. 中外健康文摘,2011,29:171.